（中文翻译版，原书第3版）

肌骨影像病例解析

Musculoskeletal Imaging：Case Review Series

原　著　Joseph S. Yu

主　译　张劲松　宦　怡

科学出版社

北　京

图字: 01-2018-6601

内 容 简 介

　　本书为影像病例解析系列丛书之一, 是美国住院医师常用的参考书。该书选取了 200 个肌骨病例, 按照三种难度 (入门级、中级、挑战级), 采用提问、回答、诊断及附加评论的方式进行全面介绍, 具有极强的实战性和自我检验性及继续教育性质。每个病例均提供简要病史及少量图片 (1 ~ 4 张 / 例, 加上拓展图片共约 800 张图像), 同时附有问题选项, 内容涵盖最新的影像学、解剖、病理及相关的临床知识。病例背面附有答案和点评, 包括最新的参考文献, 最后还有一部分病例拓展知识。

　　本书可供影像科及骨科专业医师、临床规培医师及学生使用。

图书在版编目 (CIP) 数据

肌骨影像病例解析: 原书第 3 版 / (美) 约瑟夫·S. 余 (Joseph S. Yu) 著; 张劲松, 宦怡主译 . —北京: 科学出版社, 2019.12
书名原文: Musculoskeletal Imaging Case Review Series
ISBN 978-7-03-062759-9

Ⅰ. ①肌… Ⅱ. ①约… ②张… ③宦… Ⅲ. ①肌肉疾病—影象诊断—病案 Ⅳ. ① R685.04

中国版本图书馆 CIP 数据核字 (2019) 第 235731 号

责任编辑: 路 弘 / 责任校对: 张怡君
责任印制: 肖 兴 / 封面设计: 龙 岩

ELSEVIER

Elsevier (Singapore) Pte Ltd.
3 Killiney Road, #08-01 Winsland House I, Singapore 239519
Tel: (65) 6349-0200; Fax: (65) 6733-1817

Musculoskeletal Imaging: Case Review Series, 3/E
Copyright © 2017 by Elsevier Inc. All rights reserved.
Previous editions copyrighted 2008, 2001 by Mosby Inc., an affiliate of Elsevier Inc.
ISBN: 9780323341356

Musculoskeletal Imaging: Case Review Series, 3/E by Joseph Yu was undertaken by China Science Publishing & Media Ltd. (Science Press) and is published by arrangement with Elsevier (Singapore) Pte Ltd.
Musculoskeletal Imaging: Case Review Series, 3/E by Joseph Yu 由中国科技出版传媒股份有限公司 (科学出版社) 进行翻译, 并根据中国科技出版传媒股份有限公司 (科学出版社) 与爱思唯尔 (新加坡) 私人有限公司的协议约定出版。
《肌骨影像病例解析》(原书第 3 版) (张劲松 宦怡 译)
ISBN: 978-7-03-062759-9

注 意

　　本译本由 Elsevier (Singapore) Pte Ltd. 和科学出版社完成。相关从业及研究人员必须凭借其自身经验和知识对文中描述的信息数据、方法策略、搭配组合、实验操作进行评估和使用。由于医学科学发展迅速, 临床诊断和给药剂量尤其需要经过独立验证。在法律允许的最大范围内, 爱思唯尔、译文的原文作者、原文编辑及原文内容提供者均不对译文或因产品责任、疏忽或其他操作造成的人身及 / 或财产伤害及 / 或损失承担责任, 亦不对由于使用文中提到的方法、产品、说明或思想而导致的人身及 / 或财产伤害及 / 或损失承担责任。

科 学 出 版 社 出版

北京东黄城根北街 16 号
邮政编码: 100717
http://www.sciencep.com

三河市春园印刷有限公司 印刷

科学出版社发行 各地新华书店经销
*

2019 年 12 月第 一 版 　开本: 889 × 1194 　1/16
2019 年 12 月第一次印刷 　印张: 36
字数: 900 000

定价: 198.00 元
(如有印装质量问题, 我社负责调换)

致给予我无限支持的母亲Teiko Yu。

译者名单

主　译　张劲松　宦　怡

副主译　任　静　栗向东　杨彤涛

译　者（以姓氏笔画为序）

马婉玲　文娣娣　石　磊　冯亚非　刘　莹

刘会佳　许荆棘　孙志卫　汪　洋　张广文

陈　明　陈孛玉　赵　勇　赵娓娓　郝跃文

侯炜寰　黄　韬　黄旭方　康晓伟　韩先伟

韩志巍　舒　俊

系 列 序

　　"影像病例解析系列丛书"出版后，得到了广大读者的欢迎及对丛书的积极反馈，令我感到异常欣喜。在杂志和网络上也是好评不断。作者不仅对 *THE REQUISITES* 系列进行了补充，并且仍保持了其亲民的价格，易于购买的渠道，以及基于典型病例的学习方式。诸多住院医师、医务同仁及放射科医生都跟我提到：该系列丛书是口试考试和执业资格考试的必备良器。

　　虽说有些学生习惯于传统的独立学习方式，并且也取得了很好的学习成果，但是仍有些学生需要这种处于考试之中的焦虑感和兴奋感。"影像病例解析系列丛书"所选的病例格式（包括鉴别诊断的图像，临床上和影像中的一些问题）都旨在尽量模仿执业考试的真实情景。唯一的不同之处在于，书中提供了可供参考的答案解析及读者的及时反馈情况。读者可以通过由浅入深的病例来测试自己的学习情况。丛书中还提供了对答案解析的反馈情况，以及对每个病例的简短讨论，并在最后给出了 *THE REQUISITES* 系列最新参考资料的链接供读者下载。此外，我们在书尾新增了一个章节，其中提供了标记图像、图像图例和补充图像等内容，以及有关病例和诊断的更多信息。

　　得益于在线学习的普及，我们已在网上推出了新版本以供读者学习。我们也根据新的执业考试要求，在电子化和基于大量病例等特点上进行了相应调整。我们已经为迎接新的执业考试做好了万全准备。"影像病例解析系列丛书"已在网站ExpertConsult.com上在线提供。网络在线这种新型交互式学习方式使得用户既能得到实时反馈，又可以对网络上的图像随意进行缩放，并且可以随时点击链接查看补充图像和线上的参考内容。

　　最后，我个人对未来充满期待。快来加入我们吧！

David M.Yousem, MD, MBA

序

由 Joseph Yu 博士主编的第 2 版《肌骨影像病例解析》自出版后受到广大读者的欢迎。作为一位声名远播的教育工作者，他所编写的这部病例解析教材，无论是在备考执业考试抑或是专题讨论中，都在全国范围内广泛应用。在第 3 版中，Yu 博士增加了全新的病例资料，提供了最新的和最佳的影像技术以展示肌肉骨骼病理学。当前规范化的诊断，病理生理学和治疗方案等概念都有明确的说明。毫无疑问，肌肉骨骼专业学习掀起了一股热潮。我们亟须这一领域知识丰富、训练有素的专家，来提供这样高质量的病例解析，以及相关病理内容的教材。

我确信，备考的医师会发现该书是一个巨大的知识宝库，无论是在阅览室的屏幕前进行学习，或是在执业考试中，抑或是更加遥远的未来，都能为他们带来无限的帮助。

David M.Yousem, MD, MBA

前　言

　　第3版《肌骨影像病例解析》是本专业迄今为止最全面的一本专业读物。书中每个病例都包含若干个与执业考试中可能遇到的相似问题，不过本书仍更侧重于对所给出的图像进行解析。本版书中所列图像几乎都是新增图像，以保证本书的时效性。最令人欣喜的变化是，除了用于读者备考的图像，新版还新增了许多其他相关病例的图像，以扩大读者的知识范围，并且每幅图像都有相应的标签和标题。而且，书中还提供了许多新的主题及肌肉骨骼专家所需的重要素材。与之前的版本一样，参考文献已更新至最新，而且新增主题内容与Manester，May和Disler的第4版 *THE REQUISITES：Musculoskeletal Imaging* 一书密切相关。

　　在此，我要感谢Elsevier的工作人员，特别是Robin Carter，Jennifer Ehlers和Gabriella Benner，感谢他们出色的编辑管理。此外，特别感谢Carrie Stetz最终帮助我完成此书，并且丰富了本书中的必要细节及最终呈现给读者的完美设计。另外，我很荣幸能够教授如此多的学生，这些经历让我春风依旧。

　　一如既往，感激我的妻子Cindy所提供的坚定支持，尤其是这最后一次。要不是她每个晚上的伏案陪伴，我真的不确定本书能否按时交付。最后，我要感谢Sarah，我的宝贝，她一直激励我，配合我，因为她知道和她在一起的我才是真的快乐。

Joseph S. Yu, MD

第1版前言

人生最艰难的挑战就是发掘那些能激励你并促使你前进的东西。人们在日常生活的方方面面都面临着各种困境，无论是工作上还是在家庭中。

教书这件事对我来说就是其中之一。在我接受医学培训的早期，我就发现教书能让我感到充实，正是那时，我决心投身教学。近10年过去了，我发现自己一直在坚持不懈培养一批批的住院医师，把他们从一个个临床新手训练成独当一面的放射医师。周围人的热情和他们好奇的天性让我为之振奋，促使我保持着对新事物的警觉，并不断坚持下去。

我很感激有机会为"影像病例解析系列丛书"出一份力。我很喜欢该系列的模式，在读者查阅每个病例答案之前，都必须做出相应诊断或列出一系列可能的诊断。本书并不是一本面面俱到的教科书，而是更侧重于解析每一章节所涉及的重要概念。而这些问题则是用来模拟考试中可能遇到的情景。为了和本系列丛书的第一部，由Yousem博士编写的《头颈病例解析》一书的主题保持一致，我并没有引用那些肌肉骨骼图像的"经典"文献，而是侧重引用了近期的一些文献。我从不同的骨放射学领域选择了诸多代表性病例，并且尽量囊括各种成像方式，但其中不包括超声成像。我必须承认，我们很少对肌肉骨骼疾病进行超声检查，所以我很欠缺这方面的经验，可以说对其知之甚少。

在此，我要感谢Donald Resnick博士，他既是一位老师又是我的同事，并且一直激励着我让我不断进步。在Donald Resnick博士、Mini Pathria博士和已故David Sartoris博士的教导下，我在教学方面积累了宝贵的经验。感谢Javier Beltran博士，在我还只是一名住院医师的时候，就给我灌输了要成为像他一样卓有成就的骨放射学家的愿望。感谢我的同事Carol Ashman和Marcella Dardani博士，她们帮助我编写了一本优秀的教案，以便为本书撰写病例。特别感谢所有当下及过往的住院医师和同事，是他们塑造了我的教学风格，并对我的教学风格做出了积极的回应。

还要感谢Dimitrios Spigos博士和所有同事的支持。感谢W. B. Saunders的Liz Corra和Stephanie Donley优秀的编辑管理。感谢克里夫兰Nydic Open MRI医学实验室的Boardman和Kettering医生，他们为我提供了本书中的诸多病例，并继续为我的教案保留资料。感谢Theron Ellinger和John Croyle的出色摄影支持，以及对Sandy Baker的协助表示感谢。

最重要的是感谢我的妻子Cindy，她在这一年里一直忍受着我的怪癖，当我为琐事分心的时候帮助和鼓励我完成任务。最后，感谢我的宝贝，我的女儿Sarah，感谢你对我不能和你一起玩耍的那段时间的理解。

Joseph S. Yu, MD

目 录

第一部分 基 础 篇

病例 1

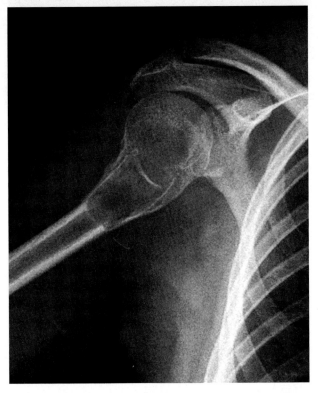

图 1-1

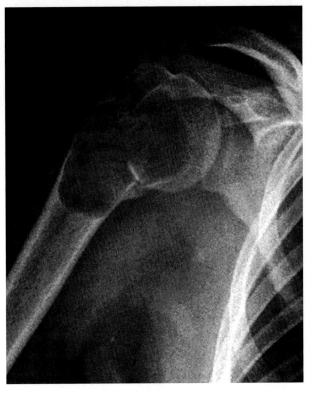

图 1-2

【病史】　女，11岁，摔伤后肩部疼痛。

1.鉴别诊断应包括哪些疾病？（可选择全部答案）

A.软骨母细胞瘤

B.单纯性骨囊肿

C.嗜酸性肉芽肿

D.纤维异常增殖症

E.动脉瘤样骨囊肿

2.如果是单纯性骨囊肿，其病理性骨折最好发年龄是以下哪项？

A.20岁

B.15岁

C.10岁

D.5岁

3.单纯性骨囊肿什么时候停止生长？

A.骨骺融合时

B.从不停止生长

C.当囊肿到达生长板

D.发生骨折时

4."碎片陷落征"是什么？

A.皮质片样缺失，提示病理性骨折

B.骨折碎片进入骨囊肿的相关区域

C.由于出血形成的明显的内部分隔

D.活检后脱位到软组织中的皮质碎片

病例1答案

单纯性骨囊肿

1.B，C，D和E。根据年龄和表现，单纯性骨囊肿、嗜酸性肉芽肿、纤维异常增殖症和动脉瘤样骨囊肿都需纳入鉴别诊断。但是，如果注意到"碎片陷落征"，则唯一正确的答案就是单纯性骨囊肿。软骨母细胞瘤主要发生在骨骺，所以不考虑。

2.C。大多数病理性骨折发生在患者10岁左右。

3.A。单纯性骨囊肿在生长板融合时停止生长。

4.B。"碎片陷落征"表现为骨折碎片沉入液性囊腔中，提示病变为真性囊肿。

点评

【临床信息】

单纯性骨囊肿较常见，是充满液性成分并伴有纤维组织壁的病变。大多数病变没有症状。多数囊肿在20岁前因为偶然因素或病理性骨折而被发现。男性发生率是女性的2倍。在成年人，单纯性囊肿好发于跟骨和髋骨。在儿童和青少年，90%～95%发生于长骨。

【影像学表现】

X线片显示单纯性骨囊肿为透光、边界清楚、沿骨长轴生长的病变（图S1-1～图S1-2），它起源于干骺端并随着骨生长向骨干移行，囊肿骨骺侧宽于骨干侧，骨质异常重塑比较显著，偶可见到皮质扩张。病灶边缘不同程度的骨质硬化，有时也可以不显示。除非病理性骨折贯穿病灶（图S1-3，本文未引见图片在"引申阅读"中，全书同），一般情况不发生皮质破坏和骨膜反应。MRI显示典型单纯性骨囊肿为T_1WI低信号，T_2WI均匀一致高信号，出血会改变MR信号并出现液-液平面（图S1-4）。"碎片陷落征"表现为骨折碎片沉入骨囊肿的液性囊腔中，提示了病变真性囊肿的属性（图S1-5），这是特征性表现，但发生率仅为20%。

参考文献

Makley JT，Joyce MJ. Unicameral bone cyst（simple bone cyst）. Orthop Clin North Am. 1989；20：407-415.

Polat O，Saglik Y，Adiguzel HE，Arikan M，Yildiz HY. Our clinical experience on calcaneal bone cysts：36 cysts in 33 patients. Arch Orthop Trauma Surg. 2009；129：1489-1494.

交叉文献

Musculoskeletal Imaging：The Requisites，4th ed，514-516.

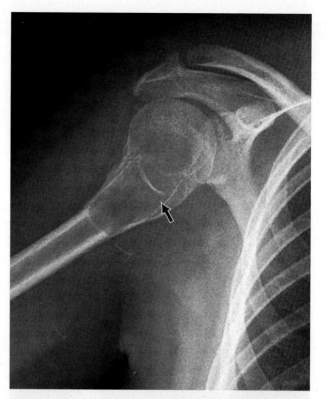

图S1-1　肱骨内旋前后位（AP）片示单纯性骨囊肿紧邻肱骨近端骨干区。囊肿导致骨皮质变薄，骨碎片沉入囊肿内（黑箭）

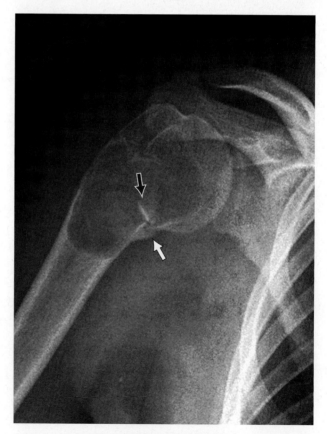

图S1-2　外旋位片示单侧皮质病理性骨折，包括外科颈（白箭）内侧骨皮质"碎片陷落征"（黑箭）

病例 2

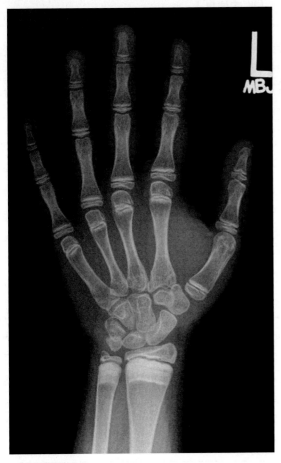

图 2-1

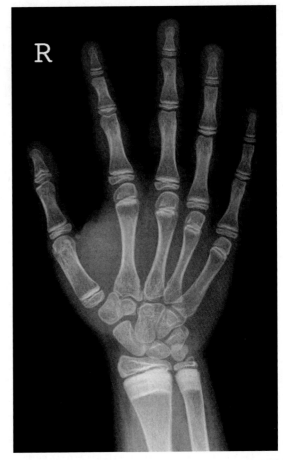

图 2-2

【病史】 男，嗜睡及肌无力。

1.鉴别诊断应包括哪些？（可选择全部答案）

A.重金属中毒

B.辐射

C.甲状腺功能亢进

D.白血病治疗后改变

E.正常变异

2.铅中毒患者主要因何种表现被发现？

A.胃肠道紊乱

B.神经功能障碍

C.易感人群筛查

D.发育不良

3.铅中毒患者会出现何种神经功能急症？

A.颅内压增高

B.急性麻痹

C.晕厥发作

D.皮肤感觉异常

4.血铅浓度位于何种水平时干骺端致密带会持续存在？

A.0 ～ 10 μg/dl

B.20 ～ 40 μg/dl

C.50 ～ 70 μg/dl

D. > 90 μg/dl

病例2答案

干骺端致密带

1.A，B，D和E。重金属，如铅、铋、磷、汞及砷，均可导致骨干骺端致密带的形成。白血病治疗后、辐射或长时间暴露于日光下（特别是冬天刚过）偶尔也可以引起干骺端致密带的形成。

2.C。尽管铅摄入儿童会表现为恶心、抽搐、呕吐、便秘或者多种神经系统症状（如头痛、学习障碍、多动、记忆力下降，或者肌无力），但是最直接有效的检测手段仍然是对易感人群进行筛查。

3.A。部分患者会表现为快速的颅内压增高，导致头痛、癫痫和昏迷等症状。

4.C。当血铅浓度达到70 μg/dl时，骨干骺端会形成致密带。但最近的报道指出，当平均血铅浓度为50 μg/dl时，也会出现这种致密带。

点评

【鉴别诊断】

干骺端致密带通常提示毒性物质中毒及一些影响骨骼生长发育的病变（图S2-1～图S2-2）。在美国，铅中毒是最常见的环境来源毒性物质所导致的疾病。铅中毒是由于长期摄入含铅物质引起的，包括涂料、陶瓷、饮水，以及吸入蓄电池燃烧所产生的烟雾，偶尔也会因为长期接触制作子弹或大型铅弹的材料引起。若母亲长期暴露于铅富集的环境中，铅也会通过母体沉积到胎儿体内。

【临床信息】

临床上，铅中毒会对多种组织器官造成损伤，可导致疲乏、急性腹痛、便秘、贫血、外周神经病变及中枢神经系统病变等。当血铅浓度达到70 μg/dl时，便可形成干骺端致密带。但最近不断有报道指出部分患者血铅浓度为50 μg/dl时，也会形成干骺端致密带，甚至偶尔在血铅浓度为10 μg/dl时，也可见到此征象。

【病理】

一些假说认为铅会沉积到软骨基质内，这一过程可称为"铅化"，由此导致了致密带的形成，但这更像是钙沉积或者骨形成增加的结果，不过在更小的骨骼中，致密带征象不容易观察（图S2-3）。致密带形成过程又称为软骨硬化，即钙化增厚的软骨核心包被几乎不含成骨细胞的骨膜下骨，最终形成硬化的骨小梁。

参考文献

Raber SA.The dense metaphyseal band sign. Radiology. 1999；211：773-774.

Tuzun M，Tuzun D，Salan A，Hekimoglu B.Lead enceph-alopathy：CT and MR findings. J Comput Assist Tomogr. 2002；26：479-481.

交叉文献

Musculoskeletal Imaging：The Requisites，4th ed，387-388.

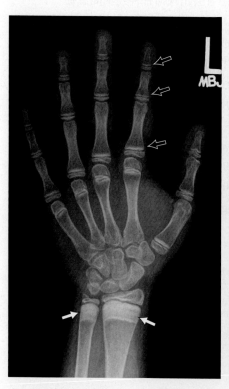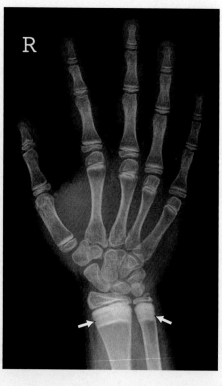

图S2-1和图S2-2　双手正位X线片示尺桡骨远端（白箭）及指骨干骺端明显的致密带（黑箭）

病例 3

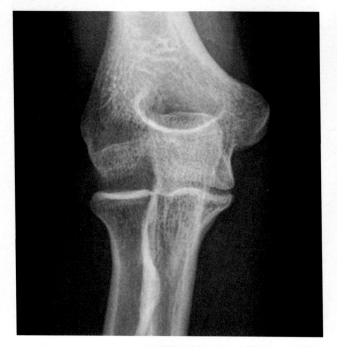

图 3-1

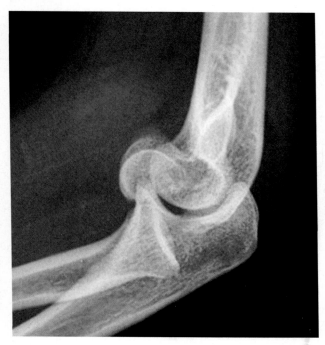

图 3-2

【病史】　女，24岁，冰雪天摔倒时手臂撑地。

1.鉴别诊断应包括哪些疾病？（可选择全部答案）

A.肱骨滑车骨折

B.巨大的关节内游离体

C.肱骨小头骨折

D.骨旁骨肉瘤

2.此损伤最重要的机制是什么？

A.摔倒时手掌触地

B.肘关节过度伸展

C.肘关节过度屈曲

D.肘关节脱位

3.除了以上骨折，还有哪些解剖结构也容易损伤？

A.桡侧副韧带断裂

B.尺骨冠突骨折

C.尺侧副韧带断裂

D.肱二头肌腱附着处撕脱

4.桡肱小头线中断意味着什么？

A.桡骨头错位

B.肱骨髁上骨折

C.提携角异常

D.肱骨滑车骨折伴移位

病例3答案

肱骨小头骨折

1.C。此病例是典型的肱骨小头骨折，但仍需熟悉此种骨折的影像表现：侧位X线片显示肱骨下端骨皮质中断，并且桡骨头插入骨折断端的间隙；正位X线片上，肱骨小头的骨皮质边缘显示不清。由于游离骨块位置很低，所以不可能是关节内游离体，后者多位于更加靠上的冠突窝或者鹰嘴窝，也可位于关节内侧或外侧隐窝，偶可见于近端及远端尺桡关节内。

2.A。最常见的损伤机制为肱骨小头直接受到击打或者摔倒时手臂伸直且手掌撑地。

3.C。肱骨小头骨折可伴发桡骨头骨折和尺侧副韧带断裂。

4.A。桡肱小头线是一条沿着桡骨近端中轴走向的参考线，正常情况下不论桡骨处于何种位置，此线定会贯穿肱骨小头；如果此线未贯穿肱骨小头，则提示桡骨头脱位或半脱位。

点评

【骨折分型】

肱骨小头骨折占所有肘关节骨折的1%，但从X线片诊断仍有一定的困难。最常见，肱骨小头直接受到暴力损伤或摔倒时手臂伸直并手掌撑地。肱骨小头骨折分为3种类型：一型，骨折累及全部或大部分肱骨小头（图S3-1～图S3-2）。二型，剪切力造成关节软骨损伤，偶可伴有关节内游离体形成（图S3-3）。三型，肱骨小头粉碎性骨折并常伴有桡骨头骨折。肱骨小头骨折诊断的难点在于正位X线片通常意义不大。一型骨折在侧位X线片上可以看到明显移位的骨折块。三型骨折可由CT或MR做出明确诊断。二型骨折则需要MRI诊断（图S3-4），如果损伤仅限于关节软骨，且没有关节内渗出，则需向关节内注入对比剂才能确诊。

【治疗】

治疗的目的在于恢复肘关节正常生物力学结构。如果骨折块较大，可用螺钉予以复位固定，赫伯特螺钉或者克氏针都能取得很好的疗效。如果骨折块太小不能固定，则需要手术取出。

参考文献

Sonin A.Fractures of the elbow and forearm. Semin Musculoskeletal Radiol. 2000；4：171-191.

Trinh TQ，Harris JD，Kolovich GP，Griesser MJ，

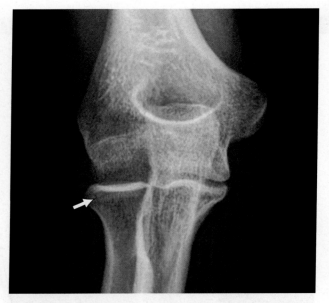

图S3-1　肘关节正位X线片示正常的肱骨滑车与尺骨之间的关节间隙及关节面。然而，尽管桡骨头关节面可清晰显示（白箭），但肱骨小头一侧的关节面缺失，关节间隙模糊不清

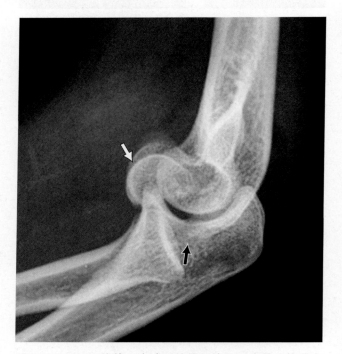

图S3-2　侧位X线片示半球形的骨折块位于桡骨头的前方（白箭），为部分移位的肱骨小头。注意后下方突然中断的骨皮质（黑箭）

Schickendantz MS，Jones GL. Operative management of capitellar fractures：a systematic review. J Shoulder Elbow Surg. 2012；21：1613-1622.

交叉文献

Musculoskeletal Imaging：The Requisites, 4th ed，131-132.

病例 4

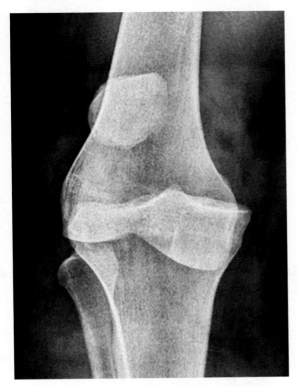

图 4-1

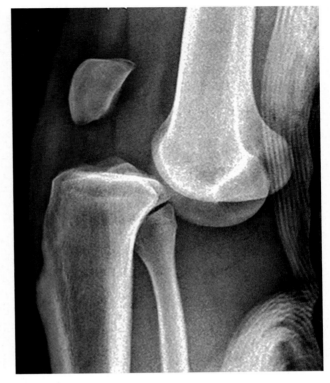

图 4-2

【病史】　男，22 岁，膝关节外伤后。

1.诊断是什么？（可选择全部答案）

A.前脱位

B.内侧脱位

C.后脱位

D.外侧脱位

E.旋转脱位

2.以下何种损伤需要急诊处理？

A.骨折

B.多发韧带撕脱

C.神经损伤

D.血管损伤

3.不需要立即血管重建的患者应进行以下哪种检查？

A.MRI 评估关节韧带

B.连续灌注检查

C.CT 评估骨骼完整性

D.神经功能检查

4.足下垂意味着什么？

A.胫神经损伤

B.股神经损伤

C.足底内侧神经损伤

D.腓神经损伤

病例4答案

完全性膝关节脱位

1.A。膝关节脱位的方位性分型以胫骨相对于股骨的位置来确定。此病例中胫骨位于股骨的前方，因此为前脱位。

2.D。由于膝关节脱位中有34%～40%会发生血管损伤，因此，有血管损伤的膝关节脱位是真正的骨科急症。这些血管损伤的病例中，多达50%由于没能及时处理而最终导致截肢，特别是后脱位或后外侧脱位的患者。

3.B。所有脱位患者均应进行连续灌注检查，因为延迟性内膜瓣血栓、动静脉瘘及假性动脉瘤只有在针对性随访检查时才逐渐表现出来，而这些都需要手术处理。

4.D。14%～35%的病例会出现腓神经损伤，且大部分发生于膝关节后脱位的病例。

点评

【损伤机制】

膝关节脱位是由巨大暴力导致的严重损伤。由于在受伤现场大部分膝关节脱位会自发复位，所以有报道的完全性膝关节脱位的发生率较低，但这有一定的推测性。因此，膝关节脱位患者可能会表现出广泛的韧带断裂症状，而不是明显的脱位症状。尽管在一定条件下后交叉韧带可能免受损伤，但大部分情况下前后交叉韧带均会撕裂。双侧副韧带及半月板同时损伤也较为常见。

【分型】

膝关节脱位可以根据胫骨相对于股骨的位置来分型，共有5种：前脱位（图S4-1～图S4-2）、后脱位（图S4-3～图S4-4）、外侧脱位、内侧脱位及旋转脱位，当然混合型也时有发生（图S4-5～图S4-6）。其中，前脱位及后脱位为主要类型。

【并发症】

腘肌腱损伤意味着非常严重的损伤，且极有可能是膝关节后脱位或后侧脱位的后果。由于很可能损伤腘动脉或腓总神经，膝关节脱位是需要骨科急诊处理的外伤。34%～40%的患者可发生血管损伤，其中多达50%的患者因为没有及时处理血管损伤而导致截肢，不过最新的文献报道这种情况的发生率已明显降低。即便能够摸到明显的足部血管搏动，也推荐行急诊下肢血管造影评估血供情况，因为可能有未知的血管内膜损伤造成潜在的血栓形成。14%～35%的患者会发生腓神经损伤，并通常导致永久性功能丧失。

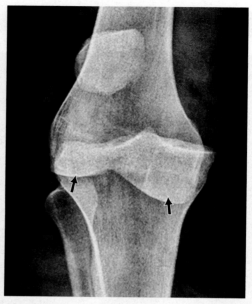

图S4-1 右侧膝关节正位X线片显示胫骨与股骨关系紊乱。股骨髁骨皮质边缘跨过了胫骨近端（黑箭）

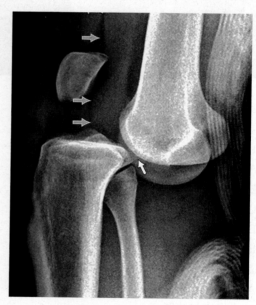

图S4-2 同一膝关节侧位X线片示胫骨完全向前脱位并位于股骨髁的前方（白箭），关节腔内还可看到积脂血征（灰箭）

参考文献

Arom GA，Yeranosian MG，Petrigliano FA，et al. The changing demographics of knee dislocation：a retrospective database review. Clin Orthop Relat Res. 2014；472：2609-2614.

Yu JS，Goodwin D，Salonen D，et al. Complete dislocation of the knee：Spectrum of associated soft-tissue injuries depicted by MR imaging. Am J Roentgenol. 1995；164：135-139.

交叉文献

Musculoskeletal Imaging：The Requisites，4th ed，223.

病例 5

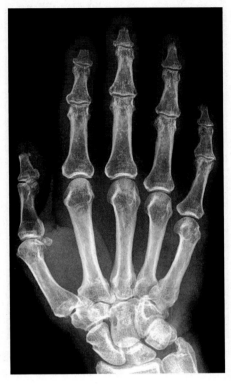

图 5-1

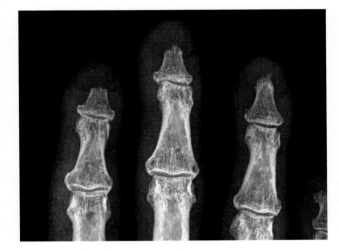

图 5-2

【病史】 男，47岁，患有慢性病。

1.鉴别诊断应包括哪些疾病？（可选择全部答案）

A.聚氯乙烯中毒

B.甲状旁腺功能亢进

C.胶原血管性疾病

D.Hadju-Cheney综合征（遗传性骨发育不良并肢端溶骨症）

E.大疱性表皮松解症

2.如果伴发软组织钙化，首先考虑以下哪项诊断？

A.聚氯乙烯中毒

B.多中心网状组织细胞增生症

C.糖尿病

D.硬皮病

3.骨骼发育未成熟时，远端指（趾）骨哪一部分最容易受到热损伤？

A.生长板

B.甲粗隆

C.骨骺

D.关节软骨

4.骨的再吸收和指神经钙化与以下哪种神经病变有关？

A.糖尿病

B.瘫痪

C.麻风病

D.神经纤维瘤病

病例5答案

肢端溶骨症

1.B，C和E。可以根据骨质破坏的方式鉴别诊断。弥漫性骨质破坏可见于胶原血管病、血管炎、雷诺病、神经性疾病、热损伤、甲状旁腺功能亢进、外伤、大疱性表皮松解症、应力异常、银屑病、冻伤、结节病、肥厚性骨关节病及致密性骨发育不全。带状骨质吸收可见于聚氯乙烯暴露及Hadju-Cheney综合征（遗传性骨发育不良并肢端溶骨症）。

2.D。如果患者伴发软组织钙化，则胶原血管病是最有可能的诊断，如硬皮病。

3.A。骨骼发育未成熟时，热损伤最容易使骨生长板受损。

4.C。本题答案的关键在于神经钙化，神经钙化发生于韩森病（Hansen's disease）或者称之为麻风病。

点评

【临床思维】

手的远节指骨骨质破坏或吸收称为肢端溶骨症，与多种病因学有关。多数情况下，不能单靠影像学明确骨溶解的确切病因，注意观察其他部位的骨骼情况并且结合临床病史非常重要。

【肢端溶骨症的分型】

明确骨质溶解的类型有助于缩小诊断范围。成年人骨质溶解症分为三型：一型，容易累及远节指骨的甲粗隆（图S5-1～图S5-2），可出现肢端骨溶解的鉴别诊断非常多；二型（图S5-3），容易累及远节指骨的中间部分，带状骨质吸收应考虑聚氯乙烯中毒和Hadju-Cheney综合征（遗传性骨发育不良并肢端溶骨症），偶可见于甲状旁腺功能亢进、胶原血管病、戈谢病（葡糖脑苷脂病）及应力异常，后面几种情况常同时合并远节指骨甲粗隆溶解的表现；三型（图S5-4），是关节旁溶骨性破坏，可见于晚期或严重的多中心组织细胞增多症。

参考文献

Kemp SS, Dalinka MK, Schumaker HR. Acro-osteolysis：etiologic and radiological considerations. JAMA.1986；255：2058-2061.

Shailesh P, Vernekar J, Pereira S, Desai A. Hajdu-Cheney syndrome：a case report with review of literature. J Radiol Case Rep. 2014；8：1-8.

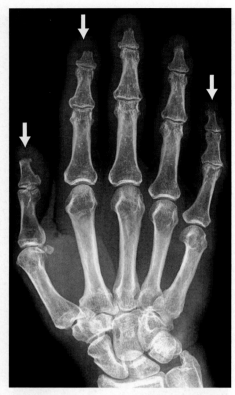

图S5-1 右手正位X线片示包括拇指在内的远节指骨末端溶骨性骨质破坏（白箭），整个手的骨密度也轻微降低。患者患有甲状旁腺功能亢进

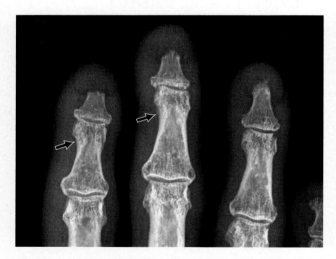

图S5-2 对图S5-1局部放大，除了可看到远节指骨的甲粗隆骨质吸收外，还可看到中节指骨桡侧骨皮质轻微的骨膜下骨质吸收（黑箭）

交叉文献

Musculoskeletal Imaging：The Requisites，4th ed，290，292.

病例 6

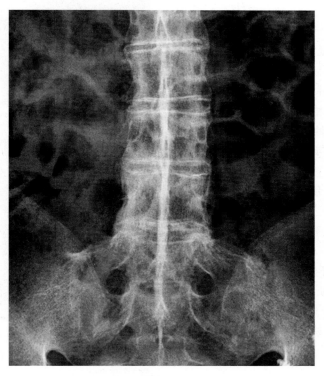

图 6-1

【病史】　男，35岁，躯干僵硬。

1.鉴别诊断应包括哪些疾病？（可选择全部答案）

A.弥漫性特发性骨质增生症

B.强直性脊柱炎

C.Baastrup病（腰椎吻合棘/棘间骨关节病）

D.银屑病脊柱关节病

E.Klippel-Feil综合征（先天性颈椎融合畸形或颈椎分节不良）

2.患者HLA-B27阳性率为多少？

A. ＞90%

B.60% ～ 70%

C.40% ～ 50%

D. ＜30%

3.韧带骨赘是指什么？

A.黄韧带骨化

B.纤维环骨化

C.纵韧带骨化

D.脊柱旁软组织骨化

4.以下哪一项与本病脊柱异常无关？

A.假关节

B.寰枢关节不稳

C.颅骨下沉

D.椎间盘炎

病例6答案

强直性脊柱炎

1.B。本病例显示双侧骶髂关节及椎小关节强直、典型的韧带骨赘形成及棘间韧带骨化。弥漫性特发性骨质增生症（DISH）以脊柱旁骨化为主，但椎间盘高度一般保持不变，不引起椎小关节及骶髂关节的强直。Baastrup病（腰椎吻合棘、棘间骨关节病）以邻近棘突的增生、扁平化及棘突表面附着处反应性硬化为特点，但棘突不会出现强直。银屑病脊柱关节病表现为大块的非对称性脊柱旁骨化，通常伴有非对称性骶髂关节炎。

2.A。约96%的强直性脊柱炎会出现HLA-B27阳性。

3.B。韧带骨赘指纤维环外层纤维的骨化。

4.C。假关节形成、骨折、寰枢关节不稳、椎间盘炎、脊髓受压、椎管狭窄均可见于强直性脊柱炎。颅骨下沉指的是齿状突突入枕骨大孔，它是类风湿关节炎（RA）的特征性表现，5%～8%的类风湿关节炎患者可出现此征象。

点评

【病理思维】

这是一例典型的强直性脊柱炎。强直性脊柱炎是最常见的血清阴性脊柱关节病，明显好发于15～35岁的男性，超过90%的患者HLA-B27阳性。主诉通常为下腰部疼痛及僵硬。随着疾病进展，胸椎后凸（驼背）及腰椎前凸逐渐加重。骶髂关节通常首先受累，且骶髂关节炎是本病的最主要特征。起初是关节旁骨质疏松和髂骨关节面骨皮质破坏，随着破坏加重，关节间隙变宽。骨质象牙化发展为模糊不清的骨质硬化带。当增生性改变越来越明显时，不规则骨桥形成将会导致关节完全强直（图S6-1）。这些病变均可累及关节韧带及滑膜。约50%患者会出现髋关节受累，表现为广泛的关节间隙变窄，进而导致股骨头轴向移位及髋臼凹陷（图S6-2）。

【影像学表现】

强直性脊柱炎早期容易观察到的一个征象就是椎体角（缘）炎（图S6-3）。椎体旁广泛的韧带骨赘形成（椎间盘纤维环骨化）使椎体似竹节样改变，称为"竹节椎"（图S6-4）。脊柱正位X线片可看到"车轨

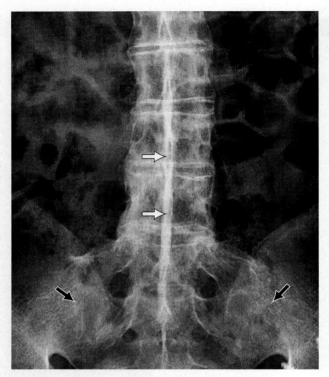

图S6-1　腰椎前后位X线片示双侧骶髂关节完全强直、融合（白箭），以及由于棘上和棘间韧带骨化形成的"匕首征"（黑箭）

征"，为三条垂直走行的致密线，分别对应棘上和棘间韧带、关节突关节囊及椎体边缘的骨化。"匕首征"的出现或许要早于"车轨征"，"匕首征"表现为在正位X线片上的单条致密线，对应棘上和棘间韧带的骨化。病程较长的患者在受到轻微外伤后可能会发生椎间盘层面的骨折，如果初期未发现骨折，将在骨折处形成假关节（图S6-5）。

参考文献

Jang JH, Ward MM, Rucker AN, et al. Ankylosing spondylitis: patterns of radiographic involvement are examination of accepted principles in a cohort of 769 patients. Radiology. 2011; 258: 192-198.

Sieper J, Braun J, Rudwaleit M, Boonen A, Zink A. Ankylosing spondylitis: an overview. Ann Rheum Dis. 2002; 61 (suppl 3): iii8-iii18.

交叉文献

Musculoskeletal Imaging: The Requisites, 4th ed, 318-321.

病例 7

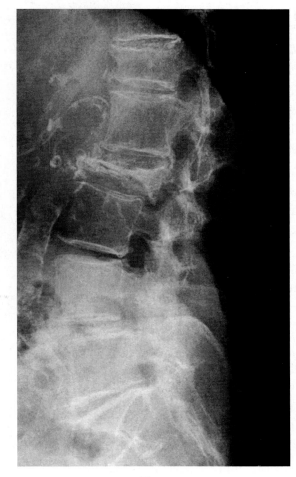

图 7-1

【病史】 女，74岁，轻微外伤后背部疼痛数周。

1.鉴别诊断应包括哪些疾病？（可选择全部答案）

A.多发性骨髓瘤

B.软骨母细胞瘤

C.Kümmell病

D.嗜酸性肉芽肿

E.单纯骨折

2.Kümmell病是什么疾病，这名患者患有此病吗？

A.棘突间滑囊炎；否

B.椎体缺血性坏死；是

C.后纵韧带骨化；否

D.多发椎体楔形变；是

3.此患者伴发产气性感染的概率有多大？

A.不会发生

B.有可能发生

C.非常可能发生

D.与骨髓炎表现一致

4.哪种肉瘤样新生物偶可表现为扁平椎？

A.尤因肉瘤

B.骨肉瘤

C.软骨肉瘤

D.血管肉瘤

病例7答案

Kümmell病（扁平椎）

1.A，C和E。任何肿瘤都可导致扁平椎，特别是转移瘤，但邻近的椎间隙不变窄，椎体内也不含气。椎体缺血性坏死可表现为椎体完全塌陷，如果确定椎体内含气，则是本病的特征性表现。压缩性爆裂骨折也可以表现为扁平椎。发生于儿童及青年人的嗜酸性肉芽肿也是扁平椎形成的常见病因，但不会出现在老年人中。

2.B。Kümmell病（椎体缺血性坏死）最具特征性的表现就是由于真空现象引起的椎体内含气。

3.A。本例椎体内含气且未见终板溶解，因此排除了感染。

4.A。在儿童，嗜酸性肉芽肿是引起扁平椎最常见的病因，但尤因肉瘤也可以引起扁平椎。

点评

【鉴别诊断】

椎体变扁被称为扁平椎（图S7-1），典型的病因为嗜酸性肉芽肿，其他一些病变也可导致椎体变扁。如果掌握一定的病历资料，扁平椎诊断不难。儿童扁平椎可以首先考虑嗜酸性肉芽肿、神经母细胞瘤转移，其次可能是感染和外伤，尤因肉瘤比较罕见，可最后考虑；在老年人应首先考虑转移、多发性骨髓瘤、外伤，其次可以考虑感染及淋巴瘤。如果椎间隙正常，首先考虑嗜酸性肉芽肿、转移瘤、多发性骨髓瘤，其次可考虑畸形性骨炎（Paget病）或压缩性骨折。如果终板不规则或破坏，可首先考虑感染或肿瘤（图S7-2～图S7-3），其次考虑外伤或者舒尔曼病（Scheuermann病）。

【临床思维】

Kümmell病是一种少见的椎体缺血性坏死病变，通常延迟发生于脊柱轻微外伤后。此外伤必须能引起骨小梁或者终板的损伤，但又不足以检测到。椎体轻微损伤与骨修复不良相互影响最终导致本病。

【影像学表现】

椎体缺血性骨坏死无特异性X线表现。受累椎体表现为高度减低、有可能密度增高，出现椎体内含气（图S7-4），后者被认为是一种真空现象，类似于正常关节内的少量积气，该气体位于椎体裂隙内，CT能够清楚显示（图S7-5）。虽然大部分Kümmell病患者接受过皮质类固醇激素的治疗，但是还需要考虑一些其他引起骨坏死的典型病因。椎体内观察到真空现象可以排除急性骨折、感染或肿瘤。

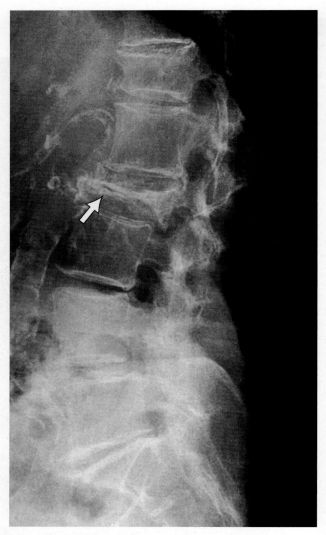

图S7-1　腰椎侧位X线片示L₂椎体明显压缩变扁并后凸，椎体内可见线样气体影（白箭）

参考文献

Baghaie M，Gillet P，Dondelinger RF，Flandroy P. Vertebra plana：benign or malignant lesion？ Pediatr Radiol. 1996；6：431-433.

Bhalla S，Reinus WR. The linear intravertebral vacuum：a sign of benign vertebral collapse. AJR Am J Roentgenol. 1998；170：1563-1569.

交叉文献

Musculoskeletal Imaging：The Requisites，4th ed，349，352，521-522.

病例 8

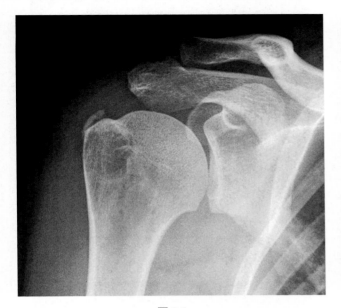

图 8-1

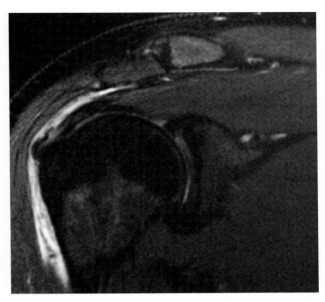

图 8-2

【病史】　男，45岁，肩部疼痛。

1.鉴别诊断应包括哪些疾病？（可选择全部答案）

A.肿瘤样钙质沉着症

B.甲状旁腺功能亢进

C.钙化性肌腱炎

D.钙化性滑囊炎

E.异位骨化

2.钙化核心主要位于下列哪个结构？

A.冈上肌肌腱

B.冈下肌肌腱

C.小圆肌肌腱

D.肩胛下肌肌腱

3.患者何时会出现症状？

A.出现非常明确的钙化时

B.钙化增大时

C.出现多发钙化时

D.钙化轮廓不清时

4.此病出现的钙化晶体是何种化合物？

A.双水焦磷酸钙

B.尿酸

C.草酸钙

D.羟基磷灰石钙

病例8答案

钙化性肌腱炎和滑囊炎

1.C和D。沉积于肌腱处的羟基磷灰石钙通常较小、呈球形、云状表现，沉积于肩峰下、三角肌下滑囊的羟基磷灰石钙通常稍大些。这些部位的钙盐沉积可引起高达40%的肩部疼痛症候群。尽管肿瘤样钙质沉着症也经常发生于关节周围，但沉积的钙盐通常更大、形状也更多样化。

2.A。钙化位于冈上肌肌腱的滑囊一侧。

3.D。肌腱或者滑囊钙化后可能会有很长一段时间无任何症状或病变处于静止期。当钙化轮廓不清时，表明钙质吸收，病变处于活动期。

4.D。钙化性肌腱炎和滑囊炎沉积的钙盐是羟基磷灰石钙，通常呈线样沉积于肌腱和滑囊。尿酸不会形成典型的钙化。

点评

【病理】

钙化性肌腱炎和钙化性肩峰下、三角肌下滑囊炎是由于羟基磷灰石钙晶体在软组织内沉积所导致的疾病谱中的两种。肩关节是最常受累的关节。关节周围的这种钙盐沉积通常不出现症状，但当伴发急性感染时，会出现明显的关节疼痛、肿胀，偶可见皮肤红疹、发热，类似于化脓性关节炎表现。由羟基磷灰石钙颗粒构成的沉积物与坏死及炎症有关。

【影像学表现】

X线片上，早期沉积的钙盐轮廓不清、似云雾状，随后逐渐致密清晰。轮廓不清的钙盐沉着是钙吸收的病理证据，与疾病的症状发作有关。冈上肌腱附着处是最好发的部位，肱骨处于外旋位可清晰显示腱板附近的钙化（图S8-1～图S8-2）。冈下肌肌腱钙化则在肱骨内旋位显示得更好（图S8-3）。肌腱的结构性损害可导致肩袖损伤及肩关节退行性改变。影像学表现包括关节间隙消失、骨质破坏、软骨下骨硬化、关节内碎骨片形成及关节紊乱，可能还会发生肩袖撕裂及肱骨头移位。由于沉积物可由肌腱处受到挤压进入邻近的滑膜囊，因此，肌腱炎和滑囊炎可同时存在于同一关节（图S8-4～图S8-6）。位于肩峰下、三角肌下滑囊的钙化不随肱骨移动是本病的特征性表现。

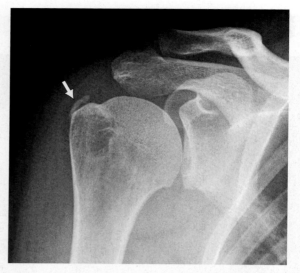

图S8-1　肩关节外旋位X线片示肱骨大结节肌腱附着处条片样钙化沉积（白箭）

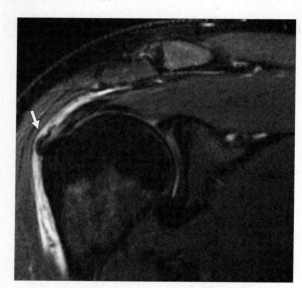

图S8-2　MRI示肩峰下、三角肌下滑囊内少量液体，是滑囊炎的表现。冈上肌肌腱可看到钙化沉积物（白箭），并且钙化物插入肩峰下、三角肌下滑囊

参考文献

Hayes CW, Conway WF. Calcium hydroxyapatite deposition disease. Radiographics. 1990；10：1031-1048.

Jim YF, Hsu HC, Chang CY, Wu JJ, Chang T. Coexistence of calcific tendonitis and rotator cuff tear：an arthrographic study. Skeletal Radiol. 1993；22：183-185.

交叉文献

Musculoskeletal Imaging：The Requisites，4th ed，75-76.

病例 9

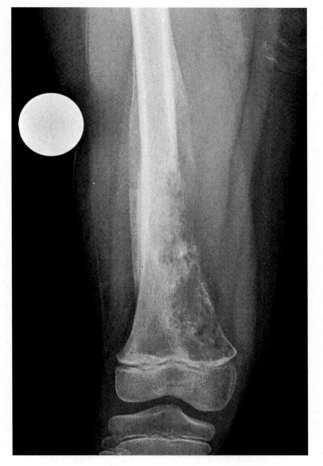

图 9-1

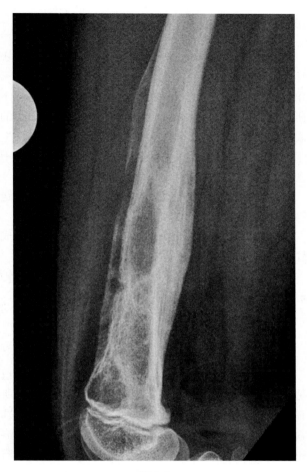

图 9-2

【病史】 男，13 岁，进行性膝部疼痛。

1.鉴别诊断应包括哪些疾病？（可选择全部答案）

A.骨肉瘤

B.血友病性假瘤

C.软骨黏液样纤维瘤

D.骨髓炎

E.骨化性肌炎

2.此病变属于何种类型？

A.毛细血管扩张型

B.软骨旁型

C.成骨细胞型

D.成软骨细胞型

3.本病成骨细胞型占比多少？

A.30%

B.50%

C.70%

D.90%

4.本病以下哪种类型可在 X 线片上表现为囊性病变？

A.中央型

B.毛细血管扩张型

C.硬化型

D.骨膜型

病例9答案

成骨性骨肉瘤

1.A。股骨远端干骺端髓腔内见明显的骨性肿块形成，并向外突破骨皮质，形成明显的Codman三角。血友病性假瘤表现为扇形边缘，其骨溶解是由于压迫性坏死所致。部分骨肉瘤可类似于骨化性肌炎的表现，但本例无此表现。年轻人感染性病变通常发生于生长板，本例生长板无受累。软骨黏液样纤维瘤不会引起广泛的骨膜反应且病灶边缘较清晰。

2.C。因为病灶骨髓腔内为骨样基质，所以本题答案是成骨性骨肉瘤。

3.B。骨肉瘤中约50%是成骨细胞型，25%为成软骨细胞型，25%为成纤维细胞型。

4.B。毛细血管扩张型骨肉瘤可表现为完全性骨溶解，类似于动脉瘤样骨囊肿的表现。

点评

【临床信息】

骨肉瘤是青少年最常见的原发性恶性骨肿瘤，也是多发性骨髓瘤之后第二常见的原发性骨肿瘤，占所有原发性骨肿瘤15%～20%。骨肉瘤中3/4为高级别髓内型或普通型。最常见的临床表现为肿瘤部位疼痛，通常由隐痛逐渐发展为持续明显的疼痛。当肿瘤生长突破骨皮质时，可触及明显的软组织肿块，容易发生病理性骨折。

【影像学表现】

本例是典型的骨肉瘤。股骨远端干骺端可见一巨大溶骨性肿块，边缘可见明显的Codman三角，为三角形的骨膜新生骨（图S9-1～图S9-2）。肿瘤所在区域的髓腔内骨样基质形成是本病的关键征象，可导致受累股骨远端呈不同的骨密度表现（图S9-3～图S9-6）。在X线片上，骨肉瘤既可表现为致密的成骨性改变，也可表现为几乎完全性溶骨性改变。就诊时，大部分肿瘤直径已经超过5 cm。骨样组织也可由软骨组织转化而来，这在骨肉瘤中大量存在。约50%的骨肉瘤由于出现大量的骨样基质，被称为成骨性骨肉瘤，约25%的骨肉瘤主要为软骨组织（成软骨细胞型），25%的骨肉瘤主要为梭形细胞（成纤维细胞型）。

参考文献

Murphey MD，Robbin MR，McRae GA，Flemming DJ，Temple HT，Kransdorf MJ. The many faces of osteosarcoma. Radiographics. 1997；17：1205-1231.

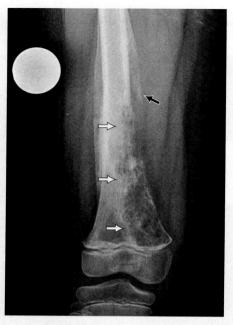

图S9-1　正位X线片示股骨下段溶骨性骨质破坏及较宽的移行带（白箭），病变内侧的上缘可见被肿瘤组织掀起的骨膜形成的Codman三角（黑箭）。75%病例在MRI显示骨骺受侵，但通常在X线片上显示不明确

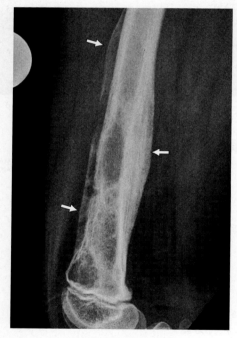

图S9-2　股骨下段是骨肉瘤最好发部位，其次是胫骨上段和肱骨上段。其骨膜反应形态多样（白箭）

Yarmish G，Klein MJ，Landa J，Lefkowitz RA，Hwang S. Imaging characteristics of primary osteosarcoma：nonconventional subtypes. Radiographics. 2010；30：1653-1672.

交叉文献

Musculoskeletal Imaging：The Requisites，4th ed，373-382.

病例 10

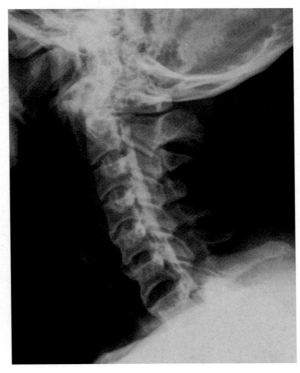

图 10-1

【病史】　男，56岁，上肢感觉异常。

1.鉴别诊断应包括哪些疾病？（可选择全部答案）

A.强直性脊柱炎

B.后纵韧带骨化（OPLL）

C.营养不良性脊柱钙化

D.先天性椎管狭窄

2.此病变与以下哪种病变通常共存？

A.脊柱裂或脊髓脊膜膨出

B.块状椎（阻滞椎）或半椎体畸形

C.跨椎间盘假关节

D.弥漫性特发性骨质增生症

3.此患者的症状是由以下哪一病因引起的？

A.椎间盘退行性疾病

B.椎管狭窄

C.椎间盘突出

D.老年性脊髓病

4.以下哪种疾病与后纵韧带骨化（OPLL）有关？

A.糖尿病

B.胃肠道息肉

C.脑积水

D.骶髂关节炎

病例10答案

后纵韧带骨化

1.A 和 B。$C_2 \sim C_7$ 平面后纵韧带骨化，表现为与脊柱平行的增厚致密带。由于强直性脊柱炎导致的弥漫性特发性骨质增生症椎旁骨化类似于此病例的韧带骨赘，因此，强直性脊柱炎也是鉴别诊断之一。本病不是先天性疾病，所以不考虑先天性椎管狭窄。

2.D。后纵韧带骨化（OPLL）患者 30% ~ 50% 伴发弥漫性特发性骨质增生症（DISH）。

3.B。本例已发展为真性椎管狭窄。明显增厚骨化的后纵韧带在多个平面上致使椎管矢状径变窄。当椎管矢状径狭窄超过 60% 时，很可能出现椎管狭窄相关的症状。

4.A。约 28% 后纵韧带骨化患者有糖尿病，另外，18% 有临界糖尿病。

点评

【发病率】

后纵韧带骨化（OPLL）既可表现为致密的条带样骨化，也可表现为后纵韧带的小斑片样骨化。好发于中年人，男女比例 2 ：1。本病发病率最高的国家是日本，累及 2% 无症状成年人。尽管遗传因素可能与本病有关，但确切的病因仍不清楚。此病通常与弥漫性特发性骨质增生症（DISH）合并发生，但是这两种病变却有着明显的病理学差异。

【临床症状】

本病症状与脊髓受压导致上肢或下肢感觉运动异常有关，也可出现颈部、肩部或者手臂的疼痛、颈部强直。本例是一个非常典型的后纵韧带骨化（图 S10-1），可见 $C_2 \sim C_7$ 平面的骨样致密条带影位于椎体后方（本病更常见的病变范围为 $C_3 \sim C_5$），导致广泛的椎管狭窄。MRI 及 CT 重建图像可以帮助判断椎管狭窄的严重程度（图 S10-2），尤其当黄韧带也出现骨化时。磁共振液体敏感序列是最有效的评估脊髓受压程度和发现脊髓异常信号的序列（图 S10-3）。

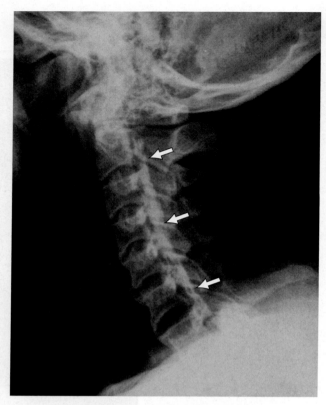

图 S10-1　颈椎侧位 X 线片示后纵韧带骨化形成了平行于椎管的致密带（白箭），并且导致椎管狭窄

参考文献

Hirai T，Korogi Y，Takahashi M，Shimomura O. Ossification of the posterior longitudinal ligament and ligamentum flavum：imaging features. Semin Musculoskelet Radiol. 2001；5：83-88.

Matsunaga S，Sakou T. Ossification of the posterior longitudinal ligament of the cervical spine：etiology and natural history. Spine. 2012；37：E309-E314.

交叉文献

Musculoskeletal Imaging：The Requisites，4th ed，272.

病例 11

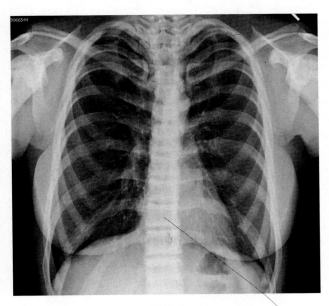

图 11-1

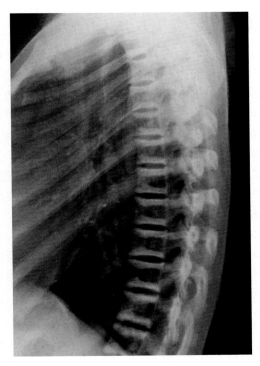

图 11-2

【病史】　女，28岁，以背痛为主诉就诊，前臂有数次骨折史。

1.鉴别诊断可以考虑哪些？（可选择全部答案）

A.高维生素D血症

B.肾性骨营养不良

C.石骨症

D.重金属中毒

E.骨髓纤维化

2.伴有骨质疏松患者常见的下颌骨并发症是什么？

A.骨髓炎

B.咬合不正

C.釉质瘤

D.骨肉瘤

3.通过进一步检查，哪种表现可以排除肾性骨营养不良？

A.骶髂关节软骨下骨吸收

B.有部分终板区未受累

C.肱骨头不受累

D.肋骨的软组织有钙化

4.骨质疏松的原因是什么？

A.基因突变

B.成骨功能缺陷

C.破骨功能缺陷

D.纤维组织沉积在骨小梁周围

病例11答案

石骨症

1.A，B，C，D和E。高维生素D血症和肾性骨营养不良可引起弥漫性骨致密改变。铅等重金属、氟化物和铍等可以增加长管状骨干骺端骨密度。此患者的椎体表现出石骨症的典型特征：终板硬化和"骨中骨"的典型表现。骨髓纤维化可导致骨密度增加，但脾大也是诊断的一个重要组成部分。

2.A。牙列不良可能导致下颌骨或上颌骨骨髓炎。

3.B。仔细观察终板，可见硬化区域并没有完全跨越整个椎体的宽度，这是石骨症椎体典型的"三明治椎体征"。请注意，2个肱骨头也同时硬化。

4.D。正常骨吸收过程的丧失是该病的特征，原始的骨松质不能通过软骨内化骨得到吸收，最终形成了致密骨。

点评

【病因】

石骨症（或Albers-Schönberg病）是一种罕见的遗传性疾病，是由于软骨内化骨过程中原始骨松质未被吸收导致的。疑是潜在酶缺失引起，可导致骨松质的血管不能形成。

【石骨症亚型】

临床上根据严重程度和发病年龄，石骨症分4种类型。先天型是常染色体隐性遗传，通常是致命的，肝脾大及贫血是此型的主要特征，患病胚胎通常会流产，即使生产下来也会于婴儿期死亡。迟发型或者成年型，是常染色体显性遗传，尽管患病者常发生病理性骨折，但临床预后较好，不会发生器官肿大或贫血，牙齿生长不良可能导致下颌骨或上颌骨骨髓炎。中间型是常染色体隐性遗传，影像学表现介于先天型和成年型之间。第四种石骨症亚型伴有与肾小管性酸中毒相关的骨质疏松。

【影像学表现】

此病的关键表现是骨质过于致密（图S11-1～图S11-2）。石骨症的特征是对称、广泛的骨密度增加，皮质和骨髓界线消失，以长管状骨为著，构成锥形瓶样畸形（图S11-3）。脊柱受累的表现是骨密度增加只发生于终板（呈"三明治椎体"征）。另外，也发生在正常的骨质区域，特别是终板的前部（图S11-4）。颅底和颅顶的骨密度同时增加，导致板障区消失。在长管状骨和脊柱可呈现出"骨中骨"现象。石骨症与甲状旁腺功能亢进的区别在于石骨症肩锁关节和骶髂关节处骨质正常。

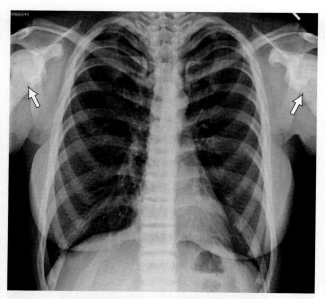

图S11-1 胸部X线片显示弥漫性骨硬化，累及肋骨和两侧肱骨（白箭）。注意肩锁关节表现正常

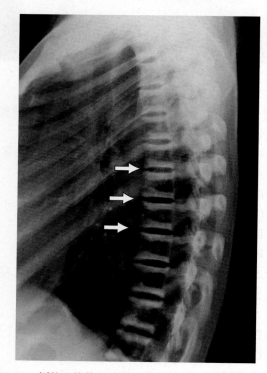

图S11-2 侧位X线片示终板硬化（白箭），就像"夹心"椎

参考文献

Ihde LL，Forrester DM，Gottsegen CJ，et al. Sclerosing bone dysplasias：review and differentiation from other causes of osteosclerosis. Radiographics. 2011；31：1865-1882.

交叉文献

Musculoskeletal Imaging：The Requisites，4th ed，386-388，627-629.

病例 12

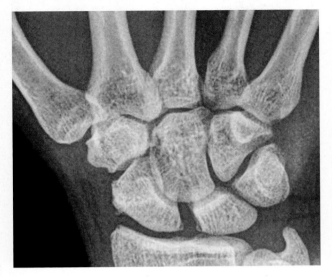

图 12-1

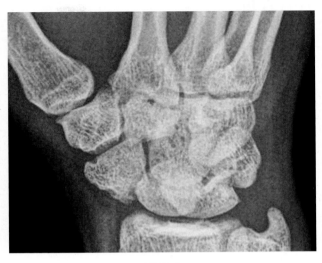

图 12-2

【病史】 女，44岁，滑冰时摔倒致腕部疼痛。

1.在此病例中可能出现以下哪些损伤？（可选择全部答案）

A.月骨周围脱位

B.月骨周围更大范围的弧形结构损伤

C.舟骨骨折

D.月舟韧带撕裂

2.哪些影像表现提示可能需要手术？

A.月舟间隙增宽

B.舟骨结节受累

C.斜行骨折

D.移位＞2 mm

3.哪种类型的骨折发生缺血性坏死（AVN）的风险最高？

A.纵向骨折

B.斜行骨折

C.横向骨折

D.冠状骨折

4.舟骨近端骨折发生骨不连的概率是多少？

A.30%

B.50%

C.70%

D.90%

病例12答案

舟骨骨折

1.B，C和D。舟骨腰部骨折，周围弥漫性软组织肿胀，月舟间隙增宽提示韧带撕裂。舟骨周围一个更大的弧形区域，包括桡骨茎突、舟骨、头状骨、钩骨、三角骨和尺骨茎突也容易发生骨折。

2.D。移位通常需要手术，一般＞1 mm的移位即需要手术。月舟间隙增大伴背侧嵌插导致的节段性不稳定也是手术指征。舟骨近端骨折并不一定需要手术。

3.A。纵向骨折会使移位增大，更易导致缺血性坏死，斜行和横向骨折通常是稳定的。

4.D。约1/5的舟骨骨折累及近端，约90%会出现骨不连。

点评

【损伤的发生率和机制】

最常见的腕部骨折是舟骨骨折，占所有腕部骨折的60%～70%。近70%的舟骨骨折发生在腰部，通常不移位。最常见的损伤机制是背屈损伤，例如，伸腕时跌倒。超过90%的舟骨骨折都能愈合。然而，1/5骨折累及舟骨近端，这种骨折90%无法愈合。

【骨折治疗及缺血性坏死的风险】

治疗取决于骨折部位、移位程度及附着部软组织损伤情况。无移位骨折通常仅需支具固定。移位骨折常需要复位（图S12-1～图S12-2）。如果复位后骨折稳定，为降低骨折不愈合及缺血坏死的潜在风险，建议行手术固定。舟骨的血管分布方式（动脉先进入舟骨远端，横穿腰部，后到达近端）决定，骨折线越靠近近端、纵向骨折线越长，发生缺血坏死的概率越高。舟骨近端骨密度增加提示出现了缺血坏死（图S12-3）。

【骨折不稳定的征象】

骨折不稳定是指移位＞1 mm（图S12-4）（往往与背侧嵌插有关），骨折成角指在正位X线片上＞35°，在侧位X线片上＞25°，骨折移位伴有尺偏或桡偏。无移位骨折可能拍片时难以发现，持续腕部疼痛者可行MRI进一步确诊（图S12-5）。

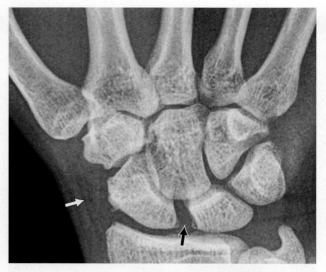

图S12-1　腕部正位X线片示舟骨旁脂肪条带移位（白箭），月舟间隙增宽（黑箭）

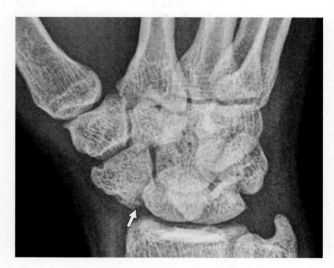

图S12-2　同一腕部斜位X线片示明显移位的舟骨腰部骨折（白箭）

参考文献

Taljanovic MS，Karantanas A，Griffith JF，DeSilva GL，Rieke JD，Sheppard JE. Imaging and treatment of scaphoid fractures and their complications. Semin Musculoskelet Radiol. 2012；16：159-173.

交叉文献

Musculoskeletal Imaging：The Requisites，4th ed，143-145.

病例 13

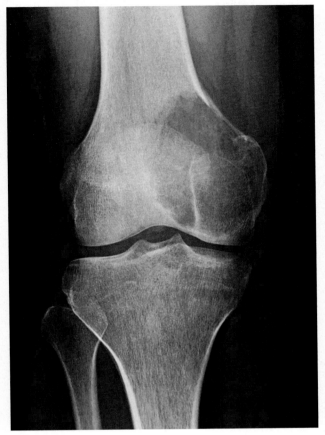

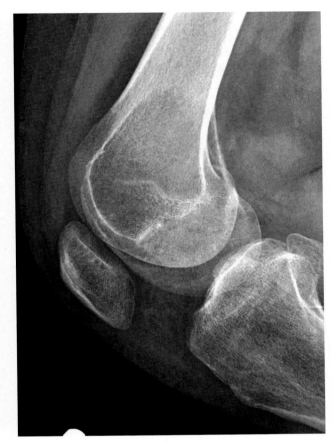

图 13-1   图 13-2

【病史】 女，22岁，外伤后出现膝部疼痛。

1.鉴别诊断包括以下哪些疾病？（可选择全部答案）

A.动脉瘤骨囊肿

B.巨细胞瘤（GCT）

C.软骨母细胞瘤

D.内生软骨瘤

E.毛细血管扩张型骨肉瘤

2.关于GCT，什么原因导致其磁共振（MR）成像上呈边缘低信号？

A.边缘钙化

B.含铁血黄素沉积

C.周围纤维化

D.完整的包膜

3.有多少GCT患者发生了病理性骨折？

A.＜1%

B.10%

C.25%

D.50%

4.首次手术后GCT的复发率是多少？

A.50%

B.30%

C.10%

D.＜1%

病例 13 答案

巨细胞瘤

1.A，B，C和E。在年轻人群中，累及长管状骨干骺端、边缘清晰的溶骨性病灶，其鉴别诊断包括软骨母细胞瘤、GCT、动脉瘤样骨囊肿、骨肉瘤、软骨黏液性纤维瘤和棕色瘤。在老年人中，首先考虑转移瘤。

2.B。在磁共振成像中，肿瘤边缘的低信号含铁血黄素带使GCT与周围的骨髓形成明确的边界。

3.B。约10%的GCT患者发生病理性骨折。

4.A。行病变刮除术后，传统GCT的刮除术局部复发率高达40%～60%。这也是外科切除成为其首选治疗方案的原因。

点评

【临床表现】

GCT是可以同时呈现良性及恶性特征的肿瘤，有时被认为是潜在恶性病变。该疾病较常见，约占原发性骨肿瘤的5%。病理和放射学检查结果并不反映病变的潜在生物学行为，因此，难以用来预测哪些病变可能是恶性的。其中恶性骨巨细胞瘤发病率约为20%。大多数GCT发病年龄为30～40岁，其中75%发生于20～40岁。尽管该疾病女性发病率轻微偏高，男性患者中呈恶性表现的是女性的3～4倍。典型的症状包括疼痛、局部肿胀或关节活动受限。

【影像学特征】

GCT的影像学表现是起源于干骺端的偏向性的溶骨性改变（图S13-1～图S13-2）。在成人患者中，病变通常会累及关节面，但是在儿童患者中，骺板阻止了病变向骨骺的侵袭。约10%的患者出现病理性骨折（图S13-3）。皮质变薄和轻度扩张通常较明显，可穿透皮质生长，软组织侵袭比例高达25%（图S13-4）。由于肿瘤边缘的含铁血黄素沉着，形成了在磁共振成像中呈低信号的明确边界。

【治疗】

手术切除是首选。单纯切除后的复发率为40%～60%（图S13-5）。

参考文献

Chakarun CJ，Forrester DM，Gottsegen CJ，et al. Giant cell tumor of bone：review，mimics，and new developments in treatment. Radiographics. 2013；33：197-211.

交叉文献

Musculoskeletal Imaging：The Requisites，4th ed，509-515.

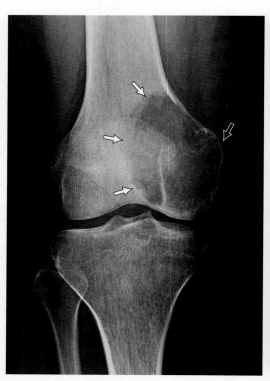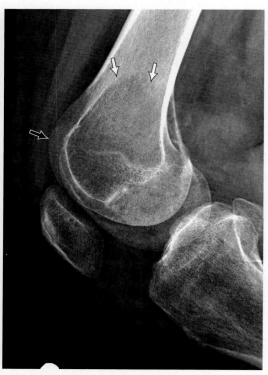

图S13-1和图S13-2　膝关节X线片示一个累及股骨远端干骺端和骨骺的偏心性、边缘清晰的溶骨性病变（白箭），病变延伸至关节面，导致皮质明显变薄（黑箭）。尽管有一个较窄的移行带，病变并没有硬化缘

病例 14

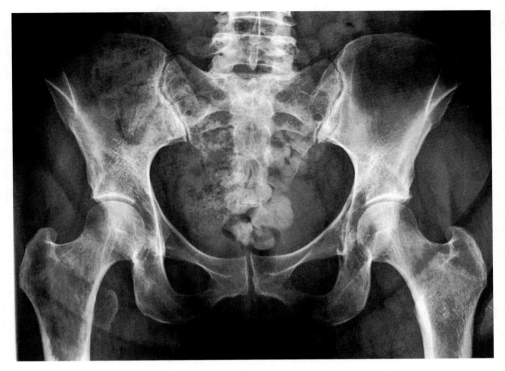

图 14-1

【病史】 女，45岁，突发疼痛。

1.鉴别诊断考虑什么？（可选择全部答案）

A.小粗隆骨折

B.骨化性肌炎

C.撕脱骨折

D.骨软骨瘤

E.病理性骨折

2.最可能的损伤原因是什么？

A.运动过度

B.感染

C.直接暴力

D.间接暴力伤

3.此病例最可能的诊断是什么？

A.淋巴瘤

B.转移瘤

C.骨髓炎

D.骨肉瘤

4.关于青少年骨盆撕脱骨折，以下哪些说法不正确？

A.左侧大粗隆撕脱：臀中肌

B.耻骨撕脱：内收肌

C.髂前上棘撕脱：缝匠肌

D.髂前下棘撕脱：股四头肌

病例 14 答案

急性骨盆撕脱骨折

1.A，C和E。骨盆X线片提示右侧小粗隆撕脱。注意在股骨粗隆间和粗隆下有溶骨性病变区域。骶髂关节正常。在骨化性肌炎中，异位骨的外周应有成骨改变。骨软骨瘤的骨皮质与正常骨皮质相连续。

2.D。最有可能的原因是髂腰肌突然收缩致病理性骨折。

3.B。虽然右股骨的病变范围很大，但考虑到骨盆内还有如左侧骶骨、左侧髋臼等其他部位的病变，原发性骨肿瘤的可能性较小。该患者患有乳腺癌。

4.D。髂前下棘撕脱是由股直肌收缩引起的，而不是股四头肌。

点评

【危险因素】

在青少年中，骨盆的撕脱骨折并不罕见。与这种损伤相关的活动包括髋关节反复内收和外展，或反复屈伸。由于肌肉在其所附丽点的牵拉，跨栏运动员、短跑运动员和啦啦队员尤其容易发生这类伤害。老年人小粗隆撕脱骨折者需重点考虑肿瘤因素（图S14-1）。

【骨盆撕脱骨折】

坐骨结节作为腘绳肌的附丽点，其骨化中心的撕脱在跨栏运动员中较为常见（图S14-2）。股直肌起点的撕脱是另一种损伤（图S14-3），通常表现为髋臼上缘（反折头）或髂前下棘（直头）附近的独立小骨块。骨盆和髋部的其他常见撕脱部位包括髂前上棘（缝匠肌或阔筋膜张肌的起点）（图S14-4）、大粗隆（臀肌附着）（图S14-5）、髂嵴（腹肌附着）和耻骨联合旁（内收肌起点）。

【影像学表现】

撕脱骨折X线片的典型表现是撕脱部位皮质不规则，以及移位的不同大小骨块。随访X线片可能出现增厚的新骨形成，偶尔伴有骨骼过度生长或畸形与肿瘤类似。一般来说，只有小粗隆撕脱导致肿瘤"膝腱反射"反应，如果诊断不明确，则可能需要活检。

参考文献

Sanders TG，Zlatkin MB. Avulsion injuries of the pelvis. Semin Musculoskelet Radiol. 2008；12：42-53.

Singer G，Eberl R，Wegmann H，et al. Diagnosis and treatment of apophyseal injuries of the pelvis in adolescents. Semin Musculoskelet Radiol. 2014；18：498-504.

交叉文献

Musculoskeletal Imaging：The Requisites，4th ed，161-162.

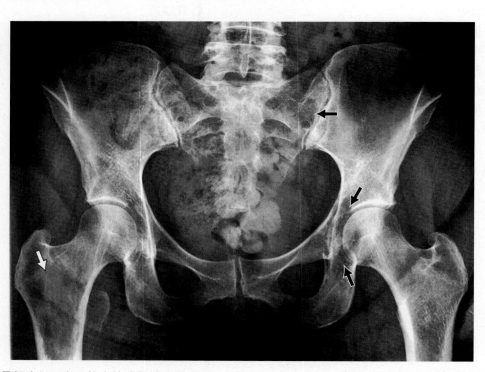

图S14-1　右股骨粗隆间区有一较大的溶骨性病变区域（白箭）。另外，注意左侧髋臼上缘向左侧坐骨延伸的病变，以及左侧骶骨（黑箭）的病变。该患者患有转移性乳腺癌

病例 15

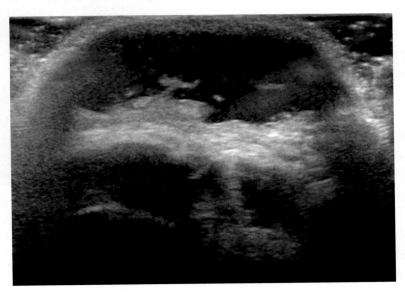

图 15-1

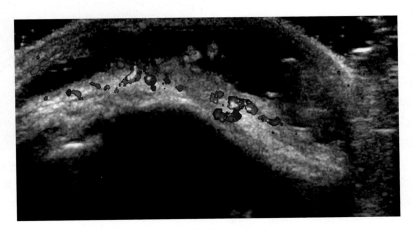

图 15-2

【病史】 女，43岁，肘后疼痛。

1.鉴别诊断中有哪些？（可选择全部答案）

A.纤维瘤病

B.鹰嘴滑囊炎

C.皮下血肿

D.蜂窝织炎

2.除了以下哪项，都是治疗鹰嘴滑囊炎的常用方法？

A.皮质类固醇注射

B.非甾体抗炎药

C.切开引流

D.切除术

3.如果这个患者反复受伤后，长期肘部渗液，以下哪项最可能与骨周围的滑囊粘连有关？

A.局灶性滑膜炎

B.纤维粘连

C.钙化

D.增厚的滑囊

4.以下哪个滑囊与肱三头肌腱无关？

A.鹰嘴浅表滑囊

B.深层或腱膜下滑囊

C.肱二头肌腱滑囊

D.深层肌腱间滑囊

病例 15 答案

鹰嘴滑囊炎

1.B，C 和 D。鹰嘴后方液体积聚更像是扩张的浅表滑囊，但偶尔可能是软组织中的血肿。鹰嘴可出现感染，在特定情况下，也可能在感染的滑囊周围出现蜂窝织炎。

2.D。大部分的非感染性鹰嘴滑囊炎，可以进行抽吸和皮质类固醇注射治疗。感染性鹰嘴滑囊炎则经常进行切开、引流或内镜下引流。只有对于复发的顽固性滑囊炎、并发慢性感染或伤口愈合不良的病例，才进行手术切除。

3.B。长期渗液可能是因为出现独立于滑囊的碎片或纤维粘连。滑囊内存在回声物质提示可能有炎症、出血或感染性因素。

4.C。肱二头肌腱滑囊存在于桡骨和肱二头肌腱之间。

点评

【临床表现】

浅表的鹰嘴滑囊位于尺骨近端的鹰嘴突正后方。由于创伤、感染或痛风等滑膜炎症过程，黏液囊可能因积液而扩张。临床诊断并不困难，但需通过影像学证实（图 S15-1 ~ 图 S15-4）。

【影像学表现】

尽管少量积液通常由磁共振（MR）或超声进行确诊，滑囊中的液体也可以通过 X 线片显示。MRI 和超声都能很好地发现渗液、滑膜增生、钙化、游离体、痛风结节和感染。超声检查具有动态成像的优点，而 MR 成像可直接对骨骼进行检查。感染性或非感染性滑囊炎的影像学表现大致相同，可进行静脉造影或直接抽吸鉴别。

【超声特征】

在超声波上，滑囊表现为软组织中的线状低回声，周边通常为高回声。该患者超声是典型的单纯性创伤后鹰嘴滑囊炎表现。包含液性回声的扩张滑囊，后方回声增强。鹰嘴突皮质呈高回声伴声影。长期渗液可能出现独立于滑囊的碎片或纤维粘连。滑囊内存在回声物质提示可能有炎症、出血或感染性因素。多普勒成像可显示在炎症条件下滑囊液增加。

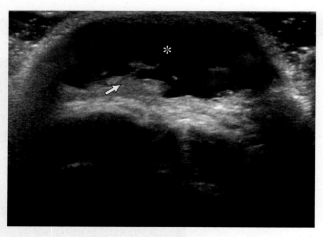

图 S15-1　鹰嘴突的横向超声图显示鹰嘴滑囊扩张，伴液性回声（星号）及后方声影。滑囊内的回声物质与骨周边的纤维粘连特点相符合（白箭）

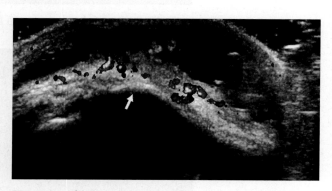

图 S15-2　肘部纵向超声（右侧是远端），鹰嘴突超声提示与骨相邻的回声物质无血流信号，显示不是感染。鹰嘴突皮质呈高信号（白箭），伴声影区

参考文献

Sayegh ET，Strauch RJ. Treatment of olecranon bursitis：a systematic review. Arch Orthop Trauma Surg. 2014；134：1517-1536.

Tran N，Chow K. Ultrasonography of the elbow. Semin Musculoskelet Radiol. 2007；11：105-116.

交叉文献

Musculoskeletal Imaging：The Requisites，4th ed，114-116.

病例 16

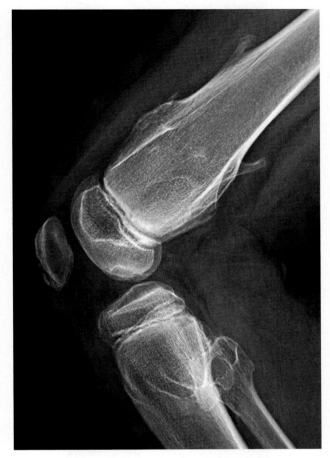

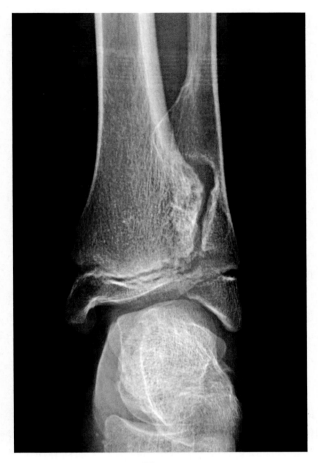

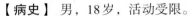

图 16-1   图 16-2

【病史】 男，18岁，活动受限。

1.鉴别诊断有哪些？（可选择全部答案）

A.骨干续连症

B.Ollier病

C.骨化性肌炎

D.遗传性多发性外生骨疣

E.Trevor病

2.这类患者最常见的临床表现是什么？

A.病理性骨折

B.无痛性关节周围肿块

C.跛行

D.慢性疼痛

3.当病变突然增大并伴有疼痛，首先考虑什么？

A.急性假性滑囊炎

B.出血

C.恶变

D.软骨帽过度生长

4.肉瘤样变的概率是多少？

A. < 1%

B.2% ～ 5%

C.25%

D. > 50%

病例 16 答案

遗传性多发性外生骨疣

　　1.A 和 D。骨干续连症是遗传性多发性外生骨疣的别称，表现为多个无柄宽基的和有蒂窄颈的骨软骨瘤。Trevor 病是指青年人骨骺端的骨软骨瘤样骨生长，可影响关节活动。

　　2.B。最常见的临床表现是患者偶尔触及的肿块。因为大多数病变是无柄的，病理性骨折并不常见。除非合并外伤、假性囊肿或恶变，通常无疼痛表现。

　　3.C。骨骼发育成熟患者中最有可能的考虑是病变恶变为骨肉瘤或软骨肉瘤。如果反复摩擦，骨软骨瘤表面可能形成假性囊肿，并且可能变成感染性病变。这也可能导致疼痛或肿大，但骨软骨瘤本身并不增大。

　　4.B。肉瘤样变的概率为 2% ~ 5%，而有报道指出近端病变的肉瘤样变概率可高达 10%。

点评

【临床表现】

　　遗传性多发性外生骨疣（也称骨干续连症）患者的表现较典型。该疾病是一种罕见的常染色体显性遗传的干骺端过度生长，表现为多发性骨软骨瘤。大多数患者的临床表现为邻近关节的多发无痛性肿块（图 S16-1 和图 S16-2），该病常在 10 岁以前发现。直到骨骼完全成熟，病变会随生长逐渐增大。患者往往身材矮小。70% 的病例都有家族史。

【骨骼变化】

　　虽然一些骨软骨瘤可能是有蒂的，但大多数都像这个患者一样是宽基底、无蒂的。因为这些骨软骨瘤经常影响干骺端的生长，就像出现了骨发育不良（图 S16-3）。长骨的远端未能充分管状化，变成了宽阔的骨干，即所谓的骨干续连症。如果下肢骨骼不对称性受累，可进一步导致代偿性脊柱侧弯。每个患者可能有数个到数百个病变。长入关节中的病变可导致机械性骨吸收（图 S16-4）。在摩擦区域有假囊肿的形成（图 S16-5）。肉瘤样变的概率为 2% ~ 5%，而有报道，肢体近端的病变肉瘤样变概率可高达 10%。每一处病变的恶变风险都与孤立病变的恶变风险一致（图 S16-6）。

【治疗】

　　治疗因临床症状而异。当患者出现行走困难时，主张进行病变切除术。出现恶变则需要更彻底的外科手术。

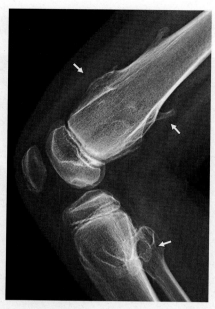

图 S16-1　侧位 X 线片示宽基底无蒂的骨软骨瘤及较小的有蒂病变（白箭），股骨远端及胫骨近端干骺端增宽

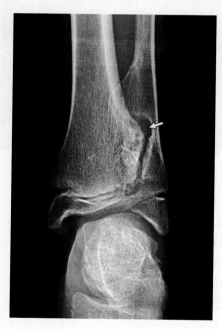

图 S16-2　踝关节 X 线片示胫骨远端无蒂的骨软骨瘤（白箭）生长入下胫腓韧带处，导致腓骨远端出现机械性骨破坏

参考文献

Pierz KA，Stieber JR，Kusumi K，Dormans JP. Hereditary multiple exostoses：one center's experience and review of etiology. Clin Orthop Relat Res. 2002；401：49-59.

Stieber JR，Dormans JP. Manifestations of hereditary multiple exostoses. J Am Acad Orthop Surg. 2005；13：110-120.

交叉文献

Musculoskeletal Imaging：The Requisites，4th ed，447-449.

病例 17

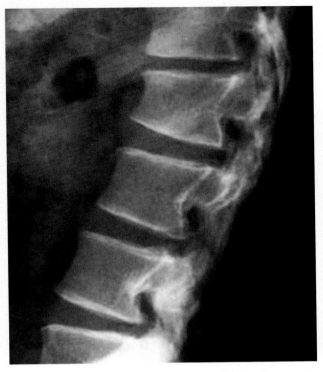

图 17-1

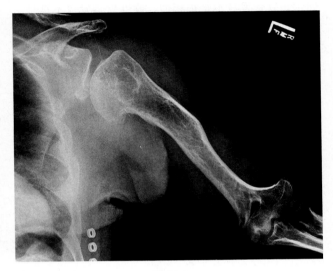

图 17-2

【病史】 男，24岁，轻度神经症状。

1.鉴别诊断应包括哪些？（可选择全部答案）

A.软骨发育不全

B.软骨发育不良

C.致死性发育不良

D.窒息性胸椎发育不良

E.假性软骨发育不良

2.此类疾病纯合子遗传发生的可能性是多少？

A.100%

B.50%

C.25%

D.0

3.在此病例中，哪块颅骨畸形较明显，为什么？

A.额骨隆起，视力障碍

B.头颅增大，好发硬膜下血肿

C.枕骨大孔变小，脑积水

D.鼻梁塌陷，鼻窦疾病

4.什么是"三叉戟"手，什么时期最突出？

A.婴儿中指、环指分叉

B.成年人中指、环指分叉

C.婴儿示指、中指分叉

D.成年人示指、中指分叉

病例 17 答案

软骨发育不全

1.A，B和E。这个病例是肢根型侏儒症，表现为前臂短缩，具有杂合子软骨发育不全的所有典型特征。软骨发育不良是肢根型侏儒症的温和型，其表现偶尔与软骨发育不全很相似。假性软骨发育不良是一种常染色体显性遗传侏儒症，症状类似但颅骨正常。致死性发育不良可导致严重的肢根异常及早期死亡。窒息性胸椎发育不良可引起肢根异常，但同时并发短肢，即管状骨比正常更短更宽。

2.C。可以有正常后代，后代有25%罹患此病。

3.C。最重要的颅骨异常是枕骨大孔向前移位，基底池及导水管梗阻导致了交通性脑积水。

4.A。三叉戟手发生在软骨发育不全的婴儿。

点评

【临床表现及原因】

软骨发育不全是一种以肢体近端异常、短肢型侏儒为特征的骨发育不良。80%～90%的病例表现为 *FGFR3* 基因的散发性突变，其余病例则呈常染色体显性遗传。其基础病变是软骨成骨缺陷，影响了软骨内化骨。它是侏儒症最常见的形式，出生时就伴有骨质畸形。智力发育和寿命是正常的。

【头颅和脊柱】

最明显的颅骨异常是枕骨大孔前移、变小，基底池及导水管梗阻导致了交通性脑积水。其他表现包括颅骨增大、前额突起、下颌前突及颅底短缩。脊柱方面，可在轴位影像上见到椎管变窄，伴进行性的椎弓根间隙缩小。椎体前后径缩短，椎体后部呈明显的扇贝形变化（图S17-1）。椎弓根缩短导致明显的椎管狭窄（图S17-2～图S17-3）。腰骶部前凸加大，导致横向骶骨。在一些患者中，进行性的胸腰段驼背可能会导致脊髓受压。

【骨盆和四肢骨】

在管状骨中，膜内化骨超过软骨内化骨，导致新骨生长超过生长板的边缘。骨骼看起来短且平，肢端呈杯状（图S17-2）。骨盆的表现较为典型（图S17-4），往往髂骨短缩、骶骨变窄。髂骨的形态改变导致坐骨结节小且深、髂骨翼呈方形、髋臼角变平。这一系列表现就是典型的"香槟杯"外观。

【婴儿影像】

在婴儿期椎体可能呈子弹状。肋骨缩短，髋臼顶扁平。

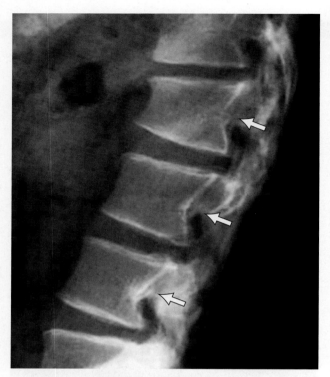

图 S17-1 椎体后部呈明显的扇贝形改变（白箭）

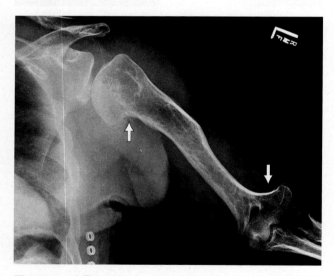

图 S17-2 肱骨短而弯曲，伴干骺端扁平（白箭）。这是肢根型侏儒症的典型表现

参考文献

Lemyre E, Azouz EM, Teebi AS, et al. Bone dysplasia series. Achondroplasia, hypochondroplasia and thanatophoric dysplasia: review and update. Can Assoc Radiol J. 1999; 50: 185-197.

交叉文献

Musculoskeletal Imaging: The Requisites, 4th ed, 632-633.

病例 18

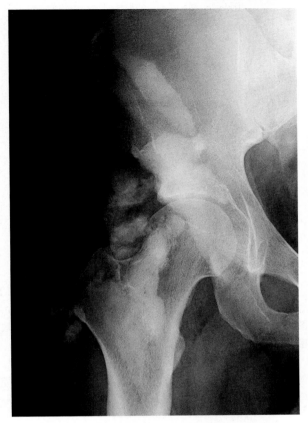

图 18-1

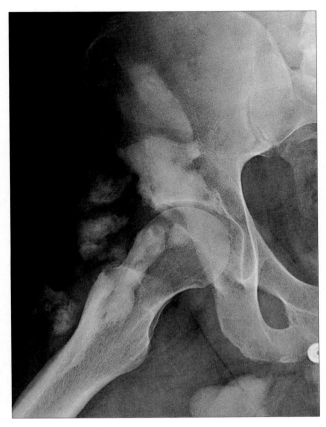

图 18-2

【病史】 女，20岁，右侧腹股沟区慢性疼痛、无力感。

1.鉴别诊断应包括哪些？（可选择全部答案）

A.肿瘤钙化

B.Garre 硬化性骨髓炎

C.蜡油样骨病

D.骨化性肌炎

E.骨旁骨肉瘤

2.此病例的典型特征是什么？

A.骨膜下出血

B.沿着椎节进行性骨肥大

C.骨膜下纤维组织沉积

D.肌肉炎症所致的反应性骨膜炎

3.哪个病变与中轴骨蜡油样骨病有关？

A.骨和软组织的脂肪瘤

B.肝脾大和皮肤脓疱

C.纤维瘤和纤维结构不良

D.纤维脂肪瘤病和动静脉畸形

4.什么是 Voorhoeve 病？

A.全身脆性骨硬化

B.纹状骨病

C.多发性错构瘤综合征

D.骨软骨瘤病

病例 18 答案

蜡油样骨病

1.C。最可能是蜡油样骨病。其特征表现是沿着外观正常的髂骨及股骨的致密骨沉积，伴关节周围软组织骨化。肿瘤钙化及骨化性肌炎可影响软组织但不影响骨骼。慢性骨髓炎影响骨骼而不影响软组织，但病变仅限于单骨时也需要考虑慢性骨髓炎。本病如果局限化，也有点像骨旁骨肉瘤，但本病例不是。

2.B。骨肥大沿着椎节分布。

3.D。蜡油样骨病患者的中轴骨有可能伴有纤维脂肪瘤病及动静脉畸形。

4.B。Voorhoeve 病是纹状骨病的别称，其特征性表现是干骺端的致密线状条纹。

点评

【临床信息】

蜡油样骨病，是一种未知原因罕见的非遗传性中胚层疾病，通常影响到沿中轴骨或神经分布的一个或数个骨骼。此疾病的典型特征是进行性骨肥大。蜡油样骨病通常在幼儿期起病、成人期进展。可呈典型的受累肢体的慢性进行性疼痛，关节僵硬及活动受限，周围肌群萎缩、无力。相关的软组织病变包括关节挛缩、皮下组织纤维化、水肿，以及静脉曲张。

【病理】

组织学上，硬化骨由发育不成熟骨和成熟骨混合而成。交错的骨质及增厚的骨小梁最终破坏了哈弗斯系统。髓腔内可见纤维组织，可见周围环绕着部分增生的新骨。

【影像学特点】

此疾病的典型 X 线片表现是致密的线样骨肥大，就像流下的蜡油一样（图 S18-1～图 S18-3）。骨肥大可发展至关节边缘甚至进入关节。关节周围软组织骨化并不常见，但偶尔可出现在一些病情严重的患者中（图 S18-1～图 S18-2）。CT 扫描更清晰显示了骨皮质及相邻的皮质下骨小梁的增厚，而磁共振是描述骨髓受累的最好方法（图 S18-4）。此病例的骨及软组织改变非常典型，无须进行鉴别诊断。

参考文献

Greenspan A，Azouz EM. Bone dysplasia series. Melorheostosis：Review and update. Can Assoc Radiol J. 1999；50：324-330.

Yu JS，Resnick D，Vaughan L，et al. Melorheostosis with an ossified soft tissue mass：MR features. Skeletal Radiol. 1995；24：367-370.

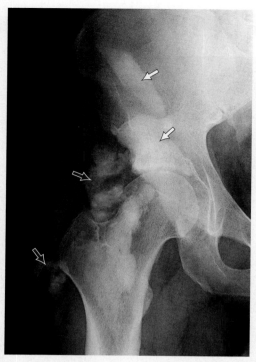

图 S18-1　髋关节前后位 X 线片示沿着髂骨外侧分布的致密骨（白箭）和不规则的关节周围软组织骨化（黑箭）

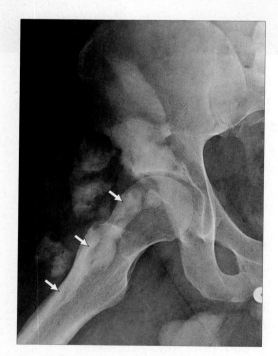

图 S18-2　蛙式位 X 线片示沿股骨分布的致密骨仅位于骨干一侧（白箭）

交叉文献

Musculoskeletal Imaging：The Requisites，4th ed，629-631.

病例 19

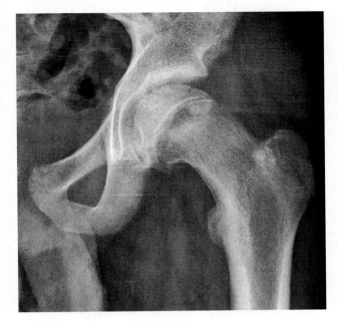

图 19-1

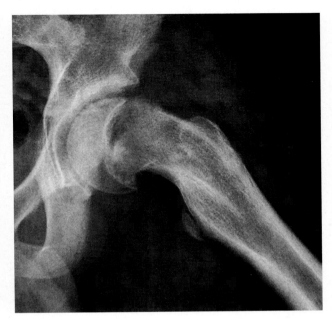

图 19-2

【病史】　男，13岁，左髋关节疼痛。

1. 鉴别诊断可以包括哪些？（可选择全部答案）

A. 股骨髋臼撞击症

B. 股骨头骨骺滑脱

C. Salter 1 型损伤

D. 肾性骨营养不良

E. 缺血性坏死（AVN）

2. 以下这些因素中，哪个不会导致股骨头骨骺滑脱？

A. 甲状腺素升高

B. 骨骼发育迅速

C. 肌肉力量增强

D. 股骨颈内翻角增大

3. 什么是 Klein 征？

A. 平分股骨颈的直线将股骨头骨骺分成两半

B. 股骨颈外缘线与股骨头相交

C. 不规则的生长板

D. 干骺端灶状骨量减少

4. 关于股骨头骨骺滑脱，以下哪种畸形最多见？

A. 正常发育

B. 股骨头缺血性坏死

C. 内翻畸形，股骨颈短而宽阔

D. 急性软骨溶解

病例19答案

股骨头骨骺滑脱

1.B，C和D。此类股骨头骨骺位置异常的疾病的鉴别诊断包括：外伤所致Salter 1型损伤、股骨头骨骺滑脱（SCFE）、佝偻病及肾性骨营养不良。也可与儿童辐射病及甲状腺功能减退症并发。当骨骺闭合时，此畸形可导致凸轮型（cam）股骨头髋臼撞击。骨骺是正常的，所以并不考虑股骨头缺血性坏死。

2.A。导致此疾病进展的因素包括骨骼生长迅速，肌肉力量增强和股骨颈内翻角度增大。在10～16岁，所有这些因素都会加速病情进展。甲状腺素减少与这种疾病也有关系。

3.B。Klein线是一条沿着股骨颈外侧骨皮质画的线。在正常情况下，应该分割掉股骨头外侧部分的约20%。该患者的Klein线与股骨头骨骺不相交，即为阳性体征。

4.C。大部分病例的最终畸形都是髋内翻伴短而宽的股骨颈。约10%的病例会出现股骨头缺血性坏死（AVN），AVN通常出现在尝试骨骺复位之后。急性软骨溶解非常罕见，类似感染后的表现。

点评

【一般信息】

SCFE是一种儿童期的髋关节疾病，其特征在于股骨近端骨骺向后向下移位。该病最常见于骨骼生长迅速的10～16岁。尽管20%～30%的病例是双侧发病，但大多数病例是单侧发病。组织学上，该畸形通过生长板的细胞肥大区域。临床上表现为肢体的局限性疼痛及跛行。男孩的发病率是女孩的2～3倍，女孩的发病年龄更小。

【典型影像学特征】

做出诊断的关键在于同时拍摄前后位及蛙式位X线片（图S19-1～图S19-2）。股骨颈外侧皮质的切线（Klein线）应与股骨头骨骺相交。此患者的表现较典型：软骨生长板变宽，干骺端疏松、形态不规则（图S19-3）。蛙式位X线片可见骨骺向后滑脱，随着滑脱进展，股骨头骨骺向内移位，并伴生长板增宽，远离Klein线。

【分类】

可根据症状持续时间或滑脱程度对SCFE分类。当症状出现于3周内时，如出现特征性的X线片异常，即判定为急性滑脱。而当症状持续超过3周，则为慢性滑脱。SCFE最严重的结果是软骨溶解，血管

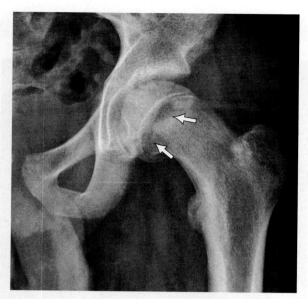

图S19-1　左侧髋关节正位（AP）X线片示生长板变宽，干骺端局灶性疏松（白箭），股骨颈内侧骨膜下骨吸收

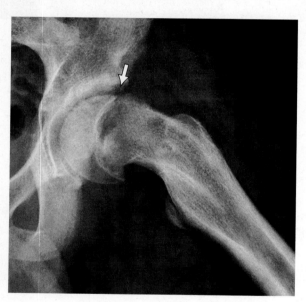

图S19-2　蛙式位X线片示骨骺向后内侧滑脱，在骨骺和干骺端之间出现台阶样改变（白箭），移位远离Klein线

翳样颗粒组织侵袭关节软骨，导致软骨溶解，而软骨溶解则预示着继发性关节炎的可能性。约有10%的病例出现AVN（图S19-4）。

参考文献

Gill KG. Pediatric hip: pearls and pitfalls. Semin Musculoskeletal Radiol. 2013；17：328-338.

交叉文献

Musculoskeletal Imaging: The Requisites, 4th ed, 200-201.

病例 20

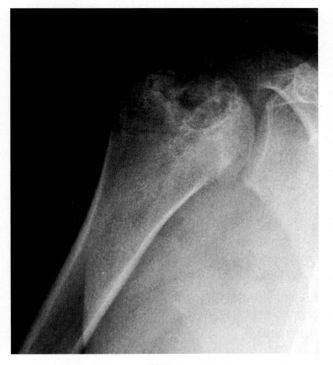

图 20-1

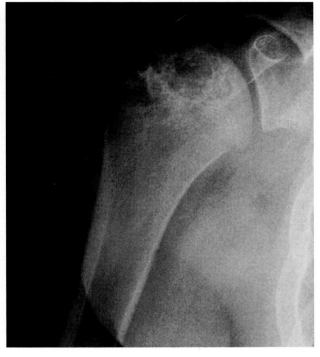

图 20-2

【病史】　男，12岁，肩部疼痛。

1.鉴别诊断应包括哪些？（可选择全部答案）

A.朗格汉斯细胞组织细胞增生症

B.软骨母细胞瘤

C.骨髓炎

D.巨细胞瘤（GCT）

E.动脉瘤性骨囊肿

2.关于软骨母细胞瘤，多少病例的CT扫描可显示基质钙化？

A.没有

B.5%～25%

C.30%～50%

D.70%～90%

3.以下除了哪项外都是软骨母细胞瘤磁共振成像特点？

A.骨膜反应

B.关节受累

C.液-液平面

D.肿瘤周围水肿

4.以下哪项不是软骨母细胞瘤的特征性表现？

A.骨骺内偏心性生长

B.不累及干骺端

C.最常见的位置是肱骨近端

D.可能涉及跗骨或腕骨

病例20答案

软骨母细胞瘤

1.A，B和C。累及骨骺的病变包括软骨母细胞瘤、朗格汉斯细胞组织细胞增生症、感染，偶尔还有骨巨细胞瘤、透明细胞软骨肉瘤和骨母细胞瘤。在此病例中，因为病变周围有致密的硬化缘，故不考虑骨巨细胞瘤。

2.C。有30%～50%的病例在CT上可显示明显的钙化。

3.B。软骨母细胞瘤罕见关节受累，但关节积液很常见。30%～50%病例有骨膜反应性改变。由于病变血管丰富，因此，肿瘤周围水肿也很常见。软骨母细胞瘤应与在MR图像上呈液-液平面的病例相鉴别。

4.B。软骨母细胞瘤可以延伸到干骺端，并可与骺板部分融合。最常见的位置是肱骨近端，其次是股骨近端、股骨远端和胫骨近端。跗骨、腕骨也会受累。

点评

【临床信息】

软骨母细胞瘤是以软骨母细胞和多核巨细胞为特征的良性骨肿瘤。接近90%的患者发病年龄在5～25岁，男性发病率是女性的2倍。最常见的症状是关节部位的疼痛。查体可见局部肿胀、关节活动度降低、麻木、肌肉萎缩、无力。主要受累部位是股骨（33%）、肱骨（20%）和胫骨（20%），约10%的软骨母细胞瘤会出现在手和足骨，特别是距骨和跟骨。

【影像学表现】

软骨母细胞瘤典型的影像学特征是边界清楚的溶骨性破坏区域，在骨骺或干骺端呈中心性或偏心性分布（图S20-1～图S20-2），薄的硬化边将其与正常骨髓分隔开。30%～50%的病例在CT上有明显的钙化。1/3的病例在磁共振上可见干骺端骨膜反应。关节受累、骨及周围软组织受累及明显强化等侵袭性特点，使其在磁共振上比在X线片上看起来更像一种侵袭性病变（图S20-3）。经常可见液-液平面征象。请记住，肱骨结节也可出现病变（图S20-4）。

【鉴别诊断】

鉴别诊断包括感染和嗜酸性肉芽肿，但这些病变的中心通常在干骺端。GCT一般发生在骨骺中，但没有基质钙化或硬化边缘。

参考文献

Douis H，Saifuddin A.The imaging of cartilaginous bone

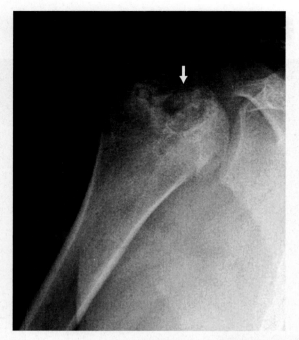

图S20-1　肩关节内旋位X线片示原发于肱骨骨骺的地图样病变，其周围有一个清晰的硬化边，中心部位基质钙化明显（白箭）

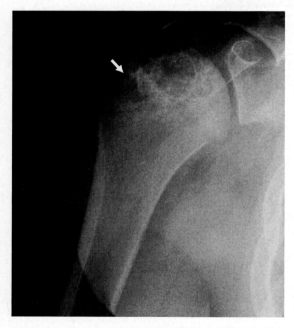

图S20-2　外旋位X线片示病变累及大粗隆（白箭）

tumours. I. Benign lesions. Skeletal Radiol. 2012；41：1195-1212.

Wootton-Gorges SL. MR imaging of primary bone tumors and tumor like conditions in children. Magn Reson Imaging Clin North Am. 2009；17：469-487.

交叉文献

Musculoskeletal Imaging：The Requisites，4th ed，452-455.

病例21

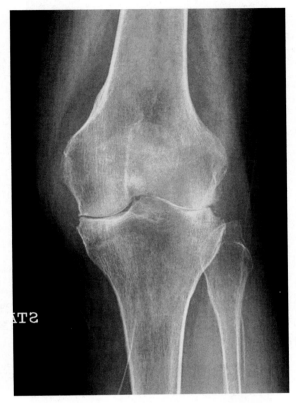

图21-1

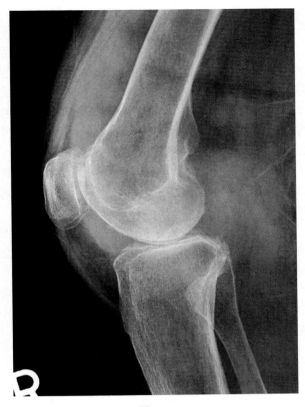

图21-2

【病史】　男，49岁，膝关节长期疼痛。

1.鉴别诊断应包括哪些疾病？（可选择全部答案）

A.血友病性关节病

B.银屑病关节炎

C.类风湿关节炎（RA）

D.痛风

E.神经性关节病

2.在类风湿关节炎患者中，血清类风湿因子（RF）阳性的患者占比为多少？

　A.50%以下

　B.66%

　C.85%

　D.超过99%

3.以下哪项是角膜融解的原因？

A.巩膜的类风湿结节的炎性浸润

B.银屑病性巩膜炎

C.Reiter综合征

D.结缔组织病所致的退行性表层巩膜炎

4.Felty综合征不包含以下哪项？

A.类风湿关节炎

B.白细胞减少症

C.脾大

D.脑病

病例21答案

类风湿关节炎

1.A，C和E。影像的主要表现是滑膜软组织肿胀、关节腔渗出积液以及几乎可以破坏膝关节表面的侵蚀性炎性病变，需要鉴别的疾病包括：血友病性关节炎、类风湿关节炎、神经性关节病等，偶尔还需考虑化脓性关节炎。银屑病性关节炎和痛风是不需要考虑的，因为这两者的典型好发部位不是膝关节。

2.C。85%～95%的类风湿关节炎患者中血清类风湿因子（RF）阳性，但在疾病的早期只有不到40%患者RF阳性。老年患者RF可能表现为假阳性。

3.A。角膜融解指的是类风湿关节炎患者的巩膜炎，以巩膜的类风湿性结节炎性浸润为特征，可能会导致眼球的破坏。

4.D。Felty综合征是以类风湿关节炎、白细胞减少症和脾大为特征的常染色体显性遗传病。患者容易患某些感染性疾病。本病不包括脑病表现。

点评

类风湿关节炎（RA）在人群中的发病率约为1%，女性是男性的3倍。疾病的高峰期是40～60岁。RA早期的病理学改变是急性滑膜炎，也就是滑膜充血和水肿所致的滑膜增生和绒毛变性。

【病理】

滑膜绒毛样增生肥大形成1～2 mm的乳头状结构，可以在磁共振成像（MRI）上明确显示。在关节软骨边缘的滑膜组织最不规则，其形成的血管翳和关节滑液中的毒性物质导致软骨和骨质破坏。在组织学上，由组织细胞弥漫性浸润或小结节样聚集形成的Allison-Ghormley结节，在滑膜的表面分布明显。

【影像学表现】

RA典型的影像学征象包括：软组织肿胀、关节周围的骨质疏松、早期关节间隙变窄、关节破坏和关节骨质边缘侵蚀（图S21-1～图S21-2），这些都是由于血管翳在不包含软骨层保护的区域（裸区）的逐步扩展所引起。在手部，掌指关节受累之后是近端指间关节（图S21-3），可以观察到尽管关节间隙明显狭窄，但反应性骨质增生却不明显（图S21-4～图S21-5）。虽然病变对称是RA的特点，但有些例外值得注意。在疾病的早期阶段，有5%～20%患者可能是单关节型或少关节型。在髋部，关节间隙弥漫性狭窄可导致髋臼内陷（图S21-6）。MRI和超声检查对于评估滑膜炎活动期和缓解期都是有价值的。

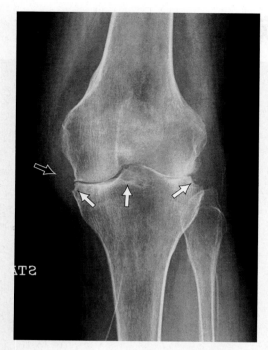

图S21-1　膝关节正位X线片示明显的骨质疏松和边缘性的骨质侵蚀（白箭）。软组织血管翳在膝关节内侧分布呈较高密度影（黑箭）

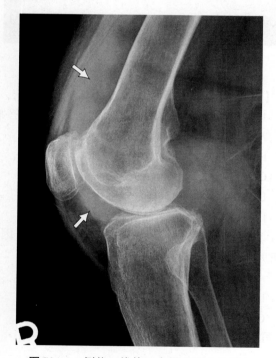

图S21-2　侧位X线片示大量积液（白箭）

参考文献

Vasanth LC，Pavlov H，Bykerk V. Imaging of rheumatoid arthritis. Rheum Dis Clin North Am. 2013；39：547-566.

交叉文献

Musculoskeletal Imaging：The Requisites，4th ed，290-298.

病例 22

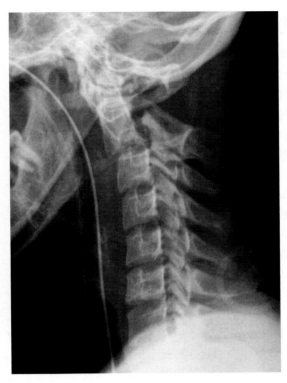

图 22-1

【病史】 22岁，机动车事故患者。

1.鉴别诊断应包括哪些疾病？（可选择全部答案）

A.Hangman骨折

B.枢椎Effendi Ⅱ型骨折

C.枢椎先天性滑脱

D.枢椎双侧椎弓根骨折

2.C_2相对于C_3严重向前位移的情况包括以下哪项？

A.椎间盘突出

B.后纵韧带损伤

C.椎弓崩裂

D.双侧小关节脱位

3.最有可能的损伤机制是什么？

A.剪切力

B.轴向受力

C.头部过度屈曲

D.头部严重过伸

4.这种损伤的患者伴有神经功能损伤的概率是多少？

A.10%

B.25%

C.50%

D.90%

病例22答案

Hangman骨折（绞刑骨折）

1.A，B和D。X线片显示椎前软组织肿胀，骨折线通过C$_2$双侧椎弓根，以至于C$_2$椎板与棘突向后移位，C$_2$椎体相对于C$_3$有成角和向前滑脱。这些表现与急性Effendi Ⅱ型-Hangman骨折相一致。

2.B。外伤性椎体滑脱是由于过度屈曲导致的后纵韧带断裂所致，一般表现为椎间隙不对称性增宽，前移＞3 mm，角度＞10°。

3.D。尽管大多数的Hangman骨折是由于头颈部严重的过伸所致，但是这些骨折中也有一些是由于过度屈曲和轴向挤压造成的。

4.A。约10%Hangman骨折患者会出现神经功能损伤。

点评

【损伤机制】

C$_2$的双侧椎弓根骨折称为Hangman骨折。尽管屈曲压缩型和屈曲分离型的损伤偶尔也会引起这种骨折，但是它通常是由于颈椎过伸损伤引起的。其绝大多数是在机动车事故中驾驶员或乘客的头部猛地撞在前方仪表盘所造成的。因为没有椎管的侵犯，所以神经损害不多见，即使出现一般也不会是永久性的。

表22-1　Hangman骨折的分型

Ⅰ型
- 移位＜3 mm，无成角
- 双侧椎弓根骨折，椎前软组织肿胀，序列整齐，椎间隙正常
- C$_2$～C$_3$椎间盘和韧带结构保持完整

Ⅱ型
- 是最常见的一种亚型
- 移位＞3 mm，成角＞10°
- 骨折明显是由过度屈曲所致，并且是不稳定的
- 椎弓根骨折，C$_2$椎体向前位移，C$_2$～C$_3$椎间隙破坏及不对称增宽，以及软组织肿胀
- C$_2$～C$_3$椎间盘和后纵韧带被破坏
- 前纵韧带通常保持完整

Ⅲ型
- 包括Ⅱ型骨折的所有特征及双侧椎小关节脱位
- 可能需要切开复位的小关节脱位和Halo固定的椎弓根损伤
- 伴有成角、移位，且C$_2$～C$_3$单侧或双侧小关节脱位

【Effendi分型】

Effendi将Hangman骨折分类，后来Levine-Edwards根据C$_2$～C$_3$相对关系将其修改为3种类型。在Ⅰ型骨折中，相对于C$_3$椎体，C$_2$椎体没有向前位移，骨折仅累及后部结构（图S22-2）。在Ⅱ型骨折中，相

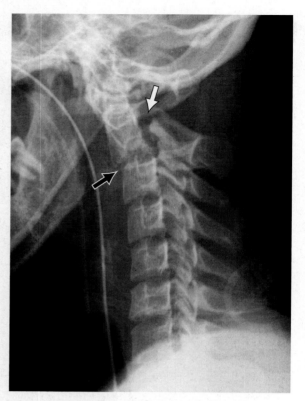

图S22-1　颈椎侧位X线片示贯通C$_2$椎弓根的纵行骨折（白箭），导致椎板和棘突后移，C$_2$椎体向前移位，C$_2$～C$_3$椎间隙由于成角畸形而变窄（黑箭）

对于C$_3$椎体，C$_2$椎体向前移位超过3 mm，并且成角15°（图S22-1～图S22-2）。在Ⅱa型骨折中，无移位但显著成角。在Ⅲ型骨折中，C$_2$～C$_3$平面出现骨折的前部分向前移位和小关节脱位，或者关节交锁（图S22-3）。Ⅲ型骨折的特征是损伤部位屈曲。通常Ⅱ型、Ⅲ型骨折都需要Halo固定。对于Ⅱa型和Ⅲ型骨折，建议手术固定（图S22-4）。

【相关联的骨折】

Hangman骨折的患者也常合并其他颈椎骨折。其中15%的病例伴有C$_1$椎弓骨折，另外，15%的病例伴有C$_2$体部的骨折（图S22-5），10%的患者会合并胸椎骨折。

参考文献

Bransford RJ，Alton TB，Patel AR，et al. Upper cervical spine trauma. J Am Acad Orthop Surg. 2014；22：718-729.

Li XF，Dai LY，Lu H，et al. A systematic review of the management of hangman's fractures. Eur Spine J. 2006；15：257-269.

交叉文献

Musculoskeletal Imaging：The Requisites，4th ed，170-171.

病例 23

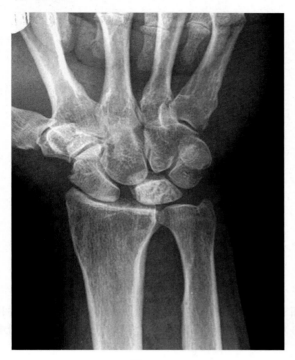

图 23-1

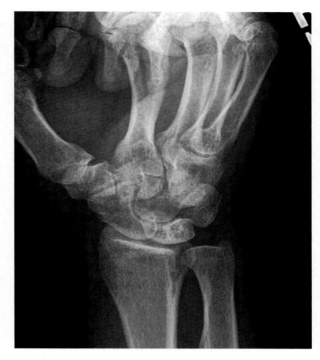

图 23-2

【病史】 24岁，建筑工人手腕疼痛。

1.鉴别诊断应包括哪些疾病？（可选择全部答案）

A.月骨软化

B.月骨缺血性坏死（Kienböck病）

C.创伤性月骨坏死

D.月骨畸形性骨炎（Paget病）

2.下列哪项是本病的常见原因？

A.特发性

B.反复损伤

C.月骨周围脱位

D.动脉粥样硬化

3.月骨血供的解剖学变异会增加本病的患病风险，下列哪项说法正确？

A.5%的患者掌侧或背侧仅有一条血管

B.10%的患者没有营养血管

C.20%的患者有一条异常血管

D.30%的患者掌侧或背侧仅有一条血管

4.当月骨缺血性坏死（Kienböck病）需要手术治疗时，不包括以下哪项措施：

A.桡骨缩短

B.腕关节融合

C.月骨切除

D.尺骨缩短

病例23答案

月骨缺血性坏死（Kienböck病）

1.A，B和C。月骨缺血性坏死或月骨软化是真正的月骨坏死，发生于重度损伤、重复的轻微损伤或尺侧腕关节负变异（尺骨短缩畸形）。畸形性骨炎（Paget病）很少发生在腕关节或踝关节。

2.B。尽管单次的创伤性骨折也会导致月骨坏死，但最常见的原因还是反复的创伤。患有尺侧腕关节短缩的患者也有可能发展成为Kienböck病。

3.D。约70%的人月骨的掌侧或背侧有多条供血血管。在其他30%的人中，月骨的掌侧或背侧只有一条供血血管，这增加了其缺血性坏死的风险。

4.D。桡骨缩短术和尺骨延长术是本病最常规的外科手术，偶尔也行月骨的切除或更换术，或者腕关节融合术。尺骨短缩术不是本病的常规手术，因为许多患者的尺骨本身就短。

点评

【危险因素】

单纯的月骨骨折罕见，然而，月骨却容易发生Kienböck病——月骨缺血坏死。月骨失去血供的原因是原发性骨折、反复创伤造成的裂隙骨折，以及向月骨供血的韧带的损伤。此外，月骨缺血坏死，与尺骨短缩畸形之间还存在着统计学关联。月骨的形态也可能影响到本病严重程度，Ⅰ型月骨比Ⅱ型月骨更容易受到冠状骨折和舟骨屈曲畸形的影响。

【影像学诊断】

早期，月骨看起来可能是正常的，但随着时间的推移，月骨逐渐增生硬化（图S23-1～图S23-2）。MRI常用于以手腕痛为主要症状患者的早期诊断，因为它在X线片发生改变之前就可以观察到明显的信号改变。随着坏死的进展，月骨逐渐高度减小、碎裂，继而塌陷。

【分期】

Lichtman和他的同事设计出一种分期方法，包括4个不同的阶段。Ⅰ期，X线片显示是正常的，但MRI可能显示出信号强度明显变化或软骨下骨折的区域。Ⅱ期，骨质密度增加。Ⅲ期，软骨下骨塌陷，存在2种亚型。Ⅲa期，有月骨塌陷但舟骨的转动正常（图S23-3）。Ⅲb期，舟骨旋转受限，并且可能合并头状骨的塌陷（图S23-4）。Ⅳ期，整个腕关节发生关节炎改变。

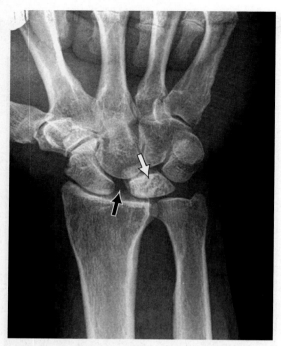

图S23-1　手正位X线片示月骨的密度增加（白箭）并且舟月骨间隙扩大（黑箭）。月骨形态正常。该患者尺骨中性变异

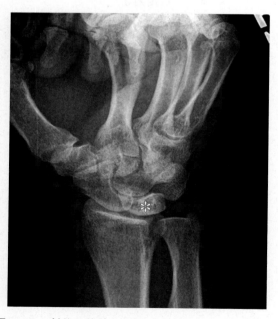

图S23-2　斜位X线片示月骨（星号）没有病理性倾斜

参考文献

Arnaiz J，Piedra T，Cerezal L，et al. Imaging of Kienböck disease. AJR Am J Roentgenol. 2014；203：131-139.

交叉文献

Musculoskeletal Imaging：The Requisites，4th ed，145，351.

病例 24

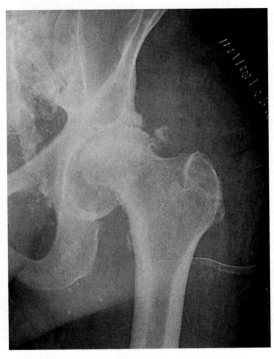

图 24-1

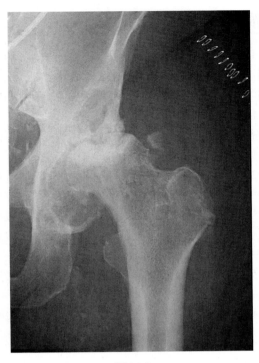

图 24-2

【病史】 男，63岁，急诊手术后髋关节疼痛，右图是10天后的X线片。

1.鉴别诊断应包括哪些疾病？（可选择全部答案）

A.创伤后骨溶解

B.滑膜关节炎

C.神经性关节病

D.化脓性关节炎

2.如果这名患者发热，下一步最好检查以下哪项？

A.白细胞检查

B.关节腔抽液

C.血培养

D.骨活检

3.在美国大多数化脓性关节炎病例的病原体是什么？

A.假单胞菌和克雷伯菌

B.葡萄球菌和链球菌

C.葡萄球菌和淋球菌

D.大肠埃希菌和链球菌

4.结核性化脓性关节炎的特点是什么？

A.进展为缺血性坏死

B.关节间隙迅速狭窄

C.关节强直

D.相对缓慢的关节软骨破坏

病例24答案

化脓性关节炎

1.A 和 D。感染可导致典型的关节两侧骨的迅速溶解。它通常与周围软组织肿胀，以及诸如发热和白细胞增多等全身症状有关。如果有明确的股骨头撞击伤，创伤后骨溶解是可以考虑的。滑膜关节炎（即焦磷酸盐沉积综合征）和神经性关节病不会在10天内发生如此剧烈的变化。

2.B。唯一的特异性检测是，将关节腔抽液培养并革兰染色。如果关节被感染，白细胞计数肯定会升高。虽然血液培养也需要做，但是不如关节抽液检测那样明确，并且当患者已经服用过抗生素时血液培养通常是阴性的。

3.C。葡萄球菌和淋球菌是化脓性关节炎感染的主要病原体。

4.D。结核感染时，软骨的破坏和侵蚀性病变的发生发展，比葡萄球菌感染要慢得多。

点评

【临床信息】

关节感染是一个严重的问题。特别是在免疫缺陷患者中，应迅速做出诊断。葡萄球菌和淋球菌是大多数化脓性关节炎的病原体。临床上，患者主诉疼痛、红斑、软组织肿胀和关节积液，可能会出现白细胞增高和发热。在关节区域进行穿刺术后发炎的，应考虑到化脓性关节炎的情况。本例患者在发生髋关节疼痛之前，曾做过冠状动脉血管造影，且行左侧股动脉穿刺。

【影像学表现】

本例患者表现出疾病进展期的典型征象（图 S24-1～图 S24-2）。早期表现与关节滑膜炎有关，表现为关节周围局灶性骨质疏松，承重关节面的软骨破坏。一旦形成血管翳，骨质破坏往往很快（图 S24-3）。随着血管翳穿透软骨进入关节深处，会形成中心和边缘的骨质侵蚀，进而关节间隙不规则地变窄。在四肢骨，被感染骨周围区域的骨膜炎，尽管常表现轻微，但较常见。

【处理方法】

对疑似有关节感染的患者应进行关节抽液的检查。尽管该方法并不是总能找到细菌，但它能显示白细胞的存在、蛋白计数的升高及低糖水平，这些支持诊断为化脓性关节炎。磁共振成像常用于识别骨髓水肿和进一步确定软组织受累的范围。骨扫描研究显示

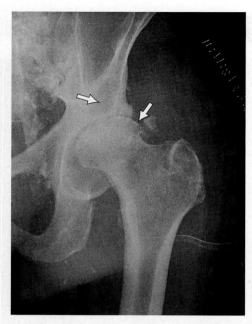

图 S24-1   髋关节正位 X 线片示关节间隙明显变窄及骨质边缘侵蚀（白箭）。最近在关节穿刺抽吸确诊感染后进行了切开引流

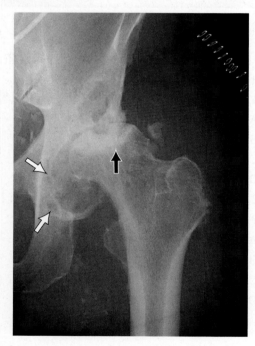

图 S24-2   10 天后 X 线片示病变进展，股骨头塌陷（黑箭）和新增的关节边缘的骨侵蚀（白箭）

延迟期图像骨代谢增强（图 S24-4），血池期图像呈充血改变。

交叉文献

Musculoskeletal Imaging：The Requisites，4th ed，485-486.

病例 25

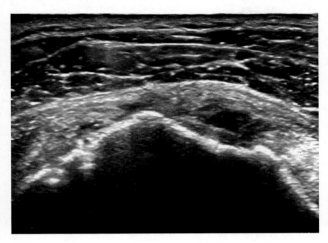

图 25-1

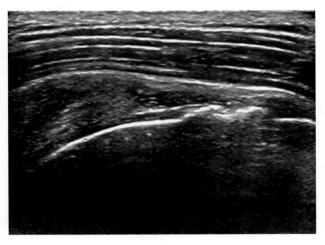

图 25-2

【病史】　男，42岁，肩部疼痛，外展及内旋时加剧。

1. 下列哪项是最佳诊断?

A. 钙化性肌腱炎

B. 肱二头肌肌腱脱位

C. 肩袖撕裂

D. 肱骨大结节骨折

2. 下列哪个是"软骨界面"的标志?

A. 由纤维化所致的软骨强回声

B. 软骨沉积物的声影

C. 软骨突起通过肩袖缺损区

D. 肩袖撕裂下方两条平行的高回声线

3. 为什么保持探头垂直于肌腱很重要?

A. 因为肌腱纤维的方向会影响回声反射

B. 因为可能无法检测到肌腱萎缩

C. 因为在肩部的定位容易失败

D. 因为即使是轻微的角度改变也会产生人为的低回声和无回声的失误

4. "关节囊周围脂肪疝入"征的意思是什么?

A. 肩峰下脂肪消失

B. 慢性肩袖撕裂导致强回声的脂肪替代

C. 关节囊周脂肪压缩在肩袖缺损处形成疝

D. 关节囊滑膜炎造成的肩峰下脂肪替换

病例25答案

肩袖撕裂（冈上肌）

1.C。超声检查结果与冈上肌肌腱回缩所致缺损一致。钙化性肌腱炎可引起肩袖撕裂，但钙质沉积物反射声波表现为伴有声影的强回声。钙化在肌腱中造成肌腱回声增强，而不是减弱。

2.D。通过增加超声波穿过肩袖缺损和肱骨皮质的透射能力，形成肩袖下面由关节液和透明软骨之间的界面导致的平行强回声线，其表明肩袖撕裂。

3.D。准确诊断需要仔细的扫描技术，并在任何时候都要正确的探头定位。

4.C。关节囊周围脂肪在撕裂的肩袖里压缩形成疝，与"关节囊周围脂肪疝入"征的意思一致。

点评

【超声表现】

本例患者冈上肌腱全层撕裂，导致盂肱关节和肩峰下滑囊两者之间连通。肩部超声检查是评估肩袖撕裂的一种既好又快的方法。当探头直接位于肱部上方，冈上肌腱就表现为纤维状高回声。薄的无回声的软骨缘覆盖了高回声的骨皮质。低回声的三角肌位于皮下脂肪的深部。在它下面是一个薄而无回声的囊及其周围高回声的囊周脂肪。一般而言，冈上肌夹在斜方肌和肩胛骨之间。肌腱不显示说明是一种伴有肌腱回缩非常严重的撕裂。肌肉萎缩可以增加其整体回声反射，这是由于脂肪含量增加造成的。

【超声信号】

全层肩袖撕裂表现为低回声或无回声的信号缺损，局部液体替代了撕裂的肌腱（图S25-1）。液体增加了超声波的透射，反衬出软骨的高回声。这样就形成了双层的表现，即具有两条高回声的平行线或称为"软骨界面征"（图S25-2）。压迫可能导致关节囊周围脂肪进入肌腱缺损处形成疝，称为"关节囊周围脂肪疝入征"。

【磁共振成像】

磁共振成像是评估肩袖的有效方法。据报道，对于全层撕裂的敏感度是92%，特异度是93%（图S25-3），对于部分撕裂的敏感度是64%、特异度是92%。

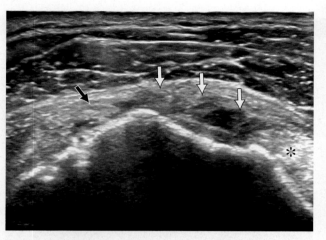

图 S25-1 横向超声图像显示冈上肌肌腱所在位置（白箭）处肩袖肌腱缺失。正常肌腱具有类似于冈下肌肌腱（星号）的高回声表现。肱二头肌肌腱（黑箭）位于肩袖间隙处

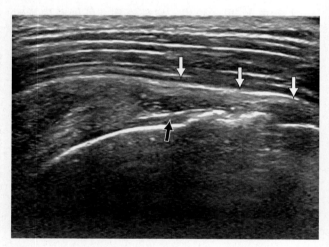

图 S25-2 纵向超声图像显示了从关节囊到肱骨头关节面的肩袖（白箭）的低回声区，显示软骨界面征（黑箭），压迫导致周围脂肪疝入肩袖缺损处

参考文献

Nazarian LN，Jacobson JA，Benson CB，et al. Imaging algorithms for evaluating suspected rotator cuff disease：Society of Radiologists in Ultrasound consensus conference statement. Radiology. 2013；267：589-595.

交叉文献

Musculoskeletal Imaging：The Requisites，4th ed，92-98.

病例26

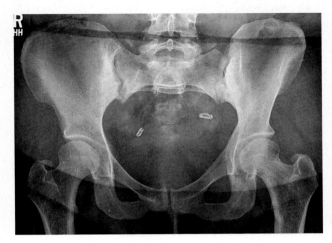

图 26-1

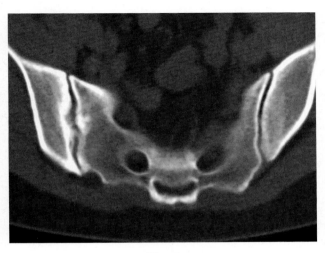

图 26-2

【病史】 女，37岁，下腰背部持续性疼痛7年。

1.鉴别诊断应包括哪些疾病？（可选择全部答案）

A.强直性脊柱炎

B.感染

C.溃疡性结肠炎

D.Reiter综合征（尿道炎-结膜炎-关节炎综合征）

E.银屑病性脊柱关节病

2.为什么髂侧比骶侧更严重？

A.髂骨侧皮质较薄

B.关节髂骨侧有纤维软骨

C.骶骨侧皮质较厚

D.髂软骨薄而且有裂隙

3.什么病最有可能发展成骶髂关节强直？

A.银屑病

B.类风湿关节炎

C.焦磷酸盐关节病（假痛风）

D.痛风

4.Ferguson位图像是如何拍摄的？

A.前后位X线片，中心线向头侧成角25°～30°

B.前后位X线片，向尾侧成角25°～30°

C.后前位X线片，向头侧成角25°～30°

D.后前位X线片，向尾侧成角25°～30°

病例26答案

骶髂关节炎

1.B，D和E。不对称或单侧骶髂关节炎的鉴别诊断包括银屑病性脊柱关节病，Reiter病和感染。本例患者为女性，因Reiter病98%的患者是男性，所以可以排除之。强直性脊柱炎（男性更常见）和溃疡性结肠炎通常表现为对称性骶髂关节炎。

2.D。髂骨侧的软骨较薄，且有易受到侵蚀的裂隙。另外在结构上，骶骨侧更类似于有纤维软骨的耻骨联合，髂骨侧更类似于滑膜关节。

3.A。可以造成骶髂关节融合的疾病包括强直性脊柱炎、银屑病、Reiter综合征、溃疡性结肠炎合并的脊柱炎，偶尔可见的感染。

4.A。Ferguson位图像的拍摄，是通过将球管产生的X线束从前向后的方向射出，并向头部成角25°～30°。

点评

【病理因素】

X线片和计算机断层扫描（CT）显示右侧骶髂关节的侵蚀性变化（图S26-1～图S26-2）。评估骶髂关节炎主要是观察病变的分布。通常情况下，骶髂关节的滑膜部分，在正位X线片上关节的下1/2～2/3，比韧带部分更加严重（图S26-3）。Ferguson位X线摄影检查是这个区域最佳的X线检查方法。由于结构性差异，滑膜关节髂骨侧的侵蚀程度比骶骨侧更严重。

【对称性骶髂关节炎】

在强直性脊柱炎中，骶髂关节是典型的最初受累部位，受累部位一般呈双侧对称性分布。伴有炎性肠病的骶髂关节炎通常也是双侧对称分布的，不能与强直性脊柱炎相鉴别。

【不对称性骶髂关节炎】

银屑病性关节病和Reiter综合征导致的骨质侵蚀和骨性硬化与强直性脊柱炎相似，但关节强直较少见。然而，这种分布可能是双侧对称性的，但更多是双侧不对称的或单侧的，这有助于它和强直性脊柱炎的鉴别。

【鉴别诊断】

骨性关节炎可能累及一侧或两侧关节，并表现为关节间隙的狭窄，骨赘形成和骨质硬化，但侵蚀破坏则很少见。当只有一侧骶髂关节出现异常，且皮质不规则时，必须考虑感染的可能性，尤其是有静脉注射吸毒病史者。在这种情况下，尽管磁共振（MR）成

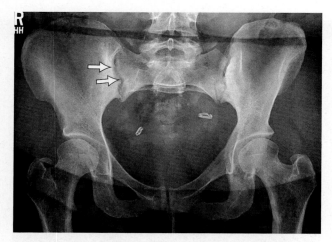

图S26-1　骨盆前后位X线片示右侧骶髂关节骨质侵蚀、周围反应性骨质硬化（白箭），这导致骨质表面不规则改变，累及右侧骶髂关节的髂侧及骶侧

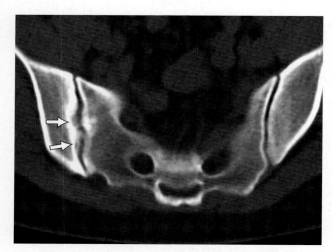

图S26-2　计算机断层扫描（CT）也显示出相同的结果，但骨质侵蚀累及髂侧比骶侧更严重（白箭）。与左侧正常骶髂关节比较，在正常关节两侧呈现的是光滑的皮质边缘

像和CT是一种非侵入性的替代检查方法，但最好还是行关节抽吸检查。CT和MR图像（图S26-4～图S26-5）可以直接观察关节表面，并且可以比常规X线更好地检测软骨和骨的破坏。

参考文献

Amrami KK. Imaging of the seronegative spondyloarthropa-thies. Radiol Clin North Am. 2012；50：841-854.

Egund N，Jurik AG. Anatomy and histology of the sacroiliac joints. Semin Musculoskelet Radiol. 2014；18：332-339.

交叉文献

Musculoskeletal Imaging：The Requisites，4th ed，318-322.

病例 27

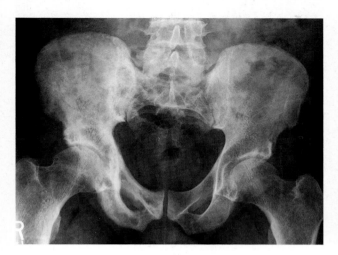

图 27-1

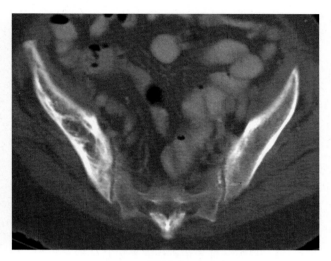

图 27-2

【病史】 男，88岁，摔倒后急性右髋痛。

1.仅根据X线片，鉴别诊断应包括哪些疾病？（可选择全部答案）

A.软骨肉瘤

B.畸形性骨炎

C.淋巴瘤

D.骨转移瘤

2.血清碱性磷酸酶水平突然升高是意味着什么？

A.活动性感染

B.肉瘤样变性

C.急性骨折

D.溶解期复发

3.在这种情况下，马赛克图案是指什么？

A.骨小梁形成减少

B.在脂肪内钙质的沉积

C.早期的骨质溶解

D.粗大和增厚的骨小梁无序排列

4.局限性骨质疏松症累及内板，外板，两者都有，还是两者都无？

A.内板

B.外板

C.两者都有

D.两者都无

病例27答案

畸形性骨炎

1.B，C和D。主要表现是右侧髋骨密度弥漫性增加，与骨皮质明显增厚有关，这些表现是Paget病的特征，但是成骨性转移也可以有相似的表现。从非霍奇金淋巴瘤的混合型硬化到更典型的霍奇金淋巴瘤的硬化型病变，骨原发性淋巴瘤可有一系列的影像学表现。然而CT图像排除了转移和淋巴瘤的可能性。

2.B。当畸形性骨炎广泛分布时，血清碱性磷酸酶水平可能升高。然而，急性升高提示恶性转化。

3.D。马赛克图案提示增粗和扩大的骨小梁无序排列。

4.B。局限性骨质疏松症通常累及外板。

点评

【不同分期】

畸形性骨炎的特点是骨质破坏（溶解期），然后进行修复（修复期）。该病病因未明。在中年人中最为常见，男性是女性的2倍。溶解期可能在疾病早期占优势，但本病更常见的是破坏和修复的混合存在。骨质硬化期以成骨活动为特征（图S27-1～图S27-2）。在静止期，骨吸收和细胞活动消失。组织学上，病变特征是纤维变性和明显的血管分布。哈弗斯管异常扩大，造成骨皮质和髓质骨之间无法区分。这在弥漫性成骨转移中见不到（图S27-3）。

【影像学特征】

10%～35%的患者表现为单骨病变。在长骨中，病变是从骨的两端开始向骨干发展。溶骨期骨质边缘的表现，被描述为"草锋"征。随后出现的混合和硬化期，导致了骨膨胀、破坏，骨皮质增厚和骨小梁增粗，在颅骨中的表现被称为"棉花团"（图S27-4）。骨骼变软，容易断裂（图S27-5）。在脊柱中，可能是单骨或多骨的受累。增厚的皮质形成典型的"相框"样外观。腰椎和骶骨是脊柱最常见的受累部位。骨扫描通常显示摄取明显增加（图S27-6），但烧毁的病灶可能显示正常，或者在疾病的非活动期表现为病灶边缘摄取。

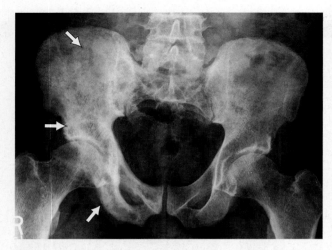

图S27-1 骨盆正位X线片示右侧髂骨（白箭）弥漫性骨质硬化，伴有骨小梁增粗和骨皮质增厚。左髂骨是正常的，并显示出适当的皮质厚度

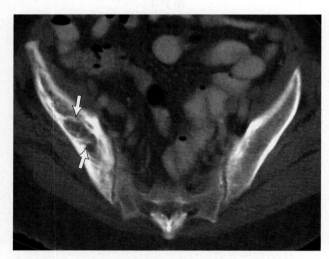

图S27-2 骨皮质增厚和骨小梁增粗（白箭）在CT上显示得更加明显，通常也是明确的

参考文献

Theodorou DJ, Theodorou SJ, Kakitsubata Y. Imaging of Paget disease of bone and its musculoskeletal complications: review. AJR Am J Roentgenol. 2011; 196（6 suppl）: S64-S75.

交叉文献

Musculoskeletal Imaging: The Requisites, 4th ed, 397-403.

病例 28

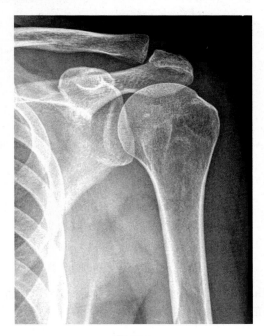

图 28-1

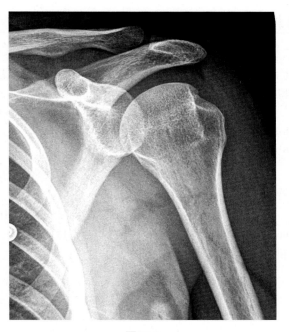

图 28-2

【病史】 男，35岁，肩部疼痛，既往有外伤史。

1.之前的肩部损伤可能是以下哪项？

　A.大结节骨折

　B.全层肩袖撕裂

　C.肩锁关节脱位

　D.肩关节前脱位

2.下列哪项是最常见的造成肩关节（盂肱关节）前脱位的损伤机制？

　A.直接撞击到后肩上

　B.伸臂外旋并过度外展

　C.屈臂向后半脱位

　D.伸臂内旋并过度外展

3.下列哪个是再脱位的最高风险因素？

　A.脱位的次数

　B.受伤机制

　C.相关的骨折

　D.首次脱位的年龄

4.以下除哪一项外全部是与肩关节前脱位相关的特征性骨折？

　A.Hill-Sachs 损伤

　B.Bankart 骨折

　C.小结节骨折

　D.大结节骨折

病例28答案

肩关节前脱位

1.D。关键是在内旋位图像上显示了Hill-Sachs病灶。大结节根部显示正常，所以没有显示肩袖撕裂或骨折。肩锁关节在解剖学上对合整齐。

2.B。最常见的损伤机制是完全伸臂时过度的外展外旋。直接撞击到肩后部也可能产生前脱位，但显然不太常见。

3.D。首次脱位时患者的年龄是与复发有关的最重要的危险因素。

4.C。小结节骨折提示盂肱关节后脱位。Hill-Sachs损伤，骨性Bankart损伤和大结节骨折是肩关节前脱位中重要的相关骨折。

点评

【损伤机制】

盂肱关节是骨关节系统中脱位最常见的关节，其中近95%是肱骨头相对于关节窝的前脱位。间接的力量，是最常见的损伤机制，例如伸开手臂摔倒。决定患者再脱位风险的主要因素是患者在首次脱位时的年龄，如果首次脱位发生在20岁以前，则复发率超过90%。

【前脱位的类型】

前脱位分四种类型：喙突下、锁骨下、肩峰下、胸廓内。

【影像学表现】

有几个重要的X线征象：肱骨头后外侧（Hill-Sachs损伤）的压缩骨折（图S28-1～图S28-4），关节盂前下缘骨折（骨性Bankart损伤）（图S28-5～图S28-6），大结节骨折等重要的影像学表现，可能在最初的X线片上发现。计算机断层扫描（CT）可能有助于确定骨折并量化移位的大小、位置和程度，特别是关节盂边缘骨折和Hill-Sachs损伤。关节盂骨质疏松的程度及更多的位于内侧的Hill-Sachs损伤，都与体格检查的增加有关。对于盂唇、前关节囊和肩胛下肌腱等软组织损伤则需要依靠磁共振成像。需要记住，在横轴位图像上肱骨头生理性沟槽类似于Hill-Sachs损伤，但是，生理性肱骨头沟槽并不延伸到肱骨头的顶部，即肱骨头的最初3个或4个轴位图像。

参考文献

Gyftopoulos S，Albert M，Recht MP. Osseous injuries

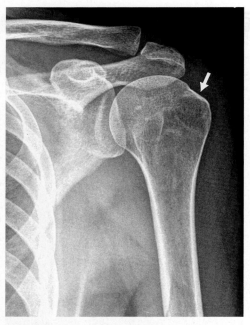

图S28-1　肩关节正位X线片示未见明确异常。大结节根部是正常的（白箭）

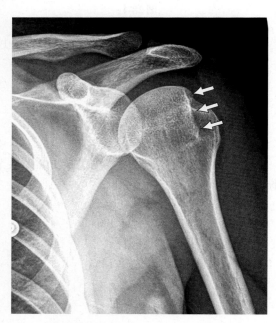

图S28-2　肱骨内旋位X线片示肱骨头部后外侧的线样缺损（白箭）与大结节的Hill-Sachs病变一致

associated with anterior shoulder instability：what the radiologist should know. AJR Am J Roentgenol. 2014；202：W541-W550.

交叉文献

Musculoskeletal Imaging：The Requisites，4th ed，77-85，98-105.

病例 29

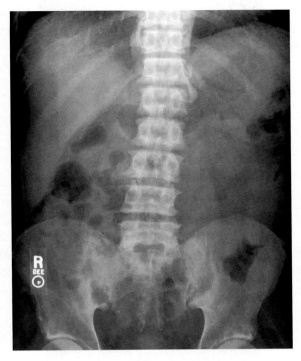

图 29-1

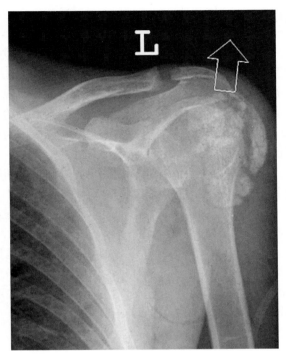

图 29-2

【病史】 44岁，慢性病患者。

1.鉴别诊断应包括哪些疾病？（可选择全部答案）

A.骶髂关节炎

B.甲状旁腺功能亢进

C.肾性骨营养不良

D.继发性肿瘤性钙质沉着症

E.骨软化症

2.患者在这种情况下，纤维囊性骨炎指的是什么？

A.充满甲状旁腺细胞的破骨细胞瘤

B.继发于铝中毒的骨囊肿

C.充满淀粉样蛋白的骨囊肿

D.发生坏死液化的棕色瘤

3.甲状旁腺功能亢进患者骨吸收增加的原因是什么？

A.成骨细胞活性增加

B.破骨细胞活性增加

C.成纤维细胞活性增加

D.骨细胞活性增加

4.原发性甲状旁腺功能亢进最常见的原因是什么？

A.甲状旁腺腺瘤

B.甲状旁腺增生

C.甲状旁腺癌

D.多发性内分泌腺瘤病2型

病例29答案

甲状旁腺功能亢进

1.B，C和D。软骨下骨吸收引起骶髂关节间隙扩大和锁骨远端溶解。椎体终板密度稍高可以与肾性骨营养不良相一致。慢性肾衰竭或其他疾病可以表现为左肩部的转移性钙化或类似征象，但就目前看到的影像学检查结果尚无法考虑进一步的鉴别诊断。因为患者没有骨质疏松，所以不考虑骨软化症。

2.D。纤维囊性骨炎是一种棕色肿瘤（破骨细胞瘤），由于坏死和液化而形成囊性。

3.B。破骨细胞的活性增加是甲状旁腺功能亢进患者骨吸收增加的主要原因。

4.A。单发（80%）或多发性（7%）腺瘤是原发性甲状旁腺功能亢进最常见的原因，其次是增生（10%～15%），癌（2%～4%），非甲状旁腺肿瘤和多发性内分泌腺瘤（MEN）综合征。

点评

【临床信息与分类】

甲状旁腺功能亢进症是指以外周血中甲状旁腺激素（PTH）增加为特征的一组疾病。过量PTH导致破骨细胞对骨的再吸收增加，骨质溶解导致了骨骼中钙离子的释放。原发性甲状旁腺功能亢进症的甲状旁腺产生过量的PTH。患者表现为虚弱，嗜睡，骨痛，烦渴和多尿，其他相关的异常表现包括肾结石，消化道溃疡和胰腺炎。该疾病的主要原发病因包括腺瘤、腺体增生、甲状旁腺癌、分泌PTH样物质的肿瘤和2型MEN（Sipple综合征）。继发性甲状旁腺功能亢进发生于对慢性低钙血症的反应，通常是肾小球疾病对钙的吸收不良所致。散发性甲状旁腺功能亢进症是指在长期刺激后形成不受血清钙调节而自主分泌PTH的腺体，通常发生在慢性血液透析患者中。

【影像学特征】

骨吸收是甲状旁腺功能亢进的影像学特点。本例患者显示了典型的软骨下骨吸收改变（图S29-1～图S29-3）。然而，最有特色的骨吸收类型是骨膜下型，尤其是在手的指骨（图S29-4）。其他类型的骨质吸收包括皮质型、小梁型和韧带下型。在继发性甲状旁腺功能亢进中，最常见的是骨质硬化，而"夹心椎"是其典型表现（图S29-5）。本例患者在右侧第10肋骨也有一个与棕色瘤一样的膨胀性病变。棕色瘤会削弱骨骼力量，增加病理性骨折风险（图S29-6）。转移性钙化常见于动脉壁和关节周围软组织，约15%的患者

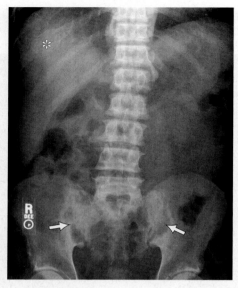

图 S29-1 腰椎正位（前后位）X线片示骶髂关节骨吸收的典型表现，导致骶髂关节增宽（白箭）。注意右边第10肋骨的膨胀性病变与棕色瘤的表现（星号）一致

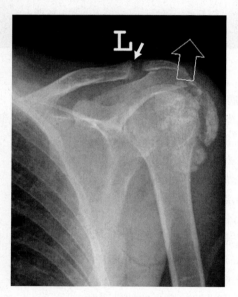

图 S29-2 胸部X线局部放大片显示锁骨远端软骨下骨吸收（白箭）引起的肩锁关节间隙增宽，左肩周围有明显的钙质沉积。空心箭头表示这是一个立位胸部X线片

也显示出软骨钙质沉着病的表现。

参考文献

Boswell SB，Patel DB，White EA，et al. Musculoskeletal manifestations of endocrine disorders. Clin Imaging. 2014；38：384-396.

交叉文献

Musculoskeletal Imaging：The Requisites，4th ed，374-376，381-385.

病例 30

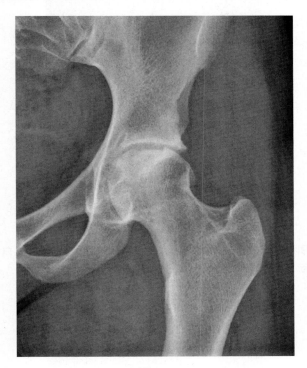

图 30-1

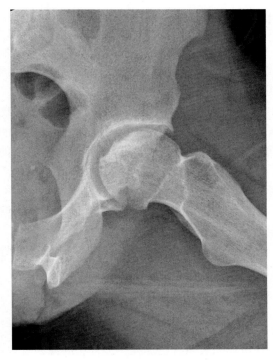

图 30-2

【病史】　女，28岁，慢性关节炎。

1.哪种组织病理学因素导致这种疾病的发展？（可选择全部答案）

A.血栓形成或栓塞

B.骨髓压力下降

C.血供中断

D.细胞毒性因子损害了骨髓

2.以下哪项是最佳诊断？

A.不全性骨折

B.撞击性骨折

C.骨软骨缺损

D.缺血性坏死

3.最可能的病因是哪个？

A.皮质类固醇的使用

B.血管炎

C.戈谢病

D.创伤

4.在磁共振成像（MRI）T₂加权像（T₂WI）上，骨皮质下方的细条状高信号区代表什么？

A.软骨下塌陷

B.软骨下水肿

C.肉芽组织

D.修复骨

病例30答案

缺血性坏死

1.A，C和D。缺血性坏死的重要病因学包括血栓形成和栓塞、主要的血供中断及骨髓被细胞毒性因子损伤。

2.D。X线片显示股骨头缺血性坏死典型表现为股骨头前上方区域骨质硬化，以及软骨下透亮区的关节面塌陷。不全性骨折通常不累及关节面如此大的区域，撞击损伤通常会导致股骨头骨折但不会塌陷。骨软骨缺损通常不会发生在这个关节。

3.A。当关节炎处于活动期时，间歇性使用糖皮质激素可以帮助控制关节炎。

4.A。软骨下高信号弧形区代表充满液体的骨折裂隙，在T_2WI上显示为明亮的高信号。

点评

【病因学】

缺血坏死表明骨已坏死，最常见的原因是缺血。促进其在股骨头发病的因素包括创伤、血液病（系统性红斑狼疮，戈谢病）、库欣综合征或外源性皮质类固醇激素应用、酒精中毒、胰腺炎、怀孕和减压病。

【放射学特征】

Ficat分类法被广泛用于影像学评估。0期显示X线片正常；Ⅰ期可以显示轻微的骨质疏松；Ⅱ期显示骨质疏松和硬化的混合改变，但没有软骨下透亮影；Ⅲ期显示新月征、软骨下透亮影及最终塌陷（图S30-1～图S30-2）。Ⅳ期是伴有继发性关节炎改变的末期阶段。

【磁共振成像特征】

磁共振成像（MRI）是评估患者关节疼痛和发生缺血性坏死风险因素的有效手段。在疾病的急性期，累及股骨头的骨髓水肿可能是唯一显著的征象。在没有任何风险因素的情况下，骨坏死只是其中一种可能的诊断。随着缺血过程的进一步加剧，在T_1WI上低信号的不规则边缘（图S30-3）变得更加清晰。"双线"征是指在T_2WI上成对出现的高信号和低信号带，分别代表活骨和死骨之间的界面，高信号带反映的是肉芽组织，邻近的低信号带反映的是细胞碎片、纤维组织和反应性骨小梁（硬化骨）。当发生软骨下骨折时，裂隙充满液体，在T_2WI上显示为低信号骨皮质下细薄的高信号弧形区（图S30-4）。

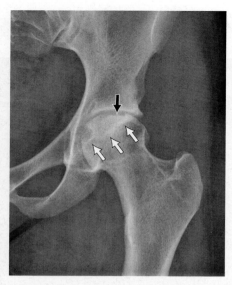

图S30-1 正位X线片示股骨头边界清楚的骨质硬化（白箭）和上关节面塌陷区（黑箭）

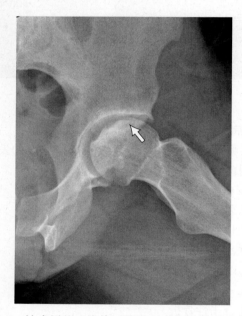

图S30-2 蛙式侧位X线片示塌陷关节面边缘残余软骨下的透光区（白箭）

参考文献

Lee JA，Farooki S，Ashman CJ，Yu JS. MR patterns of involvement of humeral head osteonecrosis. J Comput Assist Tomogr. 2002；26：839-842.

Malizos KN，Karantanas AH，Varitimidis SE，Dailiana ZH，Bargiotas K，Maris T. Osteonecrosis of the femoral head：etiology，imaging，and treatment. Eur J Radiol. 2007；63：16-28.

交叉文献

Musculoskeletal Imaging：The Requisites，4th ed，346-351.

病例 31

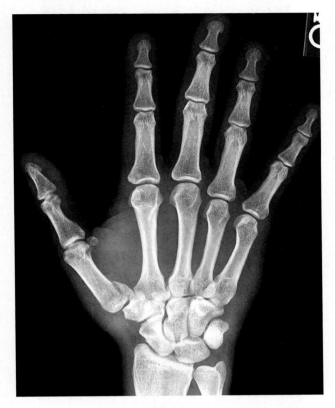

图 31-1

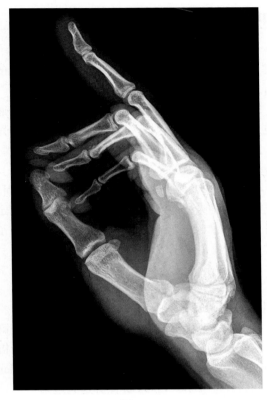

图 31-2

【病史】 男，27岁，手部摔伤。

1.最可能的诊断是哪项?

A.Rolando 骨折

B.Bennett 骨折

C.Epibasal 骨折

D.Salter-Harris 三型骨折

2.掌骨干骨折碎片发生侧方半脱位，通常由哪个肌肉引起?

A.拇长收肌

B.拇短收肌

C.拇长展肌

D.拇短展肌

3.什么结构可以稳定内侧三角骨骨折碎片，使其不发生移位?

A.横韧带

B.背斜韧带

C.掌斜韧带

D.尺侧副韧带

4.这种骨折的首选治疗是什么?

A.闭合复位并用克氏针固定在大多角骨上

B.纵向牵引并石膏固定

C.切开复位并螺钉固定

D.拇指"人"字形石膏固定6周

病例31答案

Bennett骨折

1.B。X线片显示典型的Bennett骨折，即第一掌骨基底部的关节内骨折。Rolando骨折是该区域的骨折有3块骨折碎片。

2.C。拇长展肌使骨折分离，同时拇短屈肌通过其更远的附着点增加骨折移位。拇长收肌屈曲掌骨。

3.C。手腕内侧骨折片由坚韧的掌斜韧带固定，保持与大多角骨形成的关节结构。

4.A。首选治疗为闭合复位和经皮克氏针固定。克氏针不需要穿过骨折片或直接将小骨折碎片固定在掌骨上。将掌骨基底部固定在大多角骨就足够了。如果无法完成，建议切开复位并克氏针固定。

点评

【基底部骨折分型】

第一掌骨是掌骨骨折第二好发部位，仅次于第五掌骨。该处骨折近80%涉及基底部。其基底部骨折可分为4种类型：Epibasal骨折、Bennett骨折、Rolando骨折和粉碎性骨折。Epibasal骨折是通过第一掌骨基底部的关节外骨折，可以是横行或斜行骨折。粉碎性骨折形成许多骨碎片，常扩展为多处关节内骨折。Bennett骨折为第一掌骨基底部的关节内骨折，形成2块骨折片（图S31-1～图S31-2）。它是最常见的拇指骨折，约占第一掌骨骨折的1/3。Rolando骨折与其相似，但它产生3块骨折片（图S31-3）。粉碎性骨折则有3块以上的骨折片。

【关键解剖特征】

评估第一掌骨的影像需要对第一腕掌关节的解剖结构进行回顾。掌斜韧带位于第一腕掌关节囊内，是保持该关节稳定的最重要结构。它附着在第一掌骨基底部掌尺侧关节缘。当发生Bennett骨折或Rolando骨折时，第一掌骨基底部内侧缘（图S31-4）保持附着在该韧带上，而其余掌骨基底部由于拇长展肌的牵拉而发生移位，这是该骨折潜在不稳定的原因。

参考文献

Liverneaux PA，Ichihara S，Hendriks S，et al. Fractures and dislocation of the base of the thumb metacarpal. J Hand Surg Eur Vol. 2015；40：42-50.

Peterson JJ，Bancroft LW. Injuries of the fingers and thumb in the athlete. Clin Sports Med. 2006；25：527-542.

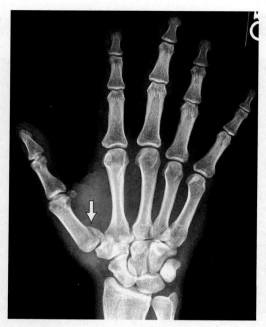

图S31-1　右手正位X线片示第一掌骨基底部关节内骨折（白箭）

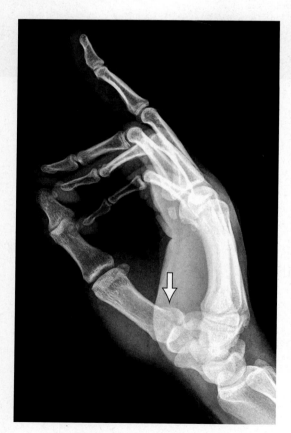

图S31-2　右手侧位X线片可以正面观察拇指掌骨，骨折（白箭）显示相对比较困难。这就是为什么专门的拇指X线片更适合这种损伤

交叉文献

Musculoskeletal Imaging：The Requisites，4th ed，159-160.

病例 32

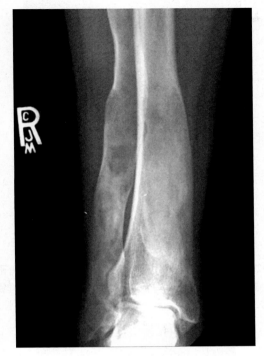

图 32-1

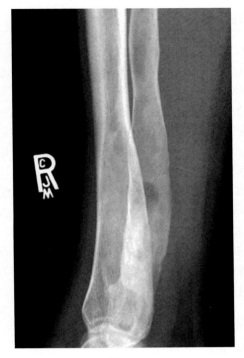

图 32-2

【病史】 女, 23岁, 小腿远端慢性肿胀。

1.最可能的诊断是什么?

A.淋巴瘤

B.戈谢病

C.骨纤维结构不良

D.骨干发育不良

2.就该患者而言, 哪项提示巨颌症?

A.软组织黏液瘤

B.累及胫骨的成骨活性

C.性早熟和牛奶咖啡斑

D.下颌骨多房囊肿

3.单骨型纤维结构不良患者所占比例是多少?

A.10%

B.40%

C.70%

D.95%

4.纤维结构不良恶变的概率是多少?

A.不会恶变

B.很少

C.10%

D.25%

病例32答案

纤维结构不良

　　1.C。胫骨和腓骨呈膨胀性生长，骨干囊样改变伴硬化边及磨玻璃样变伴不规则钙化，这些都是非常典型的征象。淋巴瘤可能会出现其中的一些征象，但当扩散时会出现一些侵袭性的征象。如果骨髓受累严重，戈谢病一般出现烧瓶样畸形，向骨外扩散的骨膜炎呈"发根样"征象。在骨干发育不良中，由于骨皮质增厚将导致骨髓腔变窄。

　　2.D。下颌骨受累的家族性纤维结构不良患者中可见巨颌症。

　　3.C。70%的病例为单骨型。

　　4.B。纤维结构不良的恶性变极为罕见，有报道可以转化为骨肉瘤或梭形细胞肉瘤，体外照射可能是诱发因素。

点评

【病理】

　　纤维结构不良是一种错构瘤样纤维骨组织化生障碍，由成纤维细胞增殖和成熟异常所致，骨髓被纤维组织替代。骨样组织含量多少决定X线检查中骨密度变化范围。

【临床信息】

　　多见于年轻患者，一般在20岁以内，表现为疼痛或病理性骨折。多骨型通常出现牛奶咖啡斑（30%～50%），并可能伴有内分泌功能障碍，尤其是性早熟（被称为McCune-Albright综合征），约90%的多骨型患者病灶出现在一个或一侧肢体。约70%的患者为单骨型，好发于长骨，X线表现多样，密度范围从相对透亮区到散在的不均匀硬化均可出现。

【影像学表现】

　　髓腔中心均匀的磨玻璃密度为该病的特征性表现（图S32-1）。骨内膜面可出现扇贝形硬化边（图S32-2）。病变常呈膨胀性改变，可伴有弯曲畸形。长期存在的病变可出现斑点状钙化或界线清楚的硬化边（图S32-3），或者表现为局部溶骨性变化伴周围斑片样硬化的混合性改变及骨畸形改变（图S32-4）。骨膜炎不是该病的典型特征，但由于骨质强度降低，导致的病理性骨折可引起骨膜反应。在磁共振图像上，T_1WI呈均匀低信号（图S32-5），T_2WI呈不均匀高信号（图S32-6），增强扫描可呈斑片状强化。

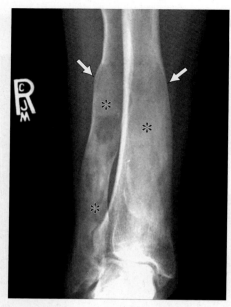

图S32-1　胫腓骨远端可见骨膨胀性改变，弯曲畸形和骨内膜面扇贝形改变（白箭），髓腔内可见磨玻璃样密度（星号）

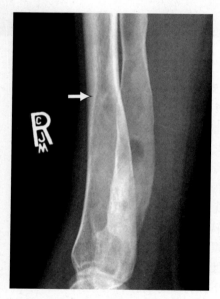

图S32-2　胫骨侧位X线片，可以更清楚地显示正常骨组织与病变组织的分界（白箭）

参考文献

DiCaprio MR, Enneking WF. Fibrous dysplasia. Pathophysiology, evaluation, and treatment. J Bone Joint Surg Am. 2005；87：1848-1864.

Shak ZK, Peh WC, Koh WL, Shek TW. Magnetic resonance imaging appearances of fibrous dysplasia. Br J Radiol. 2005；78：1104-1115.

交叉文献

Musculoskeletal Imaging：The Requisites，4th ed，460-465.

病例 33

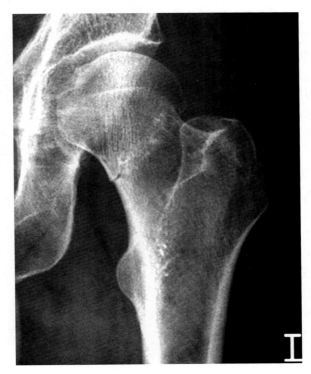

图 33-1

【病史】 65岁，摔倒后髋部疼痛。

1.该患者最可能的诊断是什么?

A.股骨头下型骨折

B.股骨髋臼撞击症

C.应力性骨折

D.股骨头缺血性坏死

2.根据Garden分型，该患者属于哪型?

A.Garden Ⅰ型

B.Garden Ⅱ型

C.Garden Ⅲ型

D.Garden Ⅳ型

3.股骨头的血供不包括以下哪项?

A.支持带动脉

B.旋股内侧动脉

C.股浅动脉

D.圆韧带动脉

4.磁共振成像（MRI）对股骨颈骨折检出的敏感度是多少?

A.＜10%

B.33%

C.66%

D.＞99%

病例33答案

股骨头下骨折

1.A。最佳诊断是股骨颈外翻嵌插性头下型骨折。

2.A。Garden I型骨折。

3.C。股动脉向下延续为股深动脉和股浅动脉。股深动脉分为旋股内侧动脉和旋股外侧动脉，延续为支持带动脉，主要供应股骨头。圆韧带动脉主要由闭孔动脉供血。

4.D。对于X线检查不易发现的非移位股骨颈骨折，MR检查的敏感性为100%。

点评

【病理特点】

股骨头下型骨折发生在股骨头关节边缘的远端。骨折线穿过股骨颈被称为股骨颈骨折，而发生在股骨颈和股骨干交界区的骨折被称为股骨颈基底型骨折。股骨头下骨折的2个重要并发症为骨不连和股骨头缺血坏死。骨折线越靠近股骨头一侧，并发症的发生率越高。

【血供情况】

股骨头由3个末梢动脉供血。成年人股骨头的主要血供为旋股内侧动脉和旋股外侧动脉，其来源于股动脉或股深动脉。在股骨颈基底部，旋股内侧动脉和旋股外侧动脉的终末分支汇合形成一个血管环，作为股骨颈部的血供。圆韧带动脉也参与股骨头骨骺区域的血液供应。导致股骨头缺血性坏死的主要原因是骨骺动脉或供给这些末梢动脉的血管破坏，以及不稳定的骨折复位所致。成角畸形和骨折移位会阻断这些末梢动脉（图S33-2）。

【Garden分型】

Garden分型是髋关节囊内骨折最常见的分类方法（4型）：I型为不完全骨折或外翻嵌入型骨折（图S33-

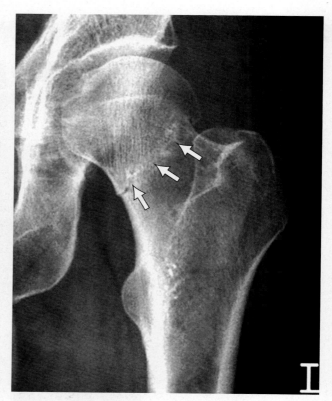

图S33-1 髋关节正位X线片示股骨头下型骨折，骨折线（白箭）从股骨头下方横向延伸至内侧骨皮质。图中可见轻微的外翻成角和嵌插

1）；Ⅱ型为完全骨折但无移位（图S33-3）；Ⅲ型为完全骨折伴部分移位和内翻成角（图S33-4）；Ⅳ型为完全骨折伴完全移位（图S33-5）。

参考文献

Yu JS. Hip and femur trauma：imaging of trauma to the extremities. Semin Musculoskelet Radiol. 2000；4：205-220.

交叉文献

Musculoskeletal Imaging：The Requisites，4th ed，168-171.

病例 34

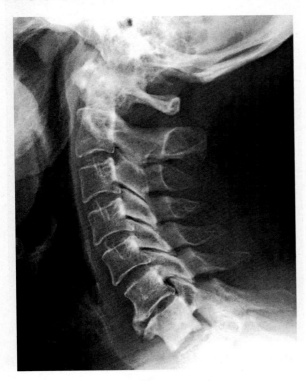

图 34-1

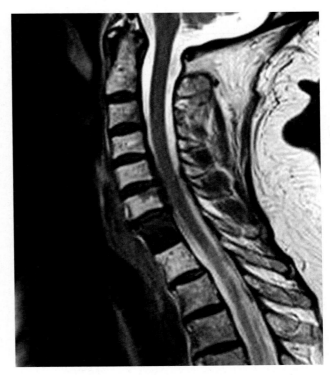

图 34-2

【病史】 女，45岁，颈部疼痛不适。

1.可能的诊断包括哪些？（可选择全部答案）

A.浆细胞瘤

B.淋巴瘤

C.血管瘤

D.转移瘤

E.Paget 病

2.下列哪种肿瘤最不可能发生成骨性转移？

A.脊索瘤

B.前列腺癌

C.乳腺癌

D.类癌

3.哪种疾病可引起"画框"征？

A.胃癌

B.淋巴瘤

C.Paget 病

D.血管瘤

4.哪种疾病可引起"夹心椎"征象？

A.POEMS 综合征

B.Paget 病

C.镰状细胞病

D.迟发型石骨症

病例34答案

象牙椎

1.B，C，D和E。象牙椎的鉴别诊断应包括成骨性转移瘤、淋巴瘤、血管瘤、慢性感染及Paget病。

2.A。脊索瘤主要为溶骨性改变，尽管有时可表现为肿瘤外周钙化及周围继发性骨硬化。前列腺癌骨转移为成骨性转移；乳腺癌和类癌也常表现为成骨性改变。

3.C。Paget病可形成"画框"征，主要由骨小梁增粗，骨皮质增厚及椎体增大引起。

4.D。迟发性石骨症表现为由椎体上下缘终板密度增加引起。镰状细胞病表现为"骨中骨"征象。

点评

【诊断考虑】

转移瘤是脊柱最常见的肿瘤。在骨显像发现的骨转移患者中，中轴骨转移几乎占了50%，其中最常见的转移部位是胸椎和腰椎。当椎体发生均匀或不均匀硬化时，称之为象牙椎（图S34-1～图S34-2）。在成年人，鉴别诊断包括成骨性骨转移如前列腺癌、乳腺癌和类癌；淋巴瘤；Paget病；偶尔也可见于感染和血管瘤。转移瘤的特征性表现为椎弓根受累，可出现"致密椎弓根"征（图S34-3）。在儿童，应该考虑淋巴瘤、骨肉瘤、骨母细胞瘤，以及神经母细胞瘤和髓母细胞瘤的转移。

【鉴别诊断】

当病变弥漫，累及多个椎体时，其他疾病如肥大细胞增多症、结节性硬化症、骨髓纤维化、肾性骨营养不良、氟中毒和石骨症等疾病也需要鉴别。

另外，并不是所有类似象牙椎改变都是由成骨性转移引起的，Paget病就是一个例外，但仔细观察其增大椎体内同时伴有骨小梁增粗（图S34-4），可以作为鉴别。椎体的血管瘤也是如此。

参考文献

Graham TS. The ivory vertebra sign. Radiology. 2005；235：614-615.

交叉文献

Musculoskeletal Imaging：The Requisites，4th ed，497.

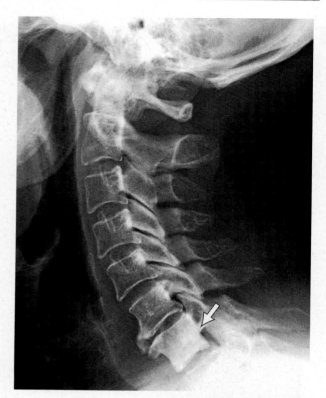

图S34-1 乳腺癌患者颈椎侧位X线片示C₇椎体密度增高（白箭），C₆～C₇椎间盘退行性改变

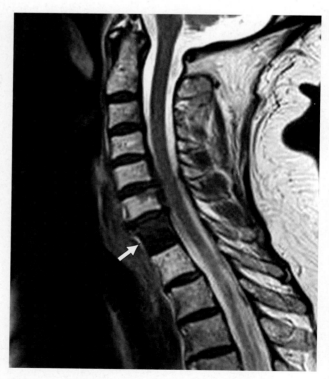

图S34-2 颈椎矢状位T₂WI示C₇椎体弥漫性低信号改变（白箭），未见病理性骨折

病例 35

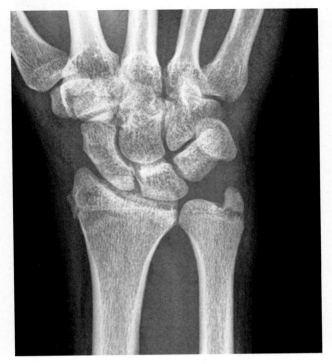

图 35-1

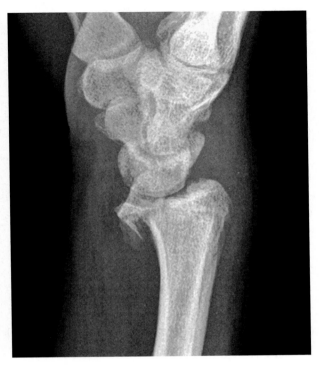

图 35-2

【病史】　32岁，滑冰致上肢摔伤。

1.鉴别诊断应包括哪些疾病？（可选择全部答案）

A.Colles骨折

B.Chauffeur骨折

C.Smith骨折

D.反Colles骨折

E.掌侧型Barton骨折

2.桡骨远端骨折复位后，应遵守的规定不包括以下哪项？

A.＜10°的掌侧倾斜

B.桡侧倾斜

C.维持桡侧长度

D.关节面对位一致性

3.依据Frykman分类，该患者是什么类型？

A.2型

B.4型

C.6型

D.8型

4.老年患者的低能量创伤最常导致哪种类型的骨折？

A.粉碎型桡骨骨折背侧移位

B.粉碎型桡骨骨折掌侧移位

C.粉碎型尺骨骨折背侧移位

D.粉碎型尺骨骨折掌侧移位

病例35答案

桡骨远端骨折（Smith骨折）

1.C，D和E。该患者为Smith骨折3型，桡骨远端关节内骨折伴掌侧移位。掌侧型Barton骨折或反Colles骨折表现相同。

2.B。目标应确保尺侧倾斜，所以应除外桡侧倾斜。

3.B。在Frykman分类中，4型为桡骨关节内骨折，波及桡腕关节，伴有尺骨茎突骨折。

4.A。老年患者低能量腕部骨折中最常见的是Colles骨折，其特征为粉碎性骨折并背侧移位。

点评

【临床特点】

桡骨远端骨折是常见的损伤类型，表现多样，发病率约为腕骨骨折的10倍。Smith骨折又称为反Colles骨折，其表现与Colles骨折相似，但是呈掌侧移位或掌侧成角（图S35-1～图S35-2），与摔倒时手背着地有关。Smith骨折可以分为关节内或关节外。侧位X线片是诊断的关键，可以显示桡骨远端骨折碎片向前移位，关节面掌侧成角。Thomas分类包括三型：1型是横向关节外骨折；2型骨折线累及到背侧的关节内骨折；3型是桡腕关节的掌侧关节内骨折。这些骨折通常伴有尺骨茎突骨折，并与伸肌腱损伤有关。

【骨折类型】

Colles骨折是桡骨远端骨折的一种常见类型，表现为骨折远端的背侧移位或成角（图S35-3）。Barton骨折是伴有桡腕关节脱位的桡骨远端骨折，可累及掌侧或背侧骨皮质。掌侧型Barton骨折与3型Smith骨折相同。Frykman分类广泛应用于描述桡骨远端和尺骨茎突的骨折。在这个分类中，奇数编号是指仅有桡骨远端的骨折：1型是关节外骨折；3型是关节内骨折，累及桡腕关节；5型是关节内骨折，累及下尺桡关节；7型是关节内骨折，同时累及桡腕关节及下尺桡关节。伴有尺骨茎突骨折的桡骨骨折则为偶数编号（图S35-4）。

参考文献

Porrino JA Jr，Maloney E，Scherer K，et al. Fracture of the distal radius：epidemiology and premanagement radiographic characterization. AJR Am J Roentgenol. 2014；203：551-559.

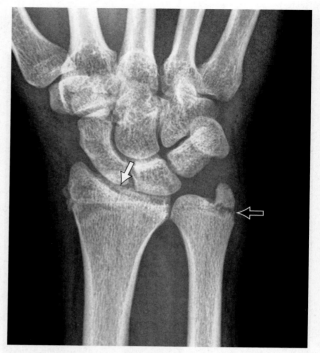

图S35-1　右腕关节后前位X线片示桡骨远端关节内骨折，累及舟骨关节面（白箭）。桡骨缩短，尺骨相对加长，伴有尺骨茎突骨折（黑箭）

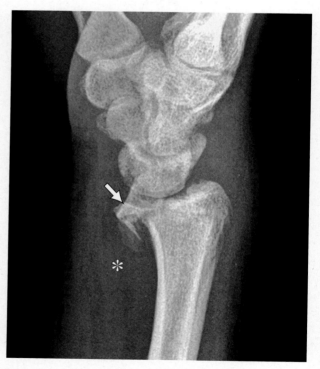

图S35-2　右腕关节侧位X线片示软组织肿胀和旋前方肌脂肪间隙移位（星号）。该骨折为典型的Smith骨折或掌侧型Barton骨折，可见桡骨远端掌侧缘前移（白箭）

交叉文献

Musculoskeletal Imaging：The Requisites，4th ed，138-140.

病例 36

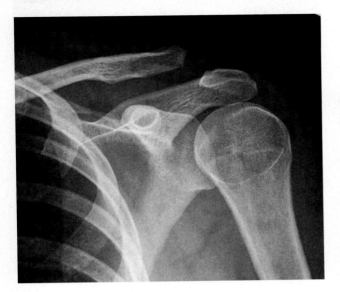

图 36-1

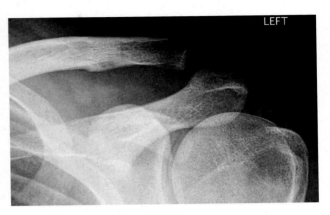

图 36-2

【病史】 22岁，滑板运动员，肩部受伤。

1.鉴别诊断应包括哪些疾病？（可选择全部答案）

A.肩锁关节分离3型

B.肩锁关节分离4型

C.肩锁关节分离5型

D.肩锁关节分离6型

2.什么是锁骨"浮动征"？

A.锁骨骨折伴肩锁关节分离

B.肩锁关节完全脱位

C.肩锁关节和胸锁关节同时脱位

D.肩锁关节分离伴锁骨下血肿

3.肩关节负重X线片的目的是什么?

A.区分肩锁关节分离1型和2型

B.区分肩锁关节分离2型和3型

C.区分肩锁关节分离3型和4型

D.区分肩锁关节分离5型和6型

4.在儿童和青少年中，潜在的相关性损伤是什么?

A.小结节的撕脱

B.大结节的撕脱

C.肩峰的撕脱

D.喙突的撕脱

病例36答案

肩锁关节分离

1.A和B。在3型损伤中，肩锁韧带和喙锁韧带完全被撕裂，锁骨移位超过5 mm或50%的锁骨宽度。在4型损伤中，肩锁韧带和喙锁韧带被完全撕裂，锁骨向后脱位，根据投影角度不同，也可能会出现向上移位。在5型损伤中，锁骨远端明显向上移位。

2.C。肩锁关节和胸锁关节同时脱位可导致锁骨"浮动征"。

3.B。肩关节负重位X线片有助于区别肩锁关节分离2型和3型。

4.D。在年轻人中，喙锁韧带在肩部受伤时可能保持完好，但在其基部可能会引起喙突撕脱。这种损伤通常发生在25岁以下的患者，因为喙突骨化中心的融合最晚发生在21～25岁。

点评

【Tossy分类和影像学表现】

大部分的肩锁关节分离或脱位是由直接撞击肩部引起的，该损伤占所有肩带损伤的约9%。目前使用最广泛的分类方法是Tossy分类法，共分3种不同的类型。1型X线片显示正常，临床可见关节周围的软组织肿胀和关节渗出，提示肩锁韧带轻度牵拉伤。2型中，肩锁韧带断裂，喙锁韧带可出现牵拉伤，在肩关节负重X线片中可见锁骨向上移位在5 mm以内或不超过锁骨宽度的50%。3型中，肩锁韧带和喙锁韧带均断裂，锁骨的移位超过5 mm或50%的锁骨宽度（图S36-1～图S36-2）。在磁共振成像（MRI）上，冠状面有利于肩锁韧带撕裂及牵拉伤的显示（图S36-3～图S36-4），矢状面则对于喙锁韧带撕裂的显示最佳（图S36-5）。出现周围结缔组织和肌肉水肿说明损伤更为严重。肩关节负重X线片可用于鉴别肩锁关节分离2型和3型。

【Rockwood分类】

Rockwood描述了另外三型损伤。4型损伤时，锁骨向后脱位，移入或穿过斜方肌（图S36-6）。5型损伤，锁骨向上移位超过3型。6型损伤，锁骨向下脱位，达喙突或肩峰以下。

【并发症】

急性并发症包括术后感染和手术复位失败。慢性并发症包括继发性骨关节炎和锁骨远端骨质溶解。

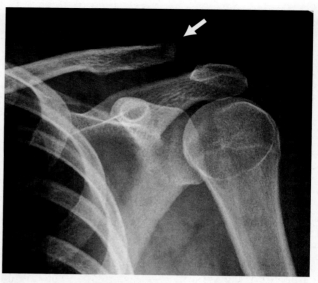

图S36-1　肩关节正位X线片示肩锁关节间隙增宽，锁骨远端向上移位（白箭）

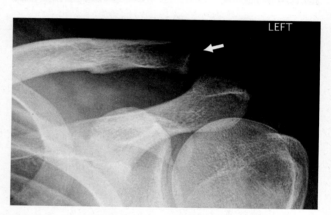

图S36-2　锁骨非负重位X线片示锁骨向上移位达锁骨宽度的100%，可见整个关节面暴露（白箭）

参考文献

Melenevsky Y，Yablon CM，Ramappa A，et al. Clavicle and acromioclavicular joint injuries：a review of imaging，treatment，and complications. Skeletal Radiol. 2011；40：831-842.

交叉文献

Musculoskeletal Imaging：The Requisites，4th ed，76-77.

病例 37

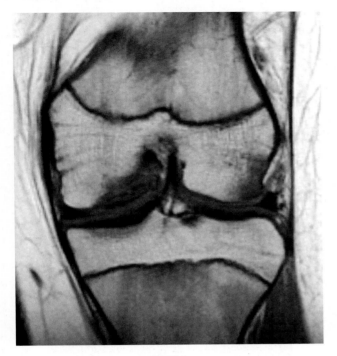

图 37-1

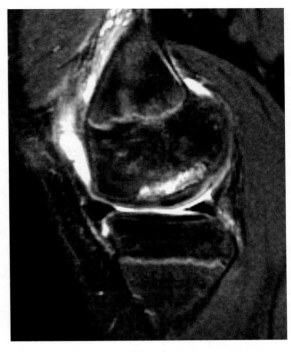

图 37-2

【病史】　男，16岁，膝盖疼痛。

1.鉴别诊断应包括哪些疾病？（可选择全部答案）

A.嵌入骨折

B.不完全骨折

C.创伤性骨软骨骨折

D.剥脱性骨软骨炎

2.对于特发型病例，双侧受累所占比例是多少？

A.＜1%

B.10%

C.25%

D.＞50%

3.对于不稳定软骨碎片的检出，MR关节造影成像最可靠征象是什么？

A.整个碎片周围包绕对比剂

B.碎片周围骨髓的强化

C.关节软骨的裂隙

D.对比剂进入骨裂隙

4.该病变如何分级？

A.2级

B.3级

C.4级

D.5级

病例37答案

剥脱性骨软骨炎

1.C和D。剥脱性骨软骨炎是由于股骨髁非负重部分的特发性血供中断造成的，约80%的病变累及股骨内侧髁。旋转或剪切损伤偶尔会产生软骨下疲劳骨折，严重者可形成骨折碎片，这时类似于剥脱性骨软骨炎，并可能影响内或外侧股骨髁。嵌入骨折通常发生在股骨外侧髁的关节面，轴移机制是造成这些损伤的主要原因。不完全骨折多发生于老年人。

2.C。约25%的特发性剥脱性骨软骨炎患者双侧受累。

3.A。骨软骨碎片与髁突之间的积液是检出不稳定性碎片最可靠的指标。

4.A。2级损伤的特征表现为软骨下可见骨折线，关节软骨尚完整，软骨裂隙可能存在。

点评

【临床信息】

剥离性骨软骨炎是一种由于血供障碍，导致骨软骨坏死脱落的病症，通常发生在内侧股骨髁的非承重面。病因不明，可能与骨骺在成熟过程中反复轻微的创伤有关。主要出现在青少年（平均15岁），男性发病率是女性的2～3倍。

【影像学表现及分期】

X线检查显示，病灶周围边界清楚的硬化边，损伤累及关节面。分期主要依据骨软骨病变的大小和其周围硬化边的厚度：1级，软骨下骨损伤（图S37-3），病灶直径1～3 cm，关节软骨完整；2级，软骨下可见骨折线，关节软骨尚完整（图S37-1～图S37-2），软骨裂隙可能存在；3级，骨软骨病灶部分分离，可见大的软骨裂隙延伸至软骨下骨（图S37-4），关节镜下病变易移位；4级，骨软骨病灶完全分离，但仍位于原来位置（图S37-5）；5级，骨软骨病灶分离脱落，局部缺损形成（图S37-6）。

【MR表现】

MR关节成像是评估病灶稳定性的最佳影像学技术。常规T₂WI可见骨软骨碎片周围的高信号带，但是难以区分肉芽组织与其周围的积液，另外T₂WI可以发现病灶边缘的软骨裂隙。病灶深部的局灶性囊性变以及软骨碎片与髁突之间的积液与软骨碎片的不稳定相关。软骨碎片的移位是不稳定性的可靠影像表现。

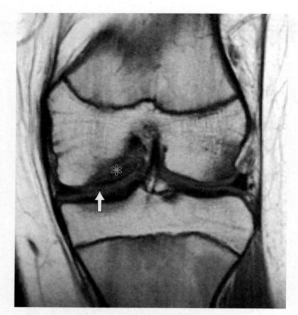

图S37-1　冠状位T_1WI显示剥脱性骨软骨炎，病灶（星号）累及股骨内侧髁的非负重关节面及小部分负重关节面（白箭）

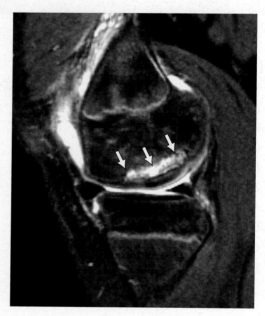

图S37-2　矢状面T_2WI显示剥脱性骨软骨炎2级，病灶周围可见骨髓水肿（白箭），未见软骨缺损

参考文献

Grimm NL，Weiss JM，Kessler JI，et al. Osteochondritis dissecans of the knee：pathoanatomy，epidemiology，and diagnosis. Clin Sports Med. 2014；33：181-188.

交叉文献

Musculoskeletal Imaging：The Requisites，4th ed，53-58.

病例 38

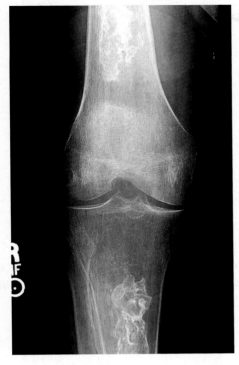

图 38-1

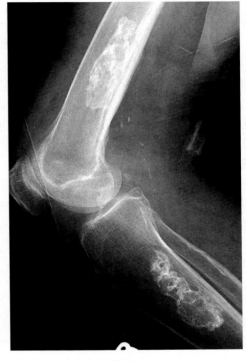

图 38-2

【病史】 38岁，系统性红斑狼疮患者，无症状。

1.可能的诊断是什么？（可选择全部答案）

A.真菌感染

B.缺血坏死

C.皮质类固醇使用

D.放射性骨炎

E.多灶性骨梗死

2.该病的病因应除外哪个？

A.血栓形成或管腔内阻塞

B.血管受压

C.血管损伤

D.血管扩张

3.急性期最可靠的磁共振征象是什么？

A.关节塌陷

B.双线征

C.骨髓水肿

D.边缘低信号影

4.MRI能够发现多早的骨梗死？

A.1 ～ 2小时

B.6 ～ 12小时

C.24 ～ 48小时

D.3 ～ 4天

病例 38 答案

多灶性骨梗死

1.B，C 和 E。该患者为多灶性骨梗死的典型表现，其特征为病骨髓腔内波形硬化边包绕的透亮区，这种表现最常见于慢性皮质类固醇药物使用的患者。

2.D。骨梗死是由血供明显减少或中断引起的，原因包括血栓形成、血管受压、血管痉挛及供血血管的破坏等，也可是以上多种因素共同作用的结果。血管扩张则是增加血流量。

3.C。骨梗死病灶周围的骨髓水肿是急性骨梗死的最可靠征象。缺血区周围的炎症反应表现为病灶周围的骨髓水肿。

4.B。骨梗死发生后 6～12 小时，MRI 可发现骨缺血性改变。

点评

【临床信息】

骨梗死是骨及骨髓中细胞成分缺血性死亡的过程。骨组织血供中断，最早是骨髓造血细胞成分缺血性死亡（6～12 小时），之后是骨细胞、破骨细胞及骨母细胞（12～48 小时），最后是骨髓脂质细胞坏死（2～5 天），一般而言，发生在干骺端和骨干的病变称为骨梗死，而发生在骨骺软骨下区域的病变则称为缺血性坏死。

【皮质类固醇药物】

骨坏死与皮质类固醇激素的应用有很大的关系，且可能与总摄入量有关。虽然目前尚没有公认的安全剂量，但最大日剂量可能与骨梗死最为相关，短期高剂量方案比长期低剂量方案更可能导致骨梗死。皮质类固醇药物引起骨梗死有以下几个可能原因：被广泛接受的理论认为，皮质类固醇诱导肝脏脂肪变性和高脂血症，导致骨血管的脂肪栓塞和血管闭塞。另一个理论认为，皮质类固醇药物的应用会引起血液高凝状态并导致血管炎。还有理论认为皮质类固醇诱导骨质疏松及骨小梁骨折，压迫软骨下供血血管引起缺血。

【影像学表现】

骨梗死在长骨中的典型 X 线表现为低密区围绕波形硬化边（图 S38-1～图 S38-2）。急性期可见明显的骨膜炎表现，其他相关影像学表现少见（图 S38-3）。在扁骨中，骨硬化性改变与骨低密灶混合存在，导致病灶密度不均匀是特征性表现。在磁共振成像中，急性期表现为不规则斑片状混杂信号伴周围骨髓水肿。随着病程转为慢性，病灶边缘变得更加清晰，其周围

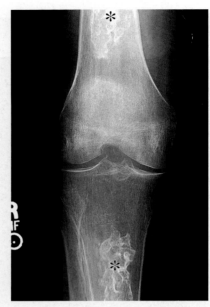

图 S38-1　膝关节正位 X 线片示股骨远端和胫骨近端多发骨梗死灶，病灶表现透亮低密区（星号）围绕波形硬化边

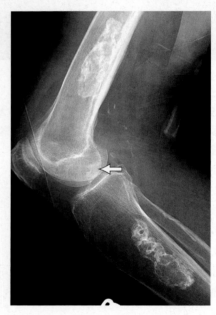

图 S38-2　膝关节侧位 X 线片示股骨内侧髁关节软骨下微小的硬化区（白箭）

水肿消退（图 S38-4）。病灶轮廓的改变可能提示恶性转化（图 S38-5～图 S38-6）。

参考文献

Salesi M，Karimifar M，Mottaghi P，et al. A case of SLE with bilateral osteonecrosis of femoral heads and bone infarct in distal of femur. Rheumatol Int. 2010；30：527-529.

交叉文献

Musculoskeletal Imaging：The Requisites，4th ed，306.

病例 39

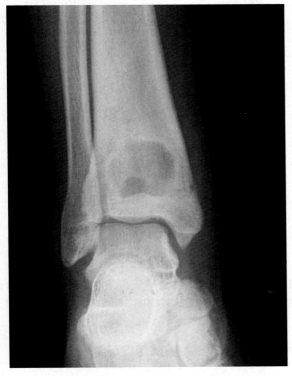

图 39-1

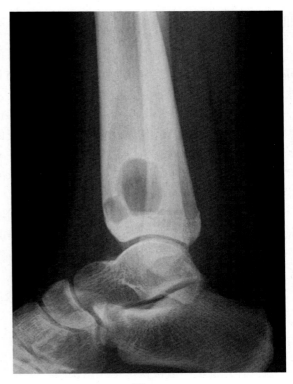

图 39-2

【病史】 男，17岁，踝关节进行性疼痛。

1.鉴别诊断应包括哪些疾病？（可选择全部答案）

A.朗格汉斯细胞组织细胞增生症

B.骨髓炎

C.骨巨细胞瘤

D.骨肉瘤

E.尤因肉瘤

2.在儿童中，哪个部位出现血源性骨髓炎最少见？

A.股骨

B.胫骨

C.肱骨

D.脊椎

3.骨髓炎中最常见的细菌是什么？

A.金黄色葡萄球菌

B.化脓性链球菌

C.沙门菌

D.假单胞菌

4.在成年人中，血源性骨髓炎所占比例是多少？

A.＜5%

B.10%

C.20%

D.30%

病例39答案

血源性骨髓炎

1.A，B和E。患者骨骼将近成熟，需要考虑的病变包括朗格汉斯细胞组织细胞增生症（嗜酸性肉芽肿），骨髓炎和骨转移瘤，尤因肉瘤偶尔可见。

2.D。在儿童中，最容易发生血源性感染的部位是长骨，如股骨、胫骨或肱骨。这些骨骼具有广泛的血液循环，使他们更容易受到细菌的侵袭。但是在成年人中，长骨的血管不如椎体丰富，因此，成年人的血源性骨髓炎多累及脊柱。

3.A。金黄色葡萄球菌是骨髓炎中最常见的病原体。在血源性感染的患者中，有近95%的患者感染的是金黄色葡萄球菌。假单胞菌感染多见于静脉吸毒患者。沙门菌则多见于镰状细胞贫血患者。

4.C。约20%的成年人骨髓炎患者是血源性骨髓炎。

点评

【病理生理】

血源性骨髓炎一般被认为是儿童疾病。临床上，该病与突然发热和局灶性炎症有关。在多数情况下，因软组织肿胀、运动受限或关节积液等就医，一般没有全身感染的迹象。细菌（B族链球菌或金黄色葡萄球菌）是新生儿和婴儿骨髓炎的主要病原体，而金黄色葡萄球菌是绝大多数儿童骨髓炎的病原体。细菌可通过血管导管插入、监测装置和反复静脉穿刺等进入人体，最终停留在干骺端的末梢毛细血管中。吸毒者的感染通常来自假单胞菌、克雷白杆菌和肠杆菌科的病原体。

【血供情况】

约75%的血源性骨髓炎多发生于在下肢的管状骨，这与下肢管状骨的血管解剖密切相关。在婴儿中，一些干骺端血管穿过骺板与骨骺血管形成吻合血管，导致骨髓炎常累及骨端和关节。在年龄较大的儿童中，干骺端的末梢血管网不再穿过生长板，且血流缓慢，所以干骺端成为骨髓炎最好发的部位。

【影像学表现】

骨感染早期在X线片上可能呈阴性表现。但随着骨感染的进展，骨质结构逐步破坏，周围的软组织出现肿胀。儿童血行性骨髓炎主要表现为干骺端单发或多发的溶骨性病灶（图S39-1～图S39-3）。如果病灶穿透骨皮质，则可发生骨膜炎。磁共振成像可见感染病灶周围显著的骨髓水肿。朗格汉斯细胞组织细胞增生症及极少数的尤因肉瘤（图S39-4）可能有相似的临床和影像学表现。

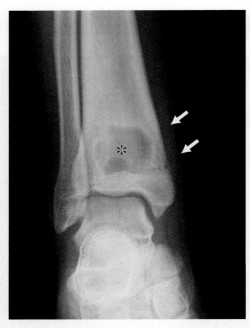

图S39-1　踝关节正位X线片示：胫骨干骺端大片状溶骨性病灶（星号）伴相邻软组织肿胀（白箭），骨骺未受累

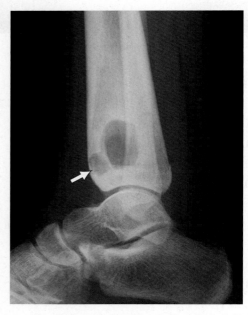

图S39-2　同一患者踝关节侧位X线片示较大病灶前方可见一较小病灶（白箭）

参考文献

Karmazyn B.Imaging approach to acute hematogenous osteomyelitis in children：an update. Semin Ultrasound CT MR. 2010；31：100-106.

交叉文献

Musculoskeletal Imaging：The Requisites，4th ed，473-485.

病例 40

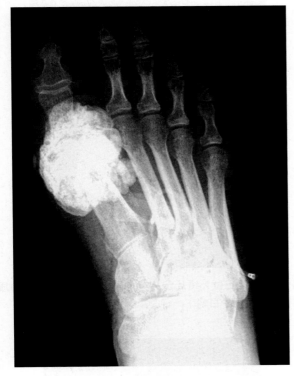

图 40-1

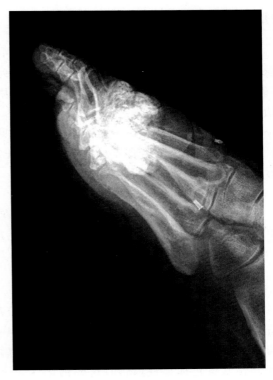

图 40-2

【病史】 23岁，非洲裔美国人，患有潜在的疾病。

1.鉴别诊断应包括哪些疾病？（可选择全部答案）

A.特发性肿瘤样钙质沉着症

B.甲状旁腺功能亢进症

C.转移性钙化

D.胶原血管病

E.甲状腺功能减退症

2.对于特发性患者，哪些临床信息最有用？

A.患者的年龄和种族

B.血尿素氮和肌酐水平

C.血清钙和磷水平

D.血尿酸水平

3.以下哪个疾病通常不导致关节周围钙化？

A.甲状旁腺功能亢进症

B.维生素D过多症

C.乳-碱综合征

D.痛风

4.特发性肿瘤样钙质沉着症通常不累及哪个关节？

A.肩关节

B.肘关节

C.髋关节

D.膝关节

病例40答案

肿瘤样钙质沉着症

1.A，B，C和D。鉴别诊断包括硬皮病、甲状旁腺功能亢进、肾性骨营养不良、维生素D过多症、乳-碱综合征、皮肌炎、多发性肌炎和结节病。甲状腺功能减退症导致骨骼成熟延迟。

2.A。特发性肿瘤样钙质沉着症非常罕见，见于年轻人，主要为黑种人。通常患者血清钙和磷正常，没有肾病、代谢性疾病或胶原血管病。

3.D。痛风通常不会导致软组织钙化。

4.D。特发性肿瘤样钙质沉着症通常不累及膝关节。

点评

【临床信息】

特发性肿瘤样钙质沉着症是一种罕见的疾病，其特征是钙盐在关节周围肿块样沉积。该病的病因是肾脏近曲小管对磷酸盐处理的缺陷。1/3的病例为家族性常染色体显性遗传。这些钙化性肿块的沉积是无痛的，通常累及肩关节、髋关节和肘关节。多见于6～25岁的年轻人，黑种人为主。通常血清检测无异常，偶尔可见碱性磷酸酶和磷酸盐的升高。

【影像学表现】

X线片显示钙盐沉积位于关节囊外，呈关节周围的致密肿块影（图S40-1～图S40-3）。肿块往往由小的钙化结节慢慢增大为坚实并呈分叶状的钙化灶，边缘光滑。肿块下方的骨质结构通常是正常的，即没有侵蚀或骨质破坏。偶尔可见囊性病变，病灶内可出现液-液平面，称为沉积征（图S40-4），这在CT扫描中更为明显。

【体格检查】

当钙化肿块较大时，相邻关节运动受限，表面皮肤出现破溃并形成窦道，可见黏稠状白垩样物质排出。

【鉴别诊断】

硬皮病（特别是局限性硬皮病）、皮肌炎和系统性红斑狼疮患者可能出现关节周围钙化的软组织肿块。维生素D过多症与乳-碱综合征并不常见，但仍需考虑，完整的病史有利于鉴别诊断。钙化性肌腱炎可能会引起关节周围钙化，但通常都是小的钙化，且定位在肌腱或关节囊腔内。痛风石一般不形成钙化，如果出现说明存在钙代谢的异常。

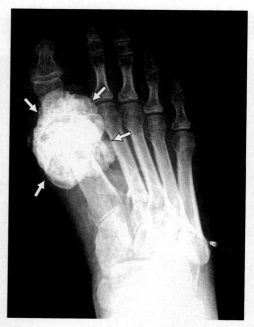

图S40-1　足正位X线片示：第一跖趾关节周围致密均质的钙化沉积物（白箭）

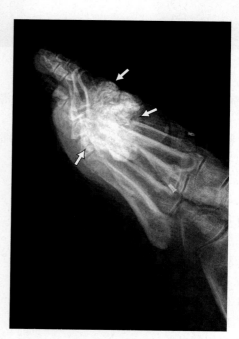

图S40-2　足侧位X线片示特发性肿瘤钙质沉着症，病灶呈特征性分叶状表现（白箭）

参考文献

Olsen KM，Chew FS. Tumoral calcinosis：pearls，polemics，and alternative possibilities. Radiographics. 2006；26：871-885.

交叉文献

Musculoskeletal Imaging：The Requisites，4th ed，336-337.

第二部分　提　高　篇

病例 41

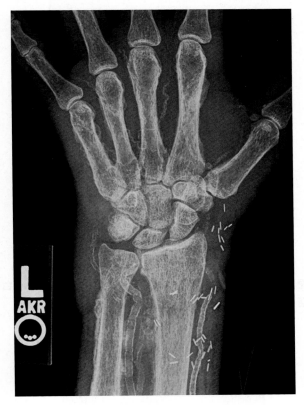

图 41-1

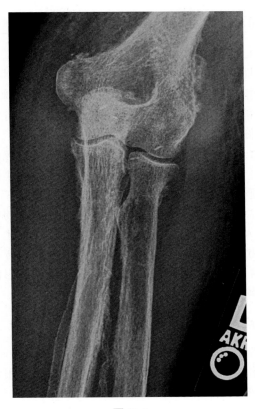

图 41-2

【病史】 62岁，移植患者出现多关节症状。

1. 鉴别诊断应包括哪些疾病？（可选择全部答案）

A. 血管功能不全

B. 肥大性骨关节病

C. 甲状腺肢端病

D. 厚皮性骨膜病

E. 多灶性结节性骨膜炎

2. 诊断多灶性结节性骨膜炎必需的信息是什么？

A. 用药史

B. 患者年龄

C. 疾病分布

D. 性别

3. 多灶性结节性滑膜炎好发于哪些人群？

A. 男性

B. 中年成年人

C. 非裔美国人

D. 糖尿病患者

4. 伏立康唑停药后最可能发生什么？

A. 骨膜炎稳定化

B. 慢性症状进展

C. 骨脆性增高

D. 骨膜炎缓解

病例41答案

多灶性结节性骨膜炎

1.B和E。均表现为弥漫性结节性骨膜炎，但是肥大性骨关节病常有疼痛。甲状腺肢端病引起肿胀和杵状指，但不疼痛，且骨膜炎更常见于小管状骨。血管机能不全影响下肢。厚皮性骨膜病常见于青年男性，好发于非裔美国人。

2.A。多病灶骨膜炎是抗真菌药物伏立康唑的并发症，可以在短管状骨、长管状骨及中轴骨产生结节性骨膜炎。

3.B。主要累及人群是长期使用伏立康唑的中年成年人。因此，任何真菌疾病患者都有风险发生，包括移植患者、免疫功能低下患者、接受化疗患者。

4.D。治疗方法是停用抗真菌药，症状和影像学表现均可好转。

点评

【临床信息】

伏立康唑是一种强效二代三唑抗真菌药，用于治疗免疫功能低下的侵袭性曲霉病和念珠菌败血症，尤其是肺移植患者。多病灶疼痛和关节痛是诊断该病一个重要临床表现。常见于长期使用伏立康唑的中年患者。

【发病机制】

本病的发病机制尚不清楚，但有假说认为氟化物毒性可能是病因。氟化物通过刺激成骨细胞诱导骨形成。伏立康唑引起的结节性骨膜炎与氟化物过量导致的变形性骨膜炎相似。停药可减轻骨膜炎的临床症状。

【影像学表现】

多灶性结节性骨膜炎的X线片特点是沿长管状骨（图S41-1）和短管状骨（图S41-2）骨干分布的结节性或大块状骨膜改变，骨膜炎可以随时间进展。骨膜炎还可能影响到中轴骨（图S41-3），这个征象可以与其他原因导致的弥漫性骨膜炎鉴别。核素扫描显示放射性核素在骨膜炎区域浓聚（图S41-4）。

【鉴别诊断】

鉴别诊断包括肥大性骨关节病、厚皮性骨膜病、甲状腺肢端病和静脉淤血。肥大性骨关节病（图S41-5）亦可导致疼痛骨膜炎，然而结节性骨膜炎分布更广泛，且累及中轴骨。甲状腺肢端病骨膜炎无疼痛症状，主要发生在手和足的小管状骨，不累及长管骨，其他临床表现常见眼球突出和胫前黏液性水肿。静脉淤血的骨膜反应往往发生在下肢（图S41-6）。

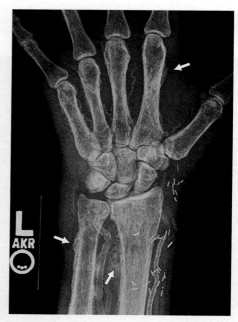

图S41-1 腕关节X线片示桡骨/尺骨（白箭）及第2（白箭）、第4和第5掌骨结节性骨膜炎

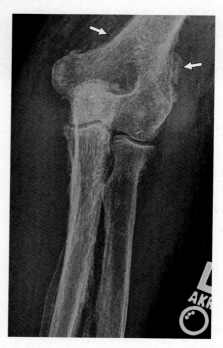

图S41-2 肘关节X线片示肱骨远端明显的肥厚性骨膜反应（白箭）

参考文献

Chen L，Mulligan ME. Medication-induced periostitis in lung transplant patients：periostitis deformans revisited. Skeletal Radiol. 2011；40：143-148.

交叉文献

Musculoskeletal Imaging：The Requisites，4th ed，358-359.

病例 42

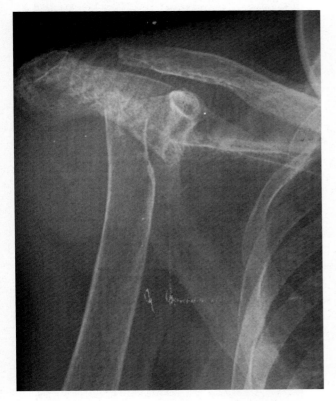

图 42-1

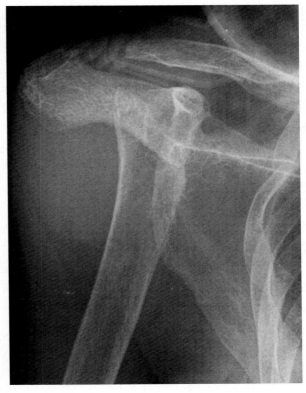

图 42-2

【病史】 35岁，慢性病程。

1.鉴别诊断应包括哪些疾病？（可选择全部答案）

A.脊髓空洞症

B.糖尿病

C.硬皮病

D.梅毒

E.脊柱裂

2.下列哪一项不是该病的特征？

A.密度减低

B.关节膨大

C.关节内碎片

D.脱臼

3.糖尿病患者足部神经性关节病的相对早期表现是什么？

A.关节半脱位

B.动脉粥样硬化

C.边缘侵蚀

D.应力性骨折

4.导致糖尿病足神经性关节病的原因是什么？

A.神经系统对疼痛反应的丧失和本体感受的缺乏

B.小血管血栓性疾病

C.关节营养缺乏

D.破骨细胞性骨吸收增加导致骨脆性增高

病例42答案

神经性关节病（萎缩性）

1.A，D和E。本例是典型的萎缩性神经性关节病影像表现。本病在肩部需考虑脊髓空洞、神经梅毒、脊髓肿瘤、脊髓脊膜膨出、先天性痛觉丧失、糖尿病、麻风病、周围神经损伤、胶原血管疾病、滑膜炎性关节病引起的周围神经性关节病。

2.A。增生性神经性骨关节病的5个阶段：骨质密度增高、关节肿胀、关节内及关节旁骨碎片、关节损毁和关节脱位。

3.D。骨折是神经性骨关节病相对早期的表现，尽管患者可能没有异常运动或外伤史。事实上，多达22%的糖尿病神经病变患者存在未发现的骨折。

4.A。痛觉防护和本体感觉缺失导致慢性关节失稳，从而造成异常负重和重复损伤，导致关节畸形和退变，最终关节破坏和损毁。

点评

【发病机制】

神经性骨关节病/神经性关节病是一种复杂的神经性疾病并发症，可能发展成严重的关节破坏。其发病机制仍然有争议，但很多专家认为反复创伤和交感神经调控血流量的变化是最重要的因素。痛觉保护和本体感觉的丧失导致慢性关节失稳，关节软骨的继发性变化导致纤维化和退变，最终骨皮质表面破坏。关节积液和软组织肿胀是常见的临床特征。

【影像学表现】

神经性骨关节病有3种表现：增生性、萎缩性和混合性。萎缩性神经性骨关节病（图S42-1～图S42-2）占40%，可见骨质吸收及其周围形成的界线清楚的移行带，本型最常见于肩关节、膝关节和髋关节，通常之前没有骨折史，骨质破坏边缘的骨质密度正常，没有外科手术迹象，与脊髓空洞症或周围神经损伤有关。

在下肢，神经性关节病最常见于髋关节和膝关节，可能归因于脊髓痨或者脊髓空洞症。在髋关节（图S42-3），渗出和关节囊膨胀造成的软组织肿胀和关节内碎片是重要征象。累及足部和踝关节的几乎都是混合性或增生性，由糖尿病或酒精中毒引起。负重是增生性神经性骨关节病进展的一个重要因素（图S42-4）。只有20%的神经性关节病是单纯的增生性表现。

参考文献

Dogan BE，Sahin G，Yagmurlu B，Erden I. Neuroarthropathy

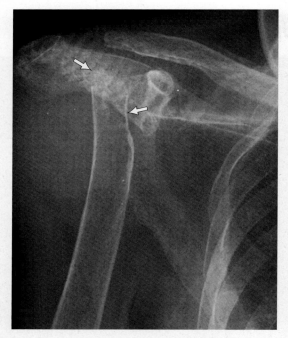

图S42-1　肩关节X线片示肱骨头弥漫性骨质疏松，骨质吸收和骨质残留之间的移行带非常清晰（白箭）。该患者有脊髓空洞

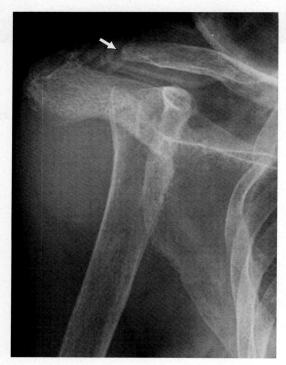

图S42-2　外旋前后位X线片（Grashey位）显示锁骨远端骨质吸收（白箭）。无手术史

of the extremities：magnetic resonance imaging features. Curr Probl Diagn Radiol. 2003；32：227-232.

交叉文献

Musculoskeletal Imaging：The Requisites，4th ed，311-314.

病例 43

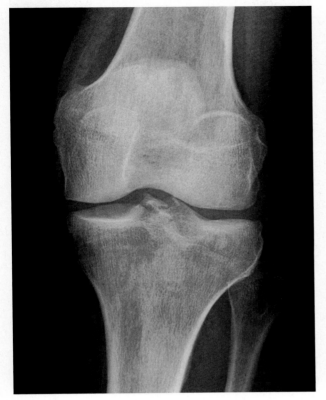

图 43-1

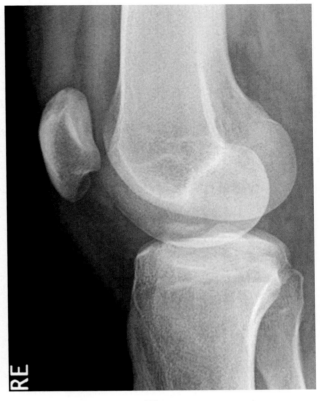

图 43-1

【病史】 24岁，机动车碰撞后膝关节疼痛。

1.鉴别诊断应包括哪些疾病？（可选择全部答案）

A.关节游离体

B.半月板骨化

C.结节性滑膜炎

D.髁间嵴骨折

E.胫骨髁撕脱骨折

2.与前交叉韧带（ACL）相关的胫骨撕脱骨折更易发生于以下哪类人群？

A.儿童

B.男性

C.女性

D.老年

3.关节内骨折的特征性表现是什么？

A.Hoffa脂肪垫水肿

B.关节积液

C.承重疼痛

D.关节积脂血征

4.后交叉韧带断裂可引起撕脱骨折的比例是多少？

A.0

B.约5%

C.约15%

D.约25%

病例43答案

（胫骨）髁间嵴骨折

1.A，D和E。骨性密度代表胫骨髁前内侧的撕脱骨折，胫骨髁中间破裂，可能误诊为关节游离体，因为髁间窝是游离体常见的部位。

2.A。前交叉韧带撕脱伤是儿童最常见的损伤之一，由前交叉韧带对髁间嵴前部的创伤性牵拉所致，成年人少见，往往有高速的损伤机制，如机动车祸伤或高处坠落伤。

3.D。关节积脂血征表明关节积液内有骨髓脂肪。

4.B。约6%后交叉韧带撕裂与撕脱骨折相关。

点评

【发病率】

ACL撕脱骨折几乎只发生在胫骨髁间嵴，儿童发病率高，病因是坠落或膝盖过伸引起的损伤，或膝盖弯曲状态下股骨远端直接受外力打击。ACL张力增加往往在胫骨髁间嵴骨折前导致韧带部分撕裂。

【影像学表现】

基于Meyers-McKeever分类，ACL撕脱骨折分四型：I型损伤，不完全的撕脱骨折，胫骨髁间嵴无/轻微前移位；Ⅱ型骨折片向前抬高，但骨折不完全；Ⅲ型有完全分离的骨折片（图S43-1～图43-2），Ⅲa只影响ACL附着处，Ⅲb累及大部分髁间嵴；Ⅳ型骨折片旋转或粉碎。前后位（AP）可以显示胫骨嵴中断，侧位片显示髁间嵴骨折最好。MRI可显示骨折碎片，尤其是用于区分Ⅱ和Ⅲ型骨折（图S43-3）。

【鉴别诊断】

PCL撕脱骨折不常见，多见于成年人。骨折起源于PCL的胫后附着处，高速损伤，如机动车事故，产生三角形或锥形骨碎片，通常完全移位至关节内（图S43-4）。ACL、PCL撕脱骨折均可能误诊为关节游离体。

参考文献

Miller LS，Yu JS. Radiographic indicators of acute ligament injuries of the knee：a mechanistic approach. Emerg Radiol. 2010；17：435-444.

交叉文献

Musculoskeletal Imaging：The Requisites，4th ed，237-239.

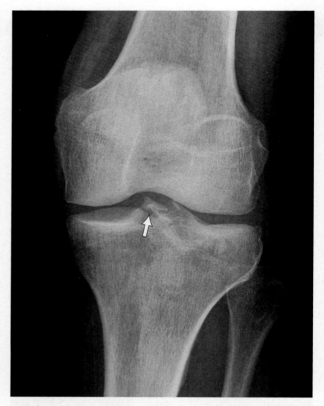

图S43-1　左膝关节前后位X线片示胫骨髁间棘透亮线影（白箭）。无其他异常

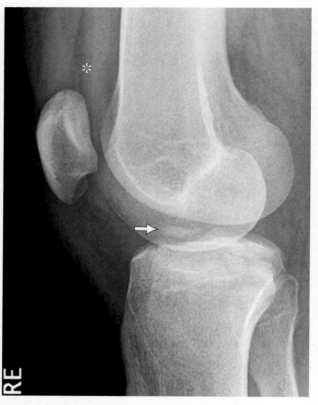

图S43-2　侧位X线片示关节积脂血征（星号）和膝关节前部长条状骨碎片（白箭）

病例 44

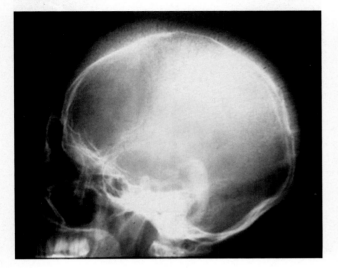

图 44-1

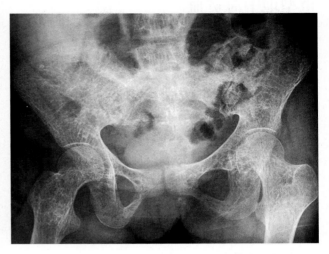

图 44-2

【病史】 24岁，下肢无力。

1.考虑哪些疾病？（可选择全部答案）

A.镰状细胞贫血病

B.软骨病

C.地中海贫血

D.骨质疏松症

E.结节病

2.患者右上腹疼痛表明什么？

A.肝炎

B.结肠炎

C.胆囊炎

D.胰腺炎

3.下列哪项不是髓外造血的临床表现？

A.颅骨竖发征表现

B.后纵隔软组织肿块

C.椎旁球形占位

D.骨中骨表现

4.患者出现严重的脊髓压迫症状时最应考虑什么？

A.髓内出血

B.髓外硬膜外造血病变

C.椎体骨折压迫

D.椎间盘突出

病例44答案

重型地中海贫血

1.C。颅骨X线片示髓外造血征象。骨盆X线片的主要表现是髓腔扩大、骨皮质变薄，骨髓增生致骨小梁粗大，弥漫骨质疏松。

2.C。重型地中海贫血者易患胆结石。

3.D。重型地中海贫血患者的髓外造血临床表现包括颅骨的"竖发征"表现、后纵隔软组织包块和胸腔外椎旁病变。骨中骨表现与骨髓梗死相关。

4.B。硬膜外间隙的髓外造血病灶可能导致脊髓压迫，特别是胸椎和腰椎。

点评

【病理因素】

地中海贫血综合征的特征是珠蛋白信使核糖核酸显著减少导致α或β多肽链血红蛋白合成障碍。β-重型地中海贫血最为常见，β链的减少或缺乏导致总血红蛋白合成减少，产生严重的低色素性贫血。过量的α链形成红细胞包涵体导致红细胞溶血和无效造血，与骨髓功能亢进、胎儿血红蛋白产生过剩相关。

【影像学表现】

骨髓增生、髓外造血导致肝脾大、颅骨（图S44-1）和面部畸形、病理性骨折和生长迟缓。骨性结构也出现骨质疏松、皮质变薄和骨小梁粗大（图S44-2～图S44-4）。髓腔扩张导致肋骨膨大是常见征象（图S44-5）。

【髓外造血】

胸内的髓外造血表现是中下胸部后纵隔椎旁软组织包块（图S44-6），单侧或双侧均可发生，通常呈圆形或分叶形且不含钙化。骨髓增殖扩张所致的颅骨竖发征表现伴上颌骨肥大和切牙前移，形成地中海贫血特征性的"啮齿动物面容"。红细胞增多症、骨髓纤维化、白血病、霍奇金病的患者和其他骨髓替换过程偶尔会产生髓外造血的需求。

参考文献

Dinan D，Epelman M，Guimaraes CV，Donnelly LF，Naqasubramanian R，Chauvin NA.The current state of imaging pediatric hemoglobinopathies. Semin Ultrasound CT MR. 2013；34：493-515.

交叉文献

Musculoskeletal Imaging：The Requisites，4th ed，566-569.

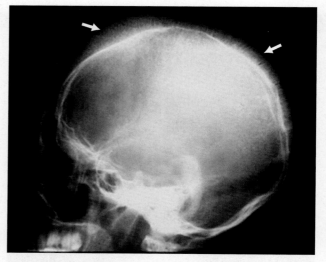

图S44-1　颅骨X线侧位片示骨髓腔造血活性增高导致的伴有骨小梁垂直骨针的颅骨竖发征表现（白箭）

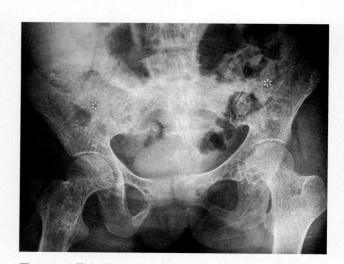

图S44-2　骨盆前后位X线片示重型地中海贫血特征表现：髂骨（星号）和近端股骨弥漫性骨质疏松、骨皮质变薄和粗大的骨小梁

病例 45

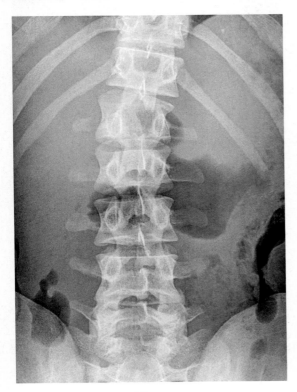

图 45-1

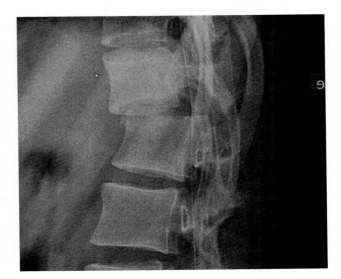

图 45-2

【病史】 22岁，从40英尺（1英尺≈0.3米）高的脚手架坠落损伤。

1.鉴别诊断应包括哪些疾病？（可选择全部答案）

A.L_1横突骨折

B.L_1椎板骨折

C.L_1上终板骨折

D.L_1～L_2椎小关节半脱位

E.T_{12}～L_1后纵韧带断裂

2.Chance骨折占脊柱骨折的比例是多少？

A.＜2%

B.10%

C.20%

D.30%

3.哪个部位最常见Chance骨折？

A.T_{10}～T_{11}

B.T_{12}～L_1

C.L_2～L_3

D.L_4～L_5

4.什么是"空洞"征？

A.侧位X线片神经孔断裂

B.前后位X线片椎弓根边缘缺失

C.椎间隙扩大

D.前后位X线片棘突间距离扩大

病例 45 答案

Chance骨折（安全带骨折）

1.A，C，D和E。该患者T_{12}～L_1水平Chance骨折、L_1右侧横突骨折、L_1上终板压缩骨折、椎小关节半脱位伴T_{12}～L_1后纵韧带断裂。

2.B。这种骨折过去通常见于使用安全带的情况，占全部脊柱骨折的10%。

3.C。约50%Chance骨折发生在L_2～L_3水平。

4.D。空洞征是指棘突间距扩大，导致前后位X线片示椎板大孔样的表现。

点评

【损伤的变异和机制】

Chance骨折最初认为是一种横行骨折，从棘突和椎弓开始，扩展到椎体，并通过神经孔前部上终板。包括单纯骨损伤、累及三柱结构和单纯韧带损伤（图S45-1～图S45-5）。椎体压缩骨折并不是观察到的主要表现。损伤机制与躯干屈曲并向前的剪切力相关。安全带阻挡或腹部坠落伤导致拉力只作用在脊柱，因此主要引起分离损伤。

【诊断依据】

良好的侧位X线片有助于诊断，但多发外伤者往往不能配合。Chance损伤可通过仔细观察胸腰段脊柱前后位X线片来诊断，包括棘突间距增大（空洞征）、椎弓根和（或）横突断裂、棘突骨折、椎板骨折、椎间隙或关节突关节间隙扩大和肋间隙扩大。计算机断层扫描（CT）矢状位图像有助于术前计划的制订。CT表现包括椎小关节分离所致的关节面裸露征和轴位CT图像所示椎弓根骨折的椎弓根崩解征。

【临床注意事项】

约40%的患者有腹腔内损伤，最常见于肠管和肠系膜，在影像上表现不明显。

参考文献

Bernstein MP，Mirvis SE，Shanmuganathan K. Chance-type fractures of the thoracolumbar spine：imaging analysis in 53 patients. AJR Am J Roentgenol. 2006；187：859-868.

交叉文献

Musculoskeletal Imaging：The Requisites，4th ed，153-154.

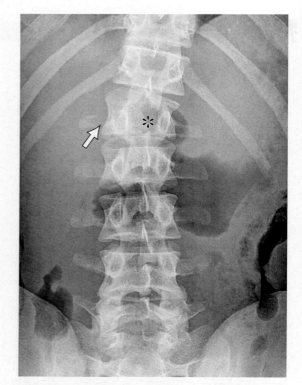

图S45-1　前后位X线片示T_{12}～L_1棘突间距增大（星号），L_1右侧横突骨折（白箭）

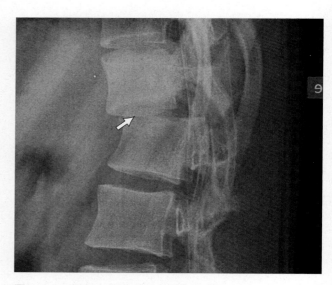

图S45-2　侧位X线片示T_{12}椎体向前半脱位，椎间隙变窄，L_1上终板轻微压缩骨折（白箭）

病例 46

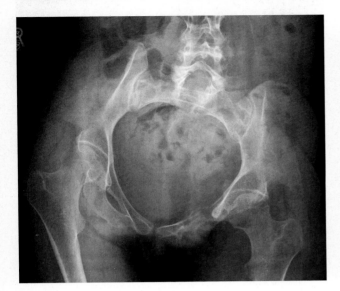

图 46-1

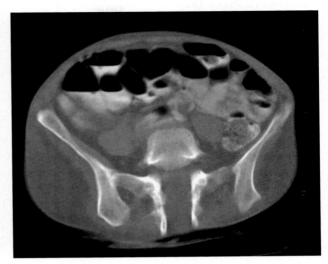

图 46-2

【病史】 25岁，先天畸形。

1.鉴别诊断应包括哪些疾病？（可选择全部答案）

A.骶骨发育不全

B.脊柱裂

C.尾部退化综合征

D.脊髓拴系

2.下列哪项不是尾部退化综合征的病因？

A.妊娠糖尿病

B.先天性皮肤残留

C.遗传倾向

D.血管灌注不足

3.下列哪项不是尾部退化综合征的泌尿生殖系统表现？

A.肛门闭锁

B.外生殖器畸形

C.神经性膀胱或肾脏发育不全

D.结肠缺如

4.什么是并腿畸形？

A.一侧下肢部分缺如

B.双侧下肢部分缺如

C.下肢先天性缺如

D.下肢先天性融合

病例46答案

尾部退化综合征

1.A，B和C。骶骨中线未闭或脊柱闭合不全是骶骨发育不全或尾部退化综合征的主要表现，常伴脊髓栓系，需要行全脊柱成像。

2.B。先天性皮肤残留是指由鳞状上皮排列包含皮肤附属物的脊柱皮样多房囊性肿瘤，与尾部退化综合症或骶骨发育不全不相关。

3.D。临床表现取决于疾病的严重程度，包括下肢无力、2个骶椎缺失所致神经源性膀胱、大小便失禁、肛门直肠闭锁、外生殖器畸形、肾脏发育不全、肺发育不全。

4.D。并腿畸形或美人鱼综合征是指先天性下肢融合。

点评

【临床症状】

尾部退化综合征是胚胎前3个月尾部中胚层和外胚层发育缺陷导致的尾部椎体、神经系统和软组织缺陷的一组病变。缺陷包括部分或完全性骶骨发育不全、脊柱裂（图S46-1～图S46-2）、脊髓狭窄、脊髓圆锥呈三角或楔形改变、脊髓拴系、脊膜脊膨出。临床表现取决于疾病的严重程度，包括下肢无力、大小便失禁、肛门直肠闭锁、外生殖器畸形、肾脏发育不全、肺发育不全。尾部退化综合征出现并腿畸形（先天性下肢融合）是偶发现象，并不是综合征的一部分。

【影像学表现】

该综合征的骶骨发育情况多样，可能只影响末节骶骨（图S46-3）、50%骶骨或几乎全部骶骨。融合畸形并不少见。骶骨缺如时，髂骨与腰椎形成关节，受牵拉向中线移位，导致骨盆缩窄。超过50%的病例可见脊柱侧弯。

参考文献

Boulas MM. Recognition of caudal regression syndrome. Adv Neonatal Care. 2009；9：61-69.

交叉文献

Musculoskeletal Imaging：The Requisites，4th ed，509-511.

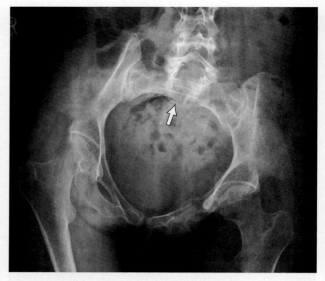

图S46-1　骨盆前后位X线片示骶骨发育不全和L₅及骶椎巨大的中线融合缺陷（白箭）

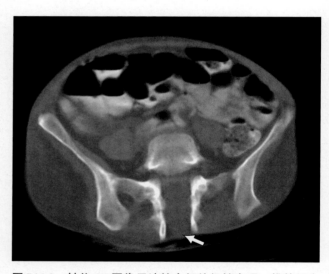

图S46-2　轴位CT图像示该综合征特征性表现：椎管闭合不全（白箭）

病例 47

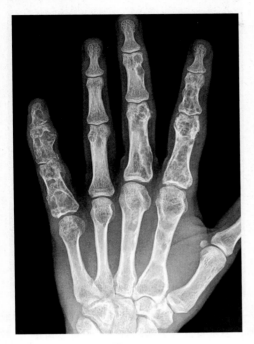

图 47-1

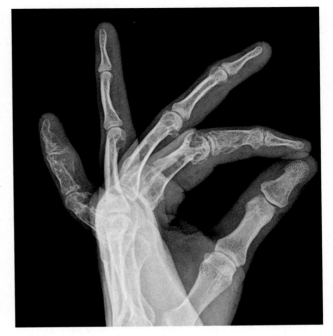

图 47-2

【病史】 男，20岁，手部包块。

1.最佳诊断是什么?

A.骨肉瘤

B.骨纤维异常增殖症

C.Ollier病

D.遗传性外生骨疣

E.内生性软骨瘤病

2.该患者第5指发生了什么?

A.肉瘤样恶变

B.病理性骨折

C.感染

D.原有的内生性软骨瘤增大

3.该患者肉瘤样恶变的概率是多少?

A.无

B.1% ～ 25%

C.25% ～ 50%

D.50% ～ 75%

4.Maffucci综合征是什么?

A.多发骨软骨瘤和软组织血管瘤

B.内生性软骨瘤病和软组织血管瘤

C.多发骨软骨瘤和骨血管瘤

D.内生性软骨瘤病和骨血管瘤

病例47答案

内生性软骨瘤病

1.C和E。典型内生性软骨瘤病主要表现是多发软骨病变伴点状钙化，大部分指骨和掌骨骨髓腔变形，导致骨内扇贝征。典型骨肉瘤通常累及长骨干骺端，表现为硬化的成骨性病变。遗传性多发性外生骨疣位于管状骨干骺端近关节处，表现为有蒂/无蒂的骨软骨瘤。

2.A。肉瘤样恶变，中节指骨斑片状骨皮质破坏。

3.C。本病肉瘤样恶变概率高达25%～50%，平均30%。青壮年患者常见骨肉瘤变，老年患者常见软骨肉瘤和纤维肉瘤变。

4.B。Maffucci综合征的特点是内生性软骨瘤病、非遗传性、伴多发软组织海绵状血管瘤。

点评

【基本资料】

内生性软骨瘤病或Ollier病，以多发内生软骨瘤为特征，好发于手部，如本例患者。它是一种好发于单侧肢体的非遗传性疾病，源自生长板或骨膜软骨化生的异常软骨增殖。

【影像学表现】

X线片示病变位于掌骨、指骨（图S47-1～图S47-2）或长管状骨（图S47-3）的髓腔。该患者手部多发内生软骨瘤表现为密度减低、骨质膨胀和局部骨皮质缺损，内有点状钙化。长骨，髓腔病变可广泛位于骨干和干骺端，累及包括髓腔和皮质骨的所有区域（图S47-4）。CT可有效显示软骨基质构成（图S47-5）。未成年患者累及骨骺，可导致发育障碍。

【恶性转化】

连续X线片发生进行性骨皮质破坏并侵犯邻近软组织（图S47-6），应高度怀疑恶变。据报道，30%～50%的患者可发生恶变。恶性肿瘤的风险受患者年龄影响，随患者罹病时间而增高，大部分恶变为软骨肉瘤。

参考文献

Muthusamy S，Conway SA，Temple HT. Five polyostotic conditions that general orthopedic surgeons should recognize （or should not miss）. Orthop Clin North Am. 2014；45：417-429.

交叉文献

Musculoskeletal Imaging：The Requisites，4th ed，386-387.

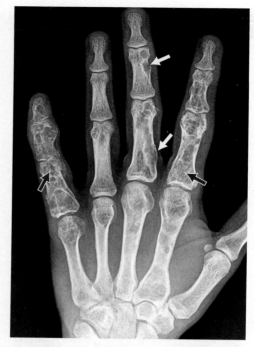

图S47-1　正位X线片示多发指骨和掌骨软骨瘤导致骨髓腔膨胀，多发骨皮质变薄的骨内扇贝征（白箭），数个病灶内软骨样基质形成（黑箭）

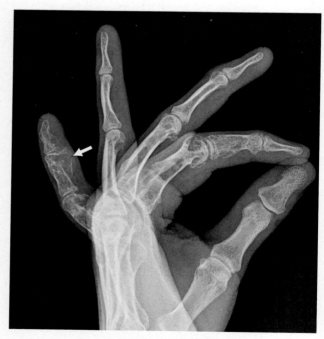

图S47-2　侧位X线片示第5中节指骨部分骨皮质破坏，伴软组织肿块（白箭）

病例 48

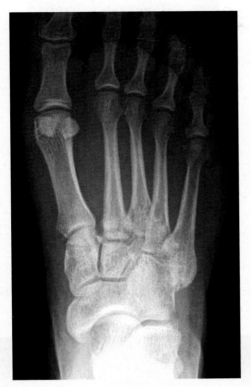

图 48-1

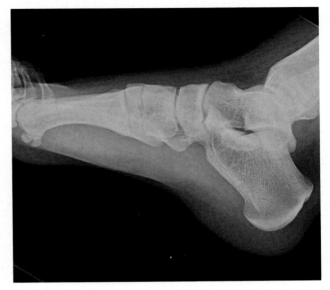

图 48-2

【病史】 19岁，足部外伤。

1.鉴别诊断应包括哪些疾病？（可选择全部答案）

A.第2跖骨骨折

B.跖骨间骨

C.中间楔状骨骨折

D.跖跗韧带（Lisfranc 韧带）断裂

E.关节内游离体

2.哪种简单易行的检查方法有助于确诊？

A.MR

B.CT

C.结合对侧足X线片进行对比

D.承重位X线片

3.该患者的损伤方式是什么？

A.分离

B.部分内侧脱位

C.部分同侧脱位

D.完全同侧脱位

4.多少患者将发生跖跗关节炎？

A.＜5%

B.10%

C.25%

D.50%

病例48答案

跖跗关节（Lisfranc）骨折–脱位

1.A，C和D。主要观察到中间楔状骨和第2跖骨基底部间的小骨片影。诊断依据是正位X线片示中间楔状骨或第2跖骨基底部撕脱骨折，提示跖跗韧带断裂和跖骨间骨形成。仔细观察侧位X线片可见第2跖骨基底部向背侧半脱位和背部软组织肿胀。

2.D。非负重侧位片很难发现背侧半脱位，正位X线片很难发现跖骨间隙或楔状骨间隙扩大，而负重位或站立位X线片是有效办法。

3.C。该患者部分同侧脱位。

4.C。20%～30%患者会发生跖跗关节骨性关节炎。

点评

【解剖基础】

跖跗关节骨折脱位涉及跖跗韧带（Lisfranc韧带）损伤。第2～5跖骨基底部有横向跖骨间韧带连接，而第1～2跖骨基底部间不存在该韧带，第2跖骨基底部与中间楔状骨通过斜形韧带（Lisfranc韧带）连接。第2跖骨基底部的撕脱骨折经常发生在该韧带附着处（图S48-1～图S48-2）。因为足底有强大的足底韧带和肌腱支撑，大部分脱位发生在背侧，但需负重位摄片才能观察到，足背中部软组织肿胀有助于诊断，如出现第1、2跖骨基底部间距扩大可明确诊断。如果诊断不明确或由于肌腱或骨折碎片内陷无法观察到（图S48-3和图S48-4），应行MRI或CT检查。

【损伤类型】

Lisfranc损伤有两种主要方式。当跖骨基底部向外侧移位时是同向（聚合）脱位模式，涉及5个跖骨是完全损伤，只涉及1个或2个跖骨是部分损伤（图S48-5）。分离模式是指第1跖骨基底部向内侧、而第2跖骨或第2～5跖骨向外侧脱位，内侧半脱位还可以发生在足舟骨内侧-楔状骨关节（图S48-6）。部分内侧脱位指发生于第1跖骨的内侧半脱位。治疗的目的是恢复解剖位置。如果移位＜2mm，采取闭合复位即可。明显的骨折脱位需要切开复位并内固定。

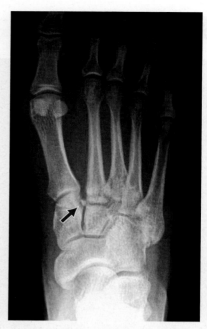

图S48-1　足部正位X线片示第1和第2跖骨基底部间隙轻微扩大和小撕脱骨折片（黑箭）

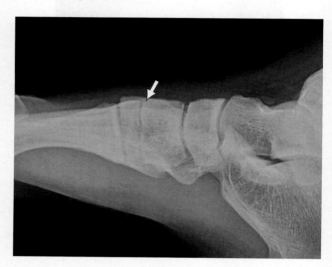

图S48-2　侧位X线片示第2跖跗关节轻微向背侧半脱位（白箭）

参考文献

Nazarenko A，Beltran LS，Bencardino JT. Imaging evaluation of traumatic ligamentous injuries of the ankle and foot. Radiol Clin North Am. 2013；51：455-478.

交叉文献

Musculoskeletal Imaging：The Requisites，4th ed，240-241.

病例 49

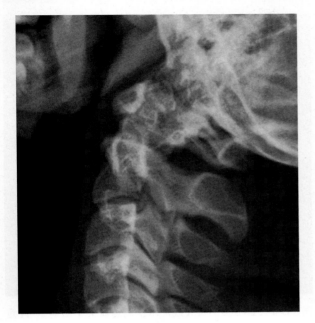

图 49-1

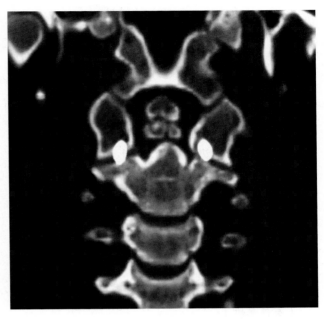

图 49-2

【病史】 23岁，机动车碰撞伤。

1.鉴别诊断应包括哪些疾病？（可选择全部答案）

A.齿状突永存骨化中心

B.齿状突发育不全

C.齿状突骨折

D.游离齿状突（齿状突小骨）

2.游离齿状突决定寰枢关节不稳定的因素是什么？

A.游离体大小

B.C_1和游离体间横韧带

C.C_1前弓肥大

D.游离体数量

3.哪一型齿状突骨折有类似表现？

A.Ⅰ型齿状突骨折伴骨折不愈合

B.Ⅱ型齿状突骨折伴骨折不愈合

C.Ⅲ型齿状突骨折伴骨折不愈合

D.没有骨折与之表现类似

4.屈伸运动不会发生以下哪种表现？

A.C_1、C_2侧块脱位

B.游离骨固定于寰椎并随之移动

C.屈曲运动时椎管狭窄

D.伸展运动时棘突椎板线正常

病例49答案

游离齿状突

1.A，C和D。该患者齿状突发育不全，其上方有一个游离骨（游离齿状突）。因此，也可以考虑是永存骨化中心和适当临床环境下的齿状突骨折。

2.B。稳定性取决于齿状突游离骨与齿状突间隙的水平（高度）和齿状突发育的程度。如果横韧带附着于游离骨，齿状突与寰椎无法形成稳定关系，是寰枢关节不稳定的一种结构。

3.B。Ⅱ型齿状突骨折伴骨折不愈合的部分患者可有类似表现。

4.A。侧块可能发生半脱位，而不是脱位。其他选项均正确。

点评

【发育基础】

游离齿状突是指一个游离骨存在于发育不全的齿状突之上（图S49-1～图S49-2），特征表现：体积较小、圆形或椭圆形、骨皮质完整的游离骨位于齿状突上方或更靠近颅底。诊断该畸形的一条线索是寻找并发的畸形，包括寰椎后弓发育不良和前弓肥大。虽然部分病例是由于5岁前未被发现的齿状突骺板骨折造成的创伤后状态，但多数专家认为游离齿状突代表一种先天性畸形（齿状突发育不全继发的永存骨化中心过度生长）。

【类型】

有两种类型：原位型的枢椎与游离骨位置正常，只是间隙扩大；异位型的游离骨伴有脱位。

【稳定因素】

稳定性取决于游离骨与齿状突裂隙的位置和齿状突发育情况。如果横韧带附着于游离骨，齿状突与寰椎无法形成稳定关系。严重不稳定的情况下，椎管内径会明显缩小。稳定性的评估可以借助于屈伸运动侧位X线片（图S49-1～图S49-3），测量游离骨移位的程度和椎管内径的变化非常重要。计算机断层扫描（CT）（图S49-4）或磁共振成像可以进一步评价横韧带的完整性。

参考文献

Matsui H，Imada K，Tsuji H. Radiographic classification of osodontoideum and its clinical significance. Spine. 1997；22：1706-1709.

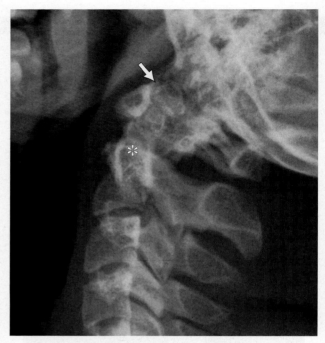

图S49-1　寰枢椎侧位X线片示游离齿状突（白箭）。注意 C₁ 前弓下缘水平的齿状突截断表现（星号）

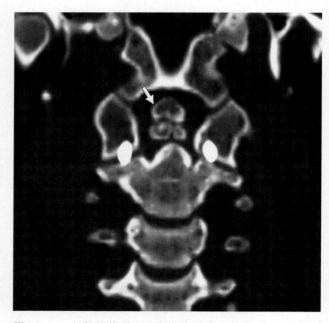

图S49-2　上段颈椎的CT冠状位图像示齿状突分裂畸形（白箭）

Rozzelle CJ，Aarabi B，Dhall SS，et al. Osodontoideum. Neurosurgery. 2013；72（suppl 2）：159-169.

交叉文献

Musculoskeletal Imaging：The Requisites，4th ed，144-145.

病例50

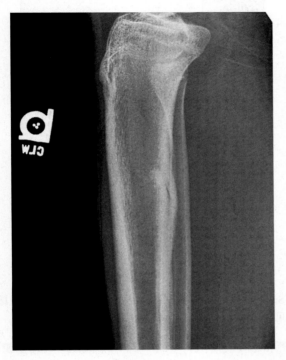

图 50-1

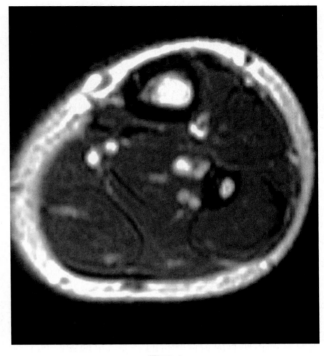

图 50-2

【病史】 男，25岁，军人，腿痛。

1.基于患者X线片表现，可能诊断是什么？（可选择全部答案）

A.纵向应力性骨折

B.骨样骨瘤

C.正常营养血管

D.附丽病（起止点病）

E.远端骨折

2.纵向应力性骨折最好发的部位是哪里？

A.胫骨骨干

B.股骨骨干

C.胫骨干骺端

D.股骨颈

3.该患者核素扫描的预期表现是什么？

A.没有代谢活跃

B.横向线性代谢活跃

C.梭形皮质代谢活跃

D.圆周形代谢活跃

4.胫骨"可怕的黑线（dreaded black line）"征说明了什么？

A.由充血引起的骨皮质密度降低

B.应力性骨折部位的骨膜抬高

C.穿过胫骨干前侧的横向骨折

D.骨折不愈合

病例50答案

纵向应力性骨折

1.A和B。X线片示胫骨后方骨皮质增厚，可见垂直透亮线，与邻近骨膜反应有关。虽然应力性骨折是最可能的诊断，但单从影像学表现分析骨样骨瘤不能完全排除。如果垂直透亮影不明显，则附丽病和远端骨折也应考虑。MRI图像最终证实了本例的诊断。

2.A。纵向应力性骨折几乎全部发生在胫骨和股骨骨干，其中绝大多数累及胫骨。

3.C。这些应力性骨折沿着所累及的骨皮质呈现梭形的纵向代谢活跃。

4.C。"可怕的黑线"是指胫骨骨干前方的透亮线，表示存在横向骨折线。

点评

【风险因素】

运动导致的累及胫骨的应力性反应和应力性骨折常见，约占所有应力性骨折的75%。早期诊断对于预防并发症和早期恢复非常重要。应力性骨折的发病机制尚不完全清楚，最初是以破骨细胞引起的骨吸收增加，继而刺激诱发骨重塑，随着刺激因素的持续，骨吸收和骨修复之间的不平衡导致骨强度减弱，负重、肌肉活动和疲劳都可能是加重因素。加速的骨皮质内重塑导致微小骨折、骨密度降低和吸收空腔形成，这些空腔可能融合并最终破坏骨皮质或骨小梁。

【Fredericson分类】

胫骨内侧应力综合征可以依据磁共振表现使用Fredericson分类系统进行分级：

0级，骨骼正常。

1级，胫骨内侧骨膜水肿。

2级，T_2加权像上出现骨膜炎和骨内膜水肿。

3级，T_1加权像和T_2加权像上均可见明显骨髓水肿。

4a级，可见骨皮质内信号强度的变化。

4b级，可见线性骨皮质破坏区（图S50-1～图S50-2）。

【影像学表现】

本例骨折在X线片中表现明显，但通常应力性骨折在X线片表现为阴性，即使在整个治疗过程中，也有50%的病例依然如此。纵向骨折多发生在营养孔附近，特备是在股骨。核素扫描受累骨皮质呈梭形改变为该病特征性表现（图S50-3）。CT扫描可见骨皮质线样透亮影，与骨膜和骨内膜骨痂形成有关。

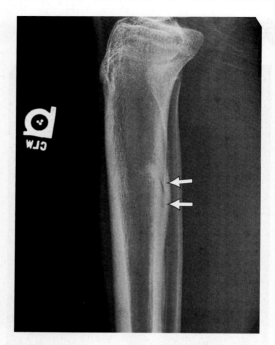

图S50-1　侧位X线片示胫骨近端后侧骨皮质梭形增厚，内见纵向垂直透亮影（白箭）

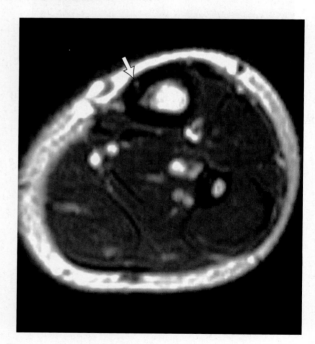

图S50-2　2天后轴位质子密度加权MRI示：骨皮质内垂直的骨折线影（白箭）

参考文献

Kijowski R，Choi J，Shinki K，Del Rio AM，De Smet A.Validation of MRI classification system for tibial stress injuries. AJR Am J Roentgenol. 2012；198：878-884.

交叉文献

Musculoskeletal Imaging：The Requisites，4th ed，9-13.

病例 51

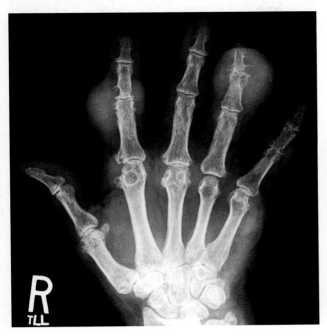

图 51-1

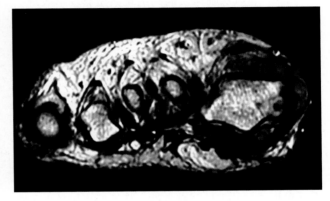

图 51-2

【病史】 男，44岁，多关节疼痛。

1.根据图像表现，鉴别诊断应包括哪些疾病?（可选择全部答案）

A.类风湿关节炎

B.痛风

C.结核性关节病

D.痛风石样假性痛风

2.痛风从临床发病到出现典型影像学表现一般需要经过多长时间?

A.6～8年

B.4～6年

C.2～4年

D.＜1年

3.手部的软组织肿块代表什么?

A.血管瘘形成

B.尿酸结晶沉积

C.软组织肿胀

D.Heberden结节

4.痛风石在MRI上最具特征性的表现是什么?

A.T_1WI呈低信号，T_2WI呈高信号

B.T_1WI呈高信号，T_2WI呈低信号

C.T_1WI和T_2WI均呈低信号

D.T_1WI和T_2WI均呈高信号

病例51答案

痛风

1.B和D。本例患者手部X线片有典型痛风性关节炎的表现，可见关节旁软组织肿块及有外翘边缘的骨侵蚀。焦磷酸盐关节病有时也可出现类似的表现，因此被称为痛风石样假性痛风。

2.A。痛风从临床发病到出现典型影像学表现会间隔很多年，尽管有些人认为会间隔7～12年，但大多数专家认为，至少需要6～8年。

3.B。痛风石是单水尿酸钠晶体的沉积物。

4.C。痛风石在MRI上可有多种表现，但最能诠释痛风病变特点的是T_1WI和T_2WI均呈低信号。

点评

【病理信息】

痛风是由尿酸盐晶体在组织中沉积引起的疾病，有两种形式：特发性和继发性。特发性痛风是由于磷酸核糖转移酶缺乏引起的尿酸盐异常排泄，使尿酸过量生成。继发性痛风有多种原因，在一些疾病中，尿酸的增加是由核蛋白（真性红细胞增多症，骨髓纤维化，白血病，多发性骨髓瘤，贫血，银屑病和糖原贮积病）的过度分解所致，而在另一些疾病中则是基于肾衰竭所致。

【X线表现】

痛风在X线检查中有特征性表现，痛风石可以发生在软组织、滑膜、软骨和骨骼中，骨质侵蚀通常表现为锐利的硬化边，并形成特征性的"外翘样"边缘（图S51-1～图S51-3）。痛风石内的钙化并不少见，可增加痛风石的密度（图S51-4）。关节狭窄通常发生在疾病晚期，最明显的位置是在足的第一跖趾关节和手的关节。

【进一步的影像学表现】

痛风在MRI上表现有时会类似肿瘤，因为它能引起显著的骨膜反应和骨髓水肿，骨质破坏和关节旁软组织肿块（可以强化）会类似恶性改变。MRI诊断痛风病变的关键是在病变内找到T_1WI和T_2WI均呈低信号的病灶（图S51-5）。双能量CT扫描的新进展扩大了其应用的灵敏度和特异性（图S51-6）。

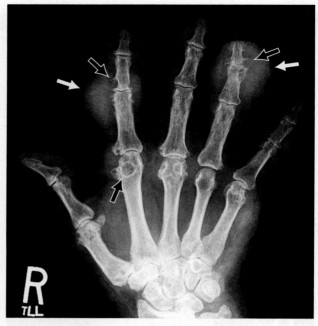

图S51-1　X线片示明显的软组织痛风结节（白箭），并可见特征性骨侵蚀的"外翘样边缘"和硬化边（黑箭）

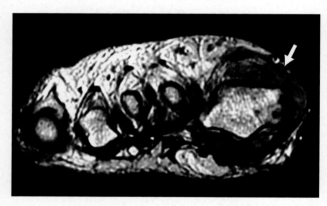

图S51-2　磁共振轴位T_2显示痛风石为低信号肿块（白箭）

参考文献

Girish G，Glazebrook KN，Jacobson JA. Advanced imaging in gout. AJR Am J Roentgenol. 2013；201：515-525.

Yu JS，Chung C，Recht M，Dailiana T，Jurdi R. MR imaging of tophaceous gout. AJR Am J Roentgenol. 1997；168：523-527.

交叉文献

Musculoskeletal Imaging：The Requisites，4th ed，294-297.

病例52

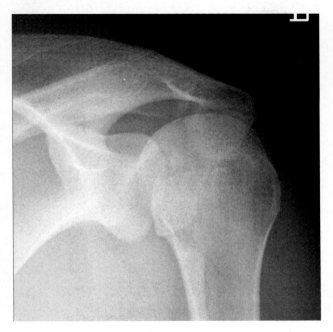

图52-1

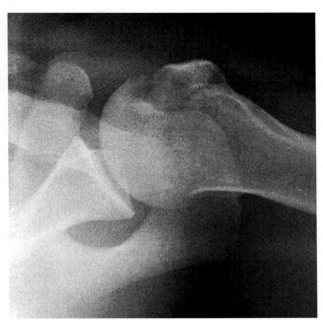

图52-2

【病史】　33岁，肩关节痛。

1.你会考虑到下列哪些病变？（可选择全部答案）

A.小结节骨折

B.肩关节后脱位

C.肱头骨坏死

D.肩关节前脱位

E.槽样病变（Trough征）

2.这种类型占肩关节脱位的比例为多少？

A.＜5%

B.25%

C.50%

D.＞75%

3.这种异常改变的亚型不包括以下哪项？

A.肩峰下型

B.盂下型

C.冈下型

D.喙突下型

4.合并出现小结节骨折的概率有多少？

A.＜5%

B.10%

C.25%

D.50%

病例52答案

肩关节后脱位

1.A，B和E。第一张X线片是盂肱关节后脱位，并肱骨头撞击关节盂后缘造成的槽线状嵌入改变，第二张X线片是在复位后拍摄，可以看到小结节骨折。

2.A。后脱位占盂肱关节脱位不到5%。

3.D。喙突位于肩胛骨前缘，这个位置的喙突下型是盂肱关节前脱位最常见的亚型。

4.C。盂肱关节后脱位患者中合并出现小结节骨折的概率不到25%。

点评

【一般信息】

盂肱关节后脱位是创伤患者中最常见的误诊之一。在最初的X线评估中，约有50%的这类损伤会被漏诊。多种因素会导致误诊：由于肩膀被固定在内旋位，因此可能无法进行充分的观察；临床上，提示脱位的重要征象可能会被合并的血肿、肌肉痉挛或相关骨折所掩盖。癫痫发作是导致这种损伤最常见的原因，另外触电也是一个重要的原因，两者都可能造成双侧脱位。

【类型】

肩关节后脱位有3种类型，最常见的是肩峰下型，盂下型和冈下型相对少见。

【影像学表现】

患者常表现为上臂内旋固定状，X线片上重要的征象有：Trough征（肱骨头前缘一条垂直线样的压缩骨折）（图S52-1～图S52-4），环征（关节增宽大于6 mm），半月征消失（肱骨头与关节盂重叠影消失）（图S52-5），Velpeau征（肱骨头向上半脱位），以及肩胛骨-肱骨弓型结构的断裂。计算机断层扫描（CT）或磁共振成像可以显示反向的骨性Bankart病变（图S52-6），后盂唇撕裂、骨膜剥离及肱骨后缘盂肱韧带复合体的撕脱伤。出现肱骨近端小结节骨折时应怀疑到盂肱关节后脱位的可能性（图S52-2）。陈旧性脱位患者，特别是老年人群，由于机械性压迫侵蚀使槽样病变扩大，常导致假关节形成（图S52-4）。

参考文献

Saupe N，White LM，Bleakney R，et al. Acute traumatic

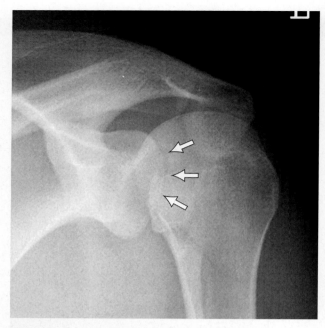

图S52-1 Grashey位X线片示肱骨头位于关节盂后方，导致关节间隙消失并肱骨头挤压性骨折（白箭）

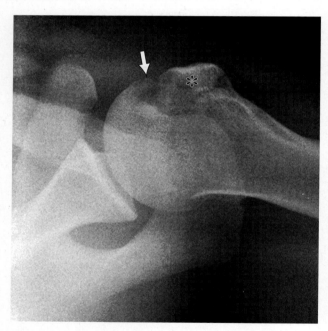

图S52-2 腋位X线片示肱骨头前缘表面的槽样病变（白箭）和肱骨小结节骨折（星号）

posterior shoulder dislocation：MR findings. Radiology. 2008；248：185-193.

交叉文献

Musculoskeletal Imaging：The Requisites，4th ed，88-89.

病例 53

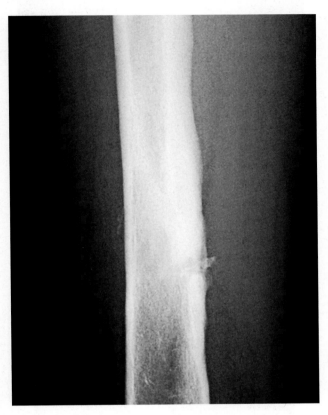

图 53-1

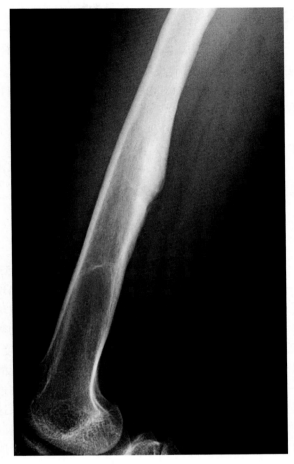

图 53-2

【病史】 31岁，农民，长期存在病变困扰。

1.鉴别诊断需要考虑哪些病变？（可选择全部答案）

A.骨包壳

B.应力性骨折

C.骨样骨瘤

D.死骨

E.慢性骨髓炎

2.该例患者在进一步检查中最特异的检查方法是哪项？

A.PET-CT和标记白细胞显像

B.MRI增强扫描

C.CT增强扫描

D.显像

3.死骨的定义是什么？

A.骨膜下的新骨

B.坏死的骨碎片

C.骨包壳开裂

D.与表面相通的通道

4.什么是Brodie脓肿？

A.死骨的一部分

B.骨内的垂直小管道

C.围绕死骨的新生骨的包壳

D.骨内脓肿

病例53答案

慢性骨髓炎

1.A，D 和 E。该患者有慢性骨髓炎的典型表现，包括死骨、骨包壳和骨皮质变薄处的窦道。

2.A。感染可以通过 PET-CT 和标记白细胞扫描来证实。

3.B。死骨是慢性骨髓炎中骨坏死的一部分，儿童较成年人更常见。

4.D。Brodie 脓肿是一种可以在亚急性骨髓炎中见到的骨内脓肿。

点评

【临床信息】

这是一个比较明确的慢性骨髓炎病例（图 S53-1～图 S53-2）。当骨感染进展到慢性感染时，会出现显著的骨膜成骨，导致明显的密度不均匀骨皮质增厚，同时，骨小梁状态通常会随着骨松质骨小梁的数量和大小的增加而改变，这进一步增加了骨的密度。骨包壳（骨膜下的反应性新生骨）会在死骨（坏死的一部分骨质）周围形成，产生致密的骨膜改变。窦道是骨包壳的一个开口，向外与皮肤表面相通。如果这种情况发生多年，需要排除窦道内病变进展为鳞癌的可能。虽然骨质密度看起来较高，但由于感染后骨质结构的脆弱易发生病理性骨折，特别是骨质应力增大的时候。

【Brodie 脓肿】

Brodie 脓肿可伴疼痛，其特征表现是境界清楚的低密区围绕弥漫性骨质硬化（图 S53-4～图 S53-6），约 2/3 的病变发生在干骺端，其余发生在骨干，但很少累及骨骺。尽管大多数病变是沿着骨长轴的髓内溶骨性病变，但偶尔也会是皮质起源并出现相关的骨膜反应。Brodie 脓肿是骨内充填脓液、黏液及炎性肉芽组织的空腔。当机体感染毒力较低的致病菌或机体自身抵抗力较高时就有可能形成 Brodie 骨脓肿，其中约 20% 的脓肿最终会形成死骨。

参考文献

Pineda C，Vargas A，Rodriguez AV. Imaging of osteomyelitis：current concepts. Infect Dis Clin North Am. 2006；20：789-825.

交叉文献

Musculoskeletal Imaging：The Requisites：4th ed，480-481.

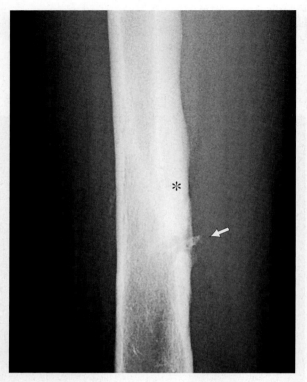

图 S53-1　股骨正位 X 线片示后内侧骨皮质呈梭形增厚（星号）并可见死骨（白箭）沿窦道从髓腔向外排出

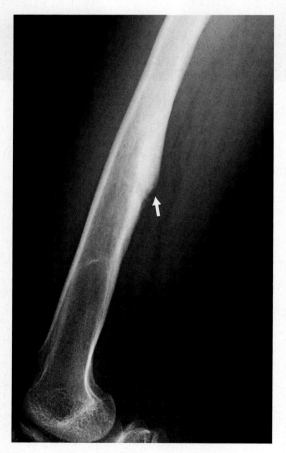

图 S53-2　侧位 X 线片示骨膜下反应性新生骨形成的骨包壳（白箭）

病例 54

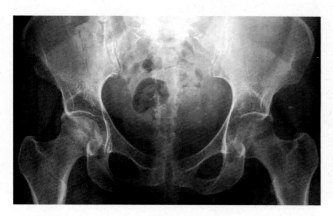

图 54-1

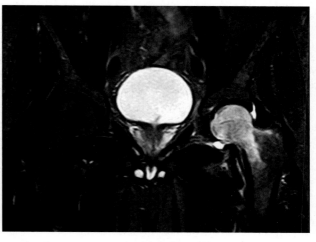

图 54-2

【病史】　男，40岁，左髋疼痛明显。

1.鉴别诊断需要考虑哪些疾病？（可选择全部答案）

A.暂时性骨质疏松症（TOH）

B.区域游走性骨质疏松症

C.骨坏死

D.化脓性关节炎

E.应力性骨折

2.下列哪项与特发性TOH有关？

A.滑膜炎

B.自身免疫疾病

C.重复性创伤

D.应力性骨折

3.下列哪项不是磁共振特征性表现?

A.股骨头髓腔内呈T_1低信号，T_2高信号

B.静脉注射造影剂后无强化

C.平行于骨皮质的软骨下低信号骨折线

D.正常骨皮质和表面覆盖的软骨

4.TOH的骨髓水肿吸收需经过多长时间？

A.不会

B.2～6个月

C.6～10个月

D.1年以后

病例54答案

髋关节暂时性骨质疏松症

1.A，B，C和E。X线片主要表现是受累的髋关节出现骨质疏松，MRI显示股骨头及股骨颈出现特征性的骨髓水肿，鉴别诊断包括导致局部骨质疏松或骨髓水肿的疾病，如缺血性坏死（AVN）、应力性骨折、特发性TOH和暂时性骨髓水肿综合征。在关节出现化脓性感染时，水肿会累及髋臼并出现伴有滑膜炎的关节积液。

2.D。髋关节的高分辨率MRI提示局部骨质疏松和骨髓水肿是由潜在的细微的软骨下关节下应力性骨折所致，这一点以前一直被忽视。

3.B。静脉注射造影剂后骨髓水肿区会特征性表现为不均匀强化。

4.C。TOH是自限性疾病，大多数股骨头及股骨颈区的骨髓水肿经过6～10个月后会吸收。

点评

【流行病学】

TOH表现为髋关节疼痛，好发于中年男性及妊娠期妇女。总的来说，男性发病率约是女性的3倍。其特点是在没有创伤的情况下突然发生严重的髋关节疼痛，并会影响没有缺血性坏死危险因素的人群。这是一种自限性疾病，通常在非手术治疗的6个月内好转，但也可能持续9～10个月。该病可能是之前未被发现的应力性骨折所致。

【影像学表现】

X线片典型表现是患侧髋关节股骨头和股骨颈骨质密度降低（图S54-1）。然而，对于有症状的患者来说，前2～3个月也可能是正常的。MRI显示股骨头和股骨颈骨髓区在T_1WI呈低信号，在液体敏感图像呈高信号，提示骨髓水肿（图S54-2～图S54-3）。注射钆剂后通常表现出异常骨髓的弥漫性强化。常可见到关节积液。在一些患者中，TOH可能为区域游走性骨质疏松症的表现，会影响多个连续的关节。核素扫描显示受累股骨头均匀摄取增加并扩展到股骨颈和股骨转子间区域。

【鉴别诊断】

缺血性坏死是由于股骨头血供中断引起的渐进性病变，急性期表现类似TOH，但是一旦发生骨坏死，骨髓将无法恢复正常。

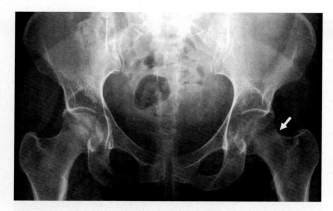

图S54-1　骨盆正位X线片示左侧股骨头及股骨颈区显著的骨质疏松（白箭），注意与对侧正常髋部对比。邻近髋臼密度正常、关节间隙正常

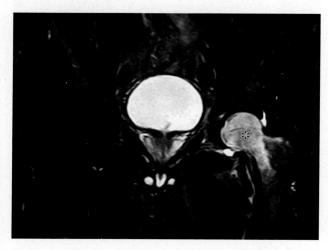

图S54-2　冠状位STIR序列图像示股骨头及股骨颈明显的骨髓水肿（星号），并可见少量关节积液

参考文献

Klontzas ME，Vassalou EE，Zibis AH，Bintoudi AS，Karantanas AH. MR imaging of transient osteoporosis of the hip：an update on 155 hip joints. Eur J Radiol. 2015；84：431-436.

交叉文献

Musculoskeletal Imaging：The Requisites，4th ed，311-312.

病例 55

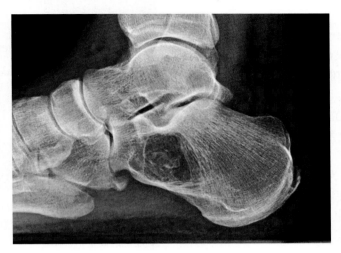

图 55-1

【病史】 女，44岁，因足后跟疼拍摄踝关节X线片。

1.下列哪些是可能的鉴别诊断？（可选择全部答案）

A.骨内脂肪瘤

B.转移瘤

C.跟骨的假性囊肿

D.骨巨细胞瘤

E.单纯骨囊肿

2.为什么脂肪在磁共振T_1加权图像（T_1WI）上呈高信号？

A.脂肪缩短T_1弛豫时间，所以表现为T_1WI高信号

B.脂肪缩短T_2弛豫时间，所以表现为T_1WI高信号

C.脂肪延长T_1弛豫时间，所以表现为T_1WI高信号

D.脂肪延长T_2弛豫时间，所以表现为T_1WI高信号

3.采用Milgram分期，本例应被分到哪期？

A.1 期

B.2 期

C.3 期

D.4 期

4.骨内脂肪瘤最具特征性的表现是什么？

A.肿瘤边缘反应性的骨化

B.营养不良性钙化构成的中央病灶

C.病理性骨折

D.软组织肿块

病例55答案

骨内脂肪瘤

1.A，C，D和E。如果病变中心部位存在营养不良性钙化则骨内脂肪瘤是唯一需要认真考虑的病变，然而早期的跟骨假性囊肿、骨巨细胞瘤和单纯性骨囊肿需要与其鉴别，尤其是在透亮影更高的病变中。

2.A。脂肪会缩短T_1弛豫时间所以表现为T_1WI高信号。

3.B。这个病变可考虑为2期。

4.B。地图样的溶骨性病变中存在营养不良性钙化形成的中心病灶，基本上可以确诊为骨内脂肪瘤。

点评

【病理和分布】

骨内脂肪瘤在所有年龄段均可发病。组织学上，这种肿瘤与骨外脂肪瘤相同，由成熟的脂肪细胞组成，通过纤维血管分隔将其分成小叶。2/3的患者会出现长短不一的持续局部疼痛。该肿瘤最好发于下肢，近40%的病例会累及股骨、胫骨和腓骨。跟骨是跗骨中最常见的发病部位，占所有骨内脂肪瘤的15%～30%。

【X线片表现】

典型病变表现为边界清楚、透亮并围绕一层薄的硬化边（图S55-1），病变边缘常呈分叶状。在跟骨中表现为三角形结构，通常在侧位X线片中位于骨骼的主要骨小梁之间，与单纯性骨囊肿位置相似。常见营养不良性钙化形成的中心病灶，这是几乎可以确诊的特征性表现。

【磁共振表现】

在磁共振T_1WI上很容易明确诊断。脂肪瘤的高

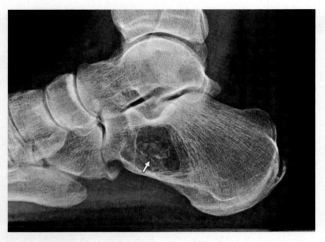

图S55-1　侧位X线片示跟骨内边界清楚的三角形透亮区，周围可见纤细的硬化边，注意营养不良性钙化形成的中央病灶（白箭）

信号可通过其低信号边缘与骨髓中的脂肪区别开来（图S55-2）。脂肪抑制序列是能够确认肿瘤组织的一项良好技术。Milgram分期将骨内脂肪瘤分为三期：1期病变是脂肪含量均匀的脂肪瘤；2期病变包含营养不良性钙化或骨化的中央坏死区域；3期病变不均匀，并可见增厚的分隔、囊腔和不同程度的钙化或骨化（图S55-3～图S55-4）。

参考文献

Murphey MD，Carroll JF，Flemming DJ，Pope TL，Gannon FH，Kransdorf MJ. From the archives of the AFIP：benign musculoskeletal lipomatous lesions. Radiographics. 2004；24：1433-1466.

交叉文献

Musculoskeletal Imaging：The Requisites，4th ed，413-414.

病例56

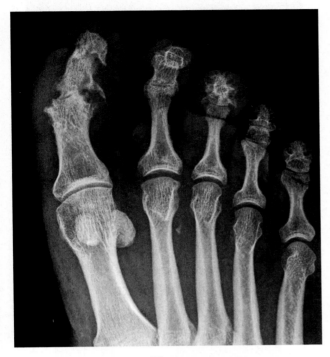

图 56-1

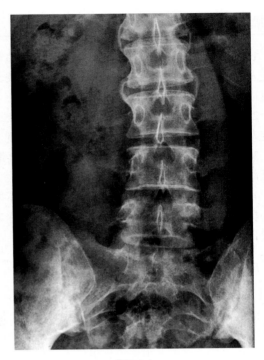

图 56-2

【病史】　男，33岁，多关节疼痛。

1.鉴别诊断需要考虑哪些？（可选择全部答案）

A.银屑病关节炎

B.类风湿关节炎

C.侵蚀性骨关节炎

D.反应性关节炎

2.银屑病患者发展为关节炎的比例有多少？

A.＜1%

B.5%～25%

C.约50%

D.＞75%

3.银屑病关节炎患者出现骶髂关节症状的比例有多少？

A.＜5%

B.10%～25%

C.30%～50%

D.＞80%

4.银屑病关节炎的脊柱炎与强直性脊柱炎的主要鉴别点是什么？

A.累及骶髂关节比较少见

B.主要分布在上段

C.不会累及关节面

D.不会累及纤维环

病例56答案

银屑病关节炎

1.A和D。图像显示第一和第三趾侵蚀性关节炎改变及脊椎关节病，需要鉴别诊断的是银屑病关节炎和反应性关节炎（即以前的Reiter病）。

2.B。据报道发病率在2%～6%，但是多达25%的特定人群会出现银屑病关节炎的临床和影像学表现。

3.C。1/3～1/2的银屑病性关节炎患者会逐渐出现骶髂关节疼痛。

4.D。椎旁骨化不会累及纤维环，而纤维环是强直性脊柱炎韧带骨赘的基本靶点。因此他们被称为副韧带骨赘（parasyndesmophytes）。

点评

【临床表现】

银屑病关节炎是滑膜炎性关节病，被认为是血清阴性类风湿关节炎的变型。通常会引起患者中度到重度皮肤疾病，当患者表现出指甲异常（如凹陷、隆起、分裂和增厚）时与此病相关性最高。这种关节病有5种表现：远端指间关节多发关节炎（图S56-1）、残毁性关节炎、类风湿关节炎样对称性多关节炎、单关节炎或非对称性寡关节炎，以及类似强直性脊柱炎的骶髂关节炎和脊柱炎（图S56-2）。在20%的病例中，关节病可能先于皮肤变化出现。指（趾）炎和附着点炎评分指标可以评估疾病的活动性。

【影像学表现】

本病的放射学特点是骨增生性改变（图S56-3），可与类风湿关节炎（典型的非骨化滑膜炎性关节病）区别开来。骨膜炎和关节强直也是其放射学特征。手和足的关节是常见的受累部位，需要重点观察的内容包括有时累及整个手指的软组织肿胀（"香肠指"）（图S56-4）、正常的矿化、从关节边缘开始向中心进展的骨侵蚀、破坏整个关节面（"杯中笔"畸形）（图S56-5）及远端指骨簇状吸收。骨增生性改变可能发生在邻近骨质受侵蚀的地方，但也可能以骨膜炎、关节强直（图S56-6）和附丽病的形式发生。在中轴骨骼中，双侧骶髂关节炎比单侧更为常见，既可以对称，也可以不对称，不对称或单侧椎旁骨化常发生在胸椎下段及腰椎上段。

【影像学进展】

全身磁共振成像已被作为一种评估银屑病关节炎患者附着点炎症的新型成像方法。超声检查已被认为对尚未出现症状患者的指（趾）炎和指甲形态的评估

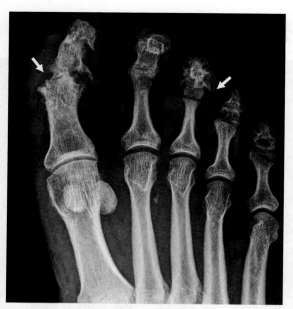

图S56-1　正位X线片示第一趾间关节及第三近端趾间关节骨质破坏（白箭），提示有滑膜炎性病变

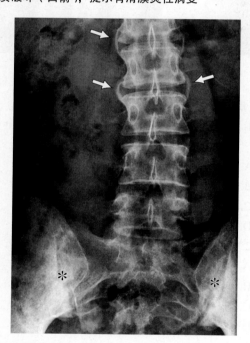

图S56-2　前后位腰椎X线片示典型的位于椎间盘外的副韧带骨赘（白箭）和脊柱关节病特征性的双侧骶髂关节炎（星号）

具有潜在应用价值。这两种技术的优势是没有辐射。

参考文献

O'Connor PJ. Crystal deposition disease and psoriatic arthritis. Semin Musculoskelet Radiol. 2013；17：7 4-79.

交叉文献

Musculoskeletal Imaging：The Requisites，4th ed，281-285.

病例 57

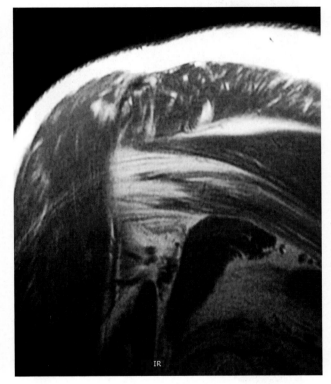

图 57-1

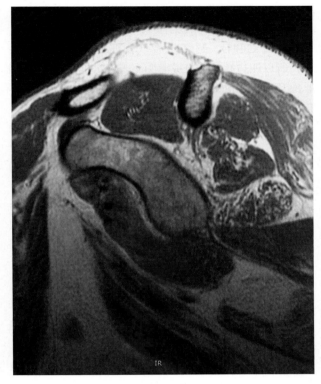

图 57-2

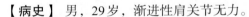

【病史】 男，29岁，渐进性肩关节无力。

1.哪些鉴别诊断需要考虑？（可选择全部答案）

A.肩胛上切迹综合征

B.Decentering综合征

C.四边孔综合征

D.Parsonage-Turner综合征

2.下列哪一项不是组成四边孔边缘的结构？

A.小圆肌

B.大圆肌

C.肱三头肌长头

D.肩胛骨的侧边

3.下列对四边孔综合征的描述哪项是错误的？

A.腋神经受压

B.肱后动脉受压引起的症状

C.影响三角肌后束及小圆肌

D.最常见病因之一是纤维带

4.下列哪项是Decentering综合征的病因？

A.慢性前盂唇撕裂和关节前部不稳定

B.上盂唇撕裂和肩袖撕裂

C.后盂唇撕裂和关节后部不稳定

D.慢性三角肌萎缩

病例57答案

四边孔综合征

1.B，C和D。这名患者三角肌后束和小圆肌萎缩，所以四边孔综合征是最好的答案，但是影响小圆肌的Decentering综合征和影响肩部肌肉的Parsonage-Turner综合征也需要考虑。

2.D。四边形间隙边界的上壁是小圆肌，下壁为大圆肌，内侧壁为肱三头肌长头，外侧壁为肱骨。

3.B。临床症状是腋神经受压的结果，不是因为动脉闭塞。

4.C。后盂唇撕裂和盂肱关节后部不稳定或半脱位引起小圆肌神经的慢性牵拉伤是Decentering综合征的原因。

点评

【四边孔综合征】

压迫性神经病是肩痛和无力的重要原因。腋神经和旋肱后动脉穿过肩的四边孔。该综合征的特点是外展和外旋时疼痛加重，可以出现肩膀和上臂感觉异常及无力，在没有创伤的情况下，综合征通常由纤维带引起，此外占位性病变也可能引起该综合征。磁共振成像是诊断的首选方法，急性去神经支配的表现是受累肌肉T_2WI呈高信号，信号强度的改变反映了细胞外液增加，在受伤后2周即可被检查出。晚期可以发现小圆肌和三角肌后束的萎缩（图S57-1～图S57-2）。

【肩胛上切迹综合征】

肩胛上神经是一种混合性运动和感觉神经，包含肩部的疼痛纤维，并支配肩袖的冈上肌和冈下肌。当受到影响时，被称为肩胛上切迹综合征。引起综合征的一些常见原因包括腱鞘囊肿、盂唇旁囊肿和肿瘤。发病的部位决定哪些肌肉受到影响，肩胛上切迹内的病变影响冈上肌和冈下肌的神经支配（图S57-3），而冈盂切迹下的病变仅影响冈下肌的神经支配（图S57-4）。

【鉴别诊断】

Decentering综合征是导致孤立性小圆肌萎缩的一个原因，常发生于患有其他病症的老年男性，如肩袖撕裂和关节不稳（图S57-5）。萎缩的原因可能与肱骨头的后移有关，这导致了小圆肌周围神经的牵拉。Parsonage-Turner综合征又称臂丛神经炎，影响肩关节肌肉，其诊断关键是2个神经分布区受累（图S57-6）。

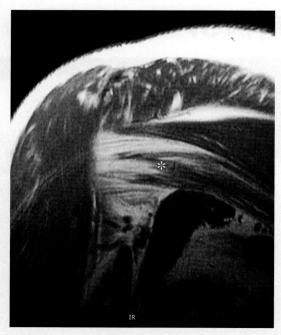

图S57-1　肩关节后部的冠状位T_1WI示小圆肌萎缩（星号）

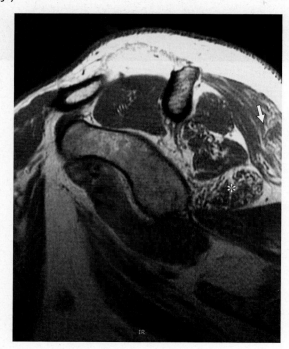

图S57-2　矢状位T_1WI示三角肌后束（白箭）及小圆肌（星号）萎缩，是四边孔综合征的特征性表现

参考文献

Martinoli C，Gandolfo N，Perez MM，et al. Brachial plexus and nerves about the shoulder. Semin Musculoskeletal Radiol. 2010；14：523-546.

交叉文献

Musculoskeletal Imaging：The Requisites，4th ed，71，81-82.

病例 58

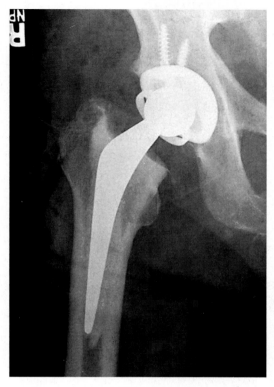
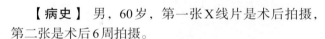

图 58-1

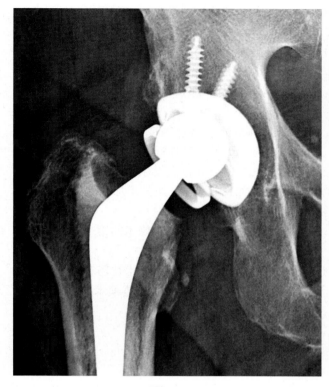

图 58-2

【病史】 男，60岁，第一张X线片是术后拍摄，第二张是术后6周拍摄。

1. 对于第二张平片需要考虑哪些鉴别诊断？（可选择全部答案）

A. 机械磨损

B. 轴向蠕变或成型

C. 聚乙烯损坏

D. 脱位

E. 髋臼种植体断裂

2. 对于全髋关节置换，下列哪项不能提示出现机械磨损？

A. 松动颗粒

B. 不对称的关节间隙

C. 典型的应力遮挡

D. 倾斜的锁定环

3. 在材料松动后，翻修手术的第二常见原因是什么？

A. 脱位

B. 材料断裂

C. 颗粒病

D. 感染

4. 关于全髋关节置换，目前翻修手术的感染发生率为多少？

A. < 5%

B. 10%

C. 20%

D. > 25%

病例58答案

髋关节术后并发症

1.C。针对限定的时间，需要重点考虑的因素包括聚乙烯组件的断裂和陶瓷内衬的破裂。但是，如果只有第二张X线片，那么机械磨损和轴向成形也需要考虑。

2.C。典型的应力遮挡或失用性骨质疏松通常是局限性的，只累及股骨近端。这是由于假体置入引起的机械力重新分布而发生的，并且可在约25%的髋关节置换术中发现，尤其是那些大的髋关节置换术。

3.A。脱位是关节置换翻修术的第二个最常见原因（位列置入物松动后）。

4.A。无菌操作的改善、手术技巧和患者护理水平提高已经使需要翻修的髋关节置换术感染率明显下降，发生率＜5%。

点评

【聚乙烯的磨损与分离】

在围术期，股骨置入物头部在髋臼杯内的不对称位置通常提示杯内聚乙烯内衬的问题，由髋臼陶瓷衬垫断裂引起的问题已很少见。聚乙烯内衬可能会与髋臼杯脱离而表现为倾斜或破裂的锁定环，或者可能破裂导致股骨头移位，但这些改变很细微（图S58-1～图S58-3），疼痛加重是其重要的症状。

【机械磨损】

摩擦会导致聚乙烯材料的加速磨损，将颗粒释放到关节中。最常见的磨损是由股骨头假体撞击髋臼内衬发生。磨损分两种类型，疲劳磨损是因关节反复受力而发生（图S58-4），界面磨损进一步分为摩擦磨损（不光整的表面与另一面摩擦）和黏附磨损（在相对较软的一面上出现撕裂的颗粒黏附到另一表面）。

【其他需要考虑的因素】

幸运的是，术后并发症并不常见，仅有3%～10%的并发症需要患者进行额外或二次手术。感染、神经损伤、异位骨化和脱位是需要重视的并发症。在围术期可以发生材料的问题，X线表现取决于出现问题的区域（图S58-5～图S58-6）。其他并发症包括颗粒病或假体的松动，通过假体周围的透亮区宽度超过2 mm来判断。当假体位置改变时，诊断就比较明确。股骨假体位置不正确可能会导致股骨皮质骨折。

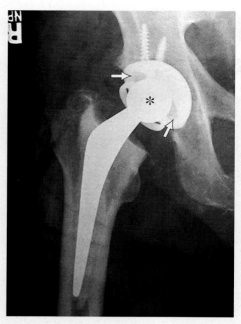

图S58-1　全髋关节置换术后X线片示股骨头假体（星号）被固定在髋臼杯中（白箭）

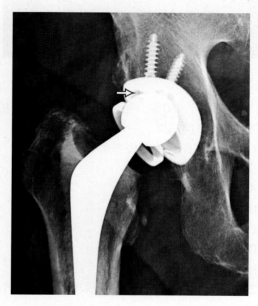

图S58-2　6周后的X线片示关节间隙上缘狭窄（白箭），并股骨头假体紧贴髋臼杯

参考文献

Brooks PJ. Dislocation following total hip replacement：causes and cures. Bone Joint J. 2013；95-B（suppl 11A）：67-69.

Popescu D，Gallart X，Garcia S，Bori G，Tomas X，Riba J. Fracture of a ceramic liner in a total hip arthroplasty with a sandwich cup. Arch Orthop Trauma Surg. 2008；128：783-785.

交叉文献

Musculoskeletal Imaging：The Requisites，4th ed，318-322.

病例 59

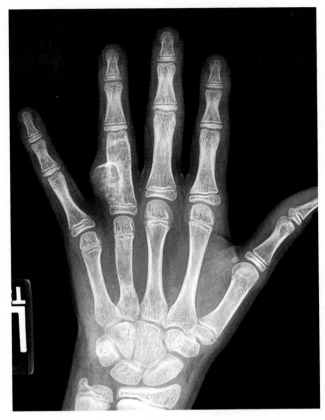

图 59-1

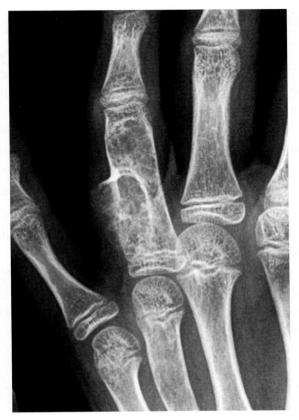

图 59-2

【病史】 15岁，手上一可触及的肿块。

1.在鉴别诊断时需要考虑到以下哪些？（可选择全部答案）

A.骨膜软骨瘤

B.骨样骨瘤

C.骨膜软骨肉瘤

D.骨旁骨肉瘤

E.朗格汉斯细胞组织细胞增生症

2.哪一项提示其偏良性而非骨膜软骨肉瘤？

A.大小

B.骨膜反应

C.钙化

D.缺少软组织肿块

3.在磁共振图像上观察到哪些征象则倾向于恶性病变？

A.软组织肿块

B.信号不均匀

C.有强化

D.瘤周水肿

4.以下哪项不能将奇异性骨旁骨软骨瘤样增生（BPOP）与骨膜软骨瘤鉴别？

A.外生性的带蒂肿块

B.累及手和足

C.宽基底

D.钙化区

病例59答案

骨膜软骨瘤（皮质旁软骨瘤）

1.A，C和E。第四近节指骨中的肿块已经在病灶内形成了皮质的碟形凹陷和病变基质的钙化，活检证实是骨膜软骨瘤。还需考虑骨膜软骨肉瘤和嗜酸性肉芽肿，因为两者都可以出现皮质扇贝样改变。

2.A。较小的尺寸（＜3 cm）则倾向于骨膜软骨瘤而非骨膜软骨肉瘤，骨膜软骨肉瘤往往会较大。然而组织学上，手部的病变两者都有可能。

3.D。典型骨膜软骨瘤通常是由边界清楚的透明软骨组织组成的体积较小的实性肿瘤。T_1WI与肌肉等信号，液体敏感序列呈高信号，有瘤周水肿时提示可能有浸润。

4.D。BPOP是一种罕见的快速增长并伴有轻微疼痛的肿块，包含钙化基质。它类似于骨软骨瘤，当它表现为一个无蒂肿块时，也可以看起来类似于骨膜软骨瘤。

点评

【临床表现】

骨膜软骨瘤是一种罕见的良性肿瘤，常发生在管状骨的表面，特别是干骺端。病灶生长缓慢，大小在1 ～ 7 cm（平均＜3 cm）。常见于30 ～ 40岁，近3/4的病变发生在肱骨近端和股骨远端，约25%的病例累及指骨。该病的治疗方法是局部切除。

【影像学特点】

X线片上的经典表现是干骺端骨膜的单发软骨样肿块，会引起邻近皮质区域明显的边缘凹陷或碟形改变（图S59-1 ～ 图S59-2）。约50%的病例可见钙化。软组织块可以比较明显，但难以在X线片上识别（图S59-3 ～ 图S59-4）。MRI上病变呈典型的分叶状并且可见低信号边缘，通常不存在瘤周水肿，但如果观察到，则应该考虑病变可能是低度恶性的骨膜软骨肉瘤。在T_1WI上病灶与肌肉相比呈等/低信号，T_2WI呈高信号，钙化区在所有脉冲序列上呈低信号，应用对比剂后边缘强化。出现瘤周水肿和病变体积＞3 cm时则需考虑骨膜软骨肉瘤的可能（图S59-5 ～图S59-6）。

【病理】

组织学上，病变由透明软骨小叶组成，伴有多发性细胞增生及双核软骨细胞增多，以及局灶性轻度细胞非典型性增生的区域。围绕小叶的周围纤维血管束则可形成外周强化表现。

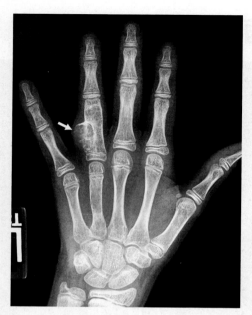

图S59-1 手部正位X线片示第四近节指骨的一个广基底病变，相应后中部皮质呈碟形凹陷（白箭）

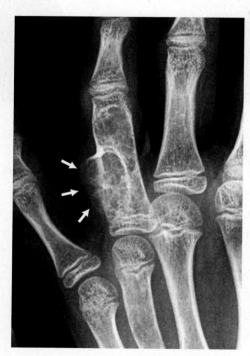

图S59-2 斜位X线片放大后显示肿块的轮廓（白箭），包含软骨样基质形成

参考文献

Flint JH，McKay PL. Bizarre parosteal osteochondromatous proliferation and periosteal chondroma：a comparative report and review of the literature. J Hand Surg Am. 2007；32：893-898.

交叉文献

Musculoskeletal Imaging：The Requisites，4th ed，390-392.

病例 60

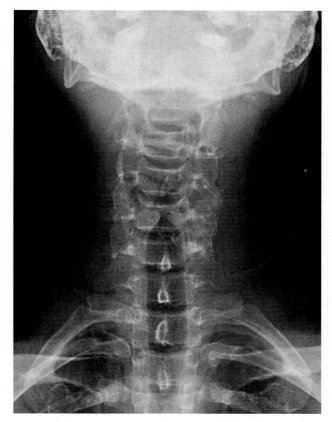

图 60-1

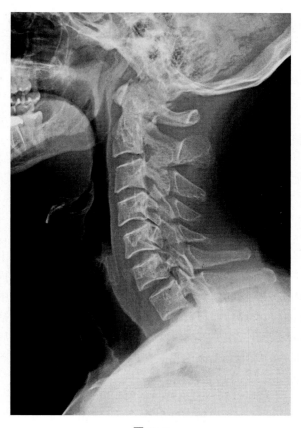

图 60-2

【病史】 年轻人，车祸伤。

1.需要考虑哪些诊断？（可选择全部答案）

A.过屈性损伤

B.过伸性损伤

C.单侧关节突关节脱位

D.过屈并旋转损伤

E.棘突骨折

2.这种损伤最常发生在哪个水平？

A.$C_{1 \sim 2}$

B.$C_{3 \sim 4}$

C.$C_{5 \sim 6}$

D.$C_7 \sim T_1$

3.在双侧关节脱位时，以下哪个结构不发生损伤？

A.纤维环

B.后纵韧带

C.棘间韧带

D.前纵韧带

4.双侧关节脱位患者伴有神经症状的比例有多少？

A.＜10%

B.25%

C.50%

D.75%

病例60答案

过屈性损伤——单侧关节突关节脱位

1.A，C和D。该患者在牵拉旋转下形成过屈性损伤，并导致单侧关节突关节脱位。

2.C。这种损伤最常见于$C_{4\sim5}$和$C_{5\sim6}$水平。

3.D。前纵韧带可能会出现剥离但通常还是完整的。

4.D。约75%的双侧关节脱位患者会伴有神经症状。

点评

【特征性表现】

过屈性损伤是颈椎最常见的损伤机制，许多是由于对颅顶的直接撞击而导致头部向前拱起。过屈性损伤破坏后柱的韧带，在严重的情况下，会累及脊柱中柱的纤维环后部和后纵韧带。特征性的影像表现包括棘突骨折，小关节突脱位，椎间盘后部间隙扩大，局部后凸畸形，椎体前滑脱并压缩改变（图S60-1～图S60-6）。

【过屈、牵拉及旋转——单侧关节突关节脱位】

过屈合并旋转可能导致脊柱一侧的小关节脱位。诊断的关键是识别小关节脱位水平以上出现小关节旋转，在损伤水平以下表现正常。上部椎体滑脱程度一般较轻，通常小于椎体长度的25%。当出现一侧小关节错位时轴位CT图像显示为"反汉堡包"征象和单侧"关节突裸露"征象。

【过屈性损伤——双侧关节突关节脱位】

伴有严重的过屈性损伤时，两侧小关节都可能脱位并交锁。当小关节脱位时，韧带损伤更为广泛，包括后柱和中柱的韧带完全破坏及前柱不同程度的破坏。侧位X线片可以看到明显的椎体前移（通常为椎体长度的50%）并局部后凸畸形，上关节突的下缘可以交锁在下关节突的上缘。轴位CT图像可显示双侧小关节"裸露"面及其他特征性表现。

参考文献

Dailey AT，Shaffrey CI，Rampersaud R，et al. Utility of helical computed tomography in differentiating unilateral and bilateral facet dislocations. J Spinal Cord Med. 2009；32：43-48.

交叉文献

Musculoskeletal Imaging：The Requisites，4th ed，147-149.

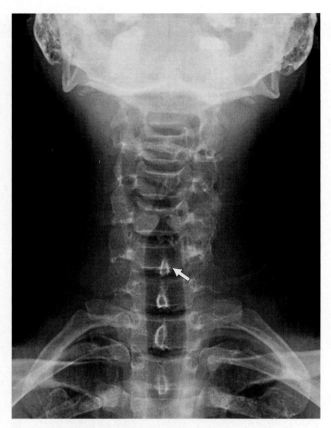

图S60-1　正位X线片示棘突方向的改变，注意在C_6水平（白箭）以上棘突显示不清

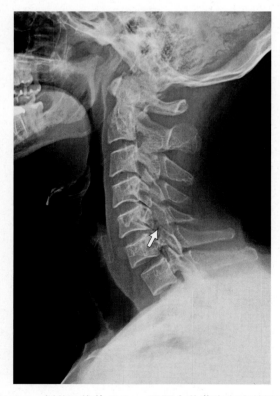

图S60-2　侧位X线片示$C_{5\sim6}$层面小关节方向突然改变，其以上水平出现旋转，其以下为正常。C_5的下关节突交锁于C_6的上关节突（白箭）

病例61

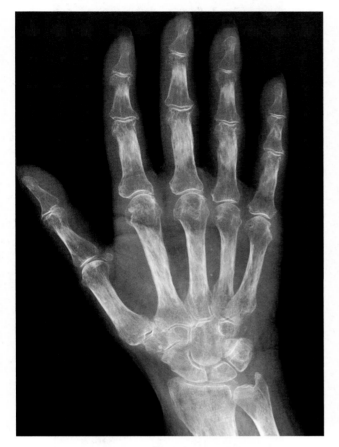

图 61-1

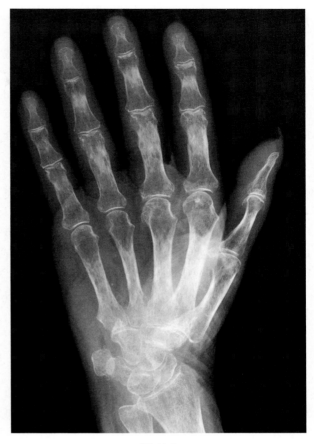

图 61-2

【病史】 女，33岁，手腕部剧烈疼痛。

1.鉴别诊断应包括哪些疾病？（可选择全部答案）

A.局限性游走性骨质疏松

B.Jaccoud（雅库）关节炎

C.反射性交感神经营养不良综合征（RSD）

D.红斑狼疮关节病

E.失用性骨质疏松

2.下列哪项与RSD无关？

A.外伤

B.心肌梗死

C.滑膜炎型关节病

D.脑血管意外

3.在急性期RSD的放射性核素骨显像中，最常见的表现是什么？

A.流速增加、血池增加、延迟期关节周围摄取增加

B.流速降低、延迟期关节周围摄取增加

C.血池降低、延迟期关节周围摄取降低

D.流速增加、血池增加、延迟期弥散性摄取

4.下列哪项表现在磁共振成像（MRI）暖时相显示，而不是在冷时相？

A.肌肉萎缩

B.骨髓水肿

C.屈曲挛缩

D.腱鞘炎

病例61答案

反射性交感神经营养不良综合征

1.A，C和E。主要表现为手腕部关节周围骨量减少，鉴别诊断包括局限性游走性骨质疏松、反射性交感神经营养不良（RSD）、失用性骨量减少。Jaccoud（雅库）关节炎主要表现为肌肉萎缩和手、足小关节周围软组织肿胀，导致掌指关节尺侧偏移。红斑狼疮关节病也可以导致掌指关节半脱位。

2.C。RSD最常见于外伤、但是心肌梗死、偏瘫、脑血管意外、椎间盘突出、外科手术、感染、血管炎及肿瘤性病变均可导致此病发生。

3.A。流速增加、血池增加、延迟期关节周围摄取增加是本病急性期的特征表现。冷时相期可能没有活动性。

4.B。约50%的RSD患者在病程的暖时相表现为骨髓水肿，而在冷时相没有。

点评

【概述】

RSD，又称复杂性局部疼痛综合征，是一种通常由外伤导致的疼痛状态。心肌梗死、偏瘫、脑血管意外、椎间盘突出、外科手术、感染、血管炎及肿瘤性病变均可导致此病发生。RSD的发病机制不明，目前比较公认的理论是损伤或病变引起的痛性刺激经传入通路到达脊髓，建立一系列反射，这些反射可刺激传出通路到达末梢神经，从而做出相关反应。有数据表明，RSD与交感神经系统过度活跃相关，1/4～1/2的病例发生于双侧，但双侧严重程度不同。

【RSD分期】

本病有两个时期，暖时相期表现为疼痛、关节强直及血管收缩等症状。影像表现具有特征性，软组织肿胀和局部骨质疏松是暖期突出的特征性表现。干骺端骨松质或骨小梁再吸收导致关节周围骨质疏松（图S61-1～图S61-2）。虽然关节滑膜炎也可以出现这些表现，但本病缺乏关节间隙消失和侵蚀的表现。MRI可显示周围软组织水肿，50%的病例显示骨髓水肿（图S61-3～图S61-4）。骨显像显示关节周围分布的放射性核素摄取增加，是由于滑膜和骨膜的血管增多引起（图S61-5）。在冷时相期以纤维化为特征，导致失营养症状（图S61-6），MRI成像无骨髓水肿，核素显像无摄取。

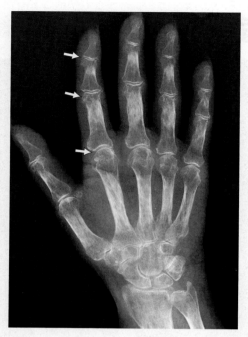

图S61-1　正位X线片显示手部肌肉萎缩，明显的关节周围骨量减少（白箭），未见骨侵蚀和小关节间隙变窄

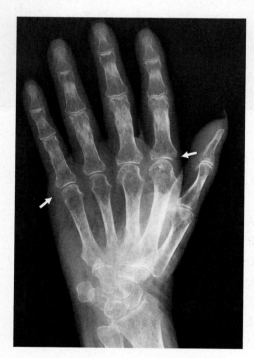

图S61-2　手前后斜位X线片未见掌指关节半脱位（白箭）

参考文献

Cappello ZJ，Kasdan ML，Louis DS. Meta-analysis of imaging techniques for the diagnosis of complex regional pain syndrome type 1. J Hand Surg Am. 2012；37：288-296.

交叉文献

Musculoskeletal Imaging：The Requisites，4th ed，19-21.

病例 62

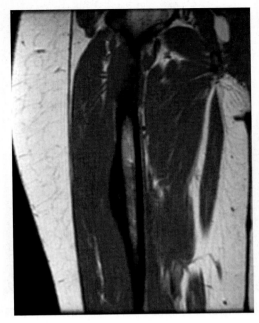

图 62-1

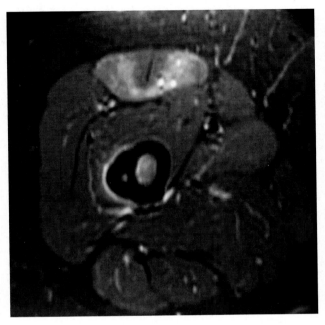

图 62-2

【病史】 患者，23岁，大腿疼痛。

1.鉴别诊断应包括哪些疾病？（可选择全部答案）

A.Brodie骨脓肿

B.骨样骨瘤

C.应力性骨折

D.转移

E.慢性骨髓炎

2.下列除哪个选项外均为脊柱骨样骨瘤的典型表现？

　A.局部疼痛，尤其是夜间痛

　B.水杨酸盐可以改善疼痛

　C.间断发热数小时

　D.前列腺素 E_2 明显升高

3.关于骨样骨瘤的诊断，什么是"双密度"征？

A.骨扫描大的摄取灶围绕局灶性小病灶

B.T_2WI 显示为靶征

C.CT表现为骨质硬化区内的瘤巢中心强化

D.X线表现为瘤巢周围层状骨膜反应

4.腕骨骨样骨瘤的影像学特征是什么？

A.钙化的圆形病灶伴周围透亮环

B.透亮的圆形病灶伴周围骨质硬化

C.透亮的圆形病灶伴中心钙化

D.不清楚的透亮区伴周围不确定的骨质硬化

病例62答案

骨样骨瘤

1.B，C和E。X线片显示巢样病灶周围反应性骨质硬化，需要考虑的诊断包括慢性骨髓炎、骨样骨瘤和应力性骨折。Brodie骨脓肿发生于骨髓腔内。骨皮质转移一般不会发生反应性骨质硬化。

2.C。骨样骨瘤的典型表现为局部触痛，夜间加重，活动后或口服水杨酸药物缓解，前列腺素E_2水平升高。发热不是本病的特征性表现。

3.A。骨扫描中"双密度征"指与瘤巢一致的小范围区域高浓聚，周围包绕更大范围的核素摄取代谢活跃的反应性硬化区。

4.A。骨样骨瘤在腕关节或跗骨的典型表现是边界清楚的圆形钙化病灶伴周围透亮环，不伴反应性骨质硬化。

点评

【临床信息】

骨样骨瘤是多发生于年轻人的一种肿瘤性病变，90%患者发病年龄小于25岁。男性多见，男女比例为3：1。表现疼痛，尤以夜间痛为著，口服小剂量阿司匹林可以缓解，此为该良性肿瘤的特征性表现。起初表现为轻微、短暂性疼痛，逐渐进展为剧烈、持续性疼痛，剧烈疼痛时可以伴有周围软组织肿胀和压痛。骨样骨瘤的瘤巢是肿瘤的主要病变，一般比较小（直径＜1 cm）。瘤巢起初没有钙化，最终可发展为钙化。反应性硬化，如骨皮质硬化或骨膜炎改变，是本病的第二个主要特征。瘤巢的位置可以影响骨硬化反应的程度，例如，囊内骨样骨瘤与股骨干骨膜下骨样骨瘤相比较，前者的反应性硬化更轻（图S62-1～图S62-2）。

【影像学表现】

X线片上通常瘤巢被周围反应骨掩盖而显示不清，CT可以明确显示低密度瘤巢的位置（图S62-3）。定位对于鉴别诊断长骨纵向应力性骨折和骨样骨瘤有帮助。骨样骨瘤发生于椎体时，反应性骨质硬化可能更难于辨认，脊柱侧弯可以帮助判断患侧（侧弯的凹面），同时需要重点观察椎体致密的椎弓根、椎板、横突及棘突（图S62-4）。瘤巢T_1WI表现为与肌肉一致的等信号，T_2WI为稍高信号，此外，还可以显示瘤巢周围骨髓、骨膜炎及软组织炎症。

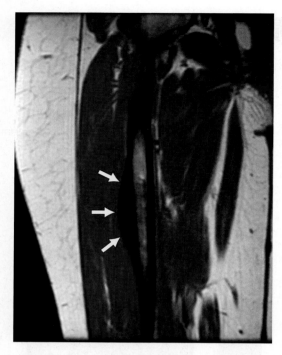

图S62-1　冠状位T_1WI显示股骨干外侧的局灶性皮质增厚（白箭）

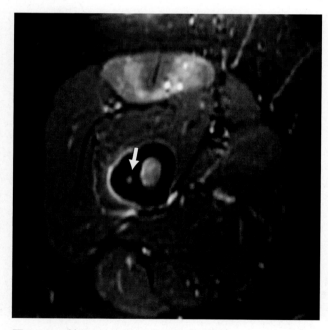

图S62-2　轴位T_2WI显示小的骨膜下瘤巢（白箭）及骨质的反应性硬化

参考文献

Trotta B，Fox MG. Benign osteoid-producing bone lesions：update onimaging and treatment. Semin Musculoskelet Radiol. 2013；17：116-122.

交叉文献

Musculoskeletal Imaging：The Requisites，4th ed，366-371.

病例 63

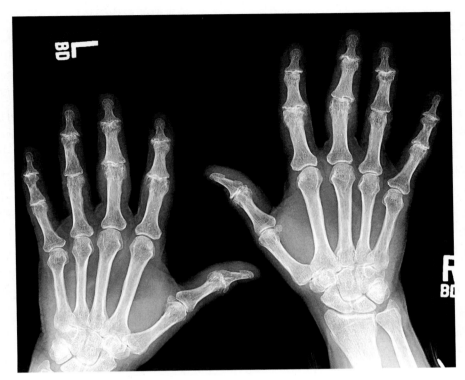

图 63-1

【病史】　女，72岁，双手疼痛。

1.诊断应包括哪些疾病？（可选择全部答案）

A.类风湿关节炎（RA）

B.银屑病关节炎

C.假性痛风

D.侵蚀性骨关节炎

2.下列哪项可区别侵蚀性骨关节炎和银屑病关节炎？

A.侵及第一腕掌关节（CMC）或舟月关节

B.没有皮肤病变

C.年龄

D.分布

3.下列除了哪项外，其余均发生于侵蚀性骨关节炎？

A.弥漫性关节间隙消失

B.关节强直

C.关节中心和边缘的侵蚀

D.指（趾）炎

4.本患者进展为RA的风险为多大？

A.＜5%

B.10%～15%

C.25%～40%

D.＞50%

病例63答案

侵蚀性骨关节炎

1.B，C和D。该患者表现为指间关节侵蚀性关节炎典型的中央侵蚀改变，导致"海鸥翼"畸形，关节周围软组织肿胀，所以侵蚀性关节炎为最佳答案。二水合焦磷酸钙沉积综合征（CPPD）和银屑病关节炎均可以引起关节炎症和骨关节炎（OA）样改变，所以也需要考虑。侵蚀性OA极早期时可以与RA表现相似，但本例不是。

2.A。多数侵蚀性OA的病例中，第一腕掌关节或舟月关节表现为典型的骨性关节炎改变，缺乏皮肤病变对鉴别侵蚀性OA和银屑病性关节炎无帮助，因为关节病可以在皮肤改变之前出现。尽管侵蚀性OA好发于老年女性，而银屑病关节炎常发生在较年轻患者，但两者发病年龄有很大的重叠。

3.D。指（趾）炎、指（趾）腊肠样肿胀是银屑病关节炎表现特征。

4.B。10%～15%的侵蚀性OA患者进展为RA。

点评

【临床信息】

侵蚀性OA是骨关节炎（OA）的一种炎症表现形式，一般发生于绝经后中年女性，男女比例为1∶12。具有关节滑膜炎的临床表现和OA的影像学特征，好发于手部近端或远端指间关节。病变早期为非特异性滑膜炎性关节病，表现为疼痛、肿胀和红斑关节。

【影像学表现】

最主要的影像学特征是骨质增生和侵蚀，OA具有典型的骨质增生改变及增生部位（图S63-1）。骨质侵蚀好发于关节中心位置，造成相应部位骨皮质和软骨下骨质广泛缺损。关节边缘骨赘可以形成特征性的"海鸥翼"征（图S63-2），不过其他关节炎也可能观察到这一征象。指间关节强直，可以发生于侵蚀性OA，但不发生于非炎症性OA。10%～15%侵蚀性OA发展为具有RA特点的临床、实验室检查（红细胞沉降率升高、类风湿因子阳性）及影像学表现，包括关节周围软组织肿胀（图S63-3），目前这两种病变之间确切的关系还不清楚。在疾病早期，关节周围骨质疏松提示滑膜炎症。

【MRI表现】

最近研究发现，MRI表现为滑膜炎和骨髓侵蚀可以用来预测病变影像学进展，并且有望用来评估初期干预治疗和后续治疗反应。有报道显示，超声检查也有助于评价滑膜炎。

参考文献

Greenspan A. Erosive osteoarthritis. Semin Musculoskelet Radiol. 2003；7：155-159.

交叉文献

Musculoskeletal Imaging：The Requisites，4th ed，285-287.

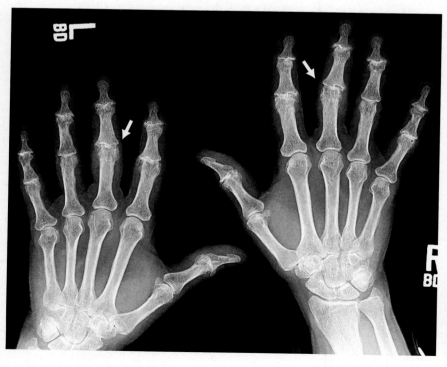

图S63-1　双手后前位X线片显示关节间隙狭窄和骨赘，包括双手的远端和近端指间关节（IP）和双侧第一腕掌关节。其他关节只是轻微的狭窄。双手近端指间关节的软组织肿胀（白箭）

病例 64

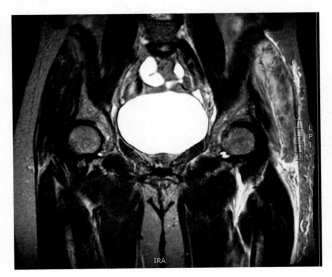

图 64-1

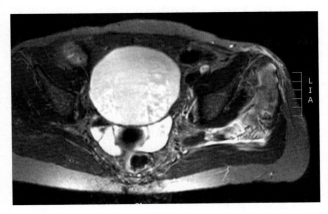

图 64-2

【病史】　男，45岁，进行性髋部疼痛，HIV病史。

1.诊断应包括哪些疾病？（可选择全部答案）

A.肌肉劳损

B.化脓性肌炎

C.脓肿

D.迟发型肌肉痛

E.横纹肌溶解

2.下列哪项不是化脓性肌炎的危险因素？

A.免疫缺陷

B.创伤

C.药物使用

D.缺血

3.下列哪项不是化脓性肌炎MRI的特征性表现？

A.肌肉肥大，T_2信号增高

B.肌肉内脂肪浸润

C.早期少许T_1高信号

D.液化期，T_1信号减低

4.糖尿病坏死肌炎与化脓性肌炎的区别是哪项？

A.无白细胞增多

B.疼痛

C.肿胀

D.没有肌肉液化

病例64答案

化脓性肌炎

1.B，C和E。影像主要表现为左侧盆部肌肉水肿。临床相关特点（如病变分布特征）对于缩小鉴别诊断范围很重要。对于HIV阳性患者，化脓性肌炎是最需要考虑的疾病之一。另外，不常见部位横纹肌溶解也应该纳入鉴别诊断。

2.D。缺血通常与糖尿病肌坏死相关，是糖尿病控制不良时患者的不良情况。

3.B。肌肉内脂肪浸润是肌肉萎缩的一种表现。

4.A。无白细胞增多是糖尿病肌坏死的典型表现。

点评

【临床信息】

化脓性肌炎是指骨骼肌的细菌感染，超过75%的病例是由金黄色葡萄球菌感染引起。据报道，化脓性肌炎平均死亡率高达10%。链球菌为第二大致病菌。近50%的细菌性肌炎病例合并艾滋病毒感染，其他的危险因素包括伴有血肿（作为最初感染源）的肌肉创伤、糖尿病、结缔组织病、营养不良及癌症等导致免疫低下的疾病。

【化脓性肌炎分期】

化脓性肌炎分三期。第一期，炎症蔓延期，发病后1～2周，主要表现为水肿引起局部疼痛、白细胞增多、红斑、间断发热。第二期，脓肿形成期，通常在症状出现后10～21天，病灶由肌炎发展到化脓、脓腔形成，主要表现为高热、寒战，90%的患者在这一期就诊。第三期，脓毒血症期，当感染扩散到周围结构时产生危及生命的全身毒性反应。菌血症可能并发脓毒性栓塞，种植到心脏、脑、双肺和其他重要器官，高达40%的患者会出现多器官受累。

【影像学表现】

CT和MRI有助于诊断。MRI表现为肌肉肿胀，正常结构消失，液体敏感序列显示高信号水肿区（图S64-1～图S64-3）。随着病变进展，蜂窝织炎可逐步发展为脓肿（图S64-4）。增强扫描可以显示病灶边缘环形强化和中心液化坏死（图S64-5）。如果脓肿长期存在，可能表现为中等信号强度的病灶周围包绕低信

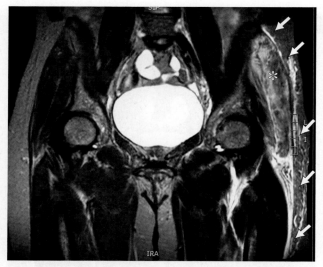

图S64-1　冠状位T$_2$WI显示左臀中肌弥漫性间质水肿（星号），筋膜水肿（白箭）和皮下脂肪水肿

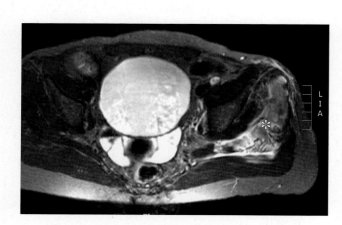

图S64-2　轴位T$_2$WI显示左侧臀中肌肿大（星号）

号的纤维组织。CT可以在早期显示肌肉增粗、密度混杂，进展期环形强化和密度混杂可以提示化脓性病变（图S64-6）。

参考文献

Turecki MB，Taljanovic MS，Stubbs AY，et al. Imaging of musculoskeletal soft tissue infections. Skeletal Radiol. 2010；39：957-971.

交叉文献

Musculoskeletal Imaging：The Requisites，4th ed，32-33.

病例 65

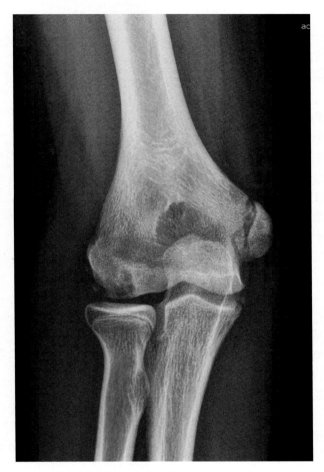

图 65-1

【病史】 患者，9岁，右肘部疼痛。

1.诊断应包括哪些疾病？（可选择全部答案）

A.肱骨内上髁炎

B.青年畸形性跖趾骨软骨炎（Panner病）

C.Salter 1 型损伤，内上髁型

D.肱骨内上髁骨折

E.肱骨小头骨软骨缺损

2.下列哪项损伤不是由于外翻引起？

A.尺侧副韧带（UCL）前束撕裂

B.肱骨小头骨髓水肿

C.外侧关节松弛

D.尺骨粗隆骨折

3.10岁儿童的内上髁缺失，提示下列哪一种疾病？

A.先天性发育不全

B.关节卡压

C.Turner综合征

D.甲状腺功能减退

4.下列哪项是骨骺闭合后的内上髁炎的MRI表现？

A.尺骨副韧带拉伤

B.内侧髁骨髓水肿

C.肱骨小头骨髓水肿

D.常见的伸肌腱增厚

病例65答案

肱骨内上髁炎

1.A，C和E。"少年棒球队员肘"是由于前臂屈肌的反复收缩导致内上髁的移位，内侧髁的撕脱也可发生于肘关节急性外翻损伤，并且也是肱骨小头骨软骨缺损的主要病因。Panner病是肱骨小头的自限性疾病，并不会造成明显的畸形后遗症。

2.C。UCL断裂导致内侧关节松弛。

3.B。在10岁的时候，内侧髁突已形成，滑车结构并没有完全骨化，与对侧正常肘部比较出现不对称表现，提示内上髁突完全撕脱伴内侧关节卡压。

4.B。肱骨内上髁炎的骨髓水肿提示这是一个慢性的牵拉损伤。

点评

【危险因素】

在骨骼未发育成熟的运动员中，肘关节是最常损伤的关节。内侧髁撕脱和髁突炎是投掷运动员最常见的疾病。例如，超过50%的青少年棒球投手都有过在赛季中肘部受伤的经历。肱骨内侧髁突生长板在生物力学上弱于UCL的前束，在投掷时产生的外翻力量超过生长板承受力时容易使其受到损伤。此外，在投掷过程中，旋前屈肌群牵拉脆弱的生长板并导致损伤，被称为"少年棒球队员肘"。

【影像学表现】

肱骨内上髁炎标志性的X线表现是内上髁生长板增宽（图S65-1）。内上髁骨化中心撕脱碎片可能会进入关节内（图S65-2），或者导致尺神经损伤。某些损伤非常微小，需要与对侧肘关节进行比较（图S65-3）。此外，还可以出现内上髁突的增生或骨折及骨化中心的内移或撕脱。当生长板融合时，穿过融合生长板的骨折可以产生类似于骨骼成熟之前出现的影像学表现（图S65-4）。在磁共振T₂WI上可以看到高信号的内上髁骨髓水肿。

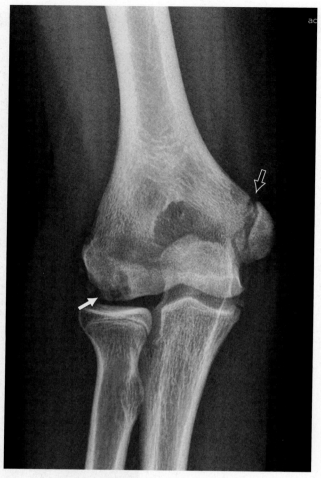

图S65-1　少年投手的肘关节X线片显示增宽的内上髁生长板（黑箭），肱骨小头的关节面软骨下异常的透亮区与慢性外翻损伤机制引起的骨软骨缺损一致（白箭）

参考文献

Hang DW，Chao CM，Hang YS. A clinical and roentgeno-graphic study of Little League elbow. Am J Sports Med. 2004；32：79-84.

交叉文献

Musculoskeletal Imaging：The Requisites，4th ed，100-103.

病例 66

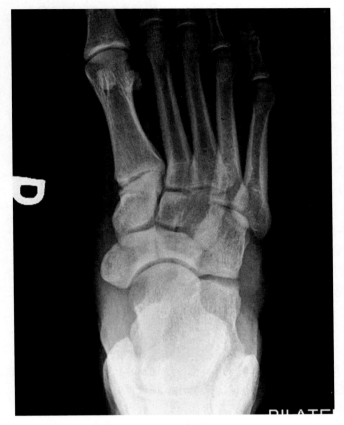

图 66-1

【病史】 职业篮球运动员，26 岁，疼痛。

1.诊断应包括哪些疾病？（可选择全部答案）

A.舟骨骨折

B.副舟骨综合征

C.舟骨 - 骰骨联合体

D.应力性骨折

2.下列哪项是舟骨骨折最少见的类型？

A.撕脱骨折

B.结节部骨折

C.体部骨折

D.应力性骨折

3.舟骨不完全应力性骨折的百分比是多少？

A. ＞ 95%

B.75%

C.50%

D.25%

4.除下列哪项外，其他因素都是舟骨应力性骨折不愈合的原因？

A.相对乏血管区域

B.剪切力增加

C.足弓降低

D.骨折方向

病例66答案

跗舟骨应力性骨折

1.A和D。该影像表现为舟骨体正中矢状位的透亮线影，考虑骨折或应力性骨折。足副舟骨是一个位于舟骨近端内侧的小骨，是胫后肌腱附着点。

2.D。背侧撕脱骨折是最常见的舟骨骨折，占舟骨骨折的50%。结节部骨折约占1/4，体部骨折也比较常见，约占舟骨骨折的1/4。应力性骨折是舟骨中最少见的骨折，经常发生在短跑和跳跃运动员。

3.A。约96%的舟骨应力性骨折是不完全的。最典型位置在舟骨中间1/3处。

4.C。足弓的高度并不影响舟骨应力性骨折的愈合。矢状位的舟骨应力性骨折方向，舟骨中间1/3处为相对乏血管区，以及剪切力的增加都可能是骨折不愈合或者骨折延迟愈合的原因。

点评

【临床表现】

与跟骨、距骨相比，舟骨的应力性骨折并不常见。然而在跑步者，特别是短跑运动员、足球运动员和篮球运动员中，其发生率会增高。症状位于足弓内侧，通常比较隐匿和微弱。典型骨折为矢状走向并且发生在舟骨中间的1/3处（图S66-1）。因此，这种骨折很难在普通X线片显示出来。

【影像学表现】

CT和MRI都是鉴别这种疾病的良好方式，后者还具有对骨髓损伤直接评估的优点。应力性骨折在所有脉冲序列均呈线样或带状低信号，周围由更宽和边界模糊的异常信号包裹。如果在症状出现后的数周内进行足部成像，明显的骨髓水肿在水敏感序列上呈高信号（图S66-2和图S66-3）。CT的三维重建可在一张图像上显示骨折，这对于制订手术计划很有用（图S66-4）。如果诊断延误，舟骨外侧骨折块潜在的缺血坏死可能性需要关注（图S66-5）。

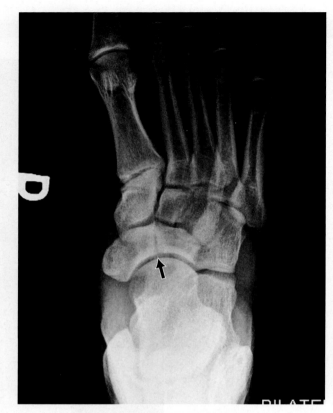

图S66-1　足部正位X线片显示舟骨的骨折，发生在矢状面舟骨中间1/3处（黑箭）

【治疗】

一般来说，舟骨应力性骨折的非负重非手术治疗和手术治疗具有同等的良好效果，但它们在高水平运动员中仍具有一定的发病率。

参考文献

Mann JA, Pedowitz DI. Evaluation and treatment of navicular stress fractures, including nonunions, revision surgery, and persistent pain after treatment. Foot Ankle Clin. 2009; 14: 187-204.

交叉文献

Musculoskeletal Imaging: The Requisites, 4th ed, 239.

病例 67

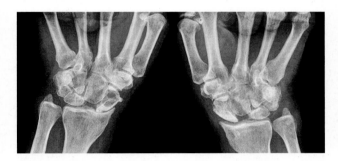

图 67-1

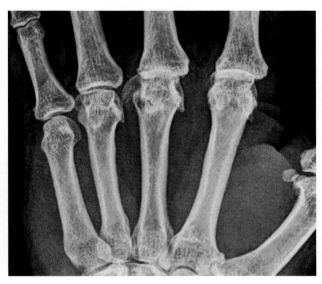

图 67-2

【病史】　男，55岁，关节疼痛。

1.鉴别诊断应包括哪些疾病？（可选择全部答案）

A.骨关节炎（OA）

B.舟月韧带撕裂

C.二水合焦磷酸钙（CPPD）沉积综合征

D.软骨钙质沉着病

E.腕关节的舟月骨进行性塌陷（SLAC）

2.除以下哪项外，其余都是CPPD关节病的特征？

A.髌股关节紊乱

B.软骨钙质沉着病

C.肌腱内云絮状钙化

D.非承重关节面的骨性关节炎样改变

3.下列哪项是CPPD关节病最常见的形式？

A.骨关节炎形式

B.急性滑膜炎（假性痛风）形式

C.类风湿病形式

D.神经性关节病形式

4.髋关节的"快速进展性骨关节炎"是什么意思？

A.病史在5年以上的进展性髋关节OA

B.快速进展的关节缺损，软骨下塌陷，关节结构紊乱

C.由脊髓疾病发展而来的髋关节神经性关节病

D.化脓性关节炎的误称

病例67答案

二水合焦磷酸钙（CPPD）沉积综合征

1.B，C，D和E。舟骨、月骨间隙增宽（由于韧带撕裂），头状骨向近端移位，与腕关节的舟月骨进行性塌陷一致。并且，桡腕关节间隙存在钙化，这与CPPD沉积病相一致。第二、三掌指关节（MCP）受累是晶体沉着病而不是骨关节炎的典型表现。

2.C。肌腱内粗短的云絮状钙化是羟磷灰石沉着病或钙化性肌腱炎的典型表现。

3.A。最常见的CPPD关节病变的形式是骨关节炎（50%），急性滑膜炎（20%），类风湿病（5%），神经性关节病形式非常少见。假性痛风形式也比较常见。

4.B。这是由二水合焦磷酸钙引起的关节病变，特点是快速进展的关节缺损，广泛的软骨下塌陷和破碎，象牙质硬化和关节紊乱，类似于神经性关节病表现。

点评

【病理学】

CPPD晶体可以积聚在关节及其周围，累及关节软骨、滑膜、关节囊、肌腱和韧带。当它发生在纤维软骨组织中，例如膝关节半月板、腕关节的三角纤维软骨、髋关节的盂唇或脊柱的纤维环，钙化表现厚且不规则，形状与所处位置的结构有关。滑膜、关节囊、肌腱和关节的钙化多呈线条状。由于CPPD是一种系统性疾病，在关节软骨有均匀的晶体沉积和相对均匀的软骨破坏。最常受累的关节是手部和腕关节、膝关节和髋关节。

【急性期临床表现】

CPPD急性痛风样表现被称为假性痛风，表现为急性滑膜炎引起的关节炎、疼痛和红肿。疾病早期可出现侵蚀性的变化，进展期主要表现为硬化、关节骨软骨碎片、类似OA的骨赘。特异性表现体现在病变的分布特点和大的软骨下囊肿的出现。

【影像学表现】

以下是手部和腕关节的几个重要的观察指标：软骨钙质沉着，腕关节SLAC合并舟骨、月骨间隙增宽，头状骨向近端移位，第2，3掌指关节间隙变窄合并钩样骨赘（图S67-1和S67-2）。所有这些都是典型的CPPD关节病的特征性表现，特别是病变的分布特点。在膝关节，关节炎累及所有3个关节间室是典

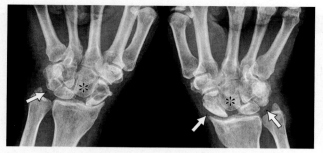

图S67-1   腕关节正位X线片显示舟月骨间距增宽，伴随头状骨向近端移位（星号）和软骨钙质沉着（白箭）

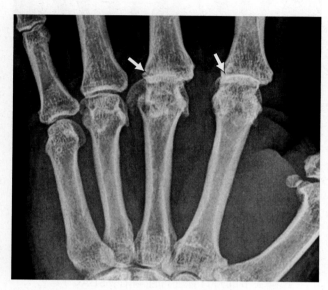

图S67-2   手部X线片显示第二、三掌指关节间隙变窄，并有钩型骨赘形成（白箭）。这些都不是常见骨关节炎的典型部位

型表现，但通常髌股关节表现最严重（图S67-3）。在髋关节，如果类似OA样病变出现大的软骨下囊肿，而且疾病快速进展的时候，应该考虑CPPD关节炎（图S67-4～图S67-5）。

参考文献

Magarelli N，Amelia R，Melillo N，Nasuto M，Cantatore F，Guglielmi G. Imaging of chondrocalcinosis：calcium pyrophosphate dehydrate（CPPD）crystal deposition disease-imaging of common sites of involvement. Clin Exp Rheumatol. 2012；30：118-125.

交叉文献

Musculoskeletal Imaging：The Requisites，4th ed，298-299.

病例 68

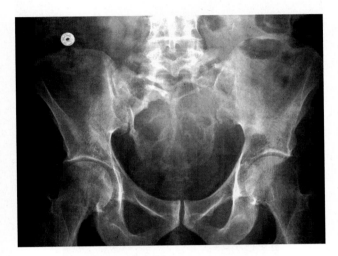

图 68-1

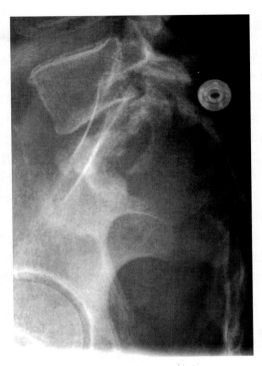

图 68-2

【病史】　男，62岁，背部疼痛。

1.鉴别诊断应包括哪些疾病？（可选择全部答案）

A.脊索瘤

B.动脉瘤样骨囊肿

C.骨巨细胞瘤

D.软骨肉瘤

E.浆细胞瘤

2.下列哪项是脊索瘤的细胞起源？

A.原始的脊索组织

B.未成熟的梭形细胞

C.软骨前体细胞

D.未分化间充质细胞

3.根据CT，脊索瘤的瘤内钙化发生率是多少？

A. < 5%

B.15% ～ 20%

C.50% ～ 60%

D. > 90%

4.脊索瘤累及脊柱占多少百分比？

A. < 1%

B.5%

C.10%

D.15%

病例68答案

脊索瘤

1.A，B，D和E。X线片检查显示骶骨膨胀性、溶骨性破坏，基质混杂。鉴别诊断包括脊索瘤（常是巨大的病灶）、动脉瘤样骨囊肿、软骨肉瘤、浆细胞瘤、转移瘤。事实上，当骶骨中线区发现一个巨大的溶骨性病变，脊索瘤应该放在鉴别诊断的第一位。

2.A。脊索瘤起源于原始脊索组织的异位残留，发生在脊椎的两端（骶尾区和颅底）及椎间盘髓核。

3.D。瘤内钙化很常见，在X线片中有50%～70%可见，CT检查90%以上可见。

4.D。超过50%发生在骶尾区，30%～35%发生在蝶枕区（几乎均发生在斜坡区）。椎体脊索瘤占全部脊索瘤的15%，发生率依次为腰椎、颈椎、胸椎。

点评

【临床信息】

脊索瘤是起源于原始脊索组织异位残留的肿瘤，最常发生于脊柱的两端。肿瘤生长缓慢，但具有侵袭性，是脊柱最常见的原发性恶性骨肿瘤。最常见的症状是疼痛，但也可能隐匿生长数月到数年。其5年生存率为50%～60%，但5年后仍可能复发。超过50%的肿瘤发生在骶尾区，35%发生在蝶枕区，其余15%发生在脊柱。骶尾部肿瘤的发病高峰在60～70岁，而在其他脊柱区域的发病高峰为40～50岁。当肿瘤发生于儿童时，仅局限在蝶枕区或颈椎，男性发病率是女性的2倍。

【影像学表现】

X线片显示骨质破坏和体积较大的软组织肿块。骶骨病变平均大小为10 cm，通常累及中线区（图S68-1～图S68-2）。50%～70%的病例在X线片上可见钙化，而90%的病例在CT上可显示钙化。典型影像表现为骶骨类似蜂窝样的多发透光区，但此征象并不常见。MRI典型表现为多分叶肿块，偶尔囊变，有致密的假包膜包绕骨质破坏区及其分隔（图S68-3～图S68-4）。肿瘤侵犯周围软组织，可能会引起神经系统症状（斜坡）和肠道或膀胱症状（骶骨）（图S68-5～图S68-6）。病变侵犯邻近骨质常见，也可以跨越骶髂关节。

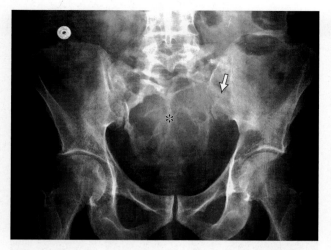

图S68-1 盆腔X线前后位片显示骶骨较大的溶骨性破坏（星号），左侧骶髂关节结构紊乱，骶骨左侧外缘骨皮质显示不清（白箭）

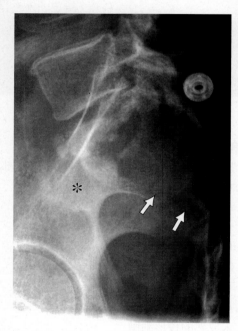

图S68-2 侧位X线片示病变膨胀性改变，在骶前区有一个致密的软组织肿块（星号），骶前骨皮质破坏（白箭），肿瘤内有微小的钙化

参考文献

Farsad K，Kattapuram SV，Sacknoff R，Ono J，Nielsen GP. Sacral chordoma. Radiographics. 2009；29：1525-1530.

交叉文献

Musculoskeletal Imaging：The Requisites，4th ed，457-458.

病例 69

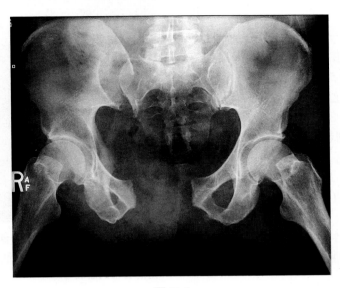

图 69-1

【病史】 33岁，车祸。

1.诊断应包括哪些？（可选择全部答案）

A.右侧骶髂关节分离

B.耻骨联合分离

C.前后压缩（APC）

D.动脉损伤的风险高

E.Malgaigne骨折

2.下列除哪项外，其他均是骨盆环骨折的Young-Burgess分类？

A.横向压缩（LC）

B.前后压缩（APC）

C.垂直剪切

D.轴移

3.下列哪项是最常见的损伤力的方向（向量）？

A.横向压缩（LC）

B.前后压缩（APC）

C.垂直剪切

D.联合损伤

4.在APC损伤中，L_5横突骨折提示什么？

A.动脉损伤可能

B.后柱骨折和不稳定

C.胃肠道损伤

D.椎体骨折

病例69答案

骨盆骨折

1.A，B，C和D。该患者是严重的APC损伤（3型），伴耻骨联合分离（＞5 cm），右侧骶髂关节前后分离，整体失去稳定性，这种损伤有很高的动脉破裂的风险。

2.D。轴移是前交叉韧带撕裂的损伤机制，并不属于Young-Burgess分类。

3.A。横向压缩（LC）最常见，累及50%～70%的病例。APC占20%，垂直剪切约占15%，联合损伤最少见。

4.B。APC 2型损伤的特点是前骶髂关节轻微增宽；然而，L₅横突骨折可能是后柱损伤的唯一征象，代表伴有旋转性不稳。

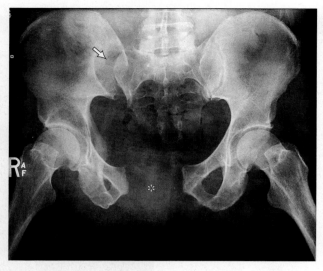

图S69-1　X线片显示3型骨盆前后压缩损伤，伴耻骨联合分离超过5 cm（星号），右侧骶髂关节分离（白箭）提示前后韧带的断裂

点评

【横向压缩】

LC损伤（图S69-3～图S69-5）是骨盆环最常见的骨折类型，由侧向撞击力产生并导致髂骨内旋。LC 1型损伤是对髋臼的直接撞击，导致耻骨支横行骨折和重叠，可能伴有骶骨的屈曲骨折；LC 2型损伤的压缩力更靠前，导致同侧的髂骨翼内旋，耻骨和坐骨骨折，骶髂关节后部韧带断裂。LC 3型损伤，在LC1或者2型的同侧损伤的基础上伴对侧骨盆损伤，LC 3型是旋转性损伤，常在垂直方向不稳定。

【前后压缩】

APC损伤（图S69-1～图S69-2）占所有骨盆环损伤15%～20%。外力导致耻骨联合分离，伴或不伴骶髂关节分离或者髂骨骨折。APC 1型损伤显示垂直的耻骨支骨折。APC 2型损伤引起耻骨分离和骶髂关节前部韧带断裂。APC 3型损伤包括耻骨联合分离、骶髂关节前后部韧带断裂。半骨盆的完全分离降低了血管损伤后的填塞，臀上动脉和阴部内动脉由于邻近骶髂关节更增加了APC损伤引起的严重出血的发生率。

【垂直剪切和联合损伤】

垂直剪切损伤（图S69-4）是由上下作用力导致部分骨盆发生垂直移位。典型的影像学表现包括垂直的耻骨支骨折或耻骨联合分离，骶髂关节脱位或者骶骨骨折。在联合损伤中，2种或者2种以上的作用力会导致复杂的骨盆骨折。

参考文献

Khurana B，Sheehan SE，Sodickson AD，Weaver MJ. Pelvic ring fractures：what the orthopedic surgeon wants to know. Radiographics. 2014；34：1317-1333.

交叉文献

Musculoskeletal Imaging：The Requisites，4th ed，157-160.

病例 70

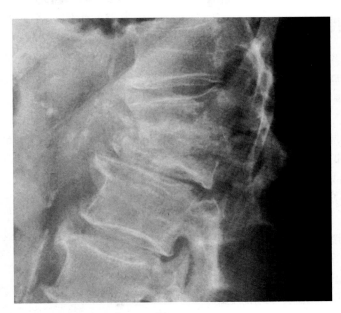

图 70-1

【病史】 男，66岁，背部疼痛。

1.诊断应包括哪些疾病？（可选择全部答案）

A.Kümmel病

B.椎间盘炎

C.终板骨髓炎

D.压缩性骨折

E.软组织感染

2.60% ~ 70%的脊柱感染是由哪种微生物引起？

A.链球菌

B.葡萄球菌

C.大肠埃希菌

D.分枝杆菌

3.当怀疑成年人有椎间盘炎时，最早感染哪个部位？

A.髓核

B.纤维环

C.椎体终板

D.椎间盘

4.对于椎间盘炎最敏感的影像检查方法是什么？

A.X线片

B.CT

C.镓扫描

D.MRI

病例70答案

椎体骨髓炎和细菌性椎间盘炎

1.B，C和E。这位患者的腰1、2椎体骨质破坏继发于终板骨髓炎和椎间盘炎。Kümmel病是指椎体骨坏死，但不累及终板。椎体形态与终板破坏和塌陷有关，并非压缩骨折。

2.B。60%～70%的病例由葡萄球菌感染引起。在免疫缺陷患者中，真菌和分枝杆菌也应该考虑。

3.C。椎间盘炎首先由椎体终板感染引起，继而扩展到椎间盘。脓毒性栓子进入终板的干骺端动脉，可引起骨梗死和继发感染。

4.D。镓扫描在90%的患者是阳性的结果（但症状出现至少2天以上）。尽管CT显示骨质破坏和终板受侵优于X线片，但对于检测骨髓变化或者硬膜外受侵情况并不理想。MRI检测椎间盘炎早期的变化，敏感性为96%，特异性为94%。

点评

【临床信息】

细菌性椎间盘炎首先由椎体终板感染引起，继而扩展到椎间盘，在所有骨髓炎中占比达20%，也是最常见的中轴骨感染。本疾病好发于成年人，大多数患者超过50岁，男性发病率是女性的2倍，常见症状是背部疼痛（90%）和发热（70%），如果近期有以下病史需考虑脊柱感染可能：背部或泌尿外科手术，软组织、呼吸系统或泌尿生殖系统感染，免疫抑制状态，酗酒，静脉注射毒品，肾衰竭。术后椎间盘炎占20%～30%的病例。

【发病机制】

感染的血源性播散是最常见的途径。虽然椎间盘无血管，但髓核可接受从脊柱终板软骨下血管床弥散的营养物质，外层纤维环有直接的椎管动脉及毛细血管供应。感染最初可以累及接近前部和前外侧血管供应的椎间盘边缘区域，也可由邻近的感染，如肺炎或肾盂肾炎直接蔓延所致。

【影像学表现】

典型的影像学表现包括椎间盘高度减低、终板形态不规则、椎体骨质硬化、塌陷并成角畸形等（图S70-1）。CT可提供更详细的骨质侵蚀情况（图S70-2），也可显示低密度的椎旁软组织肿胀，病灶周围积液，还有脂肪沉积和气体。MRI是评估脊柱感染最敏感的方式。典型表现包括T_1WI边界不清呈低信号的终板和T_2WI高信号的骨髓和椎间盘（图S70-3），硬膜外脓肿在增强MRI表现为环形强化的包裹性积液。

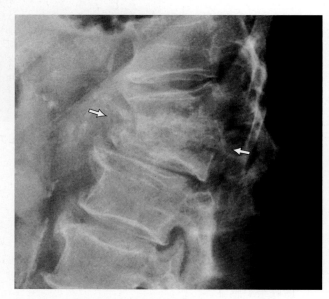

图S70-1　腰椎侧位X线片显示腰1～2椎间隙变窄（白箭）和相邻椎体终板破坏

参考文献

Diehn FE.Imaging of spine infection. Radiol Clin North Am. 2012；50：777-798.

交叉文献

Musculoskeletal Imaging：The Requisites，4th ed，481-483.

病例 71

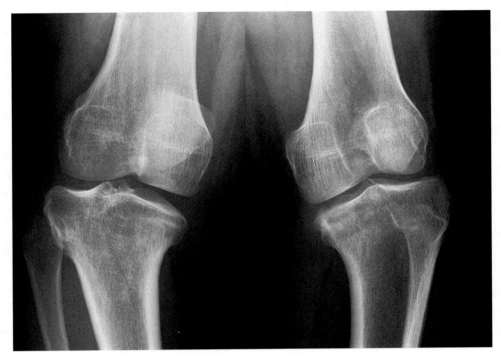

图 71-1

【病史】 女，17岁，腿部畸形。

1.鉴别诊断应包括哪些疾病？（可选择全部答案）

A.胫骨内翻

B.佝偻病

C.局灶性纤维软骨发育不良

D.软骨发育不全

2.胫骨内翻哪种类型最常见？

A.新生儿型

B.婴儿型

C.青少年型

D.成人型

3.哪种类型的胫骨内翻临床表现为疼痛？

A.新生儿型

B.婴儿型

C.青少年型

D.成人型

4.胫骨内翻与哪种儿童疾病有关？

A.肥胖症

B.多尿症

C.肾脏疾病

D.骨纤维异常增殖症

病例71答案

胫骨内翻

1.A，B和C。佝偻病导致干骺端增宽呈杯口状，但后天的胫骨弓形畸形也可出现这种表现。布朗特病（胫骨内翻）和局灶性纤维软骨发育不良是由先天因素导致胫骨近端内翻弯曲。

2.B。婴儿型比青少年型更为常见。

3.C。90%以上的青少年型患者临床表现为疼痛；而婴儿型通常没有任何症状。本病没有新生儿型及成人型。

4.A。婴儿型胫骨内翻的发病率随着儿童肥胖症的增加而增加。

点评

【临床类型】

布朗特病，又称胫骨内翻，是因外伤或发育不良阻碍了胫骨近端内侧骨骺生长所致，与儿童肥胖症有关。本病有两种类型：婴儿型（发生在出生后最初几年）；青少年型（发生在8～15岁）。婴儿型是青少年型的8倍。婴儿型50%～75%双侧发病。胫骨内翻的发病率随着儿童肥胖症发病率的增加而增加，没有性别差异。婴儿型不引起疼痛，以渐增的腿部畸形和缩短为特征。

【影像学表现】

典型的影像学表现是由于干骺端的角度及胫骨干没有按照固有曲度内收导致的胫骨内翻畸形（图S71-1）。扁平的胫骨干骺端内侧可见骨赘。90%以上的青少年型患者发生在单侧，可引起疼痛，并产生不明显的畸形。这很可能是创伤后导致的胫骨生长停滞，在胫骨干骺端内侧常见生长板硬化。软骨发育不全的患者影像学表现相似，但膝内翻可能是由于腓骨过度生长引起的（图S71-2）。2岁以下儿童出现生理弯曲是正常的，通常是对称的，会影响到股骨和胫骨（图S71-3）。其次是生理性膝外翻，3岁时畸形程度最大，到9岁时逐渐恢复。

【治疗】

手术治疗推荐采用胫骨近端截骨术诱导生长，达到迅速和逐渐修复。

参考文献

Sabharwal S. Blount disease：an update. Orthop Clin North Am. 2015；46：37-47.

交叉文献

Musculoskeletal Imaging：The Requisites，4th ed，313，315.

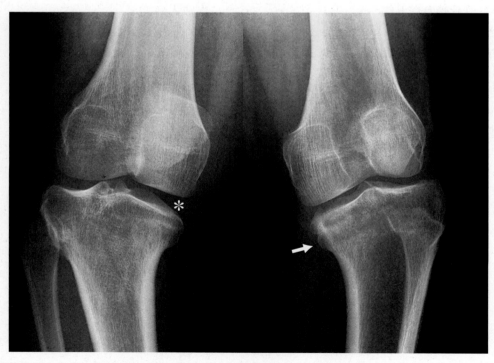

图S71-1　膝关节承重X线片示双侧胫骨干骺端扁平膨大并内翻成角。右膝关节胫骨近端内侧关节面变平，导致关节间隙增宽（星号）。左膝关节有一个小的鸟嘴状突起（白箭）

病例 72

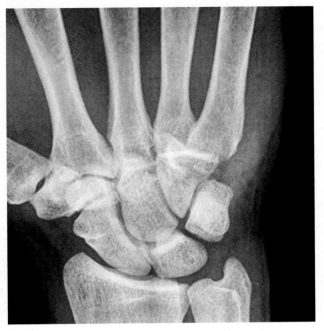

图 72-1

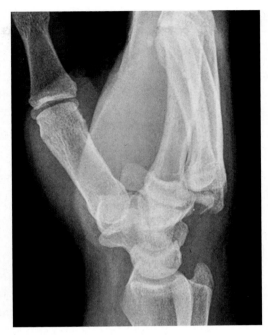

图 72-2

【病史】　男，23岁，外伤，现感疼痛。

1.诊断应包括哪些疾病？（可选择全部答案）

A.掌骨后脱位

B.内侧腕掌关节破坏

C.第1腕掌关节半脱位

D.钩骨骨折

E.腕骨间关节脱位

2.钩骨背侧骨折最易与哪种脱位有关？

A.第2掌骨

B.第3掌骨

C.第4掌骨

D.第5掌骨

3.以下哪项不影响初次诊断？

A.软组织肿胀

B.其他更严重或危及生命的损伤

C.侧位投照不足

D.远端腕骨骨折

4.孤立性腕掌关节脱位最常见于何处？

A.第5掌骨钩骨关节

B.第4掌骨钩骨关节

C.掌骨小多角骨关节

D.掌骨钩骨关节

病例72答案

腕掌关节脱位

1.A，B和D。X线片示第4和第5腕掌关节向后脱位，钩骨远端背侧骨折。

2.D。虽然钩骨远端背侧骨折可同时发生第4和第5腕掌关节联合脱位，但最常见与第5掌骨脱位有关。

3.D。如果出现远侧腕骨骨折，应仔细检查腕掌关节以检测可能出现的半脱位或脱位。

4.A。约50%的孤立性腕掌关节脱位发生在第5掌骨钩骨关节。

点评

【临床信息】

腕掌关节脱位不常见，基于第2和第3腕掌关节的联锁结构，高能量损伤才能引起多发腕掌关节脱位。由于该损伤罕见而其他损伤经常发生，因此可能忽视腕掌关节脱位。孤立性腕掌关节脱位50%发生在第5腕掌关节，25%发生在第2腕掌关节，其余25%平均分布在第3和第4腕掌关节。腕掌关节脱位更常见累及多个关节。最常见的脱位发生在第4和第5腕掌关节。

【影像学表现】

可能出现广泛的背部软组织肿胀。特征性表现是腕掌关节平行并列的皮质边缘消失，或表现为腕骨与脱位的掌骨重叠引起的关节间隙增宽或消失。钩骨背侧表面骨折几乎总是与第5腕掌关节半脱位或脱位相关，也经常与第4腕掌关节半脱位或脱位相关（图S72-1～图S72-4）。严重的损伤可导致钩骨背侧表面远端的粉碎压缩骨折。第5腕掌关节脱位有2种类型：直接撞击第5掌骨基底内侧可能导致第5掌骨基底横向和侧向移位，达第4掌骨基底部下方；沿纵轴的力可能导致第5掌骨基底的侧向和近端脱位。这些类型的脱位常与掌骨基底的桡骨缘骨折有关。第2～5腕掌关节脱位需要巨大的外力。

参考文献

Prokuski LJ，Eglseder WA Jr. Concurrent dorsal dislocations and fracture-dislocations of the index，long，ring，and small（second to fifth）carpometacarpal joints. J Orthop Trauma. 2001；15：549-554.

交叉文献

Musculoskeletal Imaging：The Requisites，4th ed，137.

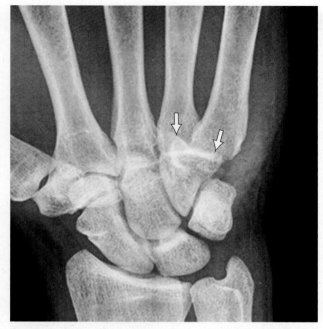

图S72-1　腕关节放大X线片示第4、第5腕掌关节间隙消失和骨性结构重叠（白箭）

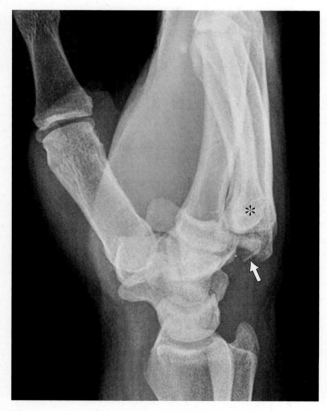

图S72-2　侧位X线片示第4和第5掌骨基底部向背侧脱位（星号）。钩骨内面远端背侧可见一个小三角形骨折碎片（白箭）

病例 73

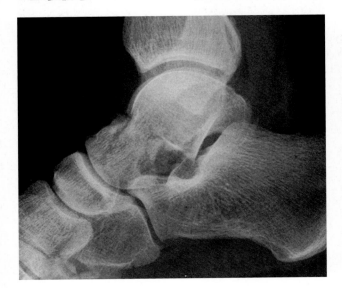

图 73-1

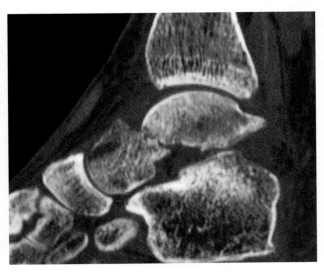

图 73-2

【病史】 男，20岁，交通事故后足部疼痛。

1.鉴别诊断应包括哪些疾病？（可选择全部答案）

A.跟骨载距突骨折

B.霍金斯（Hawkins）Ⅱ型骨折

C.距下关节半脱位

D.距骨颈骨折

2.最可能的损伤机制是什么？

A.足的强迫背屈

B.足的强迫跖屈

C.剪切力

D.突然反转

3.对于距骨颈骨折并错位，发生骨坏死的比例有多少？

A.无

B.≤ 5%

C.10%

D.＞ 25%

4.什么是霍金斯征（Hawkins sign）？

A.距骨颈骨折后6 ～ 8周无距骨顶部软骨下骨质疏松

B.距骨颈骨折后6 ～ 8周有距骨顶部软骨下骨质疏松

C.距骨颈骨折后6 ～ 8周距骨顶部骨皮质不规则

D.距骨颈骨折后6 ～ 8周距骨顶部骨质硬化增多

病例73答案

距骨颈骨折

1.B，C和D。图像显示距骨头部和颈部粉碎性骨折并移位，伴后距下关节半脱位或霍金斯Ⅱ型损伤。

2.A。距骨骨折发生率位于第二，仅次于跟骨骨折；除了距骨顶部骨软骨损伤外，距骨颈骨折是最常见的距骨骨折。距骨颈骨折通常呈垂直型，发生于足强迫背屈时。

3.D。距骨由3条血管供应。距骨坏死的风险取决于血供破坏的程度。错位骨折有25%～50%的风险发展为缺血性骨坏死。

4.B。霍金斯征是距骨颈骨折后6～8周出现距骨顶部软骨下骨质疏松，表明血管完整引起骨吸收以预防缺血性骨坏死。缺乏霍金斯征（骨密度正常或骨密度增加）与缺血性骨坏死的发展相关。

点评

【基本信息】

距骨颈骨折少见于成年人，罕见于儿童；是距骨骨折的第二常见类型。通常与机动车事故和坠落伤有关，并可能与距骨脱位相关。复习距骨头的血管供应：距骨的主要血液供应来自胫后动脉的分支，通过跗管进入距骨，供应距骨颈下部和大部分距骨体，足背动脉及其分支进入距骨颈部的上缘，供应距骨颈部和头部的背侧，腓动脉供应距骨外侧部分。

【霍金斯分类】

霍金斯分类可以预测距骨骨折患者发生缺血性骨坏死的风险。Ⅰ型骨折无移位，骨折线在中部和后部之间把距下关节面一分为二；血管供应保存完好。Ⅱ型骨折有移位，伴距下关节的半脱位或脱位，损伤2条（偶尔3条）供应血管，缺血性骨坏死发生风险30%（图S73-1～图S73-2）。Ⅲ型骨折有移位，伴距骨体与胫距和距下关节脱位，损坏所有3条供应血管，缺血性骨坏死发生风险大于90%。Ⅳ型骨折伴发距舟关节半脱位或脱位。80%的距骨颈骨折是Ⅱ型或Ⅲ型。

【霍金斯征】

霍金斯征是距骨颈骨折后6～8周出现距骨顶部软骨下骨质疏松，表明血管供应完整引起骨吸收（图S73-3）。缺乏霍金斯征，即软骨下区域骨密度正常或骨密度增加，与发展成为缺血性骨坏死相关（图S73-4）。

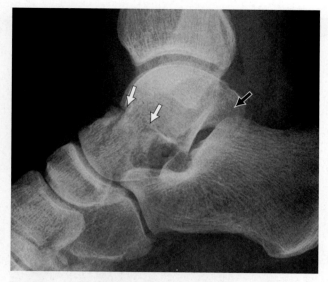

图S73-1　左踝关节侧位X线片示中部和后距下关节面之间的距骨颈骨折（白箭），后距下关节间隙增宽（黑箭）

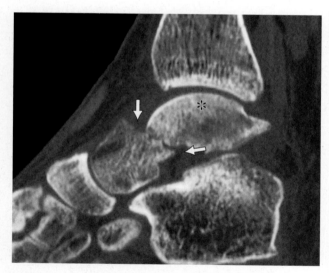

图S73-2　5周后的矢状位CT重建图像示骨折移位（白箭），后距下关节半脱位。没有霍金斯征（星号）

参考文献

Dodd A，Lefaivre KA. Outcomes of talar neck fractures：a systematic review and meta-analysis. J Orthop Trauma. 2015；29：210-215.

交叉文献

Musculoskeletal Imaging：The Requisites，4th ed，238-239.

病例 74

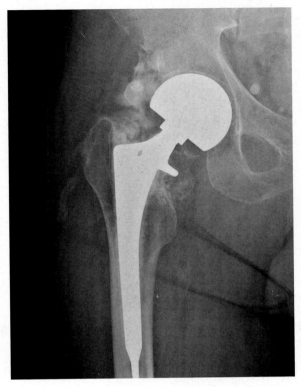

图 74-1

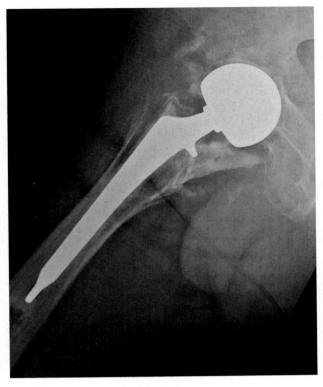

图 74-2

【病史】　男，56岁，髋部活动受限。

1.鉴别诊断应包括哪些疾病？（可选择全部答案）

A.蜡泪样骨病

B.肿瘤性钙沉着

C.异位骨化

D.骨化性肌炎

2.采用Brooker分类，本例异位骨化如何分类？

A.1型

B.2型

C.3型

D.4型

3.以下哪项不可用于预防或治疗异位骨化？

A.双膦酸盐

B.非甾体抗炎药

C.低剂量放射治疗

D.泼尼松

4.出现异位骨化增加了哪种并发症的风险？

A.感染

B.骨折

C.滑囊炎

D.骨坏死

病例74答案

异位骨化

1.C和D。本例人工股骨头置换术并发髋关节周围大腿近端肌肉内异位骨化和骨化性肌炎。

2.C。股骨和骨盆之间骨化面积小于1 cm，因此为Brooker 3型。

3.D。泼尼松不在异位骨化治疗方案中。

4.A。异位骨化增加感染风险。

点评

【发病机制】

众所周知，异位骨化发生在术后，特征性表现是在关节周围软组织内形成骨组织。确切的发病机制尚不清楚，但3个因素是必需的：成骨前体细胞、诱导剂和一个促使新骨形成的环境。异位骨化通常有3种形式：外伤性［发生在骨折和（或）脱位后、全髋关节置换术或骨折固定术后］、神经性（脑外伤、脊髓损伤、卒中、感染或肿瘤累及中枢神经系统）、先天性。

【临床特征】

本病男性发病率是女性的2倍，通常发生于65岁以上老年人。约50%的髋关节置换术患者发生异位骨化，其中1/3需要临床重视。症状包括术后疼痛、发热、肿胀、红斑，以及骨撞击导致的运动受限。

【影像学特征】

异位骨化发生于第2周，骨扫描可显示摄取增加，但X线片通常1个月后才能显示，表现为在关节周围软组织内出现骨化（图S74-1～图S74-2）。最初，骨化表现为边界模糊的密度增高区，缺乏骨小梁。随着骨化的增大，骨皮质和骨小梁逐渐出现。最终，可发生完全性关节强直。Brooker分类（髋关节周围）：Ⅰ型，关节周围的小骨化灶；Ⅱ型，骨盆与股骨相对面之间相距至少1cm以上的骨性突起和小骨化灶；Ⅲ型，骨盆和股骨相对面的骨化间距小于1cm；Ⅳ型，关节强直。神经源性异位骨化易累及髋关节、肘关节、肩关节、膝关节（图S74-3～图S74-4）。CT是帮助制订术前方案的首选方式（图S74-5～图S74-6）。超声检查可显示早期骨化的强回声表面伴有后方声影。

参考文献

Winkler S, Craiovan B, Wagner F, Weber M, Grifka J, Renkawitz T. Pathogenesis and prevention strategies of heterotopic ossification in total hip arthroplasty: a narrative literature review and results of a survey in Germany. Arch Orthop Trauma Surg. 2015；135：481-489.

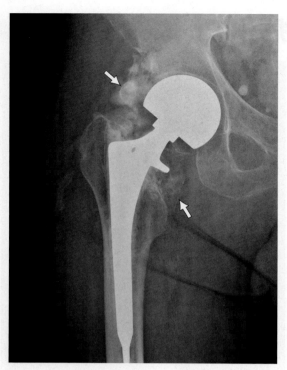

图S74-1　术后8周髋关节X线片示关节周围软组织明显异位骨化（白箭）

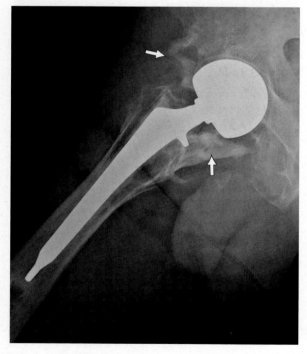

图S74-2　该患者侧位（蛙式位）X线片示骨化（白箭）呈环状，导致运动范围显著减小

交叉文献

Musculoskeletal Imaging：The Requisites，4th ed，454-457.

病例 75

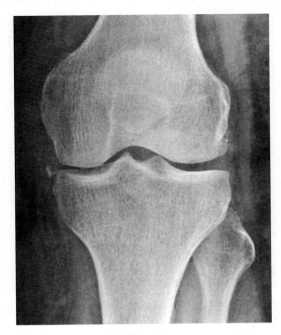

图 75-1

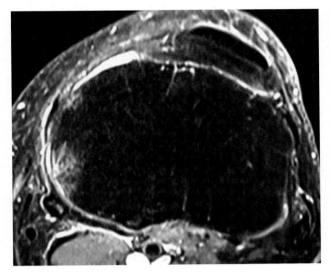

图 75-2

【病史】 患者，26岁，从15英尺高处坠落后膝关节疼痛。

1.影像学鉴别诊断应包括哪些疾病？（可选择全部答案）

A.关节内游离体

B.半膜肌止点撕脱骨折

C.半月板胫骨间韧带撕脱骨折

D.胫骨软骨骨折

E.内侧Segond骨折

2.以下哪项不是胫骨平台内侧撕脱骨折（内侧Segond骨折）的合并伤？

A.前交叉韧带撕裂

B.内侧半月板撕裂

C.后交叉韧带撕裂

D.半月板胫骨间韧带撕裂

3.内侧Segond骨折的损伤机制是什么？

A.外翻外旋

B.内翻内旋

C.过伸

D.仪表盘损伤（指车祸中膝关节撞击前方仪表盘所致）

4.回顾X线片，你会推荐补充哪项影像学检查？

A.CT

B.MRI

C.骨扫描

D.超声

病例75答案

内侧Segond骨折

1.A，B，C和E。本例为内侧Segond骨折，由内侧副韧带的深部关节囊或半月板胫骨间部分附着的胫骨撕脱引起，类似于移位的关节内游离体。半膜肌腱撕脱偶尔可以产生相似的影像学表现。

2.A。内侧Segond骨折与后交叉韧带撕裂、内侧半月板撕裂和内侧副韧带深部关节囊撕裂有关，但与前交叉韧带撕裂无关。

3.A。损伤机制是外翻外旋。

4.B。下一步应选择MRI来评价后交叉韧带和内侧半月板。

点评

【损伤机制】

内侧或反向的Segond骨折是膝关节受到外翻外旋应力损伤时胫骨近端内侧的撕脱骨折，它的损伤机制与经典的Segond骨折相反。这种损伤比较少见，通常与机动车事故和膝关节完全脱位等严重损伤机制有关。骨皮质撕裂损伤出现在内侧副韧带的深部关节囊（半月板胫骨间）附着处。

【影像学特征】

影像学表现为小骨碎片位于胫骨近端内侧关节面或附近，骨碎片可以是线形或椭圆形，小的骨碎片MRI不易发现，但胫骨相应区域的急性损伤通常显示弥漫性骨髓水肿。骨折与后交叉韧带撕裂相关。MRI还可显示内侧副韧带拉伤和内侧半月板撕裂，尤其是它的根部附近（图S75-1～图S75-6）。

参考文献

Gottsegen CJ，Eyer BA，White EA，Learch TJ，Forrester D. Avulsion fractures of the knee：imaging findings and clinical significance. Radiographics. 2008；28：1755-1770.

交叉文献

Musculoskeletal Imaging：The Requisites，4th ed，201-203.

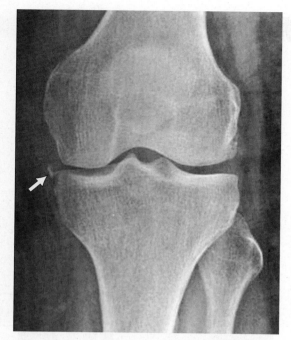

图S75-1　正位X线片示一个小的骨碎片（白箭）突出于关节平面

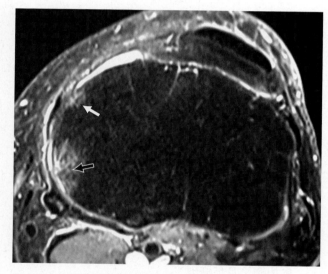

图S75-2　轴位液体敏感MRI示近端胫骨平台内侧的半月板胫骨间韧带（白箭）和冠状韧带（黑箭）附着处骨髓水肿

病例 76

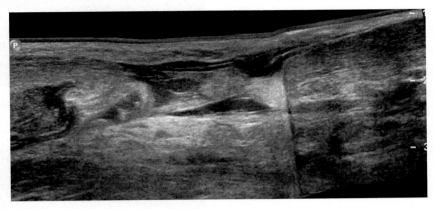

图 76-1

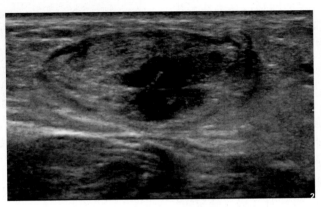

图 76-2

【病史】 29岁足球运动员，出现急性疼痛。图像为跟腱的纵向（右侧为远端）和横向（右侧为内侧）声像图。

1.鉴别诊断应包括哪些疾病？（可选择全部答案）

A.慢性肌腱炎

B.跟骨后滑囊炎

C.跟腱完全断裂

D.跟腱部分撕裂

2.肌腱周围的无回声区代表什么？

A.中层出血

B.鞘内液体

C.血肿

D.滑膜囊肿

3.超声诊断这种疾病的准确性是多少？

A.90%

B.75%

C.50%

D.25%

4.手术修补最常见的并发症是什么？

A.修补失败

B.神经损伤

C.跟腱骨化

D.感染

病例76答案

跟腱断裂

1.C 和 D。超声图像显示跟腱远端完全断裂，近端纤维回缩。撕裂距离跟骨附着处约2 cm。重度撕裂可能有类似的静态图像，但在动态检查可以辨别，通常不会造成这么明显的回缩。慢性肌腱炎会出现肌腱增厚，但整个肌腱回声异常。

2.A。肌腱周围无回声区代表夹在肌腱纤维之间和周围的出血。

3.A。超声诊断跟腱撕裂的准确性达90%以上，敏感性为100%，特异性为83%。

4.D。深部感染是一个严重的问题，发生在老年患者、经常接受糖皮质激素治疗的患者、损伤早期坚持日常活动及损伤后延迟治疗的患者。

点评

【临床信息】

跟腱是踝关节最大的肌腱，起源于腓肠肌和比目鱼肌肌腱联合处，附着于跟骨后表面。跟腱断裂是严重的损伤，由巨大拉力所致的间接创伤引起。大部分是在足跖屈和伸膝时受到"推力"所致，前足着地被迫背屈也可损伤跟腱。痛风、慢性肾衰竭、糖尿病、甲状旁腺功能亢进、类风湿关节炎、系统性红斑狼疮等全身性疾病的中年患者可发生跟腱自发性断裂。临床表现为急性发作的疼痛、足踝肿胀、不能踮足尖。

【影像学特征】

肌腱完全撕裂超声表现为所有的肌腱纤维中断，通常分离达2 cm（图 S76-1 ～图 S76-2）。声束折射相关的声影与全层撕裂有关，偶尔可能由钙化引起。常见脂肪疝入缺损处，在全层撕裂时跖肌腱也相当常见，就像本例。部分撕裂或肌腱炎表现为肌腱增厚，前后径通常＞10 mm。据报道，超声的准确性达90%以上，敏感性为100%，特异性为83%。术前磁共振成像用于进一步观察肌腱的形态和方向、撕裂纤维的位置及测量肌腱断端的间距（图 S76-3 ～图 S76-6）。

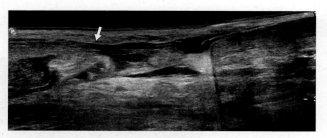

图 S76-1　纵切面声像图（右侧为远端）显示跟腱完全断裂，跟腱游离端向近端回缩（白箭）

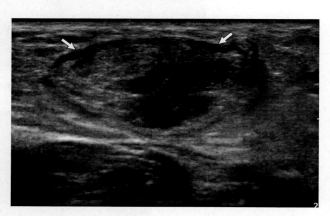

图 S76-2　横切面声像图（右侧为内侧）示肌腱周围的无回声区代表肌腱纤维间隙的出血和肌腱周围的感染（白箭）

参考文献

Bianchi S，Martinoli C，Gaignot C，De Gautard R，Meyer JM. Ultrasound of the ankle：anatomy of the tendons，bursae，and ligaments. Semin Musculoskelet Radiol. 2005；9：243-259.

Peduto AJ，Read JW. Imaging of ankle tendinopathy and tears. Top Magn Reson Imaging. 2010；21：25-36.

交叉文献

Musculoskeletal Imaging：The Requisites，4th ed，224-226.

病例 77

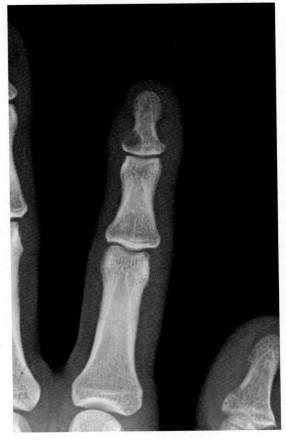

图 77-1

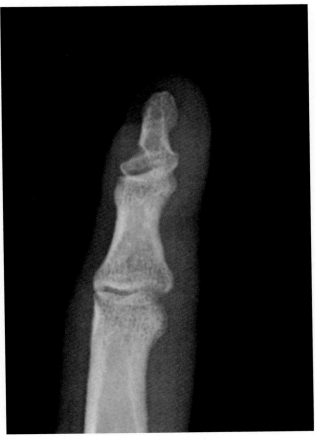

图 77-2

【病史】 男，41岁，手指肿块。

1.鉴别诊断应包括哪些疾病？（可选择全部答案）

A.骨髓炎

B.转移

C.血管球瘤

D.表皮样囊肿

2.为什么血管球瘤发生在末节指骨？

A.神经肌动脉的肿块位于指尖

B.指尖是刺伤常见的位置

C.指甲的根部可以穿透生长板

D.手指的神经终止在指骨远端

3.血管球瘤与哪种疾病有关？

A.内生性软骨瘤病

B.银屑病

C.神经纤维瘤病

D.指甲-髌骨综合征

4.表皮样囊肿内可发现什么？

A.坏死碎屑

B.凝胶样浆液

C.出血性液体

D.白色的角蛋白碎片

病例77答案

血管球瘤

1.A，B，C和D。以上都要考虑。血管球瘤和表皮样囊肿的病变往往比较局限，但表皮样囊肿也表现为明显的侵袭性骨质溶解。感染和转移发展迅速，最终导致骨质破坏。

2.A。神经肌动脉的肿块位于指尖。血管球瘤最常发生于30～50岁，临床表现为疼痛性肿块。

3.C。最近的文献表明，血管球瘤与Ⅰ型神经纤维瘤病有关。

4.D。表皮样囊肿的囊壁由复层鳞状上皮构成，囊内充满白色的角蛋白碎片。

点评

【临床类型】

血管球瘤是一种错构瘤，起源于神经肌动脉球体部专门负责体温调节的动静脉吻合处。它们主要集中在手指、手掌和足底。将近75%的血管球瘤发生在手部，特别是在指甲下间隙。血管球瘤占所有手部肿瘤的1%～5%，其中2.3%患者为多发。临床上，患者表现出剧烈疼痛、压痛和温度敏感性。相邻的指甲可以隆起、变色。

【影像学特征】

血管球瘤典型表现为位于远节指（趾）骨的偏心性溶骨性病变（图S77-1～图S77-3），偶尔位于骨外，但很少完全位于骨内。超声表现为指甲下实性的低回声肿块，彩色多普勒成像显示血供丰富。MRI特征性表现为病灶边界清楚，T_1WI呈低或中等信号，T_2WI呈明显高信号（图S77-4）。血管球瘤显著强化，磁共振血管造影诊断依据是动脉期明显强化和肿瘤染色、延迟期显示肿瘤直径增大（图S77-5）。

【鉴别诊断】

骨表皮样囊肿罕见，特点是表皮细胞增殖经由创伤或医源性损伤进入骨内。囊肿通常位于指（趾）骨末端，很少超过2 cm，典型表现是骨骼轻度膨胀、皮质变薄、薄的硬化边。远节指骨最常见的恶性肿瘤是肺癌转移，有时可以是转移的唯一部位。指甲下黑色素瘤可引起偏心性骨破坏（图S77-6），鳞状细胞癌也可以。感染会引起末节指骨轻度至严重的骨溶解，并伴有软组织异常。

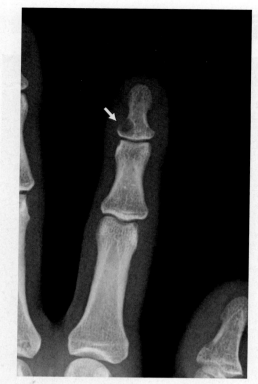

图S77-1　手指正位X线片示远节指骨溶骨性病变（白箭），周围有硬化边

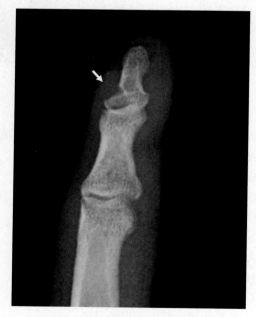

图S77-2　斜位X线片示偏心性扇形病变和软组织肿块（白箭）

参考文献

Walker EA，Fenton ME，Salesky JS，Murphey MD.Magnetic resonance imaging of benign soft tissue neoplasms in adults. Radiol Clin North Am. 2011；49：1197-1217.

交叉文献

Musculoskeletal Imaging：The Requisites，4th ed，421-422.

病例 78

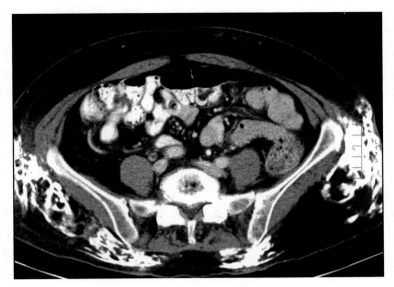

图 78-1

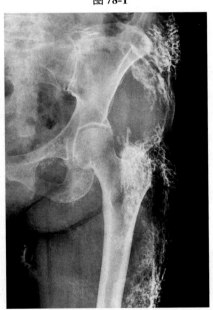

图 78-2

【病史】　女，55岁，慢性皮肤溃疡。

1.鉴别诊断应包括哪些疾病？（可选择全部答案）

A.硬皮病

B.皮肌炎

C.CREST综合征

D.骨化性肌炎

2.关于皮肌炎，有肺部表现的占多少？

A.无

B.5% ～ 10%

C.30% ～ 35%

D.65% ～ 70%

3.以下哪项不是确诊皮肌炎的重要标准？

A.雷诺现象

B.肌酸激酶增高

C.肌活检异常

D.紫色的皮疹和Gottron丘疹

4.皮肌炎患者有很大风险发生以下哪种疾病？

A.银屑病

B.肺炎

C.癌症

D.皮肤感染

病例78答案

皮肌炎

1.A，B和C。硬皮病和CREST综合征（钙质沉着，Raynaud现象、食管受累、硬皮病和毛细血管扩张症）均可发生软组织钙化，后者稍多见。皮肌炎的特点是广泛的钙化，主要位于皮下脂肪，钙化也可位于肌肉间的深筋膜。

2.D。约67%的患者有肺部表现，典型表现为间质性肺疾病。

3.A。"进行性四肢近端对称性无力、肌酶升高、肌电图异常、肌肉活检异常、皮肤表现"，满足这五项标准中的四项，就可诊断皮肌炎。雷诺现象可能发生但不是诊断标准。

4.C。皮肌炎患者发生卵巢癌、肺癌、胃癌、结直肠癌、胰腺癌及非霍奇金淋巴瘤的风险增加。

点评

【一般特征】

炎症性肌病，以骨骼肌的炎性浸润为特征，是获得性和潜在可治疗肌病的最大一组疾病，包括原因不明可引起炎症和肌肉退化的自身免疫性疾病。根据临床、组织病理、免疫和人口统计学特征，分成3个不同的亚群：皮肌炎、多发性肌炎、包涵体肌炎。

【具体特征】

皮肌炎是一种影响皮肤和肌肉的微血管病变。补体的激活和沉积导致肌内膜毛细血管溶解和肌肉缺血。皮肌炎常发生在20～50岁，青少年也可发生，多见于女性。患者出现肌无力和触痛，进而导致肌萎缩和挛缩。疾病早期出现肌肉水肿，接着是钙化，最终出现挛缩和萎缩。弥漫性红斑常见，特别是在眼周区域；Gottron丘疹（红色斑丘疹，覆盖掌指关节、指间关节、肘关节和膝关节的伸肌侧），类似于银屑病。

【影像学表现】

最常见的影像表现是非特异性的皮下钙化。沿近端较大肌肉的筋膜或肌肉的"片状"钙化虽不常见，却是能帮助确诊的征象（图S78-1～图S78-3）。此外，可见关节周围钙化，但不常见（图S78-4）。MRI有助于评估疾病，T_2WI高信号表明疾病早期的肌肉水肿，T_1WI高信号表明疾病晚期的肌内脂肪浸润（图S78-5～图S78-6），大腿的股内收肌经常受累。

参考文献

Dimachkie MM，Barohn RJ，Amato AA.Idiopathic inflammatory myopathies. Neurol Clin. 2014；32：595-628.

Olazagasti JM，Baez PJ，Wetter DA，Ernste FC. Cancer risk in dermatomyositis：a meta-analysis of cohort studies. Am J Clin Dermatol. 2015；16：89-98.

交叉文献

Musculoskeletal Imaging：The Requisites，4th ed，292-293.

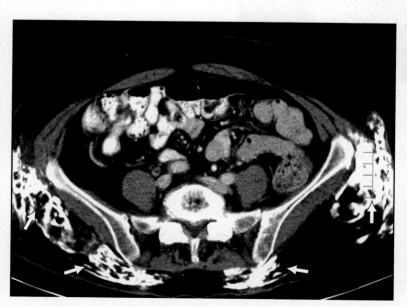

图S78-1　轴位CT示皮下脂肪和沿肌肉筋膜（白箭）的广泛软组织钙化

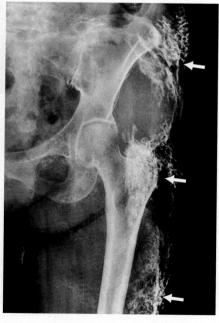

图S78-2　左髋关节X线片示本病特征性的沿骨盆和大腿近端外侧的片状钙化（白箭）

病例 79

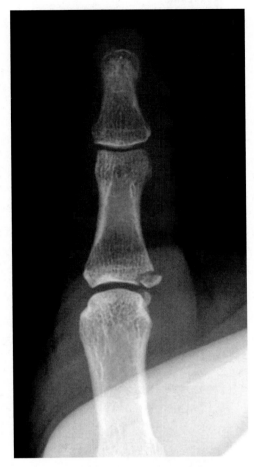

图 79-1

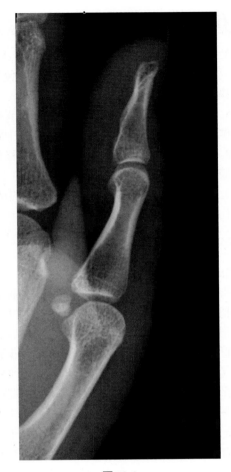

图 79-2

【病史】 27岁，滑雪时手部损伤。

1.鉴别诊断应包括哪些疾病？（可选择全部答案）

A.边缘侵蚀

B.第1近节指骨关节内骨折

C.尺侧副韧带功能不全

D.猎场看守人拇指（gamekeeper's thumb）

E.滑雪者拇指

2.最可能的受伤机制是什么？

A.拇指突然外展

B.拇指突然内收

C.拇指突然过伸

D.拇指突然过屈

3.Stener病是什么？

A.尺侧副韧带破裂移位于拇收肌腱膜下

B.尺侧副韧带破裂移位于拇收肌腱膜上

C.尺侧副韧带破裂移位于拇展肌腱膜下

D.尺侧副韧带破裂移位于拇展肌腱膜上

4.滑雪受伤的手有多少表现为猎场看守人拇指？

A.1%

B.10%

C.30%

D.50%

病例79答案

猎场看守人拇指

1.B，C，D和E。本例诊断为猎场看守人拇指，也称滑雪者拇指，表现为近节指骨基底部尺侧副韧带附着处撕脱骨折。

2.A。拇指的突然猛烈外展导致第1近节指骨基底部尺侧副韧带附着处撕脱，或使韧带本身中断。

3.B。断裂的尺侧副韧带撕裂端向表面移位于拇收肌腱膜上时发生Stener病。

4.D。猎场看守人拇指约占滑雪受伤者的6%，但滑雪受伤的手有50%是这种类型。

点评

【临床特征】

拇指的掌指关节尺侧副韧带附着处损伤称为猎场看守人拇指或滑雪者拇指（图S79-1～图S79-2），约占所有滑雪损伤的6%，在足球、摔跤、棒球和曲棍球等体育活动中也经常发生。过去的诊断依据是临床检查和应力X线摄影。最近提倡应用MRI评估尺侧副韧带的损伤。当尺侧副韧带断裂，撕裂端可移位至拇收肌腱膜表面（图S79-3），这种复合性改变称为Stener病，由于嵌入的腱膜妨碍韧带附着于骨可能影响愈合，如果不治疗会导致持续不稳定，这种情况推荐外科手术治疗。当尺侧副韧带从拇指近节指骨基底部撕脱时，骨折块的相对位置可以鉴别无移位的撕脱和Stener病。当X线检查未能显示撕脱骨折，推荐MRI进一步评估，确保韧带没有移位（图S79-4～图S79-6），不再推荐应力X线摄影，因为应力动作会导致无移位的撕脱转换为需要手术修复的Stener病。

参考文献

Schroeder NS，Goldfarb CA.Thumb ulnar collateral and radial collateral ligament injuries. Clin Sports Med. 2015；34：117-126.

交叉文献

Musculoskeletal Imaging：The Requisites，4th ed，138-139.

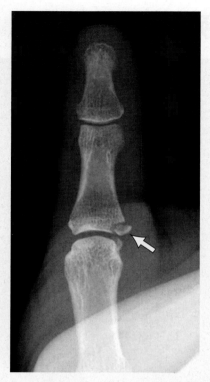

图S79-1 拇指前后位X线片示第1近节指骨基底部尺侧副韧带附着处关节内骨折。骨碎片旋转（白箭）

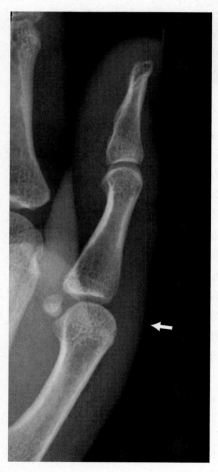

图S79-2 侧位X线片示掌指关节背侧软组织肿胀

病例80

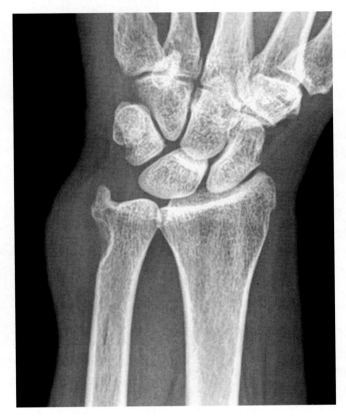

图80-1

【病史】 男，50岁，腕部肿块。

1.鉴别诊断应包括哪些疾病？（可选择全部答案）

A.巨细胞瘤（GCT）

B.腱鞘囊肿

C.纤维瘤

D.痛风石

E.腱鞘炎

2.组织学上，腱鞘巨细胞瘤与什么病变相同？

A.黄瘤

B.色素沉着绒毛结节性滑膜炎（PVNS）

C.神经纤维瘤

D.韧带样纤维瘤

3.腱鞘巨细胞瘤有多少出现骨侵蚀？

A. ＜1%

B.10%

C.25%

D. ＞50%

4.本例是局灶型巨细胞瘤，另一种类型是什么？

A.弥漫性Florid滑膜炎（弥漫型巨细胞瘤）

B.多灶结节型巨细胞瘤

C.有蒂型

D.斑块样巨细胞瘤

病例80答案

腱鞘巨细胞瘤

1.A，B，C和D。手部实性肿块大多数很可能是腱鞘巨细胞瘤或腱鞘囊肿。纤维瘤比腱鞘巨细胞瘤少见，且更常见于足部。扇形骨侵蚀不是典型表现，但临床表现符合时应该考虑痛风石。尺侧腕伸肌腱鞘炎通常引起尺骨茎突的骨侵蚀。

2.B。组织学上，腱鞘巨细胞瘤与色素沉着绒毛结节性滑膜炎表现相同，前者出血少见。

3.B。约10%的腱鞘巨细胞瘤患者有骨侵蚀。

4.A。弥漫性Florid滑膜炎的定义不太明确，向关节外发展，呈不规则多灶性生长，主要发生在膝关节和踝关节。

点评

【临床特征】

腱鞘巨细胞瘤（腱鞘GCT）是腱鞘滑膜局限性增生性疾病，特征是手部缓慢生长的无痛性肿块，偶尔出现在足部。近85%的腱鞘巨细胞瘤累及手指。常见于30～50岁，女性占大多数。组织学上，腱鞘巨细胞瘤与色素沉着绒毛结节性滑膜炎表现相同，但是，前者比后者出血少见得多。

【影像学表现】

X线片表现为局灶性高密度软组织肿块伴有明确硬化边的骨侵蚀（图S80-1），提示其生长缓慢，有时骨皮质呈扇形压迹。偶尔，邻近骨质侵蚀明显时会类似于原发骨病变。在磁共振成像T$_1$WI上，病灶与肌肉相比呈低信号（图S80-2）；在T$_2$WI上，根据含铁血黄素含量不同呈低或高信号（图S80-3）。当病变位于拇指或手指，表现为明显的高密度软组织隆起（图S80-4），钙化罕见。如果病变累及关节，压迫性骨侵

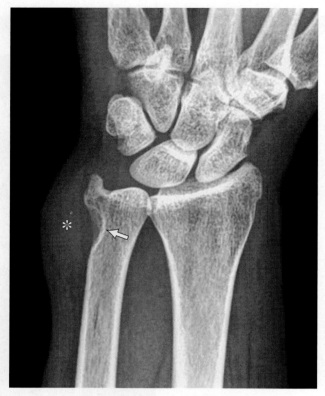

图S80-1　腕关节X线片示尺骨头内侧皮质伴有硬化边的扇形压迹（白箭）和邻近软组织肿块（星号）

蚀可见于关节两侧，病变往往呈多叶形，但并不累及肌腱本身。病变含有丰富的毛细血管，静脉注射对比剂后常有强化（图S80-5）。

参考文献

Bancroft LW，Pettis C，Wasyliw C. Imaging of benign soft tissue tumors. Semin Musculoskelet Radiol. 2013；17：156-167.

交叉文献

Musculoskeletal Imaging：The Requisites，4th ed，439-441.

病例81

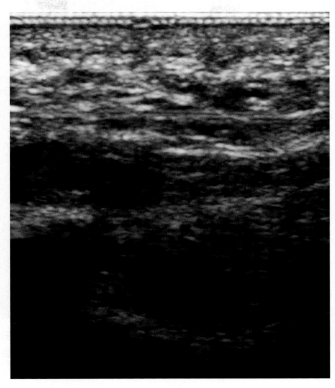

图81-1

【病史】 女，45岁，足跟疼痛。

1.根据足跟部超声纵向声像图（左侧为近端），需要考虑哪些鉴别诊断？（可选择全部答案）

A.足底筋膜切开术

B.足底筋膜炎

C.足底筋膜断裂

D.足底筋膜附丽部骨赘

E.足底筋膜纤维瘤

2.急性足底筋膜炎的预期MRI表现是什么？

A.附丽部增厚伴间质水肿

B.足底筋膜弥漫性增厚

C.跟骨内侧突骨髓水肿

D.筋膜周围水肿不伴筋膜增厚

3.哪项不是足底筋膜的一部分？

A.内侧带

B.中央带

C.外侧带

D.下侧带

4.提示慢性足底筋膜炎最常见的MRI表现是什么？

A.跟骨附丽部骨赘

B.肌肉萎缩

C.筋膜间隙

D.骨化

病例81答案

足底筋膜炎

1.B和C。声像图显示水肿和增厚的中央带—急性足底筋膜炎的特征。足底纤维瘤表现为局灶性增厚，且位于更远端，典型者位于第一跖骨底部下方。

2.A。急性足底筋膜炎的经典MRI表现为中央带或中央及外侧带附着点增厚，伴筋膜间质水肿，以及筋膜-皮下脂肪和（或）肌肉-筋膜之间的筋膜周围水肿。骨髓水肿不常见。

3.D。足底筋膜由内侧、中央及外侧带组成。

4.A。跟骨内侧突附丽病是慢性筋膜炎的特征表现。

点评

【临床信息】

足底筋膜炎表现为疼痛症状，常因反复的机械应力导致足底筋膜的跟骨附着点慢性微小撕裂，这是足后跟疼痛的最常见原因。

【正常解剖】

足底筋膜炎的标志是足底筋膜中央带的跟骨附着点明显增厚（一般增加2～3倍）。足底筋膜的正常厚度不应超过4 mm，并且是高回声的，其回声近似邻近足跟脂肪垫，在所有MRI脉冲序列中表现为低信号。

【筋膜炎影像特征】

足底筋膜炎的超声表现是近端增厚的低回声筋膜（图S81-1）。MRI表现为附着点腱膜呈水肿信号改变（图S81-2～图S81-4），中央带或中央及外侧带常受累，筋膜周围水肿导致筋膜边缘模糊，皮下脂肪的水肿通常也很明显。反转恢复图像比传统的自旋回波成像对邻近骨髓的变化更为敏感，并可用于排除应力性骨折。当病情转为慢性或非手术治疗有效时，局部软组织水肿将减少，筋膜信号改变将消失。大多数慢性足底筋膜炎的患者，经过数个月后足底筋膜附丽部会形成骨赘（图S81-5）。

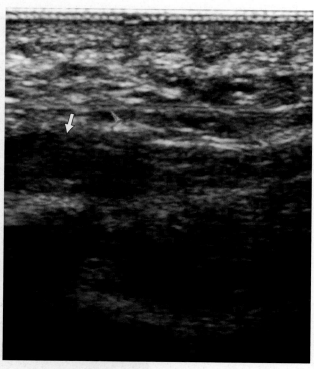

图S81-1 足跟部纵向超声图（左侧为近端）显示增厚的低回声足底筋膜（白箭），表面轮廓消失。跟骨不在图像范围内

参考文献

Mohseni-Bandpei MA，Nakhaee M，Mousavi ME，Shakourirad A，Safari MR，Vahab Kashani R. Application of ultrasound in the assessment of plantar fascia in patients with plantar fasciitis：a systematic review. Ultrasound Med Biol. 2014；40：1737-1754.

交叉文献

Musculoskeletal Imaging：The Requisites，4th ed，241，243.

病例 82

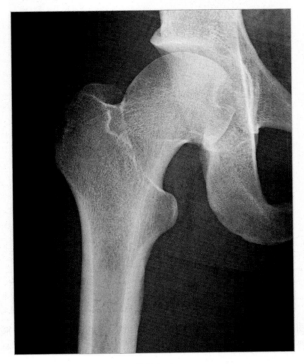

图 82-1

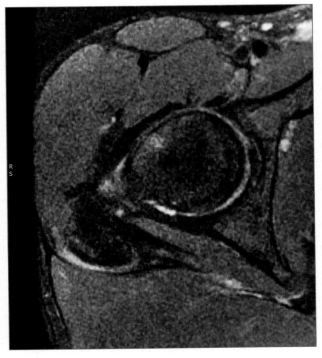

图 82-2

【病史】　男，27岁，右髋部疼痛。

1. 以下哪些因素需要考虑？（可选择全部答案）

A. 纤维囊性变

B. 股骨髋臼撞击综合征（FAI）

C. 盂唇撕裂

D. 边缘侵蚀

E. 异常 α 角

2. FAI 的估计患病率是多少？

A. ＜1%

B. 10%～15%

C. 25%～30%

D. ＞50%

3. 凸轮型 FAI 的基本异常是什么？

A. 大骨赘

B. 股骨头发育不良

C. 股骨头非球面形状

D. 异常生长板

4. 以下哪一项与钳夹型 FAI 不相关？

A. 髋臼后倾

B. 骨关节炎

C. 前或外侧髋臼过度覆盖

D. 髋臼突出

病例82答案

股骨髋臼撞击综合征

1.A，B和E。X线片显示股骨头和颈部交界处的正常凹曲度丧失，轴位磁共振图像显示与纤维囊性病变相关的前部骨性突起。这些发现都表明凸轮型FAI的存在。

2.B。FAI的估计患病率为10%～15%，主要影响20～40岁的年轻人。

3.C。在头-颈交界处有一个骨性突起，因此它会随着运动而卡在髋臼中，导致髋臼软骨的磨损或与软骨下骨的分离和（或）盂唇撕裂。这些骨性突起可以发生在侧面（枪柄样畸形）或前上方。

4.B。骨关节炎不是钳夹型FAI的典型原因。

点评

【易患因素】

FAI是近来公认的髋关节疼痛病因，是由股骨和髋臼缘之间的异常接触引起的。已经报道了几种易患因素，包括Legg-Calvé-Perthes病、股骨头骨骺滑脱、大头髋畸形、髋关节发育不良和既往骨折。最近还报道了一些没有已知易患因素的患者。虽然X线片最初显示正常，但仔细检查髋关节显示有微小的FAI异常。FAI有两种类型，凸轮型撞击和钳夹型撞击。

【髋臼撞击的类型】

在凸轮型撞击中，主要表现是近端股骨头的异常轮廓伴正常髋臼（图S82-1）。正常情况下为凹形的前上股骨头-颈交界区，在此型中呈扁平或凸形（枪柄样畸形），从而产生骨性隆起。股骨颈纤维囊性病变可作为疾病的提示征象（图S82-2）。髋臼前上缘常见软骨病变（图S82-4），在前部和上部象限中，最常见的是唇部变性和撕裂。在钳夹型撞击中，股骨近端轮廓正常，但髋臼不正常，这包括后倾，前侧和（或）外侧过度覆盖及髋臼内陷（图S82-3）。大多数FAI患者是两种形式的混合。

【治疗选择】

FAI的处理依赖于类型，并且新方法还在不断涌现。包括股骨近端骨成形术，盂唇和软骨病变的清创术，髋臼周围多余骨的切除术，以及髋臼周围旋转截骨术。

参考文献

Tannast M，Siebenrock KA，Anderson SE. Femoroacetabular

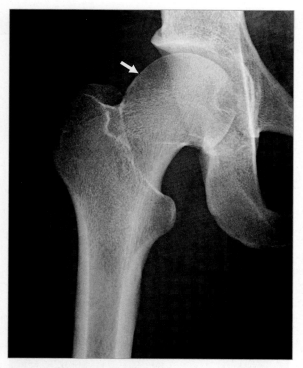

图S82-1　髋关节X线片显示FAI特征性的枪柄畸形，股骨颈部的上外侧面有一个凸起的轮廓，而正常情况下此处应该有凹陷（白箭）

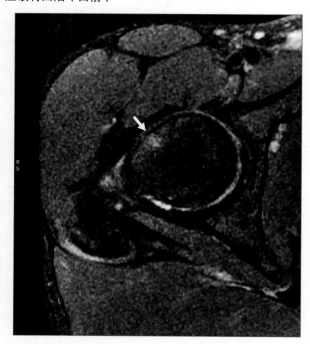

图S82-2　磁共振轴位液体敏感序列图像显示前颈部骨性突起伴有纤维囊性变，表现为骨水肿区（白箭）

impingement：radiographic diagnosis-what the radiologist should know. AJR Am J Roentgenol. 2007；188：1540-1552.

交叉文献

Musculoskeletal Imaging：The Requisites，4th ed，175-179.

病例 83

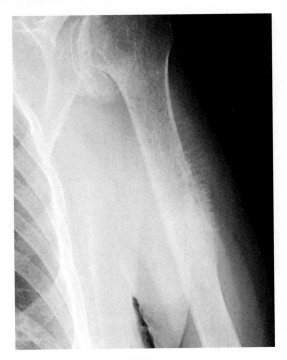

图 83-1

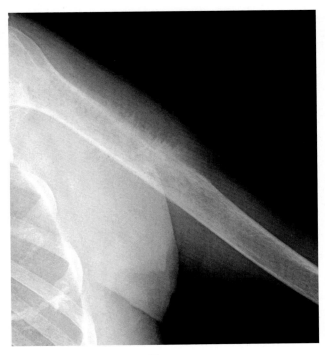

图 83-2

【病史】　女，38岁，手臂疼痛。

1.基于X线片，需要考虑哪些鉴别诊断？（可选择全部答案）

A.骨膜骨肉瘤

B.尤因肉瘤

C.血管瘤

D.嗜酸性肉芽肿

E.白血病

2.骨膜骨肉瘤的典型病理特征是什么？

A.广泛的有丝分裂活动

B.侵袭性肉瘤伴早期转移

C.起源于板层骨

D.软骨母细胞性伴软骨基质形成

3.关于表面型成骨肉瘤，哪项预后最好？

A.去分化的骨肉瘤

B.骨膜骨肉瘤

C.皮质旁骨肉瘤

D.高级别表面骨肉瘤

4.哪种表面型骨肉瘤最常见？

A.去分化骨肉瘤

B.高级别表面骨肉瘤

C.骨膜骨肉瘤

D.皮质旁骨肉瘤

病例83答案

骨膜骨肉瘤

1.A，B，C和E。X线片显示左侧肱骨干垂直骨膜反应。鉴别诊断包括骨膜骨肉瘤，尤因肉瘤，近皮质软骨肉瘤，未分化多形性肉瘤（老年患者），白血病，转移及急性骨髓炎。血管瘤可以产生这种类型的骨膜炎，但在颅骨中更常见。

2.D。骨膜骨肉瘤突出的软骨成分是影响其影像表现的主要因素，包括外侧皮质的扇贝形改变及与骨膜软骨瘤的相似性。

3.C。皮质旁骨肉瘤只要不累及髓腔，在表面类型中预后最好。一旦发生髓腔累及的情况，预后与中央型骨肉瘤相同。

4.D。与中央型骨肉瘤相比，它们相对罕见，但皮质旁型骨肉瘤是最常见的表面类型，约占所有骨肉瘤病变的4%，占所有表面型骨肉瘤的65%。

点评

【临床及影像学特征】

骨膜骨肉瘤很少见，不足成骨肉瘤的1%。通常情况下，发生于10～30岁。影像学表现为股骨或胫骨（其次是肱骨）骨干表面的扇形病变，伴有软组织肿块并形成日光放射样骨针和骨膜反应（图S83-1～图S83-2）。软组织肿块的周围没有基质骨化，但邻近的皮质可能会变厚。Codman三角骨膜反应常见。体检时，软组织肿块触诊时可有压痛，软组织肿胀是常见症状。

【其他表面型骨肉瘤】

高级别表面型骨肉瘤也表现为痛性肿块伴肿胀，10～20岁发病率最高，但本身仍是一种罕见的肿瘤。它通常影响股骨表面，伴皮质破坏和骨膜新骨形成。病理上，活跃的有丝分裂具有特征性。皮质旁骨肉瘤占骨肉瘤4%，通常出现在30～50岁，是一种生长缓慢的恶性骨肿瘤，起源于皮质旁骨膜组织，表现为外生性肿块（图S83-3～图S83-4）。随着肿瘤的扩大，肿瘤有包围骨的趋势，并形成薄的透光区将肿瘤与下面的骨分开，皮质通常不会被侵犯，除非到了疾病的晚期。皮质旁骨肉瘤最常见的位置是膝关节（70%的病例），且好发于股骨远端的后表面，症状包括局部疼痛性肿胀，肿块形成，关节功能障碍或关节疼痛。

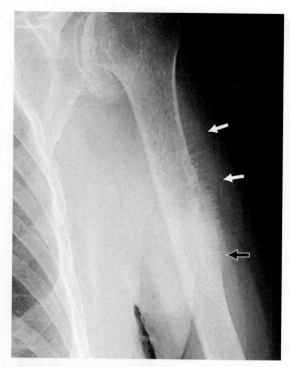

图S83-1　左肱骨X线片示骨膜骨肉瘤，伴有侵袭性骨膜反应，在骨干处呈现日光放射样骨针（白箭），肿瘤下缘显示小的Codman三角（黑箭）

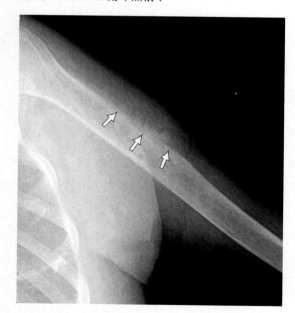

图S83-2　骨膜反应下方皮质呈扇贝形（白箭）

参考文献

Yarmish G，Klein MJ，Landa J，Lefkowitz RA，Hwang RS. Imaging characteristics of primary osteosarcoma：nonconventional subtypes. Radiographics. 2010；30：1653-1672.

交叉文献

Musculoskeletal Imaging：The Requisites，4th ed，378-381.

病例 84

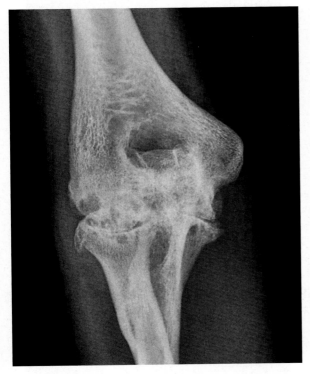

图 84-1

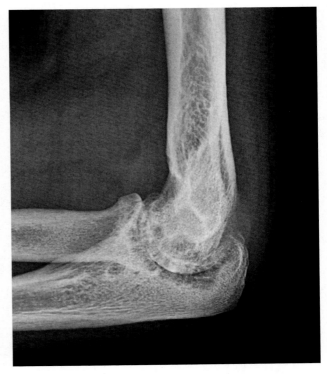

图 84-2

【病史】 男，48岁，慢性关节痛。

1.哪些选项应该包括在鉴别诊断中？（可选择全部答案）

A.化脓性关节炎

B.痛风

C.血友病

D.幼年型类风湿关节炎

E.色素沉着绒毛结节性滑膜炎（PVNS）

2.什么导致血友病性关节病的关节破坏？

A.血管翳形成

B.关节内游离体

C.血性积液

D.不稳定

3.什么是血友病性假瘤？

A.出血进入骨膜下

B.新旧血肿组成的肿块

C.出血性软骨细胞实性肿块

D.软组织内局部含铁血黄素沉积

4.在美国，经典血友病（Ⅷ因子缺乏症）的发病率是多少？

A.100个男性出生中有1个

B.1000个男性出生中有1个

C.10 000个男性出生中有1个

D.100 000个男性出生中有1个

病例84答案

血友病性关节病

1.A，C，D和E。X线片显示了滑膜炎性过程的变化。该患者的鉴别诊断包括血友病（特别是男性患者），慢性幼年型类风湿关节炎，PVNS，神经病性疾病和既往的感染。

2.C。关节内慢性重复性出血性积液导致增生的滑膜内含铁血黄素沉积，进行性滑膜炎破坏关节软骨。破坏性关节病的特征是软骨破坏导致的关节间隙狭窄，骨侵蚀，邻关节囊肿和骨赘增生。

3.A。大部分血友病假瘤表现为骨膜下出血，形成缓慢扩张的包裹性囊性肿块，伴侵袭性骨溶解。这些病变可以广泛生长，并取代大段的骨。

4.C。美国每10 000名男性出生就有1名患典型的血友病，发生率比Christmas病多10倍，后者每100 000男性出生就有1例出现。

点评

【临床表现】

典型血友病是由凝血因子Ⅷ缺乏引起的X连锁遗传病，导致凝血障碍，频繁发生关节内出血，膝盖和肘部特别容易受到反复的伤害。

【损伤的发病机制】

当反复发生关节内出血时，关节内血液的刺激作用引起慢性滑膜炎的进展。慢性滑膜炎的血流增加是导致关节周围骨量减少和骨生长加速的原因。肥大的滑膜（血管翳）引起关节软骨的退化及皮质和软骨下骨的侵蚀（图S84-1）。在急性出血时，关节囊积血导致运动受限，这种出血性积液比非出血性积液X线透光性差，这一征象能缩小鉴别诊断范围（图S84-2）。急性出血可能与脓毒性关节炎表现相似，关节软组织肿胀和局部发热是常见的表现；可有发热，红细胞沉降率增加，白细胞增多。在慢性病例中，含铁血黄素在组织中的沉积可能导致关节内密度增加，其表现类似X线片上的钙化，以及MRI（图S84-3～图S84-4）上低信号的滑膜。

【假瘤】

1%～2%的患者发生骨性假瘤。这些病变可能是源于骨膜血管撕裂造成的骨膜下血肿，也可能是骨内病变破坏骨小梁和皮质并形成软组织肿块（图S84-5）。在小骨中，骨性假瘤可能具有膨胀性。血液成分会增加CT值（图S84-6）。

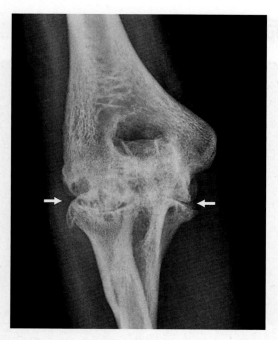

图S84-1　肘关节X线片示关节间隙明显变窄，关节面皮质不规则，广泛的软骨下囊肿形成，以及骨赘增生（白箭）

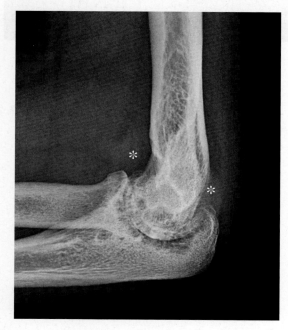

图S84-2　侧位X线片显示高密度的积液（星号）使关节内脂肪垫膨胀

参考文献

Cross S，Vaidya S，Fotiadis N. Hemophilic arthropathy: a review of imaging and staging. Semin Ultrasound CT MR. 2013；34：516-524.

交叉文献

Musculoskeletal Imaging：The Requisites，4th ed，488-490.

病例 85

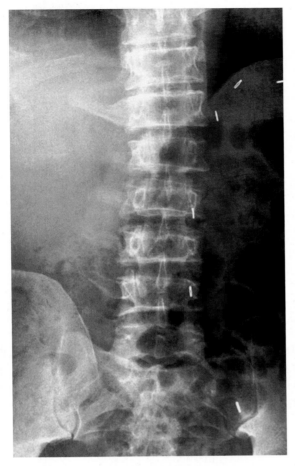

图 85-1

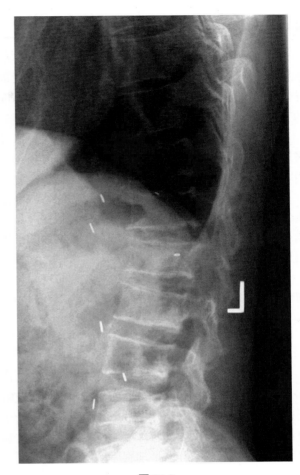

图 85-2

【病史】 男，25 岁，既往有手术史。

1. 以下哪些选项需要纳入鉴别诊断？

（可选择全部答案）

A. 腰椎 Scheuermann 病

B. 扁平椎

C. 辐射导致的发育不良

D. 镰状细胞病

E. 多发压缩性骨折

2. 以下哪项不是影响辐射后骨形态的因素？

A. 剂量

B. 位置

C. 范围的大小

D. 患者的年龄

3. 以下哪项不是骨骼的辐射效应？

A. 骨坏死

B. 不完全性骨折

C. 脂类骨髓

D. 压缩性骨折

4. 什么是儿童放射治疗相关的最常见的良性骨肿瘤？

A. 骨软骨瘤

B. 非骨化性纤维瘤

C. 软骨瘤

D. 骨瘤

病例85答案

辐射导致的发育不良

1.A 和 C。注意椎体高度差异，左侧（治疗侧）小于右侧。另外，腰椎总体比胸椎小，因此证实了辐射诱导效应的诊断。Scheuermann 病需要考虑，但椎体高度的变化表现为前后差异。镰状细胞病则导致中央性凹陷。

2.B。放射剂量和患者年龄是影响被照射骨骼最终形态的重要因素。放射区域的大小很重要，特别是当它包括骨化生长中心时。

3.D。辐射对于骨的副作用包括骨坏死（特别是股骨头和下颌骨），不完全性骨折（特别是在骨盆），以及造血骨髓转化为脂类骨髓。辐射可能会影响椎体生长，但不会导致压缩性骨折。

4.A。与儿童放射治疗相关的最常见的良性骨肿瘤是骨软骨瘤，其在组织学上与自发性骨软骨瘤相同。

点评

【脊柱表现】

放射治疗是医学的一个重要领域，也应用于治疗许多儿童肿瘤。受到足够剂量照射的区域可抑制或阻止照射骨的生长。这种治疗的后果在病变接近或处于脊柱时更具重要意义，如肾肿瘤，神经母细胞瘤，髓母细胞瘤，室管膜瘤和星形细胞瘤。在这种情况下的重要发现是椎体的发育不良，特别是在 $T_{12} \sim L_5$ 的左侧（注意 T_{10} 和 T_{11} 椎体的高度与 $T_{12} \sim L_5$ 的高度之间的差异）（图 S85-1 ～ 图 S85-2），这通常与侧向弯曲曲度有关。第二种类型是旋转性脊柱侧弯，当变化主要影响后部结构时发生。

【放射剂量的影响】

剂量是决定骨骼变化的最重要的因素。当剂量小于 2000 cGy 时，几乎没有变化。在 2000 ～ 3000 cGy 时，部分生长停止可能导致骨中骨表现和小于 20° 的脊柱侧弯（图 S85-3 ～ 图 S85-4）。超过 3000 cGy 时，出现椎体变平，终板凹陷，生长停止明显，脊柱侧弯大于 20°。椎间隙保持正常的高度。该患者曾因左肾Wilms 瘤接受 4500 cGy 的放射治疗。

参考文献

Williams HJ，Davies AM. The effect of X-rays on bone：a pictorial review. Eur Radiol. 2006；16：619-633.

交叉文献

Musculoskeletal Imaging：The Requisites，4th ed，503.

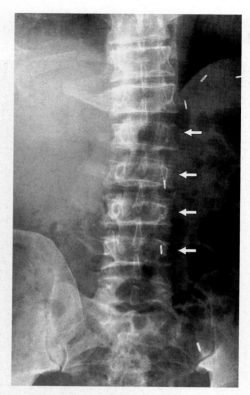

图 S85-1　腰椎正位 X 线片显示椎体发育不良，$T_{12} \sim L_5$ 椎体左侧最显著。注意椎体高度差异，特别是在 $L_2 \sim L_4$ 水平（白箭）。总体而言，腰椎的高度降低。腹部左侧的手术夹源自既往儿童期实施的 Wilms 肿瘤切除术

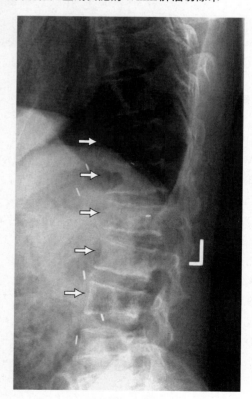

图 S85-2　胸腰椎侧位 X 线片显示 T_{10} 和 T_{11} 椎体高度与 $T_{12} \sim L_5$（白箭）的差异。腰椎终板不规则，但胸椎终板表现平滑

病例86

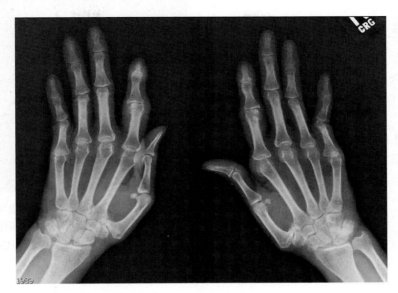

图 86-1

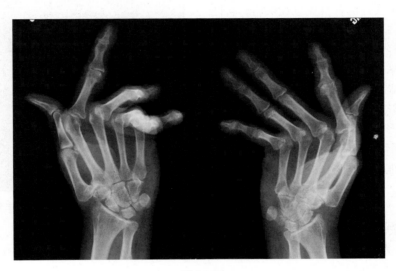

图 86-2

【病史】　女，32岁，双手疼痛。

1.以下哪些选项需要纳入鉴别诊断？（可选择全部答案）

A.反射性交感神经营养不良

B.Jaccoud 关节病

C.类风湿关节炎

D.失用性骨量减少

E.系统性红斑狼疮（SLE）

2.SLE患者出现关节痛或关节炎的百分比是多少？

A.＜5%

B.25%～50%

C.51%～75%

D.＞95%

3.什么是SLE特征性关节病？

A.侵蚀性滑膜炎

B.侵蚀性非炎症性

C.非侵蚀性滑膜炎

D.非侵蚀性非炎症性

4.在使用皮质类固醇治疗的SLE患者中发生骨坏死的风险是否不同？

A.与其他人的风险相同

B.风险增加5倍

C.风险增加10倍

D.风险增加20倍

病例86答案

系统性红斑狼疮（SLE）

1.B，C和E。关节周围骨量减少表明滑膜炎性过程，但没有侵蚀。此外，这两张X线片之间的主要区别在于，当患者没有将手按压到暗盒时手指表现出的半脱位。

2.D。约95%的SLE患者表现出关节疼痛，最常受累的关节包括腕关节和膝关节。

3.C。SLE的特征性关节病是非侵蚀性滑膜炎性过程。

4.B。在SLE患者中使用皮质类固醇激素后发生骨坏死的风险增加4～5倍。

点评

【临床特征】

SLE是一种常见于女性的自身免疫性疾病，女性SLE发病率是男性的5～10倍，黑种人比白种人更常见，患者往往较年轻。近95%的患者表现出关节疼痛，近端指间关节、掌指关节、腕关节和膝关节最常见。在一些患者中，临床表现类似于类风湿关节炎，但存在几个显著的差异：频繁的缓解和恶化，没有关节的遗留变形，症状严重但影像学异常不多（症状与影像不相符）。器官系统性受累包括肌炎、神经系统疾病、肺血管炎和纤维化、胸腔积液、心包炎、心肌病和肾炎。

【影像学特征】

影像学上，SLE关节病被分类为非侵蚀性炎性关节病。软组织肿胀和关节周围骨质减少为典型表现（图S86-1～图S86-2）。手指畸形不伴侵蚀（如天鹅颈或胸花畸形），拇指间关节过伸（图S86-3），尺侧偏移和关节半脱位是常见征象。韧带松弛促进了这些畸形，这在经典的手后前位图像上可以减轻，见于这名患者的第一幅图像。远端指骨可能有簇状吸收或局部硬化（肢端硬化）。7%～10%的病例发生软组织钙化。腱鞘炎是一种常见征象，通常累及手部屈肌腱，易被超声或磁共振成像发现。骨坏死的发生率相对较高，多达1/3的患者发生骨坏死，但是这个过程中只有不到10%的患者有症状，通常影响股骨头（图S86-4）、肱骨头和膝关节。

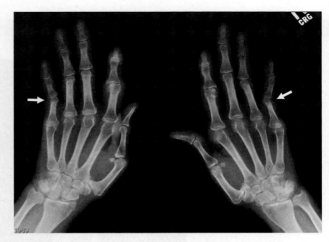

图S86-1　在这张X线片上，患者将双手按在暗盒上。多个掌指关节和指间关节的关节周围骨量减少和软组织肿胀。第五根手指显示过伸的近端指间关节（白箭）。注意没有骨质侵蚀

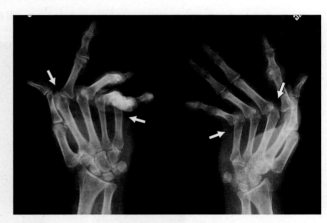

图S86-2　后斜位X线片显示双手掌指关节（白箭）明显的尺侧偏移

参考文献

Goh YP, Naidoo P, Ngian GS. Imaging of systemic lupus erythematosus. Part II: gastrointestinal, renal, and musculoskeletal manifestations. Clin Radiol. 2013; 68: 192-202.

交叉文献

Musculoskeletal Imaging: The Requisites, 4th ed, 288–289.

病例 87

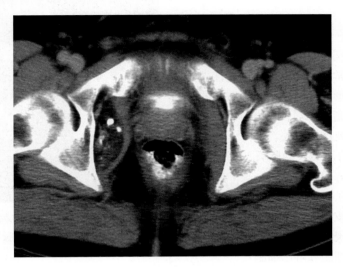

图 87-1

【病史】　24岁，外伤后行CT扫描。

1.以下哪些选项需要考虑？（可选择全部答案）

A.血管瘤

B.软骨肉瘤

C.脂肪瘤

D.脂肪肉瘤

2.这名患者最可能的钙化原因是什么？

A.软骨样基质

B.静脉石

C.骨化性肌炎

D.肿瘤样钙质沉着

3.关于血管瘤，最常见的亚型是什么？

A.上皮样血管瘤

B.静脉性血管瘤

C.毛细血管型血管瘤

D.海绵状血管瘤

4.什么是Maffucci综合征？

A.与动静脉畸形相关的多发性错构瘤

B.与遗传性多发性外生骨疣有关的血管瘤

C.多发性海绵状血管瘤伴软组织软骨瘤

D.多发性血管瘤伴多发性内生软骨瘤病

病例87答案

软组织血管瘤

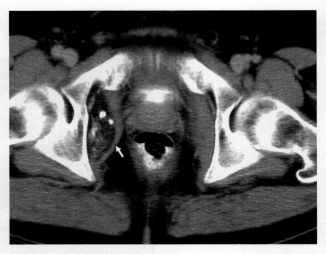

图S87-1　CT轴位图像显示右侧闭孔内肌（白箭）中的脂肪瘤样肿块，其内钙化与静脉石及血管的管状结构一致

1.A，C和D。血管瘤是最佳诊断。它是年轻人较常见的软组织肿瘤，经常被偶然发现。反应性骨变化，如骨膜炎或皮质扇贝形病变可发生在四肢骨的更深部病变中。钙化偶发于脂肪肉瘤，在脂肪瘤中发生频率更低，并且与脂肪坏死区域有关。

2.B。钙化代表钙化的血栓或静脉石，可能是曲线形或结节形。该病变是海绵状血管瘤。

3.C。血管瘤最常见的亚型是毛细血管亚型，其次是海绵状、静脉性和上皮样亚型。上皮样亚型罕见但特殊，因为其特征在于炎性细胞，特别是嗜酸性粒细胞，以及浆细胞、肥大细胞和淋巴细胞。

4.D。Muffucci综合征的特征是与软组织血管瘤相关的多发软骨瘤病，包括内脏血管瘤。

点评

【临床特征】

血管瘤是一种良性血管病变，根据其主要成分分为毛细血管型或海绵状型及动静脉型或静脉型。它是最常见的软组织肿瘤之一，占所有良性肿瘤的7%。临床上，这些病变的大小可能会改变，可能会有疼痛。它们通常在妇女中更为常见，并可能随着怀孕而增大。

【血管性病变】

海绵状血管瘤由大而扩张的充满血液的间隙组成，内衬扁平上皮，与毛细血管型比较，其更大、更深，发生率略低。它们通常位于肌肉内（图S87-1），不会自行消失，可能需要手术切除。钙化静脉石是海绵状血管瘤的特征，可表现为曲线状钙化或结节样钙化（图S87-2～图S87-4）。邻近骨的反应性改变可导致骨过度生长或骨膜反应（图S87-5）。在磁共振成像，病灶在T₁WI显示低到中等信号强度，脂肪组织增多是血管瘤最常见的伴随现象，在T₁WI上表现为更高信号强度的区域。T₂WI显示为显著高信号，这归因于血管组织与相对低的脂肪信号的混合。增强扫描时病变及供血血管强化。静脉石表现为环形低信号区。

参考文献

Flors L，Leiva-Salinas C，Maged IM，et al. MR imaging of soft-tissue vascular malformations：diagnosis，classification，and therapy follow-up. Radiographics. 2011；31：1321-1340.

Restrepo R. Multimodality imaging of vascular anomalies. Pediatr Radiol. 2013；43（suppl 1）：S141-S154.

交叉文献

Musculoskeletal Imaging：The Requisites，4th ed，419-420.

病例88

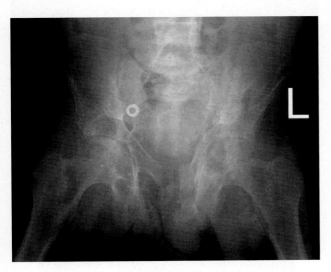

图88-1

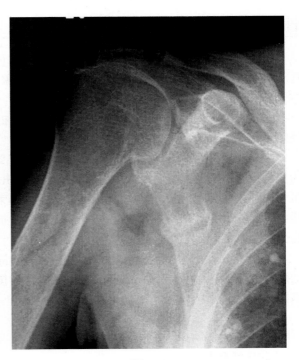

图88-2

【病史】 女，33岁，慢性病患者进行骨骼检查。上面是这次检查的两幅图像。

1.在肩部，鉴别诊断需要考虑什么？（可选择全部答案）

A.突出的滋养孔

B.应力性骨折

C.马赫效应

D.假骨折线

E.骨折愈合

2.对于假骨折线，什么是骨显像"闪烁"反应？

A.治疗停止后放射性摄取增加

B.最初摄取减少，随着治疗的停止，摄取持续增加

C.治疗开始后放射性核素摄取增加

D.开始治疗后摄取最初减少，然后摄取增加

3.造成骨盆畸形的原因是什么？

A.Paget病

B.骨软化症

C.髋臼骨折

D.骨质疏松症

4.儿童中，与成年人骨软化相似的病症是什么？

A.坏血病

B.甲状旁腺功能亢进症

C.佝偻病

D.低磷酸酯酶症

病例88答案

骨软化症

1.B 和 D。假骨折线是与皮质垂直的透光区，可伴有与其相关的硬化边，看起来像是愈合反应的征象。它代表未矿化的类骨质，与应力性骨折无法区别。

2.C。闪烁反应是开始治疗后一过性的摄取增加，反映了成骨细胞活性，与假骨折线的愈合相关。

3.B。骨软化是髋臼内陷的一个重要原因，定义为股骨头在前后位骨盆X线片上向髂坐线内侧突出。虽然Paget病也可能导致这种表现，但通常与骨小梁增粗、皮质增厚相关，且仅累及一侧骨盆。髋臼骨折也会引起内陷，但皮质连续性中断。

4.C。佝偻病和骨软化症在不同年龄段具有相同的病理生理过程。骨软化症是成年人的病症，而佝偻病则发生在儿童中。

点评

【临床情况】

骨软化症是由未钙化类骨质的积聚引起的疾病。由于成骨细胞丧失在软骨基质上沉积羟基磷灰石晶体的能力，尽管类骨质生成正常，但骨矿物质无法沉积。任何干扰维生素D生成的病理生理过程都可能导致这种疾病，包括钙或维生素D缺乏症，钙或磷吸收缺陷（导致吸收障碍和梗阻性黄疸的疾病），酶缺乏症，肾脏疾病（后天性和先天性），肿瘤，肝和胆道疾病。骨软化患者临床表现为肌无力，非特异性疼痛，以及骨质脆弱，且随着时间推移而出现畸形。

【影像学特征】

软化骨出现透光区，伴随增粗和模糊的骨小梁。与Paget病不同，骨小梁表现为"模糊"。骨软化和变形，特别是骨盆髋臼内陷（图S88-1，图S88-3，图S88-4），脊柱压缩骨折（图S88-5）。假骨折线也是特征性的表现（图S88-2和S88-6）。

【假骨折线】

假骨折线出现于骨软化症临床病程晚期，被认为是不完全性应力性骨折，无创伤史，但确实发生在骨应力增加和加速旋转的部位。它们具有特征性表现：垂直于皮质的透光性区域，并且不跨越骨的全径。常见的部位包括肩胛骨外侧缘、肋骨、耻骨支、股骨近端内侧和尺骨后方。典型表现为双侧对称，区别于其他类型的应力性骨折。硬化界定了骨内边缘，骨痂形成表现为骨膜新生骨。与其他应力性骨折不同，这些假性骨折可能会长时间保持不变。

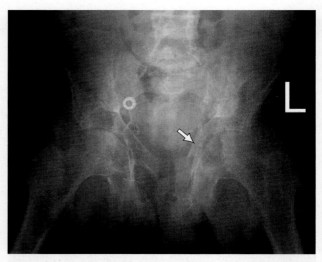

图S88-1　骨盆X线片示骨软化导致双侧髋臼内陷变形，左侧为著（白箭）

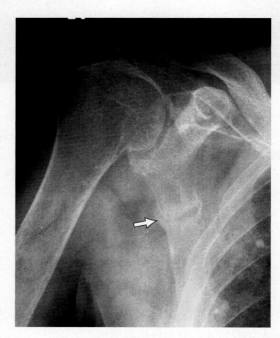

图S88-2　右肩胛骨X线片示沿肩胛骨外侧缘的线样透光区（白箭），伴周围骨质硬化。注意，其方向垂直于皮质

参考文献

Chouhan V，Agrawal K，Vinothkumar TK，Mathesul A.Bilateral insufficiency fracture of the femoral head and neck in a case of oncogenic osteomalacia. J Bone Joint Surg Br. 2010；92：1028-1031.

Jevtic V. Imaging of renal osteodystrophy. Eur J Radiol. 2003；46：85-95.

交叉文献

Musculoskeletal Imaging：The Requisites，4th ed，331-335.

病例 89

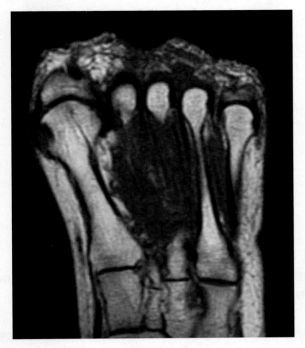

图 89-1

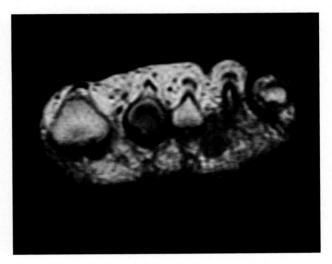

图 89-2

【病史】 女，37岁，前足部疼痛。

1. 以下哪些选项需纳入鉴别诊断？（可选择全部答案）

A. 趾间神经神经瘤

B. 跖骨间滑囊炎

C. 神经纤维瘤

D. 神经瘤

2. 以下哪项不属于 Morton 神经瘤的表现？

A. 跖板肥大

B. 第3和第4跖骨头过度活动

C. 僵硬的跖骨间韧带

D. 趾间神经摩擦

3. Morton 神经瘤产生症状的肿瘤大小的"阈值"是多少？

A.1 mm

B.3 mm

C.5 mm

D.7 mm

4. 已报道的神经切除术的成功率是多少？

A. < 25%

B.50%

C.80%

D.100%

病例89答案

Morton 神经瘤

1.A，C和D。Morton 神经瘤是一种由卡压性神经病变产生嗜酸性物质沉积和与神经外膜和神经束膜纤维化有关的神经纤维变性，并引起趾间神经局部增大。一般的神经瘤和神经纤维瘤与 Morton 神经瘤的不同之处在于前者 T_2WI 图像上显示较高的信号强度，而 Morton 神经瘤通常是中等信号强度。

2.A。导致 Morton 神经瘤形成的因素包括第3和第4跖骨头的过度活动，僵硬的跖骨间韧带，以及趾间神经卡压产生的摩擦。跖板肥大并不产生作用。

3.C。当横径超过 5 mm 时，大多数趾间神经神经瘤产生症状。

4.C。神经切除术成功率达83%左右，最终达到无痛，但复发率可高达25%。

点评

【发病机制】

Morton 神经瘤，为趾间神经的神经瘤，是影响足的最常见的神经问题之一。它不是新生物，是一种机械诱发的退行性神经病变，好发于第3趾总神经，这在中年女性中尤为常见。第3趾总神经侧面的第3和第4跖骨头之间的过度运动，覆盖在该神经上的坚韧的第3跖间横韧带，和足部承受的过度负重，例如穿着尖头高跟鞋，联合导致对第3趾总神经的微损伤。如果持续很长一段时间，就会导致神经纤维变性、过度的神经内和神经旁修复性纤维组织形成，导致神经肿块样增大。这样的增大可以造成进一步的创伤和症状加重。

【影像学表现】

超声和磁共振成像（MRI）对于显示病变具有相同的灵敏度（约90%），但是 MRI 具有排除其他原因跖骨痛（例如应力性骨折）的附加优势。典型表现是在 T_1WI 图像（图 S89-1～图 S89-2）上显示与肌肉呈等信号强度的跖骨头之间的泪滴状肿块，以及在使用静脉内钆对比剂（图 S89-3）后强化。T_2WI 可以表现为从低信号（图 S89-4）到不同程度的高信号之间的变化。当非手术治疗措施失败时，可以考虑手术切除。

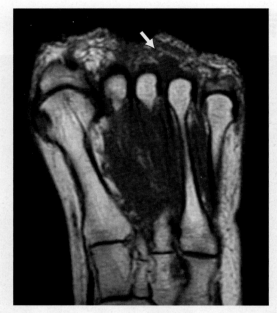

图 S89-1　轴位 T_1WI 显示位于第3和第4跖骨头之间的中等信号强度肿块，呈典型的泪滴状外观（白箭）

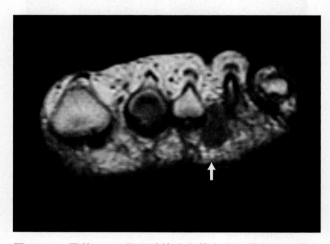

图 S89-2　冠状 T_1WI 显示肿块（白箭）位于横行于跖骨头之间的跖间韧带的下方

参考文献

Bignotti B，Signori A，Sormani MP，Molfetta L，Martinoli C，Tagliafico A. Ultrasound versus magnetic resonance imaging for Morton neuroma：systematic review and meta-analysis. Eur Radiol. 2015；25：2254-2262.

交叉文献

Musculoskeletal Imaging：The Requisites，4th ed，436.

病例 90

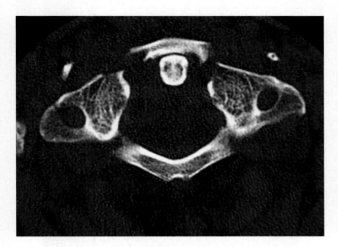

图 90-1

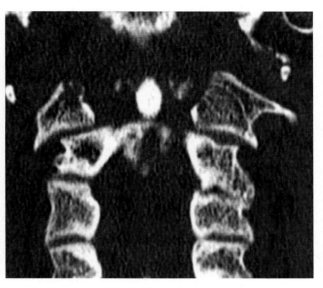

图 90-2

【病史】 头部创伤伴颈部疼痛。

1.辨认所有的CT表现。（可选择全部答案）

A.寰椎横韧带断裂

B.C_1前弓骨折

C.齿状突骨折

D.C_1后弓骨折

2.这种爆裂骨折的另一名称是什么？

A.Bumper骨折

B.Hangman骨折

C.Jefferson骨折

D.Shepherd骨折

3.损伤的机制是什么？

A.轴向载荷

B.过屈

C.牵拉

D.旋转

4.稳定性骨折伴有神经功能损伤的患者百分比是多少？

A.几乎为0

B.20%

C.40%

D.＞80%

病例90答案

Jefferson 骨折

1. A，B 和 D。CT 发现包括 C_1 前弓和后弓的骨折。侧弓侧向移位大于 6 mm 提示寰椎横韧带断裂。

2. C。Jefferson 骨折。

3. A。颈椎的轴向或压缩载荷驱使枕骨髁进入 C_1 的侧块。颈部过伸会导致其后部断裂。

4. A。几乎所有稳定性骨折患者都没有神经功能损伤。

点评

Jefferson 骨折涉及 C_1 的前后弓，代表轴向载荷的爆裂性骨折（图 S90-1 ～图 S90-2）。典型的损伤机制为浅水中头向下跳水，枕骨髁压缩 C_1 的侧块。

【影像学表现】

当轴向受力时，C_1 关节面的解剖角度使 C_1 侧块向外侧移位（图 S90-1 ～图 S90-3）。当移位很小时，骨折被认为是稳定的，通常无神经功能缺损。然而，固定齿状突到寰椎前弓的寰椎横韧带中断将导致更显著的半脱位、不稳定性，以及神经损伤风险增加。X线片的典型表现是侧块到齿状突的位置不对称，前后位观察其间距离超过 7 mm 需要怀疑韧带损伤。推荐 CT 和磁共振成像检查。当双侧骨折不涉及前弓时，骨折称为后弓型，前后弓均累及为爆裂型骨折，骨折累及单侧时为侧块型。当侧位投照时寰齿间隙超过 4 mm（正常值＜ 3 mm）时，可疑寰椎横韧带损伤。当超过 6 mm 时，可认定为韧带撕裂。椎前软组织出血、肿胀比较常见。

【并发症】

Jefferson 骨折往往与其他颈椎损伤相关（图 S90-4）。约 1/3 的 Jefferson 骨折与 C_2 骨折相关，50% 与其他颈椎损伤相关。椎动脉和颅外神经也有损伤的风险。颈部动脉损伤可导致延髓外侧综合征，霍纳综合征，共济失调，无法感知疼痛或温度。

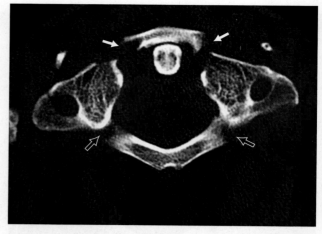

图 S90-1　轴位 CT 显示经典的爆裂型 Jefferson 骨折，双侧前弓（白箭）和后弓（黑箭）骨折伴移位

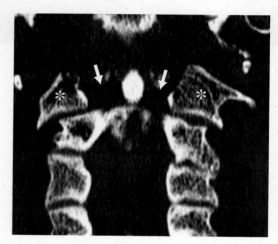

图 S90-2　重建冠状图像显示 C_1 侧块（星号）发生侧向移位。注意双侧块和齿状突之间的不对称性增加的间隙（白箭）

参考文献

Looby S，Flanders A. Spine trauma. Radiol Clin North Am. 2011；49：129-163.

交叉文献

Musculoskeletal Imaging：The Requisites，4th ed，145-146.

病例91

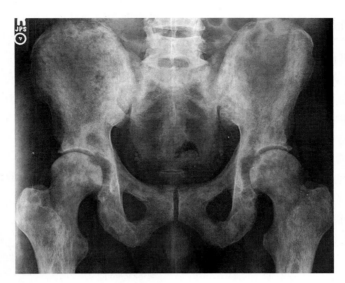

图 91-1

【病史】　男，33岁，患慢性疾病。

1.鉴别诊断应包括哪些疾病？（可选择全部答案）

A.肾性骨营养不良

B.长期使用糖皮质激素

C.镰状细胞（贫血）病

D.弥漫成骨性转移

E.肥大细胞增多症

2.镰状细胞（贫血）病患者，导致加重最主要的因素是哪一项？

A.红细胞数量

B.血压

C.脾脏大小

D.氧分压

3.手-足综合征是什么？

A.手指和足趾的慢性骨髓炎

B.失用性骨质疏松引起的应力性骨折

C.缺血引起的急性指（趾）炎

D.末梢动脉梗阻引起的远端指（趾）梗死

4.镰状细胞（贫血）病是哪个基因发生突变？

A.α链第6位

B.β链第6位

C.α链第8位

D.β链第8位

病例91答案

镰状细胞（贫血）病

1.A，C，D和E。弥漫性骨硬化的鉴别诊断包括代谢性骨病（如肾性骨营养不良、甲状旁腺功能亢进）、先天性发育不良（如石骨症、骨发育障碍矮小症）、血液系统疾病（如镰状细胞病、骨髓纤维化）、骨质置换性疾病（如氟骨症、肥大细胞增多症）及弥漫性成骨性转移（尤其前列腺癌和乳腺癌转移）。

2.D。氧分压是镰状细胞（贫血）病患者最重要的影响因素，因为当氧分压低于40 mmHg时镰状细胞开始形成。其他重要的影响因素还包括pH、血黏度、红细胞脆性、镰状细胞血红蛋白（HbS）百分比。

3.C。手-足综合征是指6～18个月伴镰状细胞（贫血）病的婴幼儿的小管状骨骨干发生的指（趾）炎。

4.B。HbS基因突变是β链第6位的谷氨酸由缬氨酸替代，血红蛋白C（HbC）基因突变是β链第6位的谷氨酸由赖氨酸替代。

点评

【遗传学】

镰状细胞（贫血）病主要发生在黑种人和地中海地区族群。它是一种可逆的镰状红细胞形成的遗传性疾病。携带两个HbS基因的人群患有镰状细胞贫血，仅携带一个HbS基因的人群属镰状细胞变种，这些变种人群中仅少部分有明显的临床表现。当发现HbS联合HbC或地中海贫血时，被称为镰状细胞（贫血）病。

【临床特征】

一些因素可影响疾病的严重程度，其中氧分压是镰状细胞（贫血）病患者最重要的影响因素，因为当氧分压低于40 mmHg时镰状细胞开始形成，其他重要的影响因素还包括pH、血黏度、红细胞脆性、HbS百分比。临床上，患者表现为贫血是由于异常红细胞的迅速破坏，血黏度的增加引起血栓形成和末梢血管的梗阻，会导致婴幼儿指（趾）炎的发生。

【影像学表现】

X线片中表现为粗大的骨小梁形成，弥漫性梗死可表现为广泛性的骨硬化（图S91-1）。MRI可以帮助识别梗死和骨髓置换。长骨中的骨中骨表现是镰状细胞（贫血）病患者相对特征性的征象（图S91-2），但首次发现此征象时还需排除其他疾病。椎体常表现为双凹征（"鱼椎"）或中央压缩改变，这是由于红细胞沉积导致的骨生长的受阻（图S91-3）。髋和肩部疼痛可提示缺血性坏死。

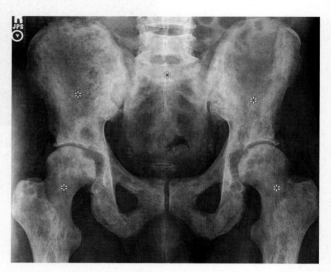

图S91-1　骨盆X线片显示由于多发梗死（星号）导致骶骨、髋骨及股骨近端弥漫性骨硬化

参考文献

Martinoli C，Bacigalupo L，Forni GL，Balocco M，Garlaschi G，Tagliafico A. Musculoskeletal manifestations of chronic anemias. Semin Musculoskelet Radiol. 2011；15：269-280.

交叉文献

Musculoskeletal Imaging：The Requisites，4th ed，490-493.

病例 92

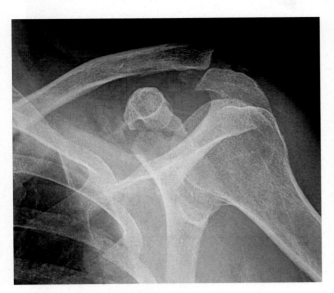

图 92-1

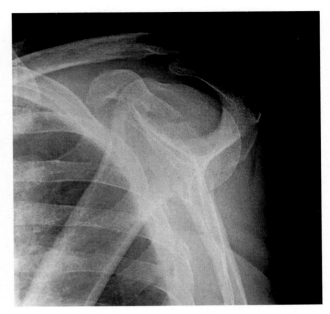

图 92-2

【病史】 男，29岁，急性左肩痛。

1.鉴别诊断应包括哪些疾病？（可选择全部答案）

A.喙突骨化

B.移位的喙突骨折

C.不愈合的喙突骨折

D.应力骨折

E.肩锁关节分离

2.诊断喙突损伤最优的体位是哪个？

A.经肩胛Y位（侧位）

B.腋位

C.肩部后前位

D.Grashey位（外旋前后位）

3.肩胛骨其他哪个部位的骨折诊断困难？

A.体部

B.肩胛冈

C.肩峰

D.下角

4.喙突骨折可伴随其他什么损伤？

A.胸锁关节脱位

B.肩锁关节脱位

C.锁骨骨折

D.盂肱关节后脱位

病例92答案

喙突骨折

1.B和E。肩胛骨喙突可见一透亮线且伴有移位提示急性骨折，该患者还伴有肩锁关节分离。应力骨折可发生于飞靶射击者，因为枪支后坐力直接造成肩部包括喙肱肌、肱二头肌短头、胸小肌的反复创伤。骨不连常常在骨折部位见到反应性骨。

2.B。诊断喙突损伤最好的体位是腋位

3.C。肩胛骨在胸部的形态和位置使其较难成像。肩峰骨折时更难成像，因为患者不能耐受腋位，而该体位是观察骨折最佳的位置。肩胛上切迹是另一个较难观察的部位。

4.B。喙突骨折可伴随同侧的肩锁关节脱位，如本例所示。另外，盂肱关节前脱位也可伴随喙突骨折，尤其是儿童。

点评

【损伤机制】

左肩关节后前位几乎不能显示喙突基底部附近的移位性骨折。喙突骨折通常发生在其基底部，这是由于喙突尖部直接受力、盂肱关节前脱位或肩锁关节分离所致。有时喙突骨化中心撕脱，可类似骨折。

【影像学特征】

喙突骨折在常规后前位和经肩胛Y位上难以显示（图S92-1～图S92-2），而腋位被认为是辨别喙骨折必要的体位。当一个骨折没被及时检测到或者漏掉，可能会导致骨不连（图S92-3）。有时，为明确诊断CT是必需的；评估肩胛骨骨折，CT是最佳的成像方式。MRI可同时观察骨髓和肩部韧带结构，但最适合于明确的骨损伤的随访检查。有两种喙突骨折类型：1型发生在喙锁韧带近端，2型发生在喙锁韧带远端。喙突骨折可伴有肩锁关节分离和盂肱关节前脱位（图S92-4）。

【并发症】

有时，喙突骨折可伴有肩胛上神经麻痹或臂丛神经损伤。

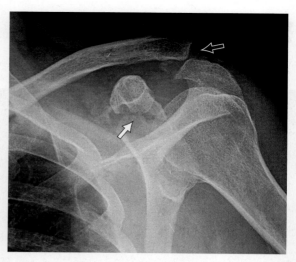

图S92-1　肩部正位X线片示移位的1型喙突骨折（白箭）和3型肩锁关节分离（黑箭）

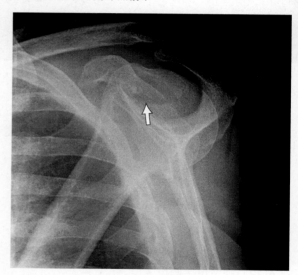

图S92-2　经肩胛Y位X线片示喙突骨折（白箭）及其与喙锁韧带的关系

参考文献

Ogawa K，Ikegami H，Takeda T，Watanabe A.Defining impairment and treatment of subacute and chronic fractures of the coracoid process. J Trauma. 2009；67：1040-1045.

交叉文献

Musculoskeletal Imaging：The Requisites，4th ed，59-60.

病例93

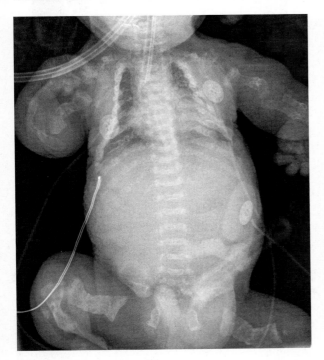

图93-1

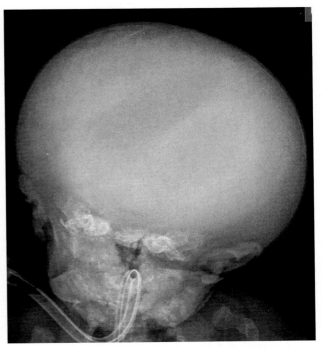

图93-2

【病史】 新生儿伴四肢畸形。

1.最可能的诊断是什么?

A.被虐儿童

B.成骨不全

C.佝偻病

D.致死性侏儒性发育不良

2.大多数严重的成骨不全是什么原因造成的?

A.常染色体显性遗传

B.常染色体隐性遗传

C.后天环境影响

D.散发的新基因突变

3.成骨不全患者在多大年龄之前发生耳硬化症?

A.20岁

B.40岁

C.60岁

D.80岁

4.哪一项不是目前诊断成骨不全的方法?

A.骨活检

B.详细的病史和家族史

C.皮肤活检

D.DNA分析

病例93答案

成骨不全

1.B。本例患者骨质疏松，且多发骨折引起骨骼畸形变形，成骨不全是正确的诊断。头颅X线片示巨头畸形。该患者具有缝间骨、易淤血、脊柱侧弯及可过度伸展的关节。致死性侏儒性发育不良具有成骨不全的一些特征，然而其四肢近端和肋骨尤其短。

2.D。超过95%的成骨不全患者是由于基因突变。

3.B。大多数成骨不全患者在40岁前可发生耳硬化症。

4.A。骨活检不用于诊断成骨不全。皮肤活检对于诊断有价值，因为90%成骨不全患者皮肤活检后行成纤维细胞培养时可见到异常胶原形成。DNA分析可识别96%重度及60%轻度成骨不全患者COL1A1和COL1A2基因的突变。

点评

【遗传学病因】

成骨不全是一种遗传性结缔组织病，可影响胶原纤维的合成和质量，导致先天性骨质疏松。成骨不全的发病率是1～6/100 000，有17种可识别的成骨不全，表现为COL1A1，COL1A2，CRTAP和P3H1基因的突变。90%成骨不全患者存在COL1A1和COL1A2基因的突变，这些基因负责生成I型胶原，这种胶原存在于骨、皮肤和其他结缔组织中。CRTAP和P3H1基因突变可引起罕见的重度成骨不全。

【临床和影像学特征】

尽管成骨不全新的亚型持续被发现，但是对该病症状和严重程度的认识仅限于Ⅰ～Ⅳ型。该病有两种形式：先天性（10%）和迟发性。先天性成骨不全，包括Ⅱ和Ⅲ亚型，症状严重且出生时伴有多发骨折。亚型Ⅱ患儿几乎不能生存，在新生儿期便会夭折。亚型Ⅲ呈中重度，患儿伴有明显畸形，如骨弓形弯曲、短肢侏儒（图S93-1～图S93-3）。迟发型，包括亚型Ⅰ和Ⅳ型，病情相对较轻（图S93-4～图S93-6）。这些亚型患者，骨折发生率不同，仅20%患者出生时存在骨折。亚型Ⅰ是迟发性成骨不全的经典类型，其首发骨折往往出现在出生后第二或三年。该类型典型的影像学表现包括明显的骨质疏松、纤细及过度短缩的管状骨，皮质变薄或增厚，先前骨折引起畸形，甚至弓形弯曲，另外过度的骨痂形成是特征性表现。

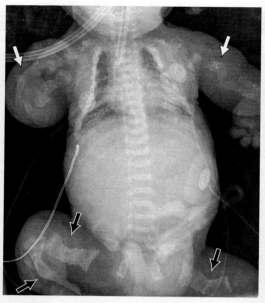

图S93-1   X线片示上肢（白箭）、下肢（黑箭）、肋骨多发性骨折变形。脊柱呈广泛扁平椎

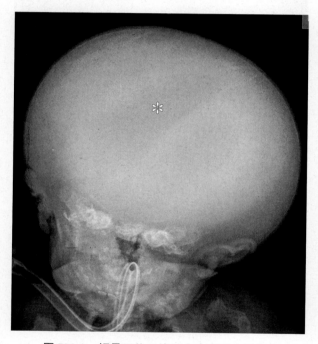

图S93-2   颅骨正位X线示大头畸形（星号）

参考文献

Van Dijk FS，Sillence DO. Ostegenesis imperfecta：clinical diagnosis，nomenclature and severity assessment. Am J Med Genet A.2014；164A：1470-1481.

交叉文献

Musculoskeletal Imaging：The Requisites，4th ed，531-534.

病例94

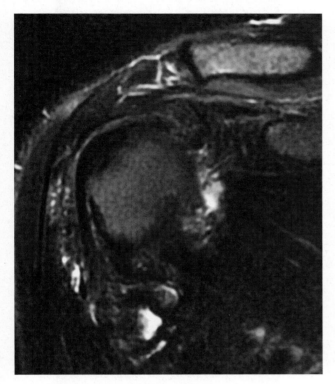

图94-1

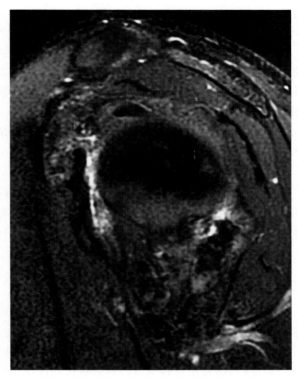

图94-2

【病史】 女，35岁，右肩痛。

1.鉴别诊断应包括哪些疾病？（可选择全部答案）

A.滑膜软骨瘤病

B.色素沉着绒毛结节性滑膜炎（PVNS）

C.淀粉样变性

D.风湿性关节炎

E.痛风

2.PVNS最特征症状是什么？

A.血性关节积液

B.滑囊炎

C.病理性骨折

D.发热

3.以下哪个不是有关PVNS的描述？

A.通常多关节受累

B.以局部滑膜增生开始

C.50%患者可见骨侵蚀

D.最常发生在膝关节

4.以下哪一项不是关于PVNS的治疗方式？

A.开放性滑膜切除术

B.关节镜下滑膜切除术

C.关节内甾体类药物注射

D.放疗

病例94答案

PVNS

1.B和C。对于局限性低信号滑膜增生，其鉴别需考虑滑膜软骨瘤病、PVNS、淀粉样关节病、血友病、痛风及滑膜肉瘤；如果滑膜增生是弥漫的，其鉴别主要是PVNS和淀粉样变性。

2.A。轻微创伤引起的反复血性关节积液是PVNS的典型症状。

3.A。PVNS通常单关节发病。

4.C。目前PVNS公认的治疗方式包括针对局灶性病变的开放性滑膜切除术和关节镜下滑膜切除术，针对复发或顽固性病变的放疗。40%～50%患者可复发。

点评

【临床特征】

PVNS也叫腱鞘巨细胞瘤，是一种滑膜增生性病变，累及关节、滑囊和腱鞘。PVNS通常单关节发病，其病因不明，50%患者年龄小于40岁，偶尔呈多灶性。几乎80% PVNS发生在膝关节，其症状长期存在，特征性表现是反复发作的血性关节积液、运动受限及关节绞锁。滑膜增生一开始表现为易出血的局限性肿块，轻微创伤即可引起血性渗出。由于大量含铁血黄素沉积，肉眼观病灶呈褐色，由于滑膜增生，关节腔内充满富含含铁血黄素的肿块（图S94-1～图S94-2）。

【影像学表现】

X线片表现为关节旁软组织肿胀，合并关节积液时密度明显增高。随着疾病进展，滑膜肥大和侵蚀越来越明显，出现软骨下囊变，但不出现关节内钙化，后期可出现关节周围骨质疏松及关节间隙狭窄。关节旁骨侵蚀是典型表现，尤其在髋、肩、肘及踝关节（图S94-3～图S94-4）。

【MRI表现】

典型MRI表现为大量积液伴滑膜肿块，滑膜肿块在各个序列上都表现为程度不同的低信号，该低信号的产生是由于以前出血导致的含铁血黄素沉积。其形态上可表现为小的局灶性滑膜结节，也可表现为弥漫性绒毛结节增生充填整个关节腔及隐窝。由于含铁血黄素的顺磁性，梯度回波序列上表现为晕染效应（"blooming effect"，也称放大效应）；病变结节T_2WI可表现为低或高信号。当病变结节累及关节外时，需鉴别痛风和淀粉样变性。

【治疗】

如果病变是弥漫性的，采取开放性的滑膜切除

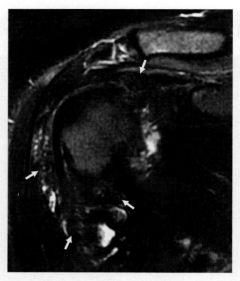

图S94-1　冠状位T_2WI示肩关节多发低信号肿块（白箭）及少量积液

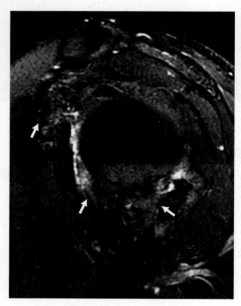

图S94-2　矢状位X线示弥漫性滑膜增生，充满整个关节腔（白箭）

术；如果病变是局灶性的，采取关节镜下滑膜切除术。治疗后的复发率是40%～50%。

参考文献

Kramer DE，Frassica FJ，Frassica DA，Cosgarea AJ. Pigmented villonodular synovitis of the knee：diagnosis and treatment. J Knee Surg. 2009；22：243-254.

Masih S，Antebi A.Imaging of pigmented villonodular synovitis. Semin Musculoskelet Radiol. 2003；7：205-216.

交叉文献

Musculoskeletal Imaging：The Requisites，4th ed，437-439.

病例 95

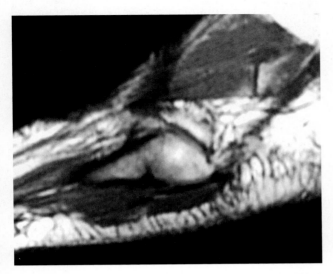

图 95-1

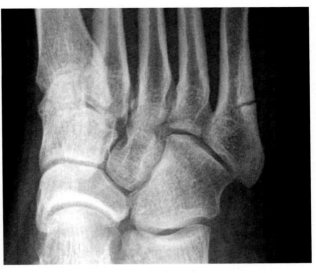

图 95-2

【病史】 25岁，足侧部持续性疼痛，行X线检查前3周做了MRI检查。

1.鉴别诊断应包括哪些疾病？（可选择全部答案）

A.外侧足底筋膜附着处的撕脱骨折

B.腓骨短肌腱附着处的撕脱骨折

C.Jones骨折

D.Dancer's骨折

E.应力骨折

2.以下哪一项不是关于Jones骨折的描述？

A.距（第5跖骨）粗隆2 cm

B.横向或水平走行

C.常以应力骨折起始

D.多数预后无后遗症

3.以下哪一项不是有关Jones骨折的治疗？

A.高负荷运动员推荐的内固定

B.对于骨不连患者进行骨移植

C.早期负重物理治疗

D.非承重石膏固定

4.哪一项可用于识别正常发育的第5跖骨粗隆？

A.类似腓骨短肌腱的撕脱骨折

B.是Salter损伤的常见位置

C.典型表现为碎片状

D.沿第5跖骨纵轴走行

病例95答案

Jones骨折

1. C和E。这是一例典型的Jones骨折，其发生在距（第5跖骨）粗隆2 cm处，通常由于应力骨折而发生，如MRI所示。

2. D。Jones骨折的骨不连发生率高达30%～50%。

3. C。由于这些骨折易导致骨不连，初始治疗固定6～8周是必要的，早期承重可导致骨折移位。

4. D。第5跖骨粗隆沿第5跖骨纵轴走行。

点评

【临床特征】

Jones骨折是发生在第5跖骨近端且距第5跖骨粗隆2 cm的骨折（图S95-1～图S95-2）。其不同于发生在第5跖骨基底部的撕脱骨折，后者是由于腓骨短肌腱或侧方足底筋膜拉力所致。真正的Jones骨折的损伤机制是由于反复挤压损伤导致的应力骨折，用力内收足前部并跖屈可以使应力骨折转变成完全骨折。患者表现为伤足不能负重、局部压痛和软组织肿胀。

【鉴别诊断】

第5跖骨粗隆撕脱骨折是第5跖骨骨折最常见的类型，其损伤机制通常是足后部用力翻转，使外侧跖骨受力，腓骨短肌腱附着部和侧方足底筋膜张力增加。患者表现为突发急性疼痛伴外侧足中部压痛。腓骨短肌腱附着处由于局部应力增加易发生骨折，足底过于跖屈时更加明显。这些骨折容易累及关节面并导致（第5跖骨）粗隆部三角形碎裂（图S95-3）。仅累及（第5跖骨）粗隆尖部的撕脱骨折会影响侧方足底筋膜的附着（图S95-4）。轴向应力骨折可能导致嵌顿性Jones应力骨折。

参考文献

Bahel A，Yu JS. Lateral plantar pain：diagnostic considerations. Emerg Radiol. 2010；17：291-298.

交叉文献

Musculoskeletal Imaging：The Requisites，4th ed，241.

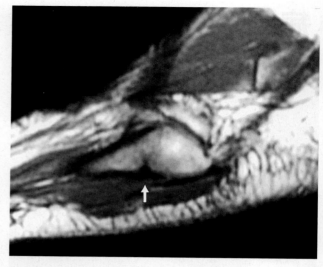

图S95-1　矢状位T$_1$WI示累及一侧皮质的线性低信号影（白箭）伴周围与应力骨折分布一致的轻度骨髓水肿

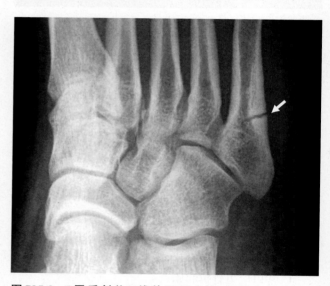

图S95-2　3周后斜位X线片示距（第5跖骨）粗隆尖部2 cm的横向骨折（白箭），是典型的Jones骨折

病例96

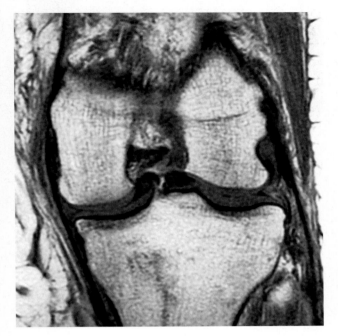

图 96-1

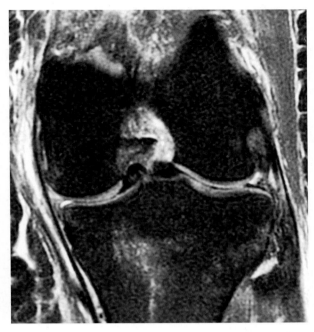

图 96-2

【病史】 男，29岁，急性膝关节疼痛。

1.鉴别诊断应包括哪些疾病？（可选择全部答案）

A.后交叉韧带（PCL）撕裂

B.前交叉韧带（ACL）撕裂

C.急性内侧副韧带（MCL）拉伤

D.内侧半月板桶柄状撕裂

E.外侧半月板桶柄状撕裂

2.为什么半月板撕裂是相对紧急的问题？

A.可进一步碎裂

B.可引起剧烈疼痛

C.可造成关节绞锁

D.可变成关节内游离体

3.除了以下哪一项，当半月板信号缺失时应当考虑？

A.半月板小骨

B.之前做过半月板切除术

C.大的半月板撕裂

D.发育不全或未发育

4.据报道，MRI诊断半月板桶柄状撕裂的敏感度是多少？

A.20%

B.40%

C.60%

D.80%

病例96答案

半月板桶柄状撕裂

1.B，C，D和E。该患者有一系列不同寻常的损伤，包括ACL撕裂、内侧和外侧半月板桶柄状撕裂及2度MCL拉伤。

2.C。尽管所有答案都有部分正确，但是最恰当的答案是半月板桶柄状撕裂可造成关节绞锁，患者应尽快处理。

3.A。任何MRI序列上半月板信号缺失，需要鉴别的有：之前做过半月板切除术、半月板发育不全或未发育、半月板撕裂及严重变性。即使伴有大的半月板小骨，半月板边缘通常还是存在的。

4.C。目前，已报道MRI诊断半月板桶柄状撕裂的敏感度是60%。

点评

【临床特征】

据报道，桶柄状撕裂发生在9%～24%半月板撕裂的患者，是导致损伤半月板移位的最常见原因。桶柄状撕裂呈纵行、垂直或斜行，累及半月板的3个部分，通常累及半月板全长，也可能仅发生在半月板前角或后角。半月板碎片可移位到髁间窝或前部关节腔，很少进入后部关节腔。

【MRI】

MRI是诊断桶柄状撕裂最好的无创性技术，冠状位诊断桶柄状撕裂的要点是仔细观察紧邻髁间区的异常结构及半月板的裂缝，该裂缝将半月板分成周围部分（桶）和移位部分（柄）（图S96-1～图S96-2）。矢状位图像中几个重要征象可提示桶柄状撕裂。"双PCL征"表明半月板游离部分位于髁间区PCL下方，与该韧带平行走行（图S96-3），据报道该征象仅见于内侧半月板撕裂。"翻转半月板征"是指桶柄状撕裂的两种情况：当半月板后角撕裂的部分向前移位，和半月板前角并列呈"背驮伴侣"改变（图S96-4），该征象常伴随半月板信号的缺失，半月板撕裂的碎片可被挤进髁间窝（图S96-5）；偶尔，半月板桶柄状撕裂的前部碎片也可移位到后部（图S96-6）。

参考文献

Ververidis AN，Verettas DA，KazakosKJ，Tilkeridis CE，Chatzipapas CN. Meniscal bucket handle tears：a retrospective study of arthroscopy and the relation to MRI. Knee Surg Sports Traumatol Arthrosc. 2006；14：343-349.

交叉文献

Musculoskeletal Imaging：The Requisites，4th ed，196-199.

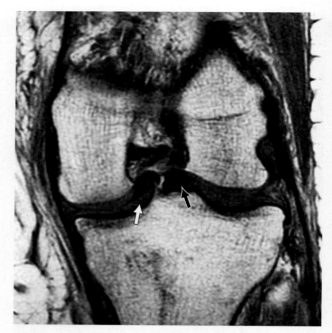

图S96-1　冠状位T₁WI示内侧半月板缺失、半月板碎片移位进入髁间窝（白箭）。外侧半月板也缺失，伴较大的碎片移位到髁间窝（黑箭）

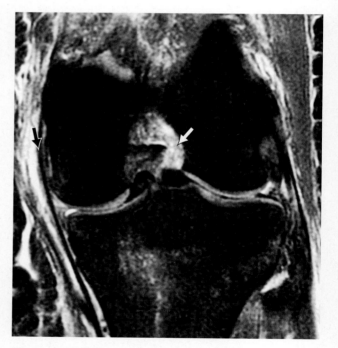

图S96-2　冠状位T₂WI示内侧副韧带2度拉伤（黑箭）、前交叉韧带撕裂并水肿（白箭）

病例 97

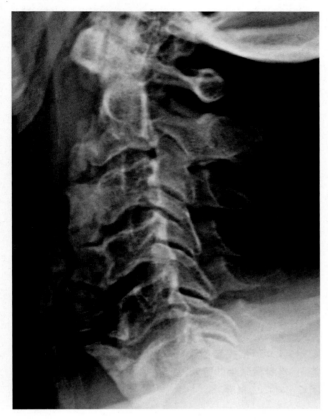

图 97-1

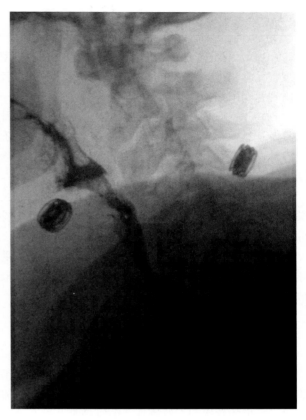

图 97-2

【病史】　男，77岁，背部僵硬、吞咽困难。

1.最佳诊断是什么?

A.牛皮癣性关节病

B.弥漫性特发性骨增生（DISH）

C.椎小关节僵硬畸形

D.褐黄病

2.以下哪一项不是DISH的诊断标准?

A.骨化累及连续4个椎体水平

B.椎间隙高度相对正常

C.无骨性关节强直或融合

D.后纵韧带受累

3.以下哪一项不是DISH的椎外表现?

A.韧带钙化

B.椎旁肌肉骨化

C.关节旁骨性赘生物

D.肌腱骨化

4.以下哪种骨病变可以与DISH共存?

A.肥大性骨关节病

B.脆性骨硬化

C.强直性脊柱炎

D.后纵韧带骨化（OPLL）

病例97答案

弥漫性特发性骨增生（DISH）

1.B。大的椎旁骨化和脊柱骨增生是DISH的典型表现，尤其当椎间隙存在时。较明显的椎前骨化患者常出现吞咽困难。

2.D。Resnick阐述了诊断DISH的必要标准：骨化累及连续4个椎体水平且椎间隙高度相对正常，不伴有骨性关节强直或融合。后纵韧带受累不是一个诊断标准。

3.B。DISH的周围表现有肌腱起止点骨增生肥大、关节旁骨化及韧带骨化，这些表现在大关节周围和骨盆尤为明显，但不出现肌肉骨化。

4.D。OPLL常和DISH伴随发生，颈椎是最易受累的部位，其骨化特点是沿着椎体后部中线区逐步形成成熟皮质骨。

点评

【临床特征】

DISH是老年人常见的病变，其特点是波状软组织钙化及沿脊柱前外侧的骨增生，累及至少4个椎体节段，受累的软组织有纤维环、前纵韧带及椎旁结缔组织。该病的临床表现通常较轻微，有运动受限、肌腱炎。DISH最好发于胸椎。单纯DISH不发生椎间盘变性，因此椎间隙高度正常。

【影像学表现】

DISH表现为沿着脊柱的层状钙化和（或）骨化，沉积骨厚度为2～20 mm，如果发生在颈椎，可引起吞咽困难（图S97-1～图S97-2）。由于椎间盘层面骨沉积的增多，使得骨化易形成波浪状（图S97-3～图S97-4）。椎间盘层面骨化结构中透光区域与向前膨出的椎间盘密度一致，且通常局限在椎体上下边缘，一般是肌腱附着点病变所致。在骨盆，韧带和肌腱钙化、骨化可发生在髂嵴、坐骨、股骨转子区；髂腰韧带、骶结节韧带、骶髂韧带受累是进展性DISH的典型表现（图S97-5）。OPLL常和DISH伴随发生（图S97-6），颈椎是最常受累的部位，其骨化特点是沿着椎体后部中线区不断形成成熟骨皮质。

参考文献

Nascimento FA，Gatto LA，Lages RO，Neto HM，Demartini Z，Koppe GL. Diffuse idiopathic skeletal hyperostosis：a review. SurgNeurol Int. 2014；5（suppl 3）：S122-S125.

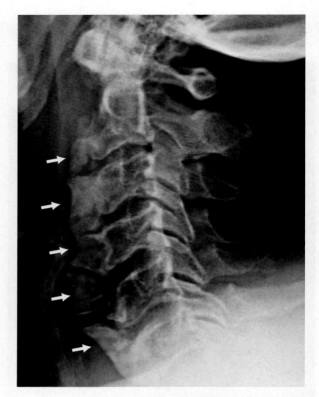

图S97-1 颈椎侧弯X线片示颈椎前方明显的骨化（白箭），当骨质增生非常明显时，如本例患者，可出现吞咽困难、喘鸣、抽吸

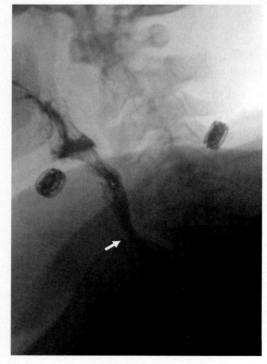

图S97-2 食管造影摄片示骨化区造影剂柱后部受压变细（白箭）

交叉文献

Musculoskeletal Imaging：The Requisites，4th ed，272-276.

病例98

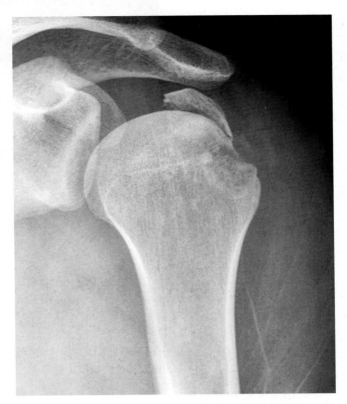

图 98-1

【病史】 女，50岁，听到爆裂声后肩部疼痛。

1.鉴别诊断包括哪些？（可选择所有答案）

A.Hill-Sachs伤

B.大结节（GT）骨折

C.肩袖撕脱伤

D.钙化的肌腱炎或滑囊炎

E.异位骨化

2.孤立性GT骨折的发病率是多少？

A.小于近端肱骨骨折的2%

B.近端肱骨骨折的5%

C.近端肱骨骨折的10%

D.近端肱骨骨折的15%

3.什么类型的肩袖损伤可伴发GT骨折？

A.冈上肌肌腱的剥脱性撕裂

B.冈下肌肌腱嵌入性撕裂

C.肩袖间隙的纵行撕裂

D.肩胛下肌肌腱撕脱伤

4.GT骨折不伴有哪个神经损伤？

A.腋神经

B.肩胛上神经

C.臂丛神经

D.正中神经

病例98答案

孤立性大结节（GT）骨折

1.B和C。该患者存在孤立性GT骨折，提示肩袖受累。GT骨折可发生在肩关节前脱位时，但Hill-Sachs损伤最常见于内旋时。

2.A。孤立性GT骨折发生率小于近端肱骨骨折的2%。

3.C。孤立性GT骨折可伴有冈上肌和肩胛下肌肌腱之间肩袖的纵行撕裂。

4.B。GT骨折患者可伴有腋神经、臂丛神经、正中神经及尺神经的损伤。

点评

【临床特征】

孤立性GT骨折是一种不常见的肩部损伤，占所有近端肱骨骨折的不到2%。GT骨折因为骨折片移位常伴有肩袖纵行撕裂，明显移位的骨折片还可导致肩袖功能受限及撞击（图S98-1）。许多骨折是由于坠落伤导致GT撞击肩峰或盂上所致；另一些骨折可能由于冈上肌肌腱强力收缩所致，这种情况更常见于骨质疏松的患者，且患者不一定能感知该损伤如何发生。由于该骨折可能在X线片上较隐匿，有症状的患者被建议行MRI检查，尤其老年人（图S98-2）。形态学上，该骨折分3种类型：撕脱骨折、撕裂骨折及凹陷骨折。

【伴随损伤】

GT骨折常伴随肩关节前脱位。这些患者应注意检查是否有其他骨损伤，如Hill-Sachs伤、骨Bankart损伤。需要注意，GT损伤的患者也许存在相应的神经损伤。

【治疗】

由于肩袖牵拉，孤立性GT骨折常向后上移位。如果处于这个位置，可撞击肩峰，使肩关节外展、外旋受限，肩袖无力。CT常被推荐用于术前评估（图

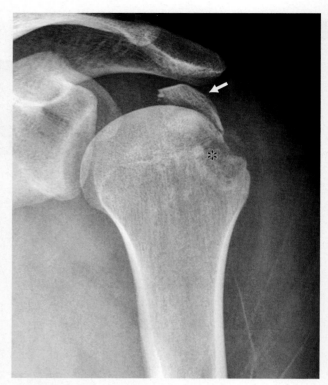

图S98-1　X线片示大结节较大的移位骨折（白箭），注意原发部位的缺口（星号）

S98-3～图S98-4），移位超过1 cm需要切开复位内固定（ORIF）；如果是年轻人，即使移位约5 mm，也建议手术治疗（图S98-5）；对于需进行头以上动作的运动员，即使移位3mm，也建议ORIF。

参考文献

Mutch J，Laflamme GY，Hagemeister N，Cikes A，Rouleau DM. A new morphological classification for greater tuberosity fractures of the proximal humerus：validation and clinical implications. Bone Joint J. 2014；96B：646-651.

交叉文献

Musculoskeletal Imaging：The Requisites，4th ed，81-82.

病例99

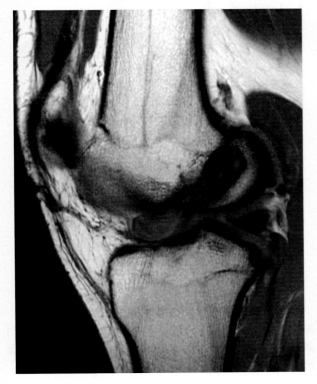

图 99-1

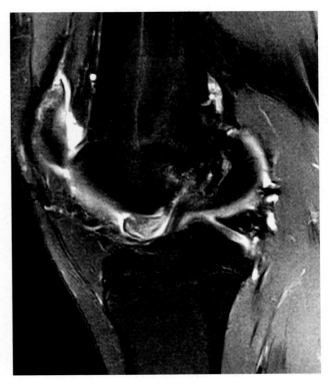

图 99-2

【病史】 女，21岁，膝关节绞锁。

1.鉴别诊断包括哪些？（可选择所有答案）

A.关节内游离体

B.局限性关节纤维化

C.局灶性结节性滑膜炎

D.半月板旁囊肿

2.以下哪项是局限性关节前部纤维化的关节镜下表现？

A.浅灰色不规则圆形伴细蒂的肿块

B.中央浅红-蓝色斑点的头状结节

C.中央呈褐色靶区的黄色椭圆形肿块

D.中央凹陷的结节状白色肿块

3.顶部碰撞最常见的发生原因是什么？

A.胫骨隧道过于靠前

B.胫骨隧道过于靠后

C.股骨隧道过于水平

D.股骨隧道过于靠前

4.以下哪项是未经手术的患者可出现的类似病变？

A.半月板小骨

B.破裂的韧带黏液

C.Hoffa脂肪垫撕裂

D.前交叉韧带撕裂卡压

病例99答案

局限性关节前部纤维化

1.B和C。关节腔前部结节样肿块应考虑局限性关节纤维化（尤其是有ACL修复史的患者）和局限性结节状滑膜炎。

2.B。该病灶在关节镜下表现为中央浅红-蓝色的头状结节，像一只眼睛一样（独眼样），代表局限性反应性的纤维结节，常附着于ACL修补体。

3.A。当胫骨隧道过于靠前时可发生顶部碰撞，膝关节伸展5°～10°时ACL修补体消失、收缩。

4.D。近端ACL撕裂的患者偶尔也存在类似"独眼样病灶"的异常，是由于ACL残根在前关节腔内移位、堆积或绕成球状结构。

点评

【临床讨论】

该患者有前交叉韧带修复史，前关节腔内紧邻ACL移植物可见结节状肿块（图S99-1～图S99-2）。局限性关节前部纤维化，由于其在关节镜下的表现也被称为"独眼样病灶"，代表局灶性反应性纤维结节，常附着于ACL移植物。这是术后患者关节活动受限甚至偶尔发生关节绞锁的重要原因。随着实施ACL重建术的增加需要我们提高对其影像表现的认识，包括正常、病理状态及潜在的术后并发症的影像特点。大多数"独眼样病灶"的形成是由于胫骨隧道的钻孔碎片引起的，或者由于ACL移植物发生顶部碰撞使暴露纤维损伤引起的。另外，也可见于ACL急性断裂时，断裂纤维向前折叠引起。

【MRI】

T_1WI上，局限性关节纤维化常表现为不均匀等信号（与肌肉信号相比）（图S99-3）；在液体敏感像上，该病灶表现为不均匀低到等信号。轴位上可显示该局限性病灶的整个大小（图S99-4）。偶尔，关节纤维化更弥漫，可占据髁间窝更多空间（图S98-5～图S99-6）。

参考文献

Cha J, Choi SH, Kwon JW, Lee SH, Ahn JH. Analysis of cyclops lesions after different anterior cruciate ligament reconstructions: a comparison of the single-bundle and remnant bundle preservation techniques. Skeletal Radiol. 2012; 41: 997-1002.

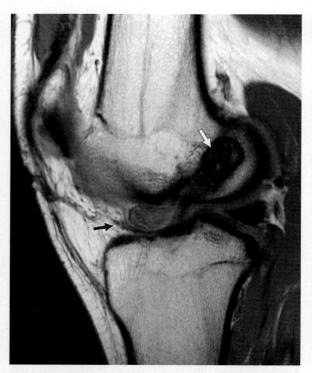

图S99-1　矢状位质子密度加权像示前关节腔结节状不均质肿块（黑箭），前交叉韧带移植物的经髁隧道位于股骨远端（白箭）

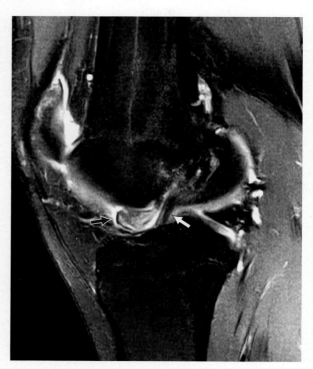

图S99-2　液体敏感像示该肿块呈轻度高信号（黑箭），周围关节液可勾勒出其轮廓；前交叉韧带移植物位于该病灶后方（白箭）

交叉文献

Musculoskeletal Imaging: The Requisites, 4th ed, 201-206.

病例 100

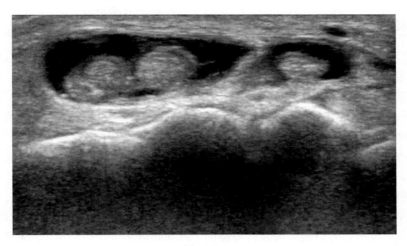

图 100-1

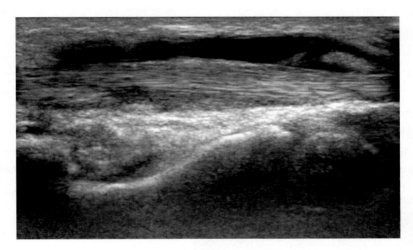

图 100-2

【病史】 女，31岁，腕关节背侧疼痛，上图所示为腕关节背侧横断面（图100-1，右侧为桡侧）及纵向（图100-2，右侧为远侧）超声图。

1.鉴别诊断包括哪些？（可选择全部答案）

A.风湿性关节炎

B.创伤性挫伤或肌腱撕裂

C.反复性拉伤或使用过度

D.感染

E.肌腱炎

2.De Quervain狭窄性腱鞘炎是：

A.桡侧腕屈肌腱血管翳形成

B.腱鞘炎及腕部第一伸肌间室鞘增厚

C.侵蚀Lister结节的第二间室血管翳形成

D.腱鞘炎及腕部第二伸肌间室鞘增厚

3.慢性尺侧腕伸肌腱鞘炎可以侵蚀什么骨性结构？

A.尺骨头

B.桡骨茎突

C.尺骨茎突

D.乙状切迹

4.交叉综合征是指什么？

A.第二伸肌间室炎症波及第一伸肌间室

B.桡骨远端骨折导致第三伸肌间室炎症

C.指总伸肌腱炎症与柱状骨骨化

D.尺侧腕伸肌炎症与尺骨茎突肥大

病例100答案

指总伸肌腱鞘炎

1.A，B，C和D。指总伸肌腱鞘炎主要特点是液体增多致鞘膜肿胀。腱鞘炎的鉴别诊断包括全身性滑膜炎、急性或反复肌腱损伤、腱鞘损伤和感染。

2.B。De Quervain狭窄性腱鞘炎的特征是特发性腱鞘炎和腕部第一伸肌间室的腱鞘增厚，表现为腱鞘积液、结节、低回声的鞘膜增厚，偶尔伴有拇长展肌和拇短伸肌腱增厚。

3.C。尺侧腕伸肌腱位于尺骨头背侧的骨沟内。慢性腱鞘炎会导致尺骨茎突侵蚀。

4.A。交叉综合征是指第二伸肌间室局限性炎症波及第一伸肌间室，距Lister结节近端4～8 cm。是由于腕关节伸展时两个伸肌间室摩擦致反复微创伤，常见于举重训练、划船和球拍类运动。

点评

【临床讨论】

腱鞘炎被定义为腱鞘的炎症，表现特点是腱鞘内液体量的增多。腱鞘炎可起因于全身性滑膜炎（如风湿性关节炎），也可以缘于局限性肌腱变性、炎症、撕裂、使用过度及腱鞘创伤或感染。腕关节是类风湿或创伤最易受累的部位，尤其是伸肌间室。

【影像学表现】

超声是判断该病快速且准确的方法。肌腱在纵切面上表现为多发平行线性回声，横断面上表现为多发点状回声。伸肌支持带为斜行横过腕部背侧的纤维带，表现为细薄的高回声结构，将腕背部分成6个间室。腱鞘液体会产生后方回声增强（图S100-1～图S100-2）。肌腱的束状结构分解可导致超声束的发散，产生不均质回声。腱鞘炎在MRI上有特征性表现（图S100-3），液体敏感序列上腱鞘膨胀且信号增高，增强扫描时腱鞘强化。

【De Quervain腱鞘炎】

De Quervain狭窄性腱鞘炎的特征是特发性腱鞘炎和腕部第一伸肌间室的腱鞘增厚（图S100-4），引起腱鞘积液、结节、低回声的鞘膜增厚，偶尔伴有拇长展肌和拇短伸肌腱增厚。主要累及中年女性，约30%患者为双侧发病。

参考文献

Sofka CM. Ultrasound of the hand and wrist. Ultrasound Q. 2014；30：1 84-192.

交叉文献

Musculoskeletal Imaging：The Requisites，4th ed，133-134.

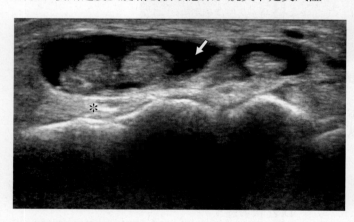

图S100-1　腕背部横断面（右为桡侧）超声示指总伸肌腱鞘膨胀伴无回声液体（白箭）及回声增强（星号）

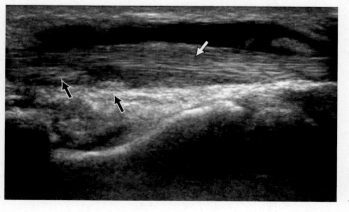

图S100-2　腕背部纵向（右为远侧）超声示增厚的肌腱呈低回声区（白箭）及腱鞘结节形成（黑箭）

病例 101

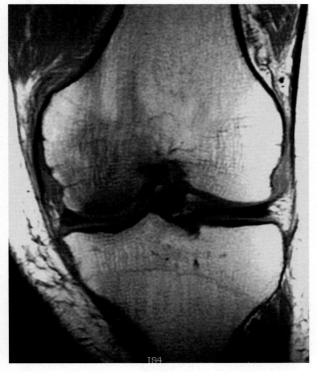

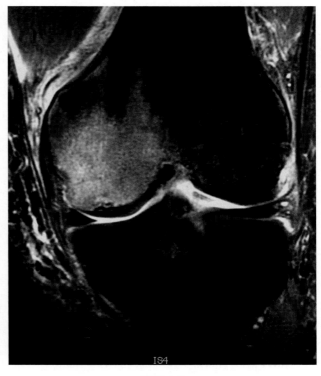

图 101-1

图 101-2

【病史】 男，54岁，急性膝关节疼痛。

1.鉴别诊断应包括哪些疾病？（可选择全部答案）

A.软骨下囊肿

B.骨软骨缺损

C.剥脱性骨软骨炎

D.应力性骨折

E.嵌入骨折

2.以下哪个不是典型的软骨下应力性骨折的表现？

A.快速进展

B.缺血状况

C.老年患者

D.承重面

3.软骨下应力性骨折的病理基础是什么？

A.软骨下梗死

B.缺血性坏死

C.软骨下囊肿

D.结构性衰竭

4.什么相关发现有助于应力性骨折的诊断？

A.内侧半月板后根部撕脱

B.水平半月板撕裂

C.桶柄状半月板撕裂

D.盘状半月板

病例101答案

膝关节应力性骨折

1.B，D和E。图像显示了股骨内侧髁软骨下弧形缺损，它是应力性骨折的特征。嵌插性骨折是常发生在膝关节外侧间室的轴移损伤，但也可发生在内侧间室并累及股骨或胫骨。骨软骨缺损可以有相似的表现。剥脱性骨软骨炎通常累及股骨髁的非承重部分。

2.B。这种情况不是由局部缺血引起的，因此，术语"膝关节自发性骨坏死"（spontaneous osteonecrosis of the knee，SONK）已不再使用。

3.D。这种情况起初被认为是由于自发性或创伤性骨坏死，但现在被认为是由软骨下应力性骨折引起的创伤后状态，导致结构性衰竭和软骨下塌陷。

4.A。内侧半月板后根部撕脱导致半月板生物力学功能缺失，从而引起股骨内侧髁关节软骨和软骨下骨负荷过量。

点评

【临床特点及发病机制】

软骨下应力性骨折是一个独特的临床疾病，它主要发生在内侧股骨髁的承重面上。实际上它初始就是应力性骨折，而不是骨坏死。大部分患者是老年人，绝大多数发生于50岁以上，最高发病率在六七十岁。该疾病的特征是疼痛的急性发作。通常发生在内侧半月板后根部撕脱的基础上，导致其生物力学功能缺失，从而引起股骨内侧髁关节软骨和软骨下骨的负荷过量。

【影像学表现】

本病急性期的最初X线片通常是正常的。然而，急性期后不久，股骨内侧髁承重面逐渐变平，且局部形成狭窄的致密带，反映了失活区域的骨小梁压缩。随着时间的推移，软骨下骨新月形透光影变得明显。随着病变进展，关节间隙变窄，软骨下骨硬化并骨赘形成。症状持续的患者推荐MRI检查以避免延迟诊断而出现并发症。典型表现包括在平行于关节骨皮质的软骨下骨的异常线性或弧形低信号影（图S101-1～图S101-2），其周围可有明显骨髓水肿，其上方的软骨可能水肿（图S101-3）。有些患者疾病发展迅速，导致关节面塌陷和继发性骨关节炎（图S101-4）。

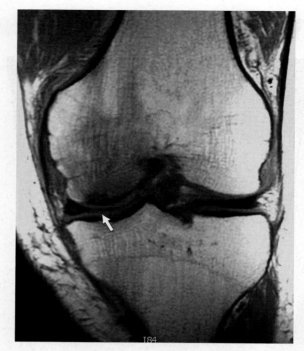

图S101-1 MR冠状位T$_1$WI显示股骨内侧髁软骨下弧形低信号影（白箭）

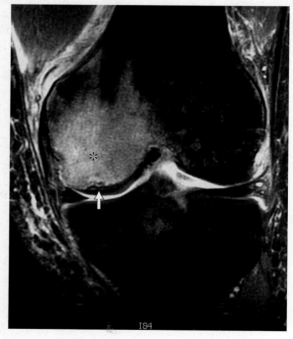

图S101-2 T$_2$WI显示软骨下应力性骨折（白箭）周围高信号骨髓水肿（星号）

参考文献

Viana SL，Machado BB，Mendlovitz PS. MRI of subchondral fractures：a review. Skeletal Radiol. 2014；43：1515-1527.

交叉文献

Musculoskeletal Imaging：The Requisites，4th ed，212-213.

病例 102

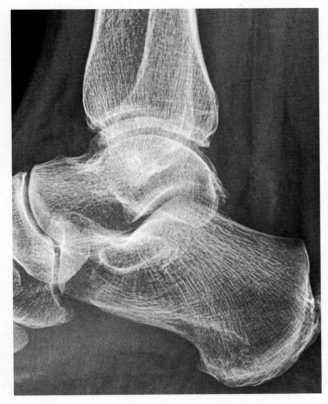

图 102-1

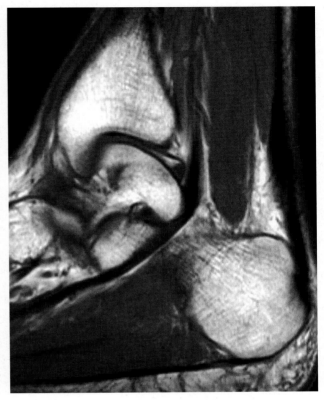

图 102-2

【病史】 44岁，马拉松运动员，跑步后疼痛。

1.根据X线片，鉴别诊断应包括哪些疾病？（可选择全部答案）

A.第四腓骨肌

B.第三腓骨肌

C.比目鱼肌副肌

D.趾长屈肌副肌

2.比目鱼肌副肌的血液供应是由什么动脉提供?

A.腘动脉

B.胫前动脉

C.胫后动脉

D.腓动脉

3.以下哪项不出现比目鱼肌副肌的病理表现?

A.跗管综合征

B.跗骨窦综合征

C.局部骨筋膜间室综合征

D.胫后神经压迫性神经病变

4.跗管综合征最可能与哪个异常肌肉有关?

A.趾短屈肌

B.趾长屈肌副肌

C.第四腓骨肌

D.第三腓骨肌

病例102答案

比目鱼肌副肌

1. A和C。发生于后足踝的副肌包括比目鱼肌副肌和第四腓骨肌。两者都穿过Kager脂肪垫。趾长屈肌副肌也发生在后足踝，但它小得多且位于稍前方。第三腓骨肌发生在前外侧足踝。

2. C。比目鱼肌副肌由胫后动脉供血，受胫后神经支配。

3. B。局部骨筋膜间室综合征、血供不足、胫后神经压迫性神经病变或跗管综合征时，比目鱼肌副肌可表现为跛行。

4. B。趾长屈肌副肌因其饱满的肌层穿过跗管，经常会表现出跗管综合征。但偶尔比目鱼肌副肌和腓骨内侧跟骨肌也可能引起跗管综合征。

点评

【解剖信息】

该患者出现的异常肌肉称为比目鱼肌副肌。在胫距关节水平，只有两个后方的肌肉可见，姆长屈肌和腓骨短肌。这些肌肉后方是一个很大的脂肪垫，称为Kager垫，外观为三角形X线透光区，跟腱是脂肪垫后缘，跟骨是其下缘。当在Kager垫中检测到软组织块时，应考虑占位性病变的可能，同时也应该考虑到异常肌肉的可能。

【影像学表现】

MRI显示比目鱼肌副肌效果最佳，在矢状位图像上，可以表现为细长的梭形肌或大而丰满的软组织肿块影，其T_1和T_2值与正常肌肉相同（图S102-1～图S102-3）。在轴位图像上，肌肉表现为胫距关节水平的边缘锐利的卵圆形或长方形的肿块。该肌肉由自身筋膜包裹，其血供来自胫后动脉，受胫后神经支配。它起自比目鱼肌的前表面或胫腓骨的比目鱼肌线，止于跟腱、跟骨上表面或跟骨内侧区。其他常见的后踝异常肌肉包括趾长屈肌副肌和第四腓骨肌。趾长屈肌副肌很重要，因为它可以引起跗管综合征（图S102-4）。

参考文献

Sookur PA, Naraghi AM, Bleakney RR, Jalan R, Chan O, White LM. Accessory muscles: anatomy, symptoms, and radiologic evaluation. Radiographics. 2008; 28: 481-499.

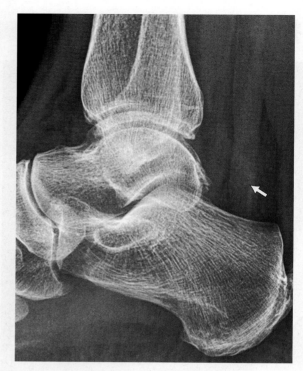

图S102-1 踝关节侧位片显示Kager脂肪垫模糊，其内见前后边缘清晰的纵向软组织结构（白箭），并延伸到跟骨上缘

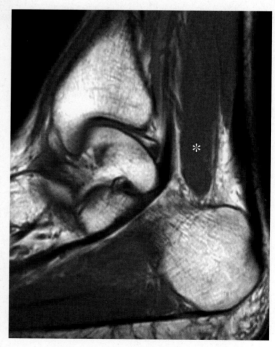

图S102-2 MR矢状位T_1WI图像显示异常的比目鱼肌副肌（星号）

交叉文献

Musculoskeletal Imaging: The Requisites, 4th ed, 215-218, 233-234.

病例 103

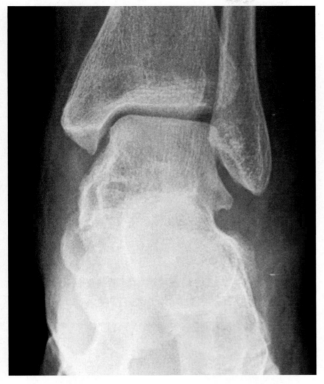

图 103-1

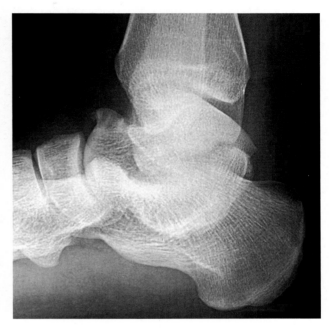

图 103-2

【病史】 男，29岁，跑步时足痛。

1.以下哪些是可能的原因？（可选择全部答案）

A.背侧的距骨喙

B.跟距骨联合

C.距下关节炎

D.距骨头骨折

E.跟舟骨联合

2.具有双侧跗骨联合的患者占多少百分比?

A.＜1%

B.10%

C.25%

D.50%

3.在跟距骨联合中，最常见受累的关节面是什么?

A.下关节面

B.前关节面

C.后关节面

D.中关节面

4.什么原因导致距骨喙形成骨联合?

A.附横关节的慢性运动

B.距下关节僵化

C.距舟关节松弛

D.踝关节囊的异常张力

病例 103 答案

跟距跗骨联合

1.A 和 B。跟距骨联合在侧位像上呈经典的"C"征，在前后位像上显示中距下关节方向异常。典型的距骨喙存在于距骨头颈的背侧。

2.C。约 25% 的患者有双侧跗骨联合。

3.D。尽管距跟关节的 3 个关节面都可以受累，但大部分累及的是中间关节面。

4.B。距下关节僵硬导致舟骨向背侧半脱位，以及随后的距骨头上缘距舟韧带下方的骨膜隆起。

点评

【背景知识】

跗骨联合很常见，发生率为 1%，可以表现为骨性、纤维性或软骨性。大部分是由于宫内足骨分节失败所致，但它们也可能是各种综合征的一部分。临床上，骨联合通常会导致疼痛和运动范围减小，随着孩子越来越活跃，症状在 10～20 岁时最明显。25% 的患者有双侧骨联合，单足也可能有不止一种骨联合。

【成像特点】

跟距骨联合（图 S103-1～图 S103-2）在足部侧面 X 线片上显示最好，表现为距骨和载距突后缘的连续性，被称为"C"征。该征象具有约 50% 的敏感度，90% 的特异度。在足踝正位像上，中距下关节显示为特别倾斜或根本看不到。距骨喙是非特异性的，可同时发生于跟距骨联合和跟舟骨联合，提示它表明其他关节运动受限而导致距舟关节运动过度。大部分的距跟骨联合累及距骨与载距突之间的中关节面。广泛的骨联合也可能同时影响前关节面和后关节面。CT 和 MRI 被推荐用于术前评估（图 S103-3～图 S103-4）。然而，MRI 的优势在于它可以在 T_2WI 显示高信号组织及骨髓水肿，在 T_1WI 上显示骨髓的连续性。

【其他跗骨联合】

跟舟骨联合是最常见的跗骨联合，见于近 50% 的患者，而且在足斜位 X 线片显示最好。在侧位 X 片上，跟骨细长的前突类似于食蚁兽的鼻子。其他骨联合，包括距舟骨联合、跟骰骨联合和骰舟骨联合非常少见。

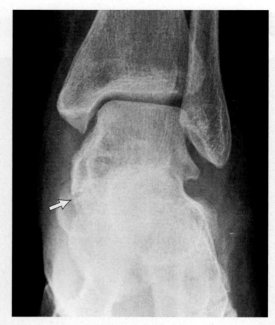

图 S103-1　踝关节正位 X 线片示中距下关节面（白箭）方向异常，它应该显示为更加水平位

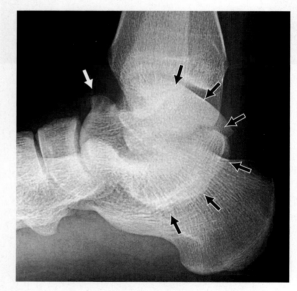

图 S103-2　侧位 X 线片示距下关节消失及明显的"C征"（黑箭）。注意距骨喙突在距骨头的背侧（白箭）

参考文献

Lawrence DA，Rolen MF，Haims AH，Zayour A，Moukaddam HA.Tarsal coalitions：radiographic，CT，and MR imaging findings. HSS J. 2014；10：153-166.

交叉文献

Musculoskeletal Imaging：The Requisites，4th ed，527-530.

病例 104

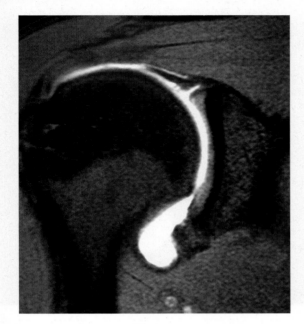

图 104-1

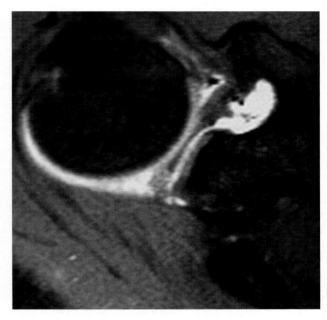

图 104-2

【病史】　20岁，投手，肩膀疼痛。

1.根据MRI，鉴别诊断应包括哪些疾病？（可选择全部答案）

A.上盂唇撕裂

B.上盂唇前后（SLAP）Ⅱ型损伤

C.肱二头肌肌腱撕裂

D.上沟（变异）

2.哪种类型的SLAP病变最为常见？

A.SLAP Ⅰ

B.SLAP Ⅱ

C.SLAP Ⅲ

D.SLAP Ⅳ

3.以下哪种SLAP病变会影响肱二头肌长头腱？

A.SLAP Ⅰ

B.SLAP Ⅱ

C.SLAP Ⅲ

D.SLAP Ⅳ

4.手臂伸展位摔伤时，以下哪种SLAP损伤类型不会发生？

A.Ⅲ型

B.Ⅳ型

C.Ⅴ型

D.Ⅵ型

病例 104 答案

上盂唇前后撕裂

1.A和B。此患者有SLAP ⅡC型损伤。上沟是一个只位于11点和1点钟位置的正常变异（轴位MR关节造影显示一个长撕裂延伸及整个上盂唇）。

2.B。Ⅱ型是最常见的SLAP类型，它有3个亚型，取决于撕裂的方向和程度。

3.D。Ⅳ型累及肱二头肌长头肌腱附着点。

4.C。Ⅴ型是Bankart型盂唇撕裂，它是Ⅱ型SLAP撕裂的延伸，是由盂肱关节前脱位造成的。

点评

【解剖学信息】

盂唇是围绕关节盂边缘的纤维软骨环，其上部可移动，前上部血供最差。肱二头肌长头肌腱同时附着于盂上结节和上盂唇。SLAP病变是疼痛和不稳定的常见原因，特别是在投掷运动员中。肩痛患者SLAP病变的发病率为3.9%～11.8%，包括10种类型。损伤的机制是举臂过顶时手臂的拉拽和肱二头肌强力收缩，导致盂唇从关节盂向后剥离，或者由于内部撞击综合征或由于伸出手臂时摔伤所致。

【影像学表现】

SLAP病变集中在11点钟到1点钟的位置，最易识别的类型是Ⅱ型至Ⅳ型。Ⅱ型是最常见的SLAP病变，包括上盂唇撕裂和关节盂唇从关节盂缘剥离，不伴有肱二头肌肌腱撕裂（图S104-1～图S104-2）。撕裂可以向前（ⅡA）或向后（ⅡB）延伸或双向延伸（ⅡC），MRI冠状面图像上Ⅱ型撕裂表现为盂唇横向的高信号，但延伸方向在轴位图像上最易显示。Ⅲ型病变是上盂唇的桶柄样撕裂，伴有盂唇中央部分向关节内移位，同时外周和肱二头肌肌腱仍然附着在关节盂（图S104-3～图S104-4），MRI"双层奥利奥饼干"征是有价值的征象。Ⅳ型病变是桶柄样撕裂，伴随相关的肱二头肌肌腱撕裂和回缩（图S104-5～图S104-6），MRI显示肱二头肌附着处的线状高信号提示撕裂。

参考文献

Modarresi S，Motamedi D，Jude CM. Superior labral anteroposterior lesionsof the shoulder：part 2，mechanisms and classification. Am J Roentgenol. 2011；197：604-611.

交叉文献

Musculoskeletal Imaging：The Requisites，4th ed，90-92.

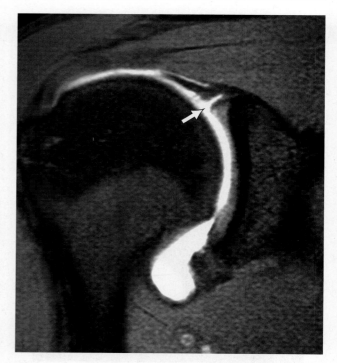

图S104-1　MR关节成像显示通过上唇基底部的线性裂缝（箭），符合Ⅱ型上唇前后撕裂

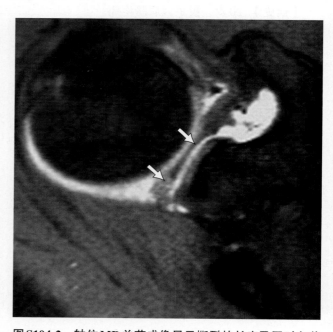

图S104-2　轴位MR关节成像显示撕裂的长度及同时向前后延伸（白箭），这是ⅡC型上唇前后撕裂

病例 105

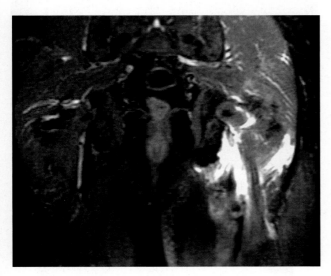

图 105-1

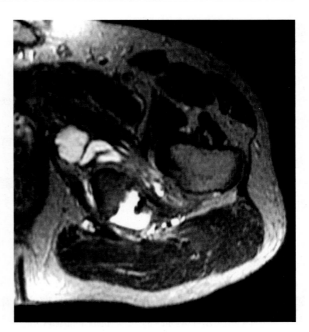

图 105-2

【病史】 29岁，网球运动员，在比赛中受伤。

1.鉴别诊断应包括哪些疾病？（可选择全部答案）

A.半膜肌腱撕脱

B.联合肌腱撕脱

C.腘绳肌腱部分撕裂

D.腘绳肌腱完全撕裂

2.以下哪项不是腘绳肌复合体的一部分？

A.半膜肌

B.半腱肌

C.股二头肌

D.大收肌

3.腘绳肌腱撕裂最常见的机制是什么？

A.扭伤

B.拉伸负荷过量

C.直接撞击

D.坐骨应力性骨折

4.什么神经靠近腘绳肌腱起点？

A.坐骨神经

B.股神经

C.闭孔神经

D.外侧皮神经

病例 105 答案

腘绳肌（近端）肌腱撕裂

1.A，B和D。该患者腘绳肌腱起始部完全撕裂，伴有半膜肌腱和联合肌腱回缩。

2.D。大收肌不是腘绳肌复合体的一部分，虽然它的一部分起源于半腱肌附着点前方的坐骨结节。

3.B。最常见的损伤机制是拉伸负荷过量，这可发生在整个腘绳肌复合体的任何部位。

4.A。坐骨神经位于腘绳肌起点水平的腘绳肌腱外侧。

点评

【解剖学考虑】

腘绳肌复合体的三个肌肉起自坐骨结节，彼此相邻很近。坐骨结节的上、外侧区为半膜肌肌腱的附着点，下、内侧区是半腱肌-股二头肌联合肌腱的起点。半腱肌的一个重要部分直接起自联合肌腱内侧的骨。腘绳肌是髋关节伸肌和膝关节屈肌，它们也限制膝关节的伸展度。

【损伤机制】

急性拉伸负荷过量可以发生在腘绳肌复合体的任意一点，包括近端（图S105-1～图S105-2）和远端撕脱伤，近端和远端肌肉肌腱连接处损伤，肌肉损伤，以及近端或远端的骨性撕脱伤。损伤最常发生于大踏步全力冲刺或试图超越时。其他损伤发生在向前倾斜并抵抗阻力的时候。腘绳肌损伤占运动员全部损伤的近30%，大多数发生在近端，具有高的再损伤风险（12%～31%）。

【影像学表现】

MRI是首选的诊断成像方法。Wood等的腘绳肌损伤分类介绍了5种类型的近端损伤。1型损伤是骨性撕脱伤，典型表现为骨骼未发育成熟患者中的骨性撕脱伤（图S105-3）；2型损伤在肌肉肌腱连接处；3型损伤是肌腱不完全撕脱伤（图S105-4～图S105-5）；4型损伤是肌腱完全撕脱，没有或伴有极轻的肌腱末端回缩；5型损伤是肌腱完全性撕脱，伴肌腱末端回缩，该组可进一步细分为5a型损伤，与坐骨神经的瘢痕不相关；5b型损伤与坐骨神经束带有关（图S105-6）。MR征象包括间质和束周水肿，部分或完全的肌腱中断、骨水肿、血肿的存在和神经周围水肿。

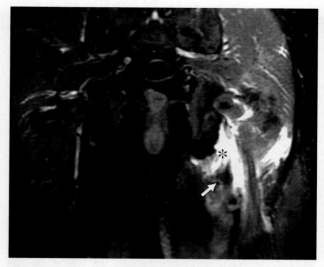

图S105-1　冠状位MR水敏感成像显示普通的腘绳肌腱起始部（白箭）从左侧坐骨结节回缩，伴有血肿（星号）

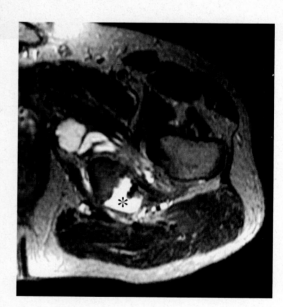

图S105-2　轴位图像显示血肿（星号）和无肌腱起始部的左侧坐骨

参考文献

Linklater JM，Hamilton B，Carmichael J，Orchard J，Wood DG. Hamstring injuries：anatomy，imaging，and intervention. Semin Musculoskelet Radiol. 2010；14：131-161.

交叉文献

Musculoskeletal Imaging：The Requisites，4th ed，179.

病例 106

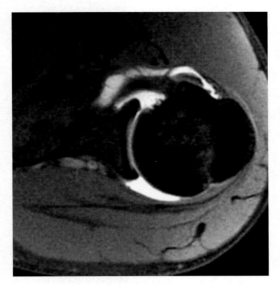

图 106-1

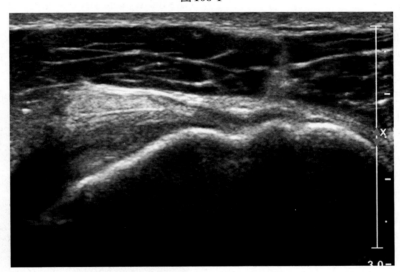

图 106-2

【病史】　30岁，肩膀疼痛。MRI和超声图像检查相隔3个月（横向超声图像的右侧为外侧）。

1.诊断应包括哪些疾病？（可选择全部答案）

A.前唇撕裂

B.肱二头肌腱脱位

C.喙肱韧带（CHL）撕裂

D.肩胛下肌腱撕裂

E.横韧带撕裂

2.以下哪项不是限制肱二头肌腱的囊内部分？

A.CHL

B.上盂肱韧带（SGHL）

C.喙肩韧带

D.肩胛下肌腱

3.肩袖间隙定位在何处？

A.冈上肌腱与冈下肌腱之间

B.肩胛下肌腱与冈上肌腱之间

C.冈下肌腱和小圆肌止点之间

D.肩胛下肌腱和小圆肌止点之间

4.什么是沟口病变？

A.肱二头肌长头腱鞘的纤维性腱鞘炎

B.肱二头肌沟近端的肱二头肌长头腱撕裂

C.肱二头肌长头腱钙化

D.肱二头肌沟脂肪瘤

病例106答案

肱二头肌滑轮损伤

1. B，C和E。肱二头肌长头腱（LHBT）从肱骨的肱二头肌沟向内侧脱位，在MRI和超声上都表现为"沟内空缺"征象。这发生于附着于肱二头肌沟内唇的CHL部分撕裂，但肩胛下肌腱保持完好。

2. C。CHL、SGHL和肩胛下肌腱是限制LHBT的重要结构。

3. B。肩袖间隙在肩关节的前上部分，位于肩胛下肌腱和冈上肌腱之间。

4. B。肱二头肌沟近端的肱二头肌长头腱纵向撕裂被认为是沟口病变。

点评

【解剖学方面】

肱二头肌（或结节间）沟内的LHBT的正常解剖位置，取决于固定其的稳定结构（肩袖间隙关节囊、CHL和SGHL）及动态稳定结构（冈上肌腱和肩胛下肌腱）的完整性。这些稳定结构一起被称为肱二头肌长头腱滑轮系统。当手臂外展并外旋时，肱二头肌长头腱滑轮系统限制LHBT的内侧半脱位。这些结构中的任何损伤都被称为"滑轮病变"。

【滑轮病变】

肱二头肌滑轮损伤难以诊断。损伤机制包括手肘伸直时跌倒，或者向后跌倒时手或肘部着地。非创伤性损伤发生于重复的举手活动，比如投掷动作。肱二头肌滑轮损伤的发病率是7%。肩胛下肌腱部分撕裂或冈上肌腱完全撕裂可导致半脱位，完全和部分肩胛下肌腱断裂可导致脱位。临床上，患者主诉在肘关节屈曲和旋转期间有肩痛或关节弹响的感觉。

【影像学表现】

LHBT脱位在轴位MRI或横向超声图像上显示最好（图S106-1～图S106-2）。当半脱位或脱位时，肌腱向结节间沟内侧移位，位于肱骨小结节前或内侧（图S106-3～图S106-4），导致"空槽"征。从肱骨小结节到前关节盂，肌腱可位于很多位置，这取决于关节内（图S106-5）或者关节外受累的结构。约有70%的LHBT脱位与大量肩袖撕裂有关，累及冈上肌和冈下肌，也可累及CHL和SGHL。

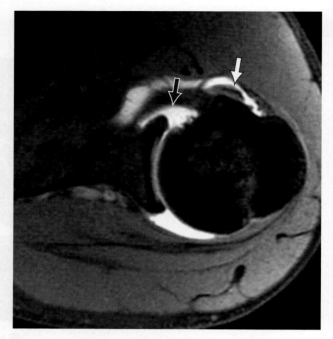

图S106-1　轴位MR水敏感成像显示肱二头肌长头腱（白箭）向内侧半脱位。肩胛下肌腱（黑箭）附着于肱骨小结节，形成表面纤维并构成横韧带下部，喙肱韧带和上盂肱韧带组成了其上部

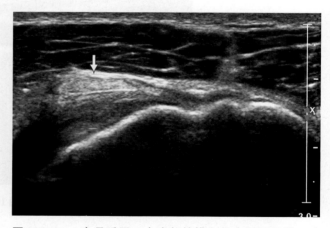

图S106-2　3个月后同一个肩部的横向超声图显示肱二头肌腱已脱位（白箭）

参考文献

Beltran LS，Beltran J. Biceps and rotator interval：imaging update. Semin Musculoskelet Radiol. 2014；18：425-435.

交叉文献

Musculoskeletal Imaging：The Requisites，4th ed，79-81.

病例 107

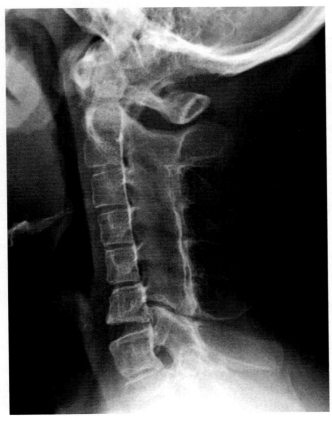

图 107-1

【病史】 女，23岁，患有慢性病。

1.鉴别诊断应包括哪些疾病？（可选择全部答案）

A.强直性脊柱炎

B.幼年特发性关节炎（JIA）

C.类风湿关节炎（RA）

D.银屑病关节炎

E.Klippel-Feil综合征

2.最常见的JIA类型是什么？

A.Still病（全身型）

B.少关节型病变

C.血清阴性多关节病变

D.幼年型脊柱炎

3.以下哪项不是小儿骨骼充血的表现？

A.骺增大

B.过早的腕骨骨化

C.髁间窝增宽

D.生长延迟

4.以下哪项不是Still病的特征？

A.高热、贫血、白细胞增多

B.淋巴结肿大和肝脾大

C.最初是多关节炎

D.虹膜睫状体炎

病例107答案

幼年特发性关节炎

1.B和E。颈椎的表现符合典型的JIA特征。Klippel-Feil综合征导致颈椎及胸椎分节不全或融合，通常只在2个或3个颈/胸椎节段融合。

2.B。约有50%的JIA患者是少关节型或寡关节型，通常是年轻女孩。这种亚型患者约10%会有慢性虹膜睫状体炎，并可以导致失明。

3.D。与年轻患者充血相关的生长障碍是导致骨骼加速成熟，而不是推迟生长。

4.D。虹膜睫状体炎不是Still病的特征。

点评

【临床表现】

JIA，以往称为幼年型类风湿关节炎或JRA，是一组原因不明的疾病，其特征是16岁以前出现症状，且至少持续6周。它与幼年型慢性关节炎是同义词。JIA累及关节范围类似于成年人RA，但是更偏向于颈椎和大关节，而非小关节（图S107-1）。

【幼年特发性关节炎的类型】

JIA有4种亚型。约10%伴有Still病，表现为系统性病变，影响3～16岁的儿童。50%会发展成慢性关节炎，25%会表现为严重的侵蚀性和破坏性关节炎，可以是单关节或寡关节。寡关节病变最常见，发生在50%的患者中，这些患者是类风湿因子阴性的年轻女性，10%～30%会发展成虹膜睫状体炎。典型表现是累及1～3个大关节，但通常不严重。多关节型病变发生在30%的JIA患者中，女孩更易受累，是男孩的4倍。虽然类风湿因子阴性，但疾病表现类似成年人RA，50%有侵蚀性关节炎。幼年型脊柱炎男性明显多见，且HLA-B27阳性，表现为骶髂关节炎和脊柱炎，类似于强直性脊柱炎。

【影像学表现】

关节炎的早期阶段以软组织肿胀、关节周围骨质疏松和骨骼过度成熟为特征（图S107-2）。JIA的骨膜炎比成年人RA更常见。关节间隙狭窄和侵蚀性变化

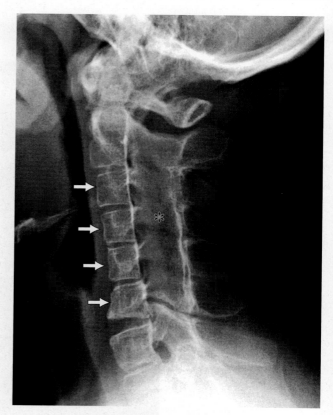

图S107-1 颈椎侧位X线片显示典型表现：$C_2 \sim C_3$至$C_5 \sim C_6$小关节和后部结构（星号）强直，以及$C_3 \sim C_6$椎体发育不良（白箭）伴椎间盘狭窄

可导致严重畸形（图S107-3）。骨骺过度生长并与瘦长的骨干相连，是一个突出的表现，在大关节中非常明显（图S107-4）。关节强直可能会在3～5年发生，并常见于腕骨和跗骨。顽固的关节炎症可导致不可逆的软骨退化和关节破坏（图S107-5）。

参考文献

Sheybani EF，Khanna G，White AJ，Demertzis JL. Imaging of juvenile idiopathic arthritis：a multimodality approach. Radiographics. 2013；33：1253-1273.

交叉文献

Musculoskeletal Imaging：The Requisites，4th ed，259-262.

病例 108

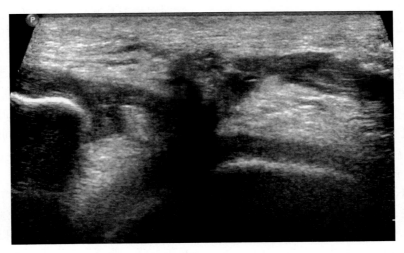

图 108-1

【病史】　男，58岁，受伤后。图示为髌腱的纵向声像图（右边是远端）。

1.诊断应包括哪些疾病？（可选择全部答案）

A.髌腱炎

B.近端髌骨破裂

C.浅表的髌下囊扩张

D.Osgood-Schlatter病

E.胫骨结节撕脱

2.以下哪项不是髌腱撕裂的诱发因素？

A.肥胖

B.肌腱病变

C.肾脏疾病

D.结晶性关节病

3.以下哪项不是髌腱撕裂的MRI特征？

A.T_2WI显示撕裂部位高信号影

B.髌腱松弛或波状外观

C.髌腱增厚

D.撕脱的骨碎片

4.以下哪项不是髌腱撕裂的X线特征？

A.高位髌骨

B.髌腱轮廓模糊

C.髌前囊扩张

D.撕脱骨折

病例108答案

髌腱断裂

1.B和C。超声图显示髌骨近端附着点断裂，相邻软组织肿胀，浅表髌下囊区有积液，髌腱收缩下移。

2.A。肥胖本身并不是一个诱发因素。肌腱断裂通常发生在结构已经受到损害的肌腱中，结构损害可以由反复微创伤、肌腱炎或者系统性疾病（如肾病、糖尿病、结晶性关节病、类风湿关节炎、或者甲状旁腺亢进症）等因素造成。

3.C。髌腱增厚不是肌腱撕裂特异性表现，因为它也可发生于肌腱炎、Osgood-Schlatter病和Sinding-Larsen-Johansson病。

4.B。髌腱轮廓模糊是非特异性表现，任何导致前部软组织肿胀的情况均可在影像上出现这种表现。

点评

【正常解剖】

伸膝结构由股四头肌肌腱、髌骨、髌腱、髌骨支持带和伸肌套及胫骨结节髌腱附着点组成。正常肌腱不会在压力下断裂，并能够承受高于正常体重17.5倍的压力。由于变性或重复性微创伤而减弱的异常肌腱易于断裂。断裂的常见位置在肌腱末端，而且髌腱的下极附着点是病变最常见的部位。

【超声发现】

超声是评估髌腱的有效手段（图S108-1）。它在横向图像上是圆柱形的，纵向图像上是线形的，边缘清晰，具有低到中度的内部回声。其厚度不超过4 mm，近端比远端更薄。它由高回声的前部皮下脂肪和后部Hoffa脂肪垫分界。肌腱断裂呈现局部疼痛，可以是完全断裂或部分断裂，断裂之前可以有肌腱病变存在。离散的低回声灶提示肌腱缺损，完全撕裂造成肌腱边缘的明显不连续。如同这位患者一样，后部声影深入到断裂的末端。

【其他影像发现】

MRI可以反映髌腱病理改变（图S108-2～图S108-4）。肌腱内部和周围的炎症增加T_2弛豫，在液体敏感序列上表现为高信号。邻近肌腱有多个囊，包括髌前囊，肌腱断裂时可以扩大，表现为充满液体的囊。股四头肌回缩可导致高位髌骨（图S108-5）。因此，完全断裂需要手术治疗，以保持伸肌结构的功能。

参考文献

Peace KA，Lee JC，Healy J. Imaging the infrapatellar tendon in the elite athlete. Clin Radiol. 2006；61：570-578.

交叉文献

Musculoskeletal Imaging：The Requisites，4th ed，207-208.

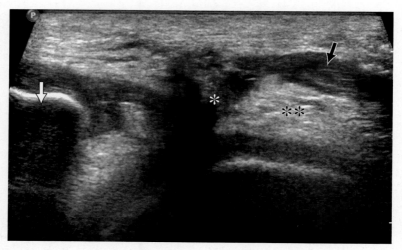

图S108-1 髌腱纵向超声图（右侧为远端）显示髌腱近端附着点断裂，伴有腱远端回缩。髌骨（白箭）和磨损的断端（星号）产生声影，回缩让肌腱变厚（双星号），髌腱前方的低回声区代表髌下囊中的液体（黑箭）

病例 109

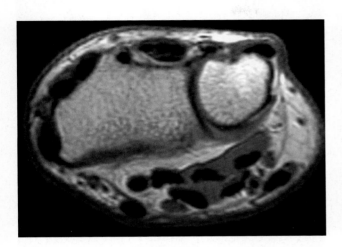

图 109-1

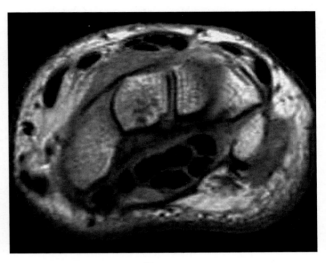

图 109-2

【病史】 38岁，放射科医生，手腕疼痛并有Tinel征阳性。

1. 诊断应包括哪些疾病？（可选择全部答案）

A. 腕管脂肪瘤

B. 尺动脉瘤

C. 腕管综合征（CTS）

D. 尺神经卡压

E. 特发性正中神经病变

2. 什么是Tinel征阳性？

A. 尺神经支配减弱

B. 正中神经支配减弱

C. 尺神经支配的手指发麻

D. 正中神经支配的手指发麻

3. CTS最常见的病因是什么？

A. 特发性

B. 神经节病变

C. 腱鞘炎

D. 腕管脂肪瘤

4. CTS术后复发的MRI最佳预测指标是什么？

A. 正中神经在钩骨水平增大

B. 正中神经在钩骨水平减小

C. 正中神经在豆状骨水平增大

D. 正中神经在豆状骨水平减小

病例109答案

腕管综合征（CTS）

1. C和E。这名患者是特发性CTS。重要表现是正中神经横截面积的变化。

2. D。当正中神经分布区发麻时，表明Tinel征阳性，其中包括拇指、示指、中指，以及环指的桡侧。

3. A。大多数CTS是特发性的，可能是正常老化过程的结果。

4. C。复发性CTS在MRI上的最佳预测指标是正中神经在豆状骨水平增大。成功的手术显示相反的效果，正中神经在豆状骨水平减小、在钩骨钩状突水平变平。

点评

【临床特征】

CTS是最常见的单神经病变，由腕管中的正中神经受压引起。患者年龄通常是30～60岁，且近50%患者双侧患病。女性更常见，发病率是男性的5倍。CTS常见原因包括腱鞘炎、肿块（神经节或神经瘤）、滑膜增生，以及创伤后骨质改变和纤维化引起的腕管周长缩短，慢性缺氧也被认为是潜在因素。然而，大多数CTS是特发性的，而且很可能是正常老化过程的结果。电生理诊断测试可确诊，其阳性发现是远端运动潜伏期≥4.2毫秒，和（或）远端感觉潜伏期≥3.2毫秒。

【影像学表现】

MRI有利于确诊有症状的CTS，但最近的文献表明超声（US）可能更适合用于一线检查。手腕横轴位图像可以显示特征性表现。CTS影像表现包括正中神经受压和变扁，正中神经T_2WI信号增高，屈肌支持带弯曲，腕骨与肌腱之间正常脂肪的消失，和（或）正中神经直径的突然变化（图S109-1～图S109-5）。CTS在US上的阳性发现是在腕管水平正中神经横截面积增大为10 mm²以上，或在旋前方肌水平与腕管水平的差距大于2 mm²（图S109-6）。弹性成像技术显示可提高超声的诊断准确性。然而，在没有症状的情况下，影像学表现不能单独诊断CTS。

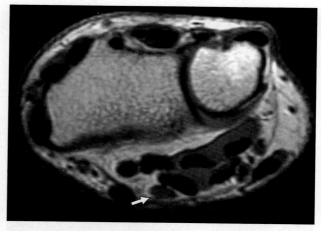

图S109-1 在旋前方肌远端水平，轴位质子密度加权（PDW）图像显示正常表现的正中神经（白箭）

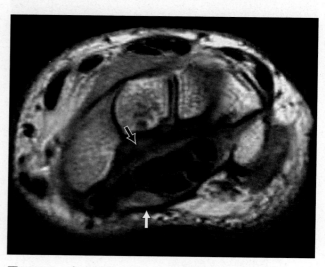

图S109-2 在豆状骨水平，轴位质子密度加权（PDW）图像显示正中神经横截面积增加（白箭），背侧腕管脂肪缺失（黑箭），以及弯曲的屈肌支持带

diagnostic utility of electromyography, ultrasonography, computed tomography, and magnetic resonance imaging in idiopathic carpal tunnel syndrome determined by clinical findings. Neurosurgery. 2012；70：610-616.

Miyamoto H, Halpern EJ, Kastlunger M, et al. Carpal tunnel syndrome: diagnosis by means of median nerve elasticity-improved diagnostic accuracy of US with sonoelastography. Radiology. 2014；270：481-486.

参考文献

Deniz FE, Oksüz E, Sarikaya B, et al. Comparison of the

交叉文献

Musculoskeletal Imaging: The Requisites, 4th ed, 134-135.

病例 110

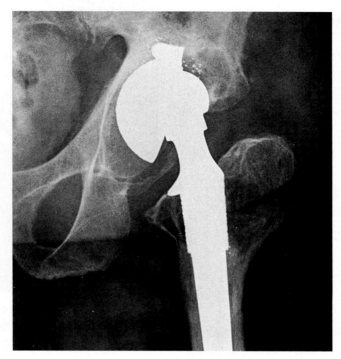

图 110-1

【病史】 男，57岁，左髋痛，4年前曾做过手术。

1.鉴别诊断应包括哪些疾病？（可选择全部答案）

A.感染

B.颗粒相关的炎性疾病

C.植入物磨损

D.应力屏蔽

E.侵袭性肉芽肿病

2.以下哪项不是侵袭性肉芽肿病的表现？

A.地图状假体周围骨溶解

B.线性假体周围骨溶解

C.局灶性或多灶性

D.无反应性硬化

3.什么是诱发全关节假体周围新骨形成的主要因素？

A.感染

B.植入物的类型

C.机械负荷

D.年龄

4.以下哪项不提示关节成形术后感染？

A.基座形成（假体远端骨质硬化）

B.地图状假体周围骨质吸收

C.急性骨膜反应

D.多灶性亚急性骨膜炎

病例110答案

颗粒相关的炎性疾病

1.A，B，C和E。围绕整个关节假体的骨吸收一个主要原因是与颗粒相关的炎性疾病或侵袭性肉芽肿病，这是对骨性磨损碎片的反应。感染会导致骨溶解和骨植入物的断裂。植入物磨损提示两个关节面运动造成物质损失而产生颗粒，这可导致不稳定。

2.B。线性骨溶解提示假体周围膜形成或假体松动，取决于其宽度。

3.C。机械负荷是诱发新骨形成的主要因素。

4.A。基座形成是骨骼对负荷变化的反应，通常引起局部的骨肥大，典型表现位于靠近股骨假体的顶端。这不是感染的迹象。

点评

【影像学表现】

影像学观察髋关节成形术的假体周围透光区非常重要，这是假体松动和颗粒相关炎性疾病最常见的影像学征象。骨吸收＜1 mm在临床上微不足道；1～2 mm提示膜形成，超过2 mm表示局部松动。植入物周围的透光区域进行性扩大和（或）骨水泥断裂提示假体松动。还有其他一些导致髋关节置换术后假体周围X线透光区的重要原因，其中一个原因是颗粒相关的炎性疾病（侵袭性肉芽肿病），其特点是快速和渐进性的骨吸收（图S110-1～图S110-5）。假体周围骨质溶解的原因有生物因素也有机械因素，可以是单灶或多灶表现。由于聚合物碎片引起的骨溶解通常为大量的地图状改变，MRI表现为植入物周围中至高信号影。

【发病机制】

当小的金属材质的甲基异丁烯酸或聚乙烯碎片诱导假体周围结缔组织发生异物反应，颗粒相关炎性疾病就发生了。暴露于异物后巨噬细胞被激活，骨保护素配体RANKL由激活的巨噬细胞、成骨细胞和淋巴细胞表达。细胞因子的释放，比如肿瘤坏死因子（TNF），导致溶骨性肉芽肿形成。最后一步主要是破

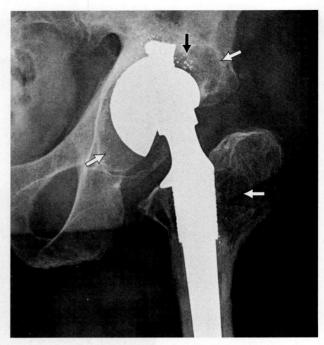

图S110-1　全髋关节置换术4年后髋关节正位X线片显示明显的骨溶解区域，表现为地图样骨溶解病变环绕歪斜的髋臼（白箭）和股骨近端。注意髋臼内的颗粒（黑箭）

骨细胞在RANKL和TNF刺激下，导致应力性骨折和假体周围骨缺失，最终导致假体松动并失效。

【鉴别诊断】

鉴别诊断包括感染。当你识别出关节周围来自假体表面的颗粒时，诊断会相当简单。确诊需要髋关节抽吸。

参考文献

Chang CY, Huang AJ, Palmer WE.Radiographic evaluation of hip implants. Semin Musculoskelet Radiol. 2015；19：12-20.

Fritz J, Lurie B, Miller TT, Potter HG. MR imaging of hip arthroplasty implants. Radiographics. 2014；34：E106-E132.

交叉文献

Musculoskeletal Imaging：The Requisites, 4th ed, 321-323, 326.

病例 111

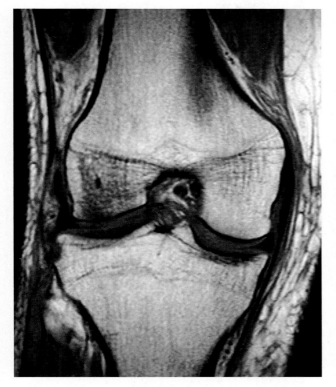

图 111-1

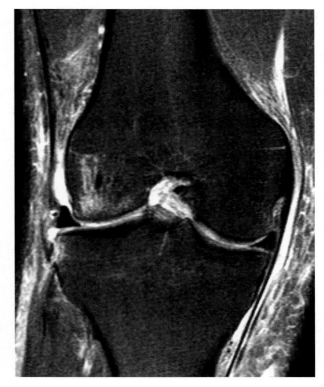

图 111-2

【病史】 23岁，篮球运动员，受伤后疼痛伴行走不稳。

1.鉴别诊断应包括哪些疾病？（可选择全部答案）

A.Gerdy结节骨折

B.Segond骨折

C.胫骨后外侧骨折

D.前交叉韧带（ACL）撕裂

E.外侧副韧带功能不全

2. Segond骨折最可能的发病机制是什么？

A.屈曲-外旋外翻

B.过度伸展

C.屈曲-内旋内翻

D.胫骨后移位

3.下面哪一项不是造成Segond骨折的原因？

A.腘肌-半月板下支持带

B.外侧副韧带

C.关节囊韧带

D.髂胫束

4. O'Donoghue三联征不涉及下列哪一项？

A.前交叉韧带

B.内侧副韧带（MCL）

C.内侧或外侧半月板

D.后交叉韧带

病例111答案

Segond骨折

1.A，B和D。磁共振图像显示Segond骨折，此型骨折经常累及Gerdy结节的一部分，而且典型者伴随前交叉韧带撕裂。

2.C。Segond骨折的发病机制是屈曲-内旋内翻的力量作用于膝关节。

3.A。下支持带是一个后外侧结构，不会导致Segond骨折。

4.D。O'Donoghue三联征包括前交叉韧带撕裂，内侧副韧带损伤，内侧或外侧半月板撕裂或有时两者都有。

点评

【影像学表现】

当张力超过骨的承受极限时，胫骨外侧距关节面约4mm处会发生小的撕脱骨折，称之为Segond骨折（图S111-1～图S111-3）。X线片上，这种骨折从细条状的垂直裂片到较大的骨碎片均可发生（图S111-4）。这种骨折的重要之处在于其常伴随前交叉韧带的断裂。由于这种骨折在膝关节侧位X线片上并不明显，Segond骨折有时被误诊为其他损伤。外侧副韧带附着部撕脱骨折可能与Segond骨折表现类似，但是骨碎片向近端和后方移位较Segond骨折更加明显，伴随有腓骨头的异常通常是一个鉴别点。

【解剖信息】

该病由Segond在1879年首次提出，认为是由于膝关节弯曲时胫骨内旋导致外侧关节囊张力增加造成。但最近的研究显示Segond骨折是由于髂胫束和（或）外侧副韧带斜带撕脱引起，且轴位MRI或者CT经常能够显示部分Gerdy结节受累（图S111-5）。外侧关节囊张力增加只是其中一个因素。当骨折愈合后，可能会留下小的凸起结节或者骨钩改变（图S111-6）。

参考文献

Campos JC，Chung CB，Lektrakul N，et al. Pathogenesis of the Segond fracture：anatomic and MR imaging evidence of an iliotibial tract or anterior oblique band avulsion. Radiology. 2001；219：381-386.

Miller LS，Yu JS. Radiographic indicators of acute ligament injuries of the knee：a mechanistic approach. Emerg Radiol. 2010；17：435-444.

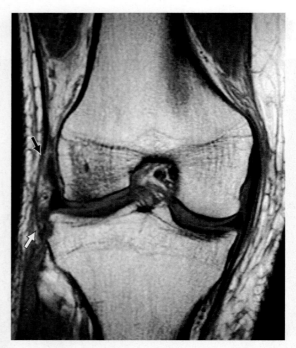

图S111-1　冠状位T₁WI显示胫骨外侧皮质撕脱骨折（白箭），骨碎片附着于髂胫束后纤维（黑箭）

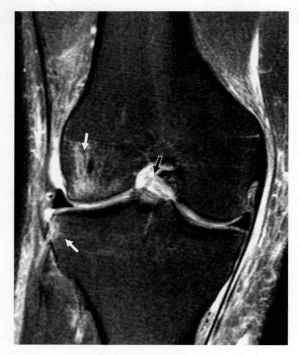

图S111-2　T₂WI显示股骨外侧髁和胫骨外侧（白箭）骨髓水肿，前交叉韧带间质性水肿（黑箭）

交叉文献

Musculoskeletal Imaging：The Requisites，4th ed，190，203-205.

病例 112

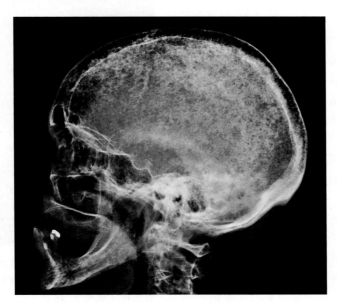

图 112-1

【病史】 55岁，患有系统性疾病。

1.鉴别诊断应该包括哪些疾病？（可选择全部答案）

A.多发性骨髓瘤

B.骨髓炎

C.转移瘤

D.血管瘤

E.甲状旁腺功能亢进

2.多发性骨髓瘤中哪一种细胞发生瘤样增生？

A.中性粒细胞

B.嗜酸性粒细胞

C.嗜碱性粒细胞

D.浆细胞

3.关于多发性骨髓瘤，单发型被称作什么？

A.浆细胞瘤

B.肺上沟瘤

C.嗜铬细胞瘤

D.朗格汉斯细胞病

4.目前在美国，多发性骨髓瘤5年生存率是多少？

A. < 25%

B.25% ～ 50%

C.60% ～ 80%

D. > 90%

病例112答案

颅骨多发性骨髓瘤

1.A，C和E。头颅X线片主要表现为无数细小的骨质减低区。相比骨髓炎或血管瘤来说，这种表现又显得太弥漫。鉴别诊断包括多发性骨髓瘤，甲状旁腺功能亢进和弥漫性溶骨性转移。

2.D。多发性骨髓瘤中浆细胞发生了瘤样增生。

3.A。单发型的多发性骨髓瘤是浆细胞瘤。

4.B。5年生存率约是45%。

点评

【临床信息】

多发性骨髓瘤是最常见的原发性恶性骨肿瘤，占所有恶性肿瘤的1%。95%以上的患者年龄大于40岁，男性发病率是女性的2倍，非裔美国人发病率是白种人的2倍。浆细胞是一种产生抗体的细胞，其瘤样增生导致了多发性骨髓瘤的发生。骨髓瘤中，浆细胞异常聚集于骨髓并产生一种M蛋白，这种蛋白是一种异常抗体能够引起肾衰竭。多发性骨髓瘤的单发型称为浆细胞瘤，倾向发生于年龄略偏大的人群。10%～15%的多发性骨髓瘤患者伴有系统性淀粉样变性。

【影像学表现】

弥漫型多发性骨髓瘤的特征性表现是多发局灶性、溶骨性（穿凿样）病灶伴有狭窄的移行带。病灶通常＜5 mm且分布广泛，中轴骨受累较附肢骨多见（图S112-1）。该病偶尔只表现为脊柱的骨质减少及压缩骨折。浆细胞瘤呈膨胀性、地图样溶骨性病灶伴有狭窄的移行带，边缘无硬化，通常无基质形成。最常见的发病部位是脊柱、骨盆、股骨和肱骨，与红骨髓分布相一致。小部分病例（1%～3%）会出现硬化性病灶。

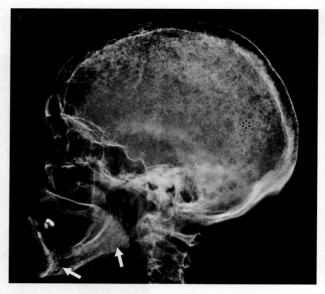

图S112-1　颅骨侧位X线片示大量小的溶骨性病灶形成一种多发的"穿凿样"孔洞样外观，这是多发性骨髓瘤的典型表现（星号）。注意下颌骨也有病灶（白箭）

【颅骨表现】

多种疾病在颅骨上有特征性的表现，颅骨的改变会累及板障、外板、内板、颅底、额骨、颅顶的形态和骨的密度等。颅骨的多发溶骨性病灶可提示多发性骨髓瘤，但转移瘤（图S112-2）和甲状旁腺功能亢进（盐和胡椒征；图S112-3）具有类似的表现。

参考文献

Delorme S，Baur-Melnyk A. Imaging in multiple myeloma. Recent Results Cancer Res. 2011；183：133-147.

交叉文献

Musculoskeletal Imaging：The Requisites，4th ed，426-431.

病例 113

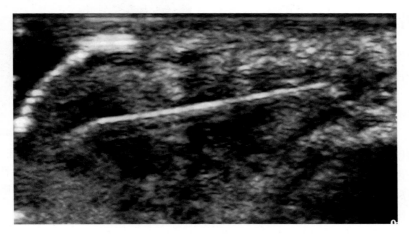

图 113-1

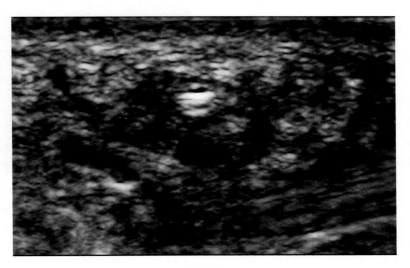

图 113-2

【病史】 13岁，足局部疼痛。所示足部横向与纵向切面超声图。

1.可能的诊断有哪些？（可选择全部答案）

A.异位骨化

B.肉芽肿

C.异物

D.软组织积气

E.蜂窝织炎

2.高回声物质周围的组织发生了什么？

A.机化与纤维化

B.炎症与脓肿形成

C.钙化

D.脂肪堆积

3.线条形异常回声的深部有什么超声表现？

A.混响伪影

B.环状伪影

C.彗星尾征

D.反射

4.患者在磁共振 T_2WI 上有什么典型表现？

A.线样异常高信号周围环绕低信号组织

B.线样异常高信号周围环绕高信号组织

C.线样异常低信号周围环绕低信号组织

D.线样异常低信号周围环绕高信号组织

病例113答案

异物：木材碎片

1.B，C和E。最主要的表现是线样异常高回声周围环绕低回声区域并伴有散点样回声。这种情况提示为异物，比如木头。

2.B。木材碎片周围的低回声区域代表皮下脂肪内的脓肿正在形成。

3.A。混响伪影代表了记录在图像交界面处额外的回声，那些平行于声束主轴的一系列亮的条带，强度逐渐衰减，彼此距离相等。环状伪影和彗星尾征提示物质的密度较高，比如金属。

4.D。木材碎片会呈低信号，而周围发炎的软组织会呈高信号。脓液可能会表现为信号不均匀升高及环形强化。

点评

【临床信息】

木材碎片广泛存在于环境当中，尽管各种成像方法不断进步，对存留于软组织中的木质异物的显像仍然是一个棘手的任务。在没有穿刺伤病史的情况下，明确诊断可能会被耽误数月乃至数年。当高度怀疑软组织中异物存留时，异物的定位便成了一个挑战。即使受伤时患者已经取出了木材碎片，也经常有一部分木材碎片残留体内。最常见的临床表现是疼痛、肿胀或假肿瘤形成。木材是多孔状的有机物，是理想的感染源，残留体内的木材碎片能导致蜂窝织炎、脓肿和瘘管。

【影像学表现】

超声是最佳的探查木质异物残留的方法，具有很高的敏感度与特异度。木材和软组织的声阻抗明显不同，木材的边界显示高回声，导致明显的声影（图S113-1～图S113-2）。尽管MRI和CT经常被用来探查可能存在的异物，但是在明确木质异物残留上却明显不如超声有效。MRI上木材表现为低信号，周围被

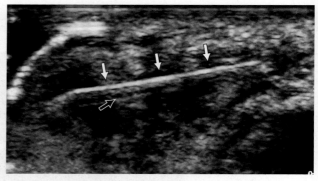

图S113-1 足部超声纵切面图像显示线样异常高回声，即木材碎片（白箭），周围环绕的低回声组织，代表了脓肿正在形成。木材碎片的后面可见混响伪影（黑箭）

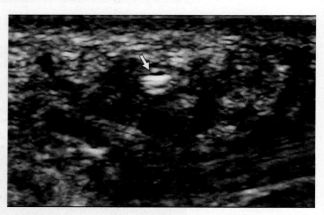

图S113-2 超声横切面图像显示木材碎片的端点（白箭）被低回声区包绕，代表了异物肉芽肿或者蜂窝织炎

不同信号的非特异性肉芽组织包绕（图S113-3～图S113-4）。在CT上，木材通常表现为线样高密度影。

参考文献

Wang R，Frazee BW. Visual stimulus：splinter localization with ultrasound. J Emerg Med. 2011；41：294-295.

交叉参考

Musculoskeletal Imaging：The Requisites，4th ed，40-41.

病例 114

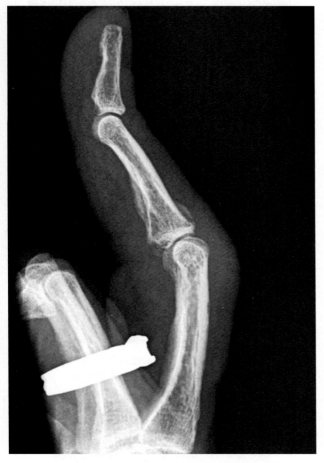

图 114-1

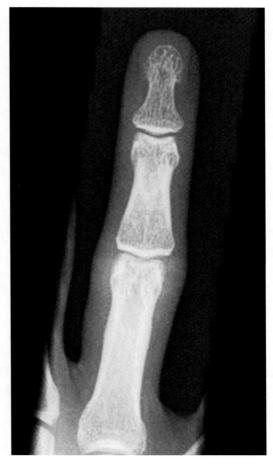

图 114-2

【病史】 21岁，足球运动员，在一次足球比赛中手指受伤。

1.鉴别诊断应该包括哪些疾病？（可选择全部答案）

A.急性纽孔畸形

B.伸肌中央腱束撕裂

C.伸肌肌腱末端撕裂

D.伸肌侧束掌侧半脱位

E.掌板撕裂

2.急性纽孔畸形的可能原因不包括下列哪一项？

A.近端指间关节（PIP）背侧直接穿刺伤

B.近端指间关节过伸

C.近端指间关节暴力屈曲

D.近端指间关节掌侧脱位

3."假纽孔畸形"指代何意？

A.固有侧副韧带断裂

B.副侧副韧带断裂

C.掌板从近节指骨近端撕脱

D.掌板从中节指骨远端撕脱

4.纽孔畸形的磁共振表现是什么？

A.伸肌中央腱束缺失

B.指深屈肌缺失

C.尺侧副韧带缺失

D.A2滑轮缺失

病例114答案

纽孔畸形

1.A，B和D。异常表现主要有近端指间关节背侧肿胀，近端指间关节屈曲，远端指间关节过伸。这是由伸肌中央束撕裂和侧束掌侧半脱位所致急性纽孔畸形的特征性表现，迫使近端指间关节呈屈曲状态。

2.B。急性纽孔畸形是由于近端指间关节背侧穿通伤，近端指间关节急性暴力弯曲，或近端指间关节掌侧脱位造成的。

3.C。近端指间关节过伸能够使掌板断裂。掌板远侧的断裂最终会导致近端指间关节过伸，而近端的断裂则会造成屈曲畸形或假纽孔畸形。

4.A。伸肌中央腱束缺失。

点评

【解剖基础】

纽孔畸形是一种重要的手指外伤。其发生取决于近端指间关节水平伸肌结构的解剖基础，即中央腱束插入中节指骨的背侧边缘，侧向腱束环绕中央腱束，形成了纽孔样的结构。

【影像学表现】

纽孔损伤是由于伸肌中央腱束断裂所致。这种损伤可能仅仅是肌腱的损伤，或者伴随小碎骨片。在损伤的急性期，可见近端指间关节背侧软组织肿胀。这种损伤的典型表现是近端指间关节屈曲，伸肌束形成纽孔样畸形，远端指间关节过伸。侧向腱束的掌侧移位可能是个渐进的过程，并将这种畸形锁定。该病需要对图像仔细的观察才能做出诊断（图S114-1～图S114-3）。确定诊断很重要以便用夹板将手指固定于伸展状态，这与该部位其他损伤的治疗方法不同。如果有可见的碎骨片，就需要进行开放或者闭合复位。在慢性期，MRI有助于判断肌腱是否有显著的回缩（图S114-4）。在恢复期，掀起的骨膜将会增厚，而近端指间关节可能固定为屈曲状态。

参考文献

Lin JD，Strauch RJ. Closed soft tissue extensor mechanism injuries（mallet，boutonnière，and sagittal band）. J Hand Surg Am. 2014；39：1005-1011.

交叉参考

Musculoskeletal Imaging：The Requisites，4th ed，140-141.

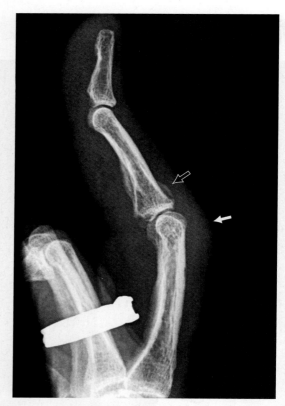

图S114-1　中指侧位X线片显示近端指间关节（IP）背侧（白箭）软组织明显肿胀，近端指间关节屈曲，远端指间关节过伸，靠近中节指骨背侧边缘处骨膜被掀起（黑箭）

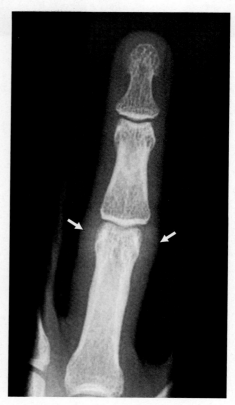

图S114-2　中指正位X线片显示近端指间关节周围软组织肿胀（白箭）

病例 115

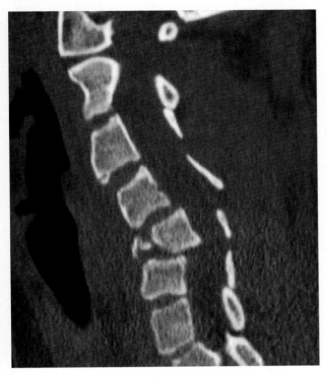

图 115-1

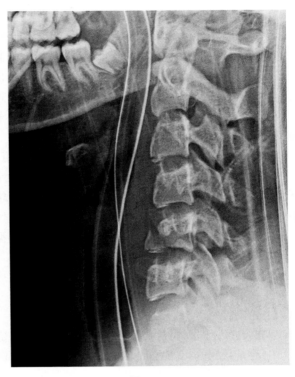

图 115-2

【病史】 21岁，车祸伤。

1.根据X线计算机断层扫描（CT）图像，鉴别诊断包括哪些疾病？（可选择全部答案）

A.伸展型泪滴样骨折

B.爆裂性骨折

C.屈曲型泪滴样骨折

D.椎缘骨

E.过屈型损伤

2.这种损伤的机制是什么？

A.屈曲和压缩

B.屈曲和旋转

C.伸展和压缩

D.伸展和分离

3.提示损伤不稳定性的潜在指标不包括下列哪一项？

A.半脱位超过3 mm

B.椎体压缩超过10%

C.椎小关节间隙增宽

D.椎间隙变窄

4.出现神经功能缺失的患者占比多少？

A. < 5%

B.20%

C.50%

D. > 75%

病例 115 答案

屈曲型泪滴样骨折

1.B，C 和 E。CT 显示颈 5 泪滴样骨折，其机制是屈曲压缩损伤。这种骨折多是累及椎体及脊柱后部的粉碎性骨折，或者脊柱前、中、后三柱均受累。过屈位会引起这种情况的发生并会导致双侧椎小关节脱位。

2.A。这种损伤的机制是屈曲与压缩的联合作用。

3.B。椎体压缩超过 25% 是不稳定性骨折的一个征象。几乎所有的病例都可见半脱位，损伤的部位椎小关节间隙增宽，骨折椎体下方椎间隙狭窄。

4.D。约 75% 的患者会出现神经功能缺失，典型表现为四肢麻痹伴脊髓前角综合征。

点评

【损伤机制】

颈椎过度屈曲损伤是由直接撞击颅顶、导致头部前屈引起，其间暴力的方向也转移到了椎体的前部。过度屈曲型泪滴样骨折是颈椎最不稳定的骨折，常伴发神经损伤并发症，经常表现为四肢麻痹。这种损伤最具特点的症状是脊髓前角综合征，包括四肢麻痹伴痛温觉、触觉消失，但保留有脊髓后角相关的位置觉、运动觉与震动觉。

【影像学表现】

这种骨折的名称是源于特征性的从椎体前下方脱落的三角形骨碎片，尽管有 1/6 的患者也可以累及椎体的前上方（图 S115-1～图 S115-2）。较大的后方碎骨片还可以向后移位进入椎管（图 S115-3）。这种骨折最常见的发生部位是下颈椎。评估过度屈曲损伤的关键环节之一是判断后纵韧带的完整性，因为后纵韧带的断裂是骨折不稳定的关键因素。骨折不稳定的征象包括骨折椎体下方椎间隙变窄，椎小关节间隙增宽，棘突间隙增宽，半脱位，脊柱后凸，分离，椎板骨折。CT 显示骨折特征有优势，MRI 有利于显示前纵韧带和后纵韧带结构。

【鉴别诊断】

过伸型泪滴样骨折发生于上颈椎并导致从椎体前下方撕脱小碎骨片，但是后纵韧带完整，也没有脊柱后凸畸形。

参考文献

Kim KS，Chen HH，Russell EJ，Rogers LF. Flexion teardrop fracture of the cervical spine：radiographic characteristics.

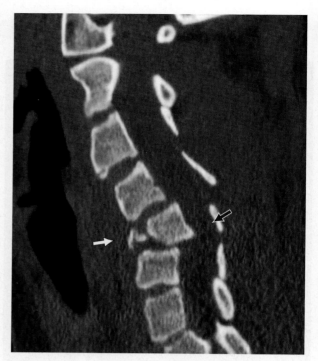

图 S115-1　颈椎 CT 矢状位重建图像显示 C$_5$ 椎体屈曲型泪滴样骨折（白箭）伴有 C$_{5～6}$ 椎间隙狭窄，较大的 C$_5$ 椎体主体相对于 C$_6$ 向后方半脱位，导致椎管狭窄（黑箭）

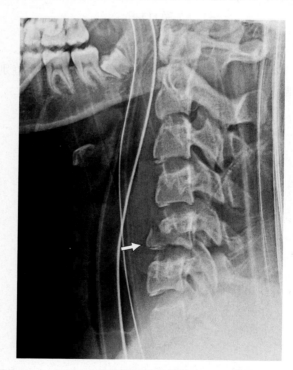

图 S115-2　固定后的颈椎侧位 X 线片显示这种骨折的经典表现——椎体前下部骨折（白箭）

Am J Roentgenol. 1989；152：319-326.

交叉参考

Musculoskeletal Imaging：The Requisites，4th ed，147-149.

病例 116

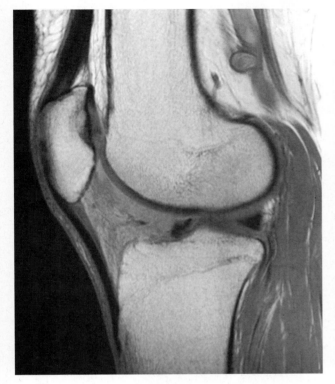

图 116-1

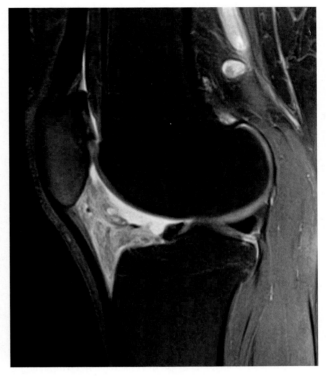

图 116-2

【病史】 28岁，运动员，膝关节过伸损伤后疼痛。

1.鉴别诊断应包括哪些疾病？（可选择全部答案）

A.局灶性结节性滑膜炎

B.Hoffa病（膝关节创伤性脂肪增生）

C.黏膜韧带炎症

D.挫伤或出血

2.Hoffa测试阳性的判断标准是什么？

A.膝关节疼痛或者拒伸

B.膝关节最大限度屈曲时髌骨下极疼痛

C.髌韧带敲击时疼痛

D.髌骨被推入髁状突时疼痛

3.慢性Hoffa病的磁共振（MR）表现是什么？

A.脂肪垫正常

B.含铁血黄素勾勒出关节囊

C.明显强化

D.T_1WI和T_2WI低信号区

4.Hoffa脂肪垫的重要供血血管不包括下列哪一项？

A.膝内侧动脉

B.膝外侧动脉

C.膝上动脉

D.膝下动脉

病例116答案

Hoffa病

1.A，B和D。主要表现是Hoffa脂肪垫后部间质性水肿。这种异常可能是由局灶性滑膜增生，股骨髁部和髌骨间急性或者慢性脂肪垫撞击，或者直接撞击导致挫伤和（或）出血所致。

2.A。Hoffa测试是患者仰卧位时膝关节屈曲，将两侧拇指放在髌骨下髌韧带两侧，阳性结果是腿部伸直时疼痛或者拒伸。

3.D。慢性Hoffa病是纤维蛋白和含铁血黄素的沉积影响到脂肪的信号强度，表现为特征性T_1WI和T_2WI低信号区域。

4.B。Hoffa脂肪垫的供血血管包括两条垂直走行的动脉（膝上动脉和膝下动脉），另一根吻合动脉连接膝内侧动脉和中间或上方的水平动脉。

点评

【临床信息】

Hoffa髌下脂肪垫是膝关节前方三角形的脂肪区域，是一个填充膝关节前间室的关节囊内滑囊外结构，有丰富的血供和神经支配。虽然确切的发病机制尚不清楚，Hoffa病可能是由前膝单次急性创伤或重复受伤，导致脂肪垫出血或者坏死引起的。常见的症状有疼痛和烧灼感。发炎的脂肪垫会变得肥大，进一步诱发股骨和胫骨之间的撞击伤。Hoffa综合征与Hoffa病类似，但是缺乏明确创伤史。一般认为，继发于关节退行性疾病如骨关节炎的关节间隙狭窄，有助于滑膜陷窝综合征的进展。临床上，患者主诉膝关节前部持续疼痛。两侧髌韧带可能会出现明显肿胀。用力伸膝时由于增加脂肪垫的压力会导致疼痛加剧。疾病进展时可能伴发髌骨下滑囊炎。

【影像学表现】

Hoffa病在MR图像上诊断比较明确。患者急性期表现为髌下脂肪垫严重水肿（图S116-1～图S116-2）。由于占位效应髌韧带弯曲可能比较明显。前膝撞击或髌韧带股骨外侧髁摩擦综合征，导致髌骨外侧半脱位及局部更严重的水肿（图S116-3～图S116-4）。慢性期或者亚急性期，纤维蛋白和含铁血黄素沉积影响脂肪的信号强度，T_1WI和T_2WI上会出现低信号区域（图S116-5～图S116-6）。

参考文献

Dragoo JL，Johnson C，McConnell J. Evaluation and

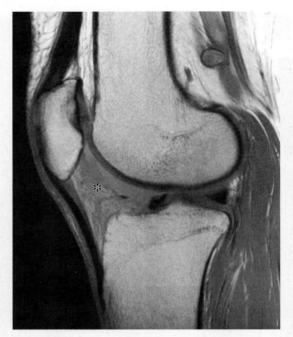

图S116-1　矢状位质子密度加权（PDW）图像显示Hoffa脂肪垫内的异常信号（星号），近端髌韧带增厚

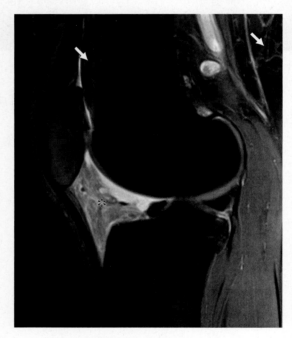

图S116-2　相应的脂肪抑制T_2WI显示Hoffa脂肪垫内弥漫间质性水肿（星号）。注意其他部位的脂肪呈低信号（白箭）

treatment of disorders of the infrapatellar fat pad. Sports Med. 2012；42：51-67.

Samim M，Smitaman E，Lawrence D，Moukaddam H. MRI of anterior knee pain. Skeletal Radiol. 2014；43：875-893.

交叉参考

Musculoskeletal Imaging：The Requisites，4th ed，213-214.

病例 117

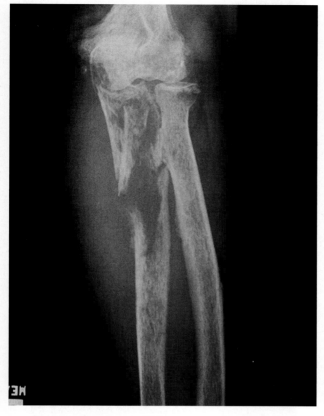

图 117-1

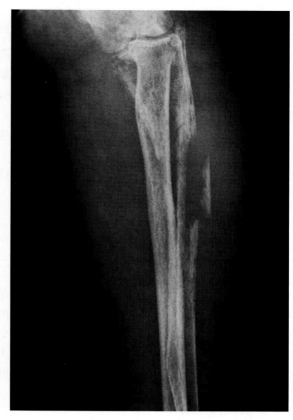

图 117-2

【病史】 男，40岁，前臂疼痛。

1.鉴别诊断包括哪些疾病？（可选择全部答案）

A.骨髓炎

B.转移瘤

C.原发性骨淋巴瘤

D.骨肉瘤

E.尤因肉瘤

2.关于骨原发性淋巴瘤，下列哪一项不正确？

A.大多发生于 30 ～ 60 岁

B.多发病灶在儿童中更常见

C.发生于四肢中央骨干或干骺端

D.大多表现为成骨性病灶

3.下列哪一项不是原发性骨淋巴瘤的影像表现？

A.死骨形成

B.骨周围较大软组织肿块

C.肿瘤通过小的皮质通道延伸

D.象牙质脊椎

4.存在 Reed-Sternberg（R-S）巨细胞意味着什么？

A.巨细胞瘤

B.霍奇金病

C.恶性纤维组织细胞瘤

D.多发性骨髓瘤

病例 117 答案

原发性骨淋巴瘤

1.A，B，C和E。X线片显示特征性虫蚀样骨质破坏，意味着肿瘤生长迅速，多见于恶性骨肿瘤例如转移瘤、原发性骨淋巴瘤、尤因肉瘤或感染性疾病（骨髓炎）。

2.D。原发性骨淋巴瘤的典型表现是虫蚀样或渗透样溶骨性破坏，偶尔表现为混杂密度。

3.D。象牙椎是霍奇金病转移的常见表现。系统性非霍奇金淋巴瘤可能也表现为成骨性转移。

4.B。存在R-S巨细胞是诊断霍奇金病的标准。

点评

【一般信息】

淋巴瘤是一种源于淋巴组织细胞，即淋巴细胞及其祖细胞的异常增殖为特征的一种疾病。它有广泛的骨骼肌肉表现，累及骨、肌肉及软组织。可起源于全身各处淋巴网状组织并通过血行播散到远处部位。大多数骨肌系统淋巴瘤病例由淋巴结疾病继发血行播散发展而来。

【原发性骨淋巴瘤】

原发性骨淋巴瘤占骨恶性肿瘤的5%以下。50%的患者发病年龄在30～60岁，绝大多数是非霍奇金淋巴瘤。可表现为单发或多发，后者常见于儿童。虽然也可发生在骨盆、肩胛骨和脊柱，典型者X线片主要表现为股骨、胫骨、肱骨骨干或者干骺端中央骨髓的虫蚀样或渗透样溶骨性骨破坏（图S117-1～图S117-2）。一些特征性的表现包括周围骨质破坏中死骨形成和骨周围巨大软组织肿块伴有较少的骨质破坏。当有反应性骨形成和显著的骨内膜增厚时病灶可能会表现为混杂密度。CT或者MRI（图S117-3～图S117-4）会表现为弥漫性骨髓浸润或肿瘤通过小的皮质通道扩展，伴有周围软组织肿块。原发性骨淋巴瘤可以转移至淋巴结和骨。肺转移并不常见，一旦发生病变进展会很快。

参考文献

Messina C，Christie D，Zucca E，Gospodarowicz M，Ferreri AJ. Primary and secondary bone lymphomas. Cancer Treat Rev. 2015；41：235-246.

Ruzek KA，Wenger DE.The multiple faces of lymphoma of the musculoskeletal system. Skeletal Radiol. 2004；33：1-8.

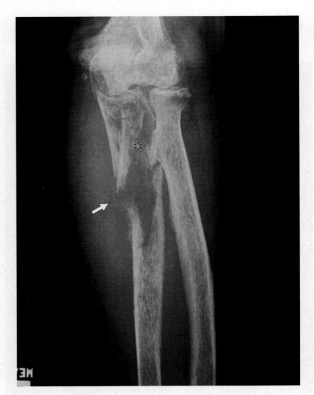

图 S117-1　前臂正位X线片示尺骨近端溶骨性骨质破坏（星号）伴粉碎性病理骨折（白箭）和骨质减少

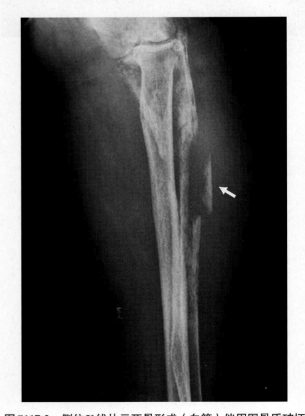

图 S117-2　侧位X线片示死骨形成（白箭）伴周围骨质破坏

交叉参考

Musculoskeletal Imaging：The Requisites，4th ed，425-426.

病例 118

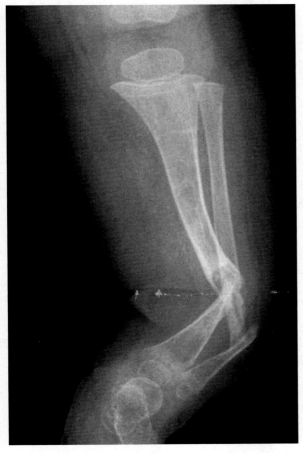

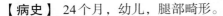

图 118-1

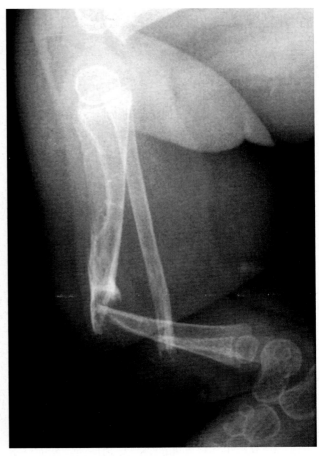

图 118-2

【病史】 24个月，幼儿，腿部畸形。

1.鉴别诊断包括哪些疾病？（可选择全部答案）

A.胫骨先天性假关节形成

B.骨折不愈合

C.神经纤维瘤病 I 型（NF1）

D.慢性骨髓炎

2.有多大比例的神经纤维瘤病患者被诊断为胫骨假关节形成？

A. ＞ 50%

B.30%

C.10%

D. ＜ 1%

3.NF1的遗传类型是什么？

A.常染色体隐性

B.常染色体显性

C.X染色体连锁隐性

D.X染色体连锁显性

4.下列哪一项不是NF1的特征？

A.染色体17q11

B.双侧听神经瘤

C.皮肤神经纤维瘤

D.牛奶咖啡斑

病例118答案

胫骨假关节：神经纤维瘤病1型

1.A和C。X线片表现为NF1患者特征性胫骨假关节形成，这种年龄的患者在这个部位很少出现骨折并骨折不愈合。

2.C。约10%的NF1患者被诊断为胫骨假关节形成。

3.B。NF1，或称神经纤维瘤病，尽管50%的患者是自发突变所致，该病仍被认为是一种常染色体显性遗传疾病。该病表现为特征性中胚层和神经外胚层组织的发育异常。

4.B。双侧听神经瘤是中枢性神经纤维瘤病或称NF2的一个特征。

点评

【临床特点】

NF1是一种影响所有三胚层的遗传性发育不良。尽管有家族史的患者只占50%的病例，该病仍被认为是一种常染色体显性遗传疾病，其他病例是自发突变所致。皮肤病变是神经纤维瘤病最常见的特征，咖啡牛奶斑在90%的患者中出现。

【骨科表现】

NF1的骨骼并发症可分为广泛性和局限性。骨骼表现经常是由于邻近肿瘤的直接压迫所致；然而，也可以出现发育不良。骨的一般异常包括骨质疏松和骨质减少、骨质软化、身材短小和巨颅畸形。局限性表现包括脊柱畸形例如严重的脊柱侧凸和后凸，尤其是上胸椎。胫骨、腓骨、锁骨和前臂的先天性弯曲和假关节形成。胸壁畸形伴带状畸形；四肢过度生长现象；以及软组织肿瘤。局灶性骨骼异常比广泛性骨骼异常少见，但病情会较重。

【鉴别诊断】

先天性胫骨假关节形成是一种少见病，其特征是胫骨向前外侧弯曲，经常伴有胫骨锥形变细或囊变（图S118-1～图S118-3）。约有55%的先天性胫骨假关节形成与NF1有关。胫骨的缺陷可能存在于婴儿期，骨折随后发生（通常2岁或3岁）。晚发骨折预后可能更好。

【治疗】

治疗通常包括联合切除病变骨、骨移植、髓内插管和胫骨延长。

参考文献

Vander Have KL，Hensinger RN，Caird M，Johnston C，Farley FA.Congenital pseudoarthrosis of the tibia. J Am

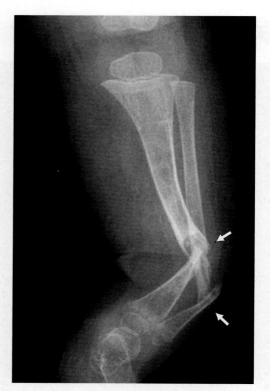

图S118-1　正位X线片示胫腓骨假关节形成（白箭）伴远段呈锥形变细

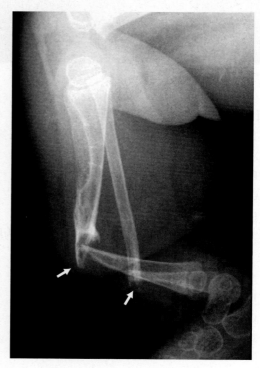

图S118-2　侧位X线片示胫腓骨向前外侧成角畸形（白箭）

Acad Orthop Surg. 2008；16：228-236.

交叉参考

Musculoskeletal Imaging：The Requisites，4th ed，550-551.

病例 119

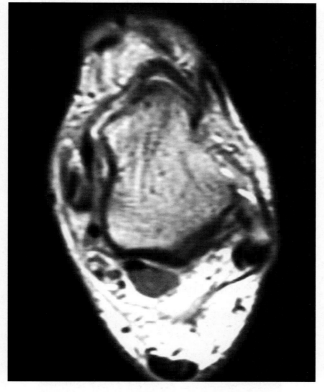

图 119-1

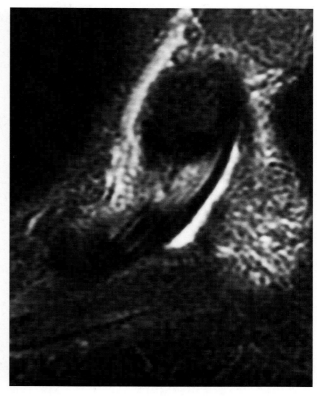

图 119-2

【病史】 女，46岁，运动员，急性及慢性足部疼痛。

1.鉴别诊断包括哪些疾病？（可选择全部答案）

A.胫骨后肌腱（PTT）腱鞘囊肿

B.PTT撕裂

C.PTT腱鞘炎

D.胫骨后副韧带

2.这种损伤的可能后果是什么？

A.渐进性扁平足

B.肌腱半脱位

C.舟骨不稳定

D.Chopart关节病

3.这种病变的好发部位在哪里？

A.远端附着点

B.舟骨近端附着点

C.内踝远端

D.内踝近端

4.PTT功能障碍最常见的病因是什么？

A.外伤

B.肌腱注射

C.晶体沉积

D.慢性退变

病例119答案

胫骨后肌腱（PTT）撕裂

1.B和C。MRI显示了典型的PTT纵向撕裂和腱鞘炎。

2.A。PTT对维持足弓起部分作用，其撕裂会导致扁平足，这是一渐进性的过程。

3.C。大多数撕裂发生于内踝远端肌腱的中段，与相对乏血供区对应。

4.D。慢性退变是PTT功能障碍最常见的病因。急性直接和间接踝关节损伤，如扭伤，比较少见。系统性疾病如类风湿关节炎、牛皮癣，以及感染也能导致PTT功能障碍。

点评

【临床信息】

PTT是足内侧最常损伤的肌腱，PTT损伤的患者表现为疼痛、局限性压痛和肿胀。

【影像诊断准确性】

MRI和超声在肌腱撕裂的诊断上有类似的敏感度和准确度，但是超声较MRI特异度更高。MRI诊断PTT的敏感度、特异度和准确度分别是73%，69%，72%。动态超声诊断的敏感度是69%，特异度81%，准确度72%。

【MRI特征】

在MRI上PTT横断面呈卵圆形，止于舟状骨、内侧和中间楔骨和第2～4跖骨基底部。胫骨后肌腱正常直径通常是趾长屈肌腱的2倍。PTT撕裂有3种类型。1型（图S119-3～图S119-4）的特征是在内踝近端或者接近内踝近端部位的纵向撕裂，由于出血和纤维组织，其形态增厚，此时PTT是其正常形态的4～5倍大小且呈现信号不均匀的改变。2型撕裂（图S119-1～图S119-2）更加严重，PTT会纵向撕裂成两条肌腱，使内侧肌腱增加到3条而不是原2条肌腱（PTT和趾长屈肌腱），可以同时伴随肌腱的变薄或者萎缩。3型撕裂（图S119-5～图S119-6）表现为肌腱的完全断裂伴回缩，近端和远端纤维之间会有一个间隙，其内通常会填充液体或者出血。最初，很多患者会受到肌腱变性的困扰。肌腱梭形增厚伴有T_1WI和T_2WI图像上退变信号改变，是这种非炎症性疾病的特征性影像表现。这些患者的病理过程通常比较隐匿，症状类似足弓不稳。

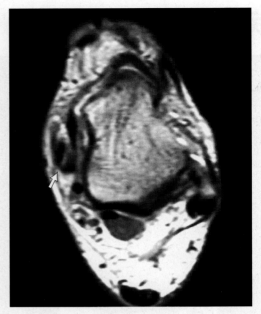

图S119-1 轴位质子密度加权（PDW）图像显示胫骨后肌腱分裂为两个肌腱（白箭）

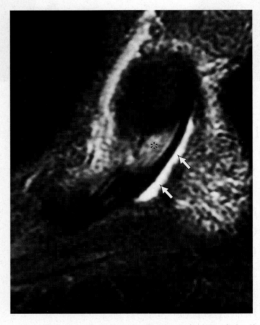

图S119-2 矢状位T_2WI显示胫骨后肌腱的异常损伤信号（星号）和表现为高信号的滑膜鞘内液体的炎症改变（白箭）

参考文献

Gerling MC，Pfirrmann CW，Farooki S，et al. Posterior tibialis tendon tears：comparison of the diagnostic efficacy of magnetic resonance imaging and ultrasonography for the detection of surgically created longitudinal tears in cadavers. Invest Radiol. 2003；38：51-56.

交叉参考

Musculoskeletal Imaging：The Requisites，4th ed，226-229.

病例 120

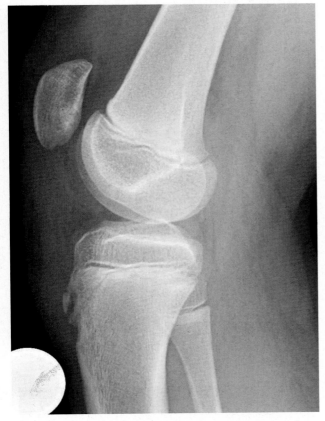

图 120-1

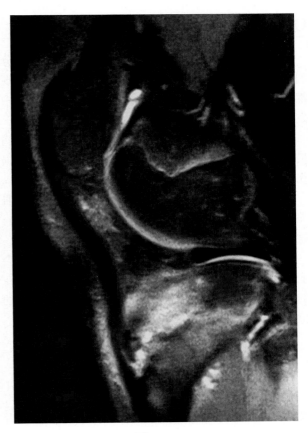

图 120-2

【病史】 12岁男孩，篮球运动员，膝前疼痛。

1.鉴别诊断包括哪些疾病？（可选择全部答案）

A.Osgood-Schlatter（OS）病

B.Sinding-Larsen-Johansson病（髌骨缺血性坏死）

C.髌韧带挫伤

D.钙化性肌腱炎

E.胫骨结节撕脱伤

2.OS病最可能的病因是什么？

A.胫骨结节骨坏死

B.胫骨结节骨软骨炎

C.胫骨结节直接撞击断裂

D.胫骨结节应力性骨折

3.OS病可能的并发症不包括以下哪项？

A.髌韧带撕脱

B.胫骨结节（骨折）不愈合

C.髌骨半脱位

D.髌韧带变性

4.提示先前曾发生OS病的特异性X线表现是什么？

A.胫骨粗隆前方单个或多个骨化影

B.髌韧带增厚

C.胫骨结节形态不规则

D.膝前软组织肿胀

病例120答案

Osgood-Schlatter（OS）病

1.A，C和E。图像显示软组织肿胀和胫骨结节分裂，髌韧带增厚，胫骨近端骨质明显水肿。这些表现都能在OS病和髌韧带和（或）胫骨结节持续损伤中发生。

2.B。胫骨结节骨软骨炎或胫骨结节分裂是OS病最常见的病因，也可能是急性撕脱伤或者重复拉伸损伤所致。

3.D。髌韧带变性是由于膝关节伸展时股四头肌强力收缩引起的退变过程，比如篮球和排球运动员，这影响的是髌韧带近端。

4.A。在症状出现后的3到4周胫骨粗隆的分裂会变得很明显。急性期过后，增厚的髌韧带内持续存在的骨化灶或者多发骨碎片可以提示疾病前期发生的位置。

点评

【诊断考虑】

OS病，即胫骨粗隆骨软骨炎，好发于青少年，最常见于10～15岁的男孩，成年人偶尔发病。患者表现为胫骨粗隆附近膝前疼痛，软组织肿胀和触痛。近期进行踢球、跳高、下蹲等体育运动是该病特征性病史，典型患者还会回忆起近期有突发快速生长的经历。急性OS病的诊断依据是胫骨粗隆前方软组织肿胀和髌韧带锐利边界的消失。

【影像学表现】

MRI诊断相对容易。髌韧带远端不同程度增厚，膝前皮下水肿，Hoffa脂肪垫水肿，深部髌下囊扩张，伴随或先前即存在的胫骨粗隆分裂。T_1WI低信号T_2WI高信号的骨髓水肿可能在胫骨干骺端和骨骺前方表现得很明显（图S120-1～图S120-4）。胫骨粗隆分裂在3～4周后表现明显。急性期后，单个持续存在的骨化灶或者多个碎片可以提示疾病前期发生的位置（图S120-5～图S120-6）。

参考文献

Dupuis CS，Westra SJ，Makris J，Wallace EC. Injuries and conditions of the extensor mechanism of the pediatric knee. Radiographics. 2009；29：877-886.

交叉参考

Musculoskeletal Imaging：The Requisites，4th ed，189，191.

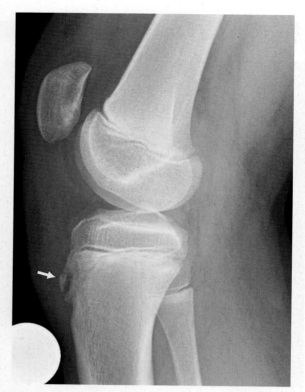

图 S120-1　膝关节侧位X线片示膝前软组织肿胀，髌韧带增厚，胫骨结节分裂（白箭）

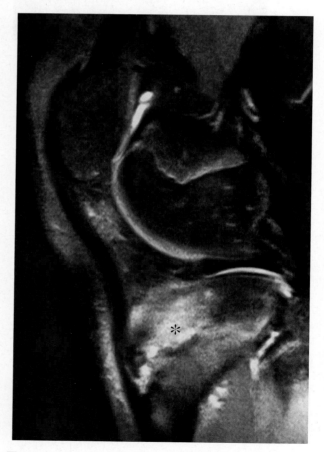

图 S120-2　同一天矢状位T_2WI示胫骨近端明显骨髓水肿（星号），筋膜周围水肿和软组织肿胀

病例 121

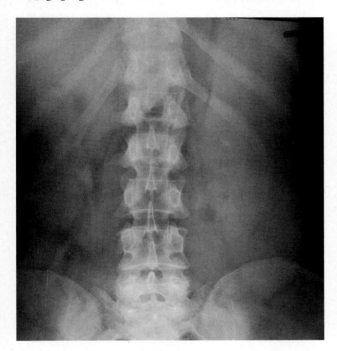

图 121-1

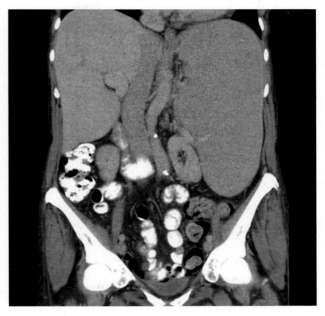

图 121-2

【病史】 男，60岁，腹部肿块，乏力。

1.鉴别诊断包括哪些？（可选择全部答案）

A.遗传性球形红细胞症

B.骨髓纤维化

C.镰状细胞性贫血

D.淋巴瘤

E.原发性脾大

2.以下除了哪项外均是骨髓纤维化的典型表现？

A.突然发病

B.贫血造成的乏力

C.脾大

D.髓外造血

3.慢性骨髓纤维化患者骨髓中的信号强度如何表现？

A.T_1低，T_2高

B.T_1高，T_2高

C.T_1低，T_2低

D.T_1高，T_2低

4.以下哪个不是骨髓纤维化PET-CT特征？

A.脾脏的摄取增加

B.肝脏的摄取增加

C.骨髓弥漫性摄取

D.骨髓的摄取减少

病例121答案

骨髓纤维化

1.B。骨硬化可涉及诸多疾病，但是骨髓纤维化的独特之处在于骨骼密度增加同时没有骨结构变形，其他病种往往有骨的畸形。脾大的鉴别诊断也很广泛，但是骨髓纤维化是导致弥漫性骨硬化的唯一病种。

2.A。骨髓纤维化的特征通常是潜伏性发作，且很多患者在诊断时都无症状。

3.C。因为在慢性骨髓纤维化患者中骨髓被网硬蛋白和胶原蛋白取代，所以磁共振成像（MRI）的典型特征是T_1和T_2的低信号。

4.D。PET-CT显示脾和肝的摄取显著增加，整个骨髓弥漫摄取。

点评

【临床信息】

骨髓纤维化是一种骨髓增生性疾病，其特点是纤维组织替代骨髓，并存在髓外造血。原发性骨髓纤维化的病因尚不清楚，但其可继发于骨转移结核、真菌感染、结节病、骨髓瘤和淋巴瘤等。其发病率很低，约1/10万，并且有轻微的男性倾向。诊断时中位年龄是60岁。纤维化是一种由血小板衍生生长因子和转化生长因子介导的非克隆纤维母细胞增生的过程。约50%的患者出现轻度贫血，因骨髓纤维化引起。外周血涂片显示泪滴样异形红细胞增多、成白红细胞增多和巨大血小板异常，三者同时存在高度提示骨髓纤维化。

【影像学表现】

在急性病例，可能出现骨质减少的影像学表现（图S121-1～图S121-4）。MRI是首选检查，能描述早期的骨髓浸润。随着病情的发展，骨髓细胞减少并纤维化。在慢性病例中，骨髓纤维化表现为骨硬化，MRI表现为T_1和T_2低信号。之所以MRI是诊断的关键，因为许多导致骨硬化的疾病只影响到皮质和小梁骨，而不是骨髓本身。一般而言，30%～70%的患者表现出骨硬化，通常影响中轴骨和近端肢体骨，但最基本的特征是骨结构得以保留。几乎所有的病例都有脾大，脾组织学表现为髓外造血。CT显示骨硬化，以及肝脾大、淋巴结病和软组织肿块等髓外造血的病变。

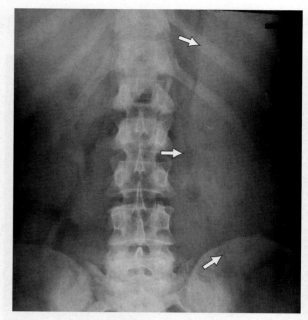

图S121-1　腹部正位X线片示脾大（白箭）和骨密度增加

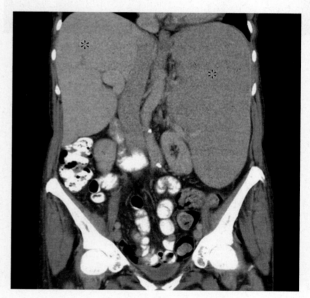

图S121-2　冠状位CT重建图像显示肝脾均增大（星号），并显示弥漫性骨硬化

参考文献

Cloran F, Banks KP. AJR teaching file: diffuse osteosclerosis with hepato-splenomegaly. AJR Am J Roentgenol. 2007; 188（3 suppl）: S18-S20.

交叉文献

Musculoskeletal Imaging: The Requisites, 4th ed, 471.

病例 122

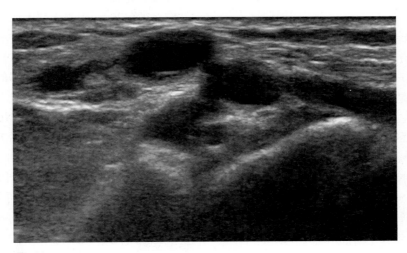

图 122-1

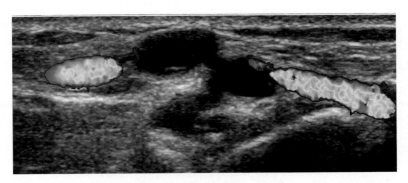

图 122-2

【病史】 女，39岁，手腕有一逐渐增大的肿块。（提供图片为远端桡骨水平桡动脉纵向超声图，分别为有和无多普勒图像，右侧为远端）

1.在鉴别诊断中包括哪些内容？（可选择全部选项）

A.腱鞘巨细胞瘤

B.腱鞘囊肿

C.脂肪瘤

D.滑囊囊肿

2.什么导致了大多数手和腕部的"肿块"？

A.腱鞘囊肿

B.腱鞘巨细胞瘤

C.神经源性肿瘤

D.异常的肌肉

3.手腕上发现的大多数腱鞘囊肿在哪里？

A.掌腕管

B.背侧舟月骨间隙

C.桡腕关节

D.背侧头钩关节

4.什么是掌侧腱鞘囊肿？

A.由屈肌腱鞘产生的囊肿

B.腕管内的囊肿

C.能穿透横韧带的囊肿

D.桡腕关节滑膜囊肿

病例 122 答案

腱鞘囊肿

1.B 和 D。超声检查的结果是一个分叶囊肿，该结构无回声、后方回声增强。

2.A。腱鞘囊肿是一种手部和腕部最常见疾病，占全部疾病的 50% ～ 70%。大多数患者是女性，表现为无痛性逐渐增大的肿块。

3.B。60% ～ 70% 的腱鞘囊肿起源于背侧，其中 75% 于舟月间隙或韧带。约 20% 是掌侧，其中近 2/3 来自桡腕关节。

4.A。屈肌腱鞘产生的囊肿，位于 A1 滑车或 A2 滑车，其中近 70% 发生在中指。

点评

【临床信息】

腕关节是由多个关节组成的复杂关节，加上腕背侧或掌侧的肌腱和神经血管，导致该部位表现为软组织肿块的疾病有多种。在腕部，常见的病变包括腱鞘囊肿、腱鞘巨细胞肿瘤、血管瘤、脂肪瘤和神经源性肿瘤。临床上，诊断可能不明确。腱鞘囊肿是手腕部最常见的肿块样病变，占 50% ～ 70%。大多数患者是女性，多在 20 ～ 40 岁出现无症状的渐进性增大肿块。首选非手术治疗，但是如果囊肿引起疼痛，影响活动，或者压迫神经，则需手术，不过有 5% ～ 15% 的此类囊肿术后复发。单独采用抽吸术的复发率大于 50%。

【影像学表现】

腱鞘囊肿包含游离水，典型的超声特点是单房或多房界线清楚的无回声囊肿，后方回声增强（图 S122-1 ～图 S122-2）。在 MRI 上，囊肿表现出 T_2 均匀的高信号和 T_1 中等信号，无增强（图 S122-3 ～图 S122-4）。当病变发生在关节处时，应尽可能确定它与关节的连通口，如连通口不切除，则囊肿往往会复发。

参考文献

Chiavaras MM，Jacobson JA，Yablon CM，Brigido MK，Girish G. Pitfalls in wrist and hand ultrasound. AJR Am J Roentgenol. 2014；203：531-540.

交叉文献

Musculoskeletal Imaging：The Requisites，4th ed，133-135.

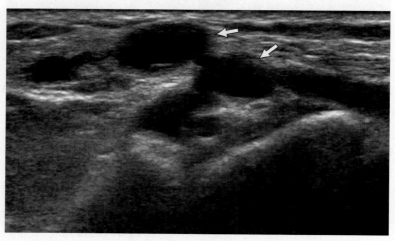

图 S122-1　纵向（右侧是远端）超声显示桡骨远端桡动脉旁多房的无回声肿块，后方声影增强（白箭）

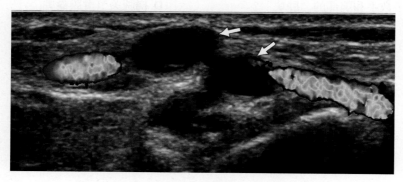

图 S122-2　多普勒显示肿块内无血流（白箭）

病例 123

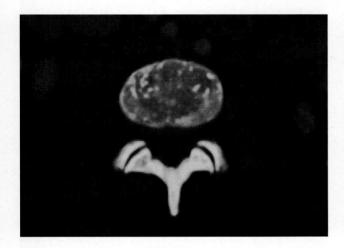

图 123-1

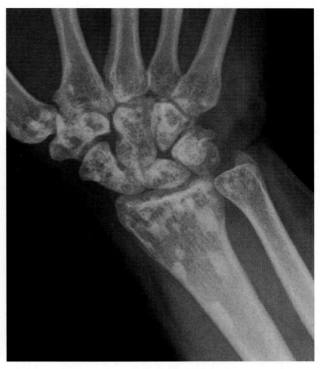

图 123-2

【病史】　男，40岁，车祸中受伤。

1.鉴别诊断中包括哪些选项？（可选择全部选项）

A.成骨性转移瘤

B.脆弱性骨硬化

C.石骨症

D.多发性骨髓瘤

E.血管肉瘤

2.脆弱性骨硬化的组织学特点是什么？

A.良性膜内化骨（错构瘤）

B.主要是含有哈弗系统的板层骨

C.充满骨样组织的血管巢

D.梭形成纤维细胞增生和牙骨质改变

3.什么皮肤损害与脆弱性骨硬化有关？

A.静脉血管瘤

B.神经纤维瘤

C.皮肤播散性豆状纤维化

D.类风湿结节

4.对于手部的骨内膜骨质增生，除了以下哪项外都可以观察到？

A.皮质增厚延伸至髓内

B.管状骨的扩大

C.条纹状骨硬化

D.骨的外生性改变

病例 123 答案

脆弱性骨硬化

1.A，B 和 D。主要表现是在脊柱和腕部有大量小的成骨性病灶。脆弱性骨硬化是最可能的诊断。有时，骨转移瘤会有相似的表现，比如前列腺癌、类癌、髓母细胞瘤、神经母细胞瘤、乳腺癌、膀胱癌、鼻咽癌和胃癌，偶尔也会有淋巴瘤，极少会为多发性骨髓瘤。

2.B。脆弱性骨硬化的组织学特点为小的骨岛。

3.C。约25%的患者伴有皮肤播散性豆状纤维化。

4.D。Van Buchem 骨内膜骨质增生的特点是普遍的骨内膜皮质增生和条纹状硬化，从而拓宽了管状骨的形状。然而，它并不会导致像骨软骨瘤发生外生性变化。临床上，患者可能会表现骨痛，如果岩骨骨质增生可能引起听力丧失。

点评

【临床信息】

脆弱性骨硬化是一种罕见的骨发育不良，其特征是骨松质内存在大量的圆形、椭圆形致密骨斑点。其病因尚不清楚，尽管报道有家族病史，且可能是常染色体显性遗传。该病在各年龄段均可见，而且没有性别倾向。患者一般没有临床表现或表现轻微。

【影像学表现】

本病例具有典型的脆弱性骨硬化的特点，主要表现为骨内多个大小在几毫米到几厘米之间的小而清晰的硬化区（图 S123-1 ～图 S123-2）。这些病变倾向于骨骺或干骺端并聚集在关节周围分布。病变多累及腕骨、跗骨、骨盆和肩胛骨，头骨、锁骨、肋骨、下颌骨、胸骨和椎体少见。骨扫描除极少数病例外没有摄取。当考虑到对称分布、关节旁聚集及病变大小的一致性时，诊断往往并不困难。在许多患者中，有些病变和条纹状骨病一样有纵行的硬化区和条纹状皮质增厚（图 S123-3 ～图 S123-4）。

参考文献

Ihde LL，Forrester DM，Gottsegen CJ，et al. Sclerosing bone dysplasias：review and differentiation from other causes of osteosclerosis. Radiographics. 2011；31：1865-1882.

交叉文献

Musculoskeletal Imaging：The Requisites，4th ed，536-537.

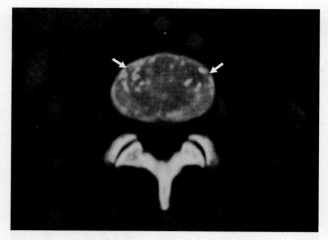

图 S123-1　轴位 CT 示椎体（白箭）的骨髓腔内有大量小而不规则形的成骨性病灶

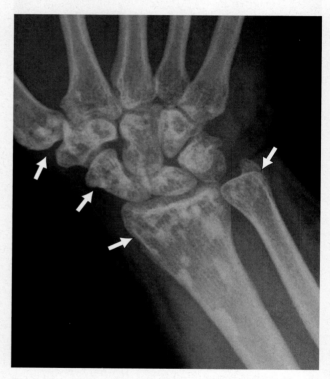

图 S123-2　腕部 X 线片显示在第一、第二、第五掌骨，腕骨、远端桡骨和尺骨（白箭）有大量的点状硬化性骨岛

病例 124

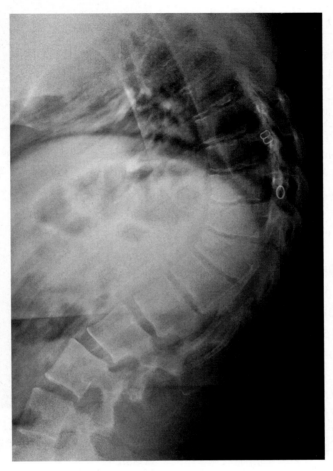

图 124-1

【病史】　女，19岁，背痛。

1.鉴别诊断包括哪些选项？（可选择全部选项）

A.多发压缩骨折

B.舒尔曼（Scheuermann）病（休门病）

C.白血病

D.多个椎间盘突出

E.青少年驼背

2.以下哪项不是舒尔曼病的典型表现？

A.椎体前部楔形变

B.椎间盘变窄

C.椎体终板不规则

D.椎体后部扇贝形改变

3.根据 Sørensen 分类，哪项不会出现于舒尔曼病？

A.脊柱侧凸超过30°

B.胸椎后凸超过40°

C.胸腰段后凸超过30°

D.3个相邻的椎体楔形变超过5°

4.MRI上见不到下列哪个征象？

A.前纵韧带增厚

B.创伤性椎间盘突出

C.骨髓恢复原状

D.许莫结节

病例124答案

舒尔曼病（休门病）

1.B，D和E。舒尔曼病，或称青少年驼背，是青少年驼背的一种常见原因。它与椎间盘变窄、突出有关。

2.D。椎体后部扇贝形改变不是舒尔曼病的典型表现。

3.A。1964年，Sørensen 明确了舒尔曼驼背的影像学特点，它没有包括脊柱侧凸的任何参数。

4.C。舒尔曼病不会影响骨髓。

点评

【发病机制】

舒尔曼病被认为是一种影响椎体骨骺的骨软骨疾病，其病因还不清楚。在10～20岁时，椎体的上缘和下缘形成窄的环状骨骺。这种疾病引起疼痛，多见于12～16岁的儿童，影响5%的人群，男性略多见。发病时，骺板失去了清晰的轮廓，变得支离破碎和硬化。由于骨骺的生长障碍，相邻椎体的边界也变得不规则，从而导致椎体前部楔形变。多个椎体受累，病情迅速发展将导致明显的背部后凸畸形，胸椎和上腰椎最常受累。部分患者可以几个椎体受累，其他患者也可能整个脊椎受累。在疾病治愈后，终板的不规则改变会持续存在。椎体楔形变和脊柱后凸也将永久存在。

【影像学表现】

X线检查显示多个椎体前部楔形变（图S124-1）、骨量减少（图S124-2），以及椎间隙狭窄和椎间盘钙化。许莫结节常见，椎间盘突向椎体前部终板内，造成椎体前角结节样缺损（图S124-3）。75%累及胸椎，其次是胸腰椎、腰椎，很少累及颈椎。

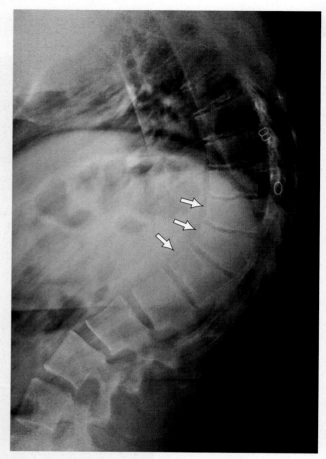

图S124-1　胸腰椎侧位X线片显示明显的后凸畸形，多个椎体前缘楔形变，终板不规则（白箭），伴有早期的椎间盘退变

参考文献

Palazzo C，Sailhan F，Revel M. Scheuermann disease：an update. Joint Bone Spine. 2014；81：209-214.

交叉文献

Musculoskeletal Imaging：The Requisites，4th ed，504-506.

病例 125

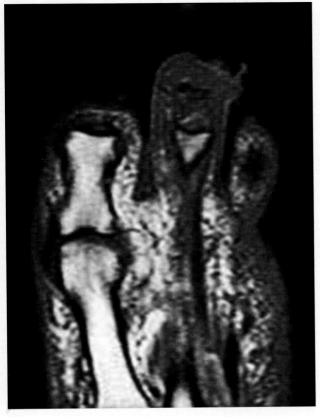

图 125-1

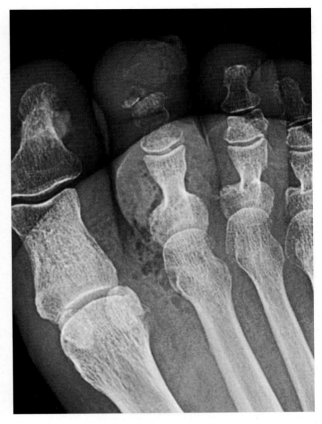

图 125-2

【病史】 女，39岁，足部出现软组织缺损。磁共振成像（MRI）在拍摄X线前2周完成。

1.可能的诊断是什么？（可选择全部答案）

A.骨髓炎

B.应力性骨折

C.神经性关节病

D.转移瘤

E.气性坏疽

2.急性骨髓炎的骨髓增强的原因是什么？

A.皮质破坏

B.毛细血管渗漏

C.淋巴回流受阻

D.充血

3.骨感染要持续多久被认为是慢性骨髓炎？

A.超过1周

B.超过2周

C.超过4周

D.超过6周

4.足部有多少个足底间室？

A.1

B.2

C.3

D.4

病例 125 答案

急性骨髓炎

1.A 和 E。MRI 检查后，患者接受了急性骨髓炎的治疗，但后来发展成了气性坏疽，这就需要切除第二趾列。

2.D。骨髓炎的骨髓增强信号是由充血引起的。

3.D。一般来说，持续超过 6 周的骨感染被认为是慢性骨髓炎。

4.C。内侧、中央和外侧有 3 个主要的足底间室。

点评

【发病机制】

骨髓炎是骨和骨髓的感染，主要由细菌引起，不过真菌和病毒也能感染骨髓。有 3 种途径（血液传播、直接扩散和直接植入）导致骨感染。从邻近的软组织感染直接蔓延是糖尿病患者中最常见的急性骨髓炎的原因。手、足皮肤溃疡应高度重视，以防潜在的感染。一旦感染，它就可以通过肌腱、筋膜、肌肉、骨骼和淋巴管等扩散。穿透伤则会将如铜绿假单胞菌等特殊细菌带入骨内。骨髓炎可分为急性或慢性，一般来说，超过 6 周的病程被认为是慢性骨髓炎。

【影像学表现】

急性骨髓炎的影像学特征包括：骨质减少、病灶骨溶解或破坏、骨膜炎，以及周围软组织肿胀和（或）溃疡（如图 S125-1 ～ 图 S125-4）。最早期可能只见到脂肪层的影像消失，但 X 线征象往往比感染的临床表现滞后 1 ～ 2 周。MRI 可以直接观察骨髓改变，因而是早期发现骨髓炎的金标准（图 S125-5 ～ 图 S125-6）。钆造影剂的使用能很好地显示软组织炎性肿块，但不能区分骨髓炎与其他来源的骨髓水肿。因此，重要的是确定伴随的异常，如脓肿、窦道或皮肤溃疡。值得注意的是气性坏疽会有软组织积气，常由产气荚膜杆菌引起，但也可以是 A 组链球菌、金黄色葡萄球菌和创伤弧菌感染造成。

参考文献

Toledano TR，Fatone EA，Weis A，Cotten A，Beltran J. MRI evaluation of bone marrow changes in the diabetic foot：a practical approach. Semin Musculoskelet Radiol. 2011；15：257-268.

交叉文献

Musculoskeletal Imaging：The Requisites，4th ed，473-480.

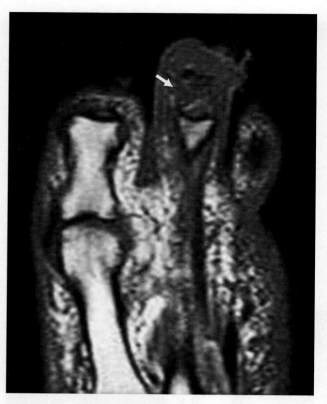

图 S125-1　T₁WI 显示在邻近溃疡处的第二趾（白箭）远端趾骨信号降低

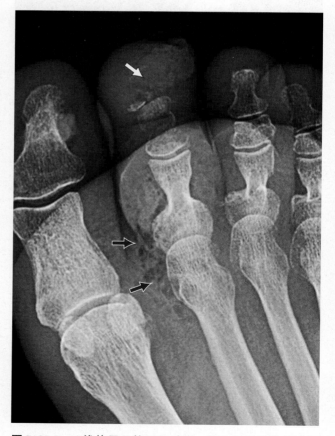

图 S125-2　X 线片显示软组织肿胀，第二趾远节趾骨溶解（白箭），趾底部（黑箭）附近出现气泡

病例 126

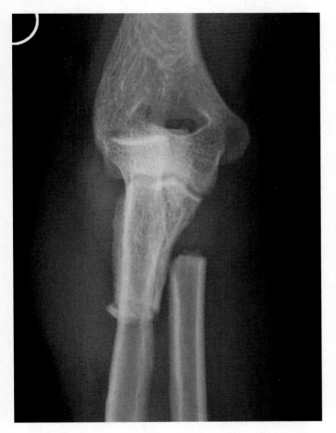

图 126-1

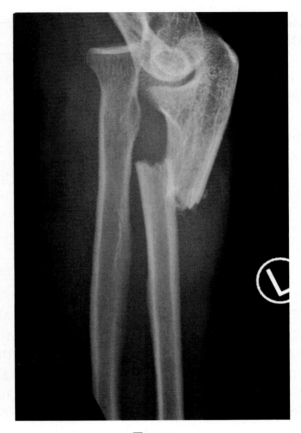

图 126-2

【病史】 21岁，滑冰运动员受伤，伴有明显畸形。

1.鉴别诊断包括哪些选项？（可选择全部答案）

A.Essex-Lopresti骨折脱位

B.尺骨骨折

C.桡骨头脱位

D.孟氏骨折脱位

E.Galeazzi骨折脱位

2.最常见的孟氏骨折脱位类型是什么？

A.Ⅰ型

B.Ⅱ型

C.Ⅲ型

D.Ⅳ型

3.孟氏骨折脱位最常见的损伤机制是什么？

A.轴向负荷

B.肘关节过屈

C.肘关节过伸

D.上肢外展位跌倒

4.哪条神经在孟氏骨折脱位中有损伤风险？

A.正中神经

B.桡神经

C.尺神经

D.前骨间神经

病例126答案

孟氏骨折脱位（Monteggia Fracture–Dislocation）

1.B，C和D。孟氏骨折脱位的特征是尺骨干骨折和桡骨头的脱位。

2.A。I型的特征是尺骨骨折向前成角和桡骨头前脱位，占孟氏骨折脱位的60%。

3.D。最常见的受伤机制是手臂伸展时跌倒。

4.B。桡神经或骨间背神经在孟氏骨折脱位损伤中有损伤的危险。

点评

【孟氏分型】

孟氏损伤是一个复杂的损伤，包括桡骨头脱位、尺骨干骨折。Bado将这种复杂损伤分为4种类型。I型孟氏骨折（图S126-1～图S126-2）是最常见的类型（占60%），尺骨骨折向前成角及桡骨头前脱位。尺骨骨折向后成角并桡骨头后脱位（图S126-3）则为II型孟氏骨折（10%～15%）。III型孟氏骨折（6%～20%）为尺骨近端骨折（骨折线在冠状突远端）和桡骨头外侧脱位（图S126-4）。最不常见的是IV型孟氏骨折（5%），其特征是尺骨、桡骨近端骨折，桡骨头前脱位。最常见的损伤机制是跌倒时手臂伸展，而撞击力的方向决定了骨折的类型。

【前臂骨折脱位】

Galeazzi骨折脱位是一种常见的累及尺桡骨的前臂受伤类型（图S126-5～图S126-6），被定义为桡骨干骨折伴尺骨头的半脱位/脱位。这种损伤可能会发生，但更常见的是桡骨远端的一种简单的斜行或横向骨折。Essex-Lopresti骨折是另一种前臂损伤，其特征为桡骨头骨折和远端尺桡关节分离。

参考文献

Ring D.Monteggia fractures. Orthop Clin North Am. 2013；44：59-66.

交叉引用

Musculoskeletal Imaging：The Requisites，4th ed，103-104.

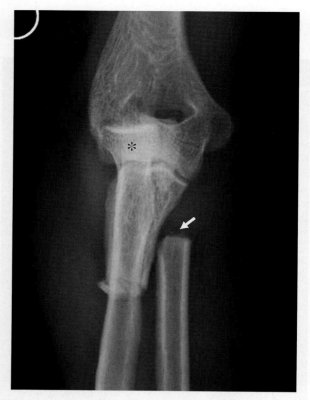

图S126-1 右前臂正位X线片显示尺骨中段骨折并断端重叠（箭）、桡骨头向近端脱位（星号）

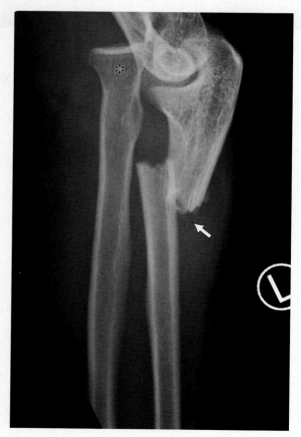

图S126-2 侧位X线片显示尺骨骨折（白箭）向前成角和桡骨头前脱位（星号），与Bado I型损伤一致

病例 127

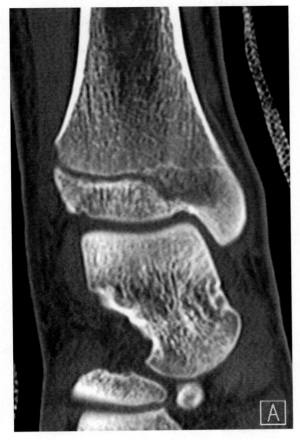

图 127-1

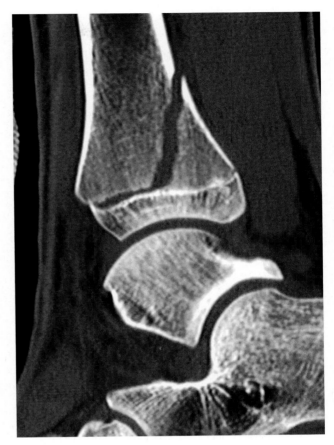

图 127-2

【病史】 男，14 岁，踝受伤后疼痛。

1.鉴别诊断包括哪些选项？（可选择全部答案）

A.Salter 2 型后干骺端骨折

B.青少年 Tillaux 骨折

C.三面骨折，两部分亚型

D.Salter3 型骨骺骨折

E.三面骨折，三部分亚型

2.哪一项不是青少年 Tillaux 骨折的特点？

A.外侧骺板变宽

B.后干骺端骨折

C.通过骨骺的垂直骨折

D.下胫腓联合没有分离

3.什么决定了三面骨折中两部分亚型和三部分亚型的差异？

A.骨骺骨折的方向

B.干骺端骨折的方向

C.损伤机制

D.生长板闭合

4.为什么要关注 Kump 隆起？

A.这是融合开始的地方

B.容易骨折

C.疼痛的来源

D.缺乏血供

病例 127 答案

三面骨折

1.A，C 和 D。骨折线通过胫骨外侧生长板，垂直的骨折线通过骨骺，斜形骨折线通过后方干骺端，共同构成三面骨折。

2.B。在青少年 Tillaux 骨折中，骨折只累及外侧生长板、骨骺，但没有三面骨折特有的后方干骺端骨折线。

3.D。三面骨折的三部分亚型发生在内踝骨骺未融合时。

4.A。Kump 隆起是胫骨远端生长板前内侧象限上方的突起，这是骨骺融合开始的地方。

点评

【解剖因素】

三面骨折是指骨骺未成熟患者的胫骨远端骨折。由胫骨远端骨骺的外侧半、生长板及后干骺端组成。"三面"表示在所有 3 个几何平面上都有骨折线，包括矢状位骨折线穿通骨骺、横行骨折线穿越前外侧生长板、冠状面斜行骨折线通过后干骺端（图 S127-1～图 S127-2）。三面骨折有两种亚型，具体亚型取决于内踝骨骺融合与否。当生长板还没有融合时，这些骨折就会产生 3 个骨折部分。生长板已部分融合的年龄较大的青少年会出现分裂成两部分的三面骨折，因为内侧踝骨附着在胫骨干上。

【影像学表现】

建议应用 CT 检查评估三面骨折患者受伤程度。它能准确地确定骨折块的数量和移位程度，重建图像能发现生长板的微小变形。关节面超过 2 mm 的移位就需复位。影像学上，骨折是类似于 Salter-Harris IV 型骨折，因为它表现为具有后干骺端骨折的 Salter-Harris II 型与具有胫骨远端内侧面骨折的 Salter-Harris III 型的组合。青少年 Tillaux 骨折类似于三平面骨折，但没有穿越胫骨后干骺端的骨折线（图 S127-3～图 S127-4）。

参考文献

Brown SD，Kasser JR，Zurakowski D，Jaramillo D.Analysis of 51 tibial triplane fractures using CT with multiplanar reconstruction. Am J Roentgenol. 2004；183：1489-1495.

Wuerz TH，Gurd DP. Pediatric physeal ankle fracture. J Am Acad Orthop Surg. 2013；21：234-244.

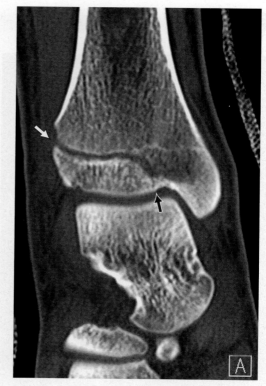

图 S127-1　冠状位重建 CT 图像显示横行骨折穿过胫骨外侧生长板（白箭），垂直骨折穿过骨骺（黑箭）

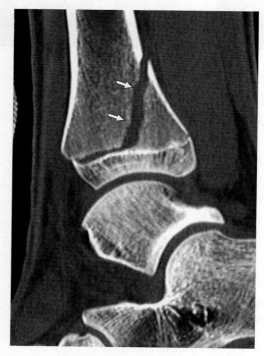

图 S127-2　矢状位图像显示三面骨折中胫骨后干骺端骨折（白箭）

交叉文献

Musculoskeletal Imaging：The Requisites，4th ed，220-221.

病例 128

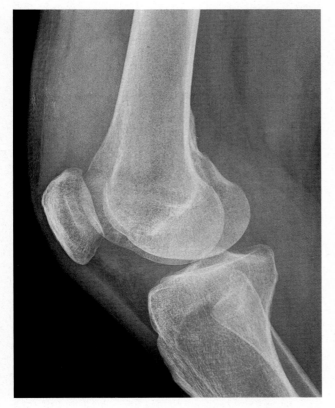

图 128-1

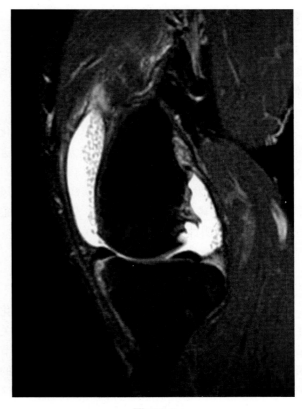

图 128-2

【病史】 男，40 岁，膝关节疼痛。

1.鉴别诊断包括哪些选项？（可选择全部答案）

A.脂肪瘤

B.二水合焦磷酸钙沉积病

C.米粒体

D.滑膜软骨瘤病

E.多发关节内游离体

2.对于滑膜软骨瘤病，哪个关节不易发生？

A.膝关节

B.踝关节

C.髋关节

D.肩关节

3.滑膜软骨瘤病的潜在病理改变是什么？

A.滑膜炎和绒毛增厚

B.关节软骨碎片

C.关节软骨机械性侵蚀

D.滑膜增生和软骨化生

4.哪种疾病最有可能发生米粒体？

A.风湿性关节炎

B.二水合焦磷酸钙沉积病

C.尿酸盐性关节病

D.骨关节炎

病例128答案

滑膜软骨瘤病

1.C，D和E。多种疾病关节内会出现大量均匀一致的小体：米粒体、滑膜软骨瘤病、关节内多发游离体（与创伤、骨软骨损伤、类风湿疾病有关）。

2.B。常见受累关节是膝、髋、肩、肘关节。

3.D。滑膜软骨瘤病的原因是滑膜增生和软骨化生，形成大量软骨性结节，当达到一定大小后破裂进入关节。

4.A。米粒体发生于许多风湿性疾病，包括类风湿关节炎、羟基磷灰石晶体沉积病、全身性红斑狼疮、其他血清学阴性关节炎和结核性关节炎。

点评

【临床病理特点】

原发性滑膜软骨瘤病是一种病因不明的滑膜化生性疾病，关节内大量软骨结节形成。这是一种单关节受累疾病，呈慢性进展，关节受损后导致骨关节炎。膝关节、髋关节、肘关节和肩关节是最常受累的关节。30～50岁好发，男性发病率高2～4倍。这种疾病由滑膜的绒毛状或结节状软骨化生引起，软骨结节在生长到2cm前即会断开脱落进入关节。显微镜下，不典型细胞核分裂并大量外周细胞增殖可能被误认为是肿瘤，但其实是一个良性的病理过程。

【影像学表现】

影像学上，大量均匀一致的关节内和关节附近不同程度的骨化小体是最主要特征（图S128-1～图S128-2）。由于存在未骨化的小体，因而MRI显示的小体比X线片上更多（图S128-3～图S128-4）。在MRI各个序列上，圆形小体均为中等或低信号，这可能与骨化有关。当骨化占主导地位时，该病恰当的术语是滑膜骨软骨瘤病（图S128-5～图S128-6）。

参考文献

Garner HW，Bestic JM. Benign synovial tumors and proliferative processes. Semin Musculoskelet Radiol. 2013；17：177-178.

交叉文献

Musculoskeletal Imaging：The Requisites，4th ed，313-315.

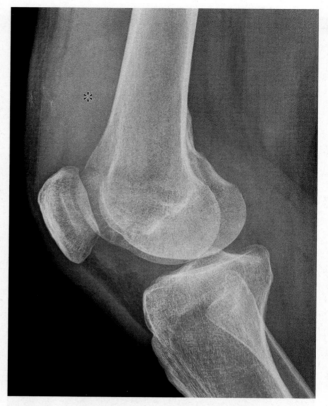

图S128-1　膝关节侧位X线片显示关节积液（星号）

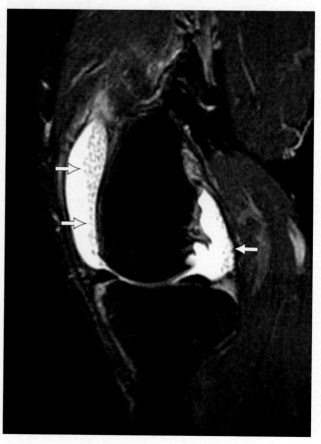

图S128-2　矢状位T₂WI显示关节内大量均匀一致的游离小体（白箭）

病例 129

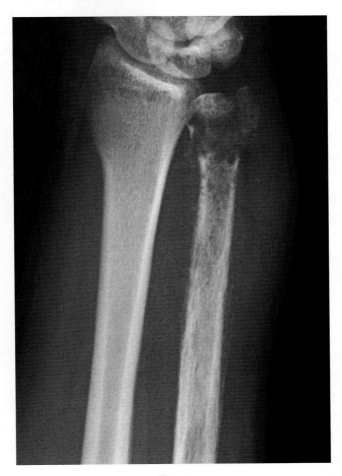

图 129-1

【病史】 22岁，手臂疼痛伴发热。

1.鉴别诊断包括哪些选项？（可选择全部答案）

A.骨髓炎

B.嗜酸性肉芽肿

C.软骨母细胞瘤

D.尤因肉瘤

E.软骨黏液样纤维瘤

2.根据组织学，以下哪个不是小圆细胞肿瘤？

A.尤因肉瘤

B.淋巴瘤

C.转移性神经母细胞瘤

D.骨肉瘤

3.有多少尤因肉瘤表现为边界清楚的病变？

A.0

B.＜5%

C.10%

D.25%

4.有多少尤因肉瘤发生在肋骨上？

A.＜1%

B.1%～5%

C.6%～10%

D.11%～15%

病例129答案

尤因肉瘤

1.A，B和D。对于渗透性破坏的骨病变鉴别诊断包括感染、尤因肉瘤、原发性淋巴瘤、嗜酸性肉芽肿、多形性未分化肉瘤、多发性骨髓瘤和转移瘤。患者的年龄至关重要。

2.D。淋巴瘤、白血病、原始神经外胚层肿瘤和转移性神经母细胞瘤均认为是小圆细胞肿瘤，有相似的组织学特征。

3.B。尤因肉瘤中，只有不到4%有清晰的病变边缘。渗透性病变是最常见的表现，通常伴有骨膜反应和软组织包块。

4.C。7%～10%的尤因肉瘤发生在肋骨，是儿童期胸壁最常见的恶性肿瘤。

点评

【临床表现】

尤因肉瘤是一种常见的恶性肿瘤，占所有原发性骨肿瘤的10%，并且是10岁前最常见的恶性骨肿瘤。近95%的患者年龄在4～25岁，高发年龄在10～15岁。男性发病率高2倍。50%患者的先兆症状是疼痛，最初表现为间歇性，但随着时间的推移逐渐加重。患者通常会出现非特异性症状，如发热、红细胞沉降率增加、白细胞增多或体重减轻和贫血。由于该肿瘤早期表现不典型，导致诊断往往延迟。因此当发现肿瘤时，15%～30%的患者出现转移。本病75%发生在骨盆和长骨，而脊椎（通常是骶骨）约占6%。

【影像学表现】

尤因肉瘤的典型特征是病变边缘模糊，呈渗透或虫噬样骨溶解、皮质侵蚀、葱皮样骨膜反应及巨大软组织肿块（图S129-1）。MRI表现不特异，为低T_1信号，高T_2信号，病变有强化。软组织病变通常很大，可伴中心坏死（图S129-2～图S129-3）。骨硬化（类似骨肉瘤）和游离骨块（类似骨髓炎）可能会困扰诊断。约4%的患者出现地图样溶骨性病变，有的

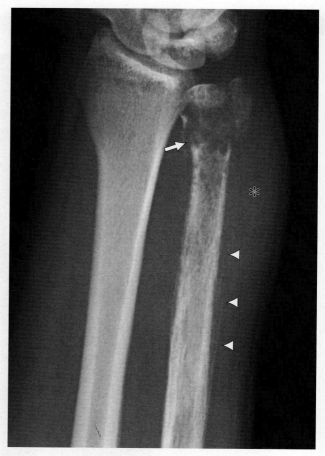

图S129-1 X线片示尺骨头渗透性骨溶解伴病理性骨折（白箭），骨膜反应（箭头）和软组织肿块（星号）

甚至X线表现正常。X线往往会低估肿瘤的大小（图S129-4～图S129-5）。

参考文献

HaDuong JH，Martin AA，Skapek SX，Mascarenhas L. Sarcomas. Pediatr Clin North Am. 2015；62：179-200.

交叉文献

Musculoskeletal Imaging：The Requisites，4th ed，423-425.

病例 130

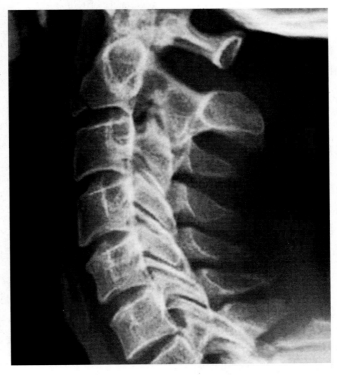

图 130-1

【病史】　男，33岁，汽车意外事故（MVA）。

1.鉴别诊断包括哪些选项？（可选择全部答案）

A.过伸型泪滴样骨折

B.过屈型泪滴样骨折

C.前纵韧带撕裂

D.铲土者骨折

2.过伸型损伤中有多少比例表现为急性脊髓中央管综合征？

A.5%

B.20%

C.50%

D.80%

3.什么结构导致椎体前下方撕脱骨折？

A.前纵韧带

B.颈长肌肌腱

C.纤维环

D.十字韧带

4.以下哪项不是急性脊髓中央管综合征的特点？

A.上肢无力

B.尿潴留

C.损伤水平以下的感觉消失

D.损伤水平以下的运动消失

病例130答案

过伸性C_2骨折

1.A，C和D。该患者有过伸型C_2泪滴样骨折，C_7铲土者骨折最有可能是在MVA期间肌肉突然收缩引起。

2.D。约80%的患者表现为急性脊髓中央管综合征。

3.A。C_2椎体前下缘三角形或泪滴样骨折片，是前纵韧带牵拉造成的。

4.D。急性脊髓中央管综合征是最常见的脊髓不完全性损伤综合征，发生在那些创伤导致颈椎过伸的患者。主要表现为上肢无力、尿潴留、膀胱功能障碍，以及损伤水平以下的感觉丧失。

点评

【损伤机制】

颈椎的过伸损伤比较常见，由向上作用于下颌骨的暴力，或向后作用于前额的暴力造成。无直接撞击的过伸损伤，称为挥鞭样损伤，发生在汽车追尾时。颈椎先过伸后过屈，造成损伤。

【影像学表现】

损伤的典型表现为椎前软组织肿胀，椎间盘前方间隙变宽，以及椎体前下方小三角形骨折。泪滴状撕脱骨折发生在前纵韧带附着处，骨块垂直径等于或大于其横径。大多数过伸骨折发生在C_1和C_2（图S130-1～图S130-2）。老年患者的轻微创伤可能不会导致明显的软组织肿胀。在年轻患者中，骨折最主要发生在下段颈椎（图S130-3）。韧带断裂、椎体后滑脱可以造成椎管狭窄并压迫脊髓。约80%的患者有急性脊髓中央管综合征。

【其他注意事项】

当暴力主要作用于椎体后部时，可见椎弓根、椎板、关节突和棘突的骨折。椎板骨折很难在常规X线

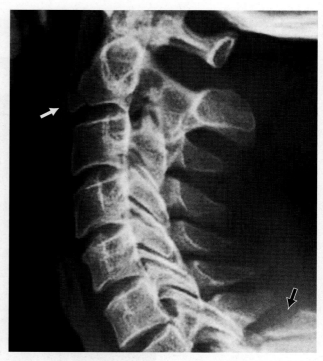

图S130-1　颈椎侧位X线片示典型的过伸性泪滴样骨折（白箭）和C_7（黑箭）铲土者骨折

发现，如果在最初的影像学上没有明显的椎板骨折，这些患者应该进行CT检查。C_2以下椎弓根骨折几乎可以排除过伸损伤。因此，如果有椎弓根骨折，应高度怀疑有其他附件骨折。由于80%的椎弓根骨折在常规X线片漏诊，所以应仔细检查侧位X线片和斜位X线片。

参考文献

Rao SK，Wasyliw C，Nunez DB Jr. Spectrum of imaging findings in hyperextension injuries of the neck. Radiographics. 2005；25：1239-1254.

交叉文献

Musculoskeletal Imaging：The Requisites，4th ed，149-151.

病例 131

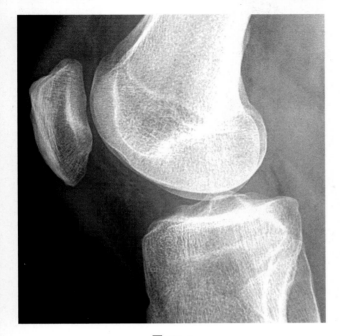

图 131-1

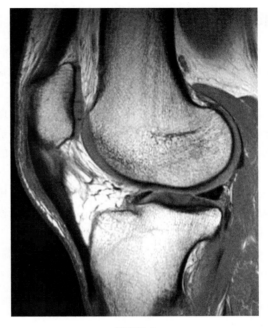

图 131-2

【病史】 竞技运动员，20岁，膝前疼痛。

1.鉴别诊断应包括哪些疾病？（可选择全部答案）

A.髌腱部分撕裂

B.前交叉韧带移植术后改变

C.髌骨支持带撕脱

D.髌腱炎

2.什么是髌腱炎？

A.淋巴细胞介导的以肿胀为特点的炎症

B.表现血管成纤维细胞增生、玻璃质沉积的退变

C.慢性周期性炎症产生肌腱钙化和纤维化

D.髌腱附着点的慢性重复性撕裂

3.什么类型的运动员有患髌骨肌腱炎的风险？

A.竞技自行车

B.田径短跑运动员

C.棒球捕手

D.篮球选手

4.髌腱在矢状位磁共振成像（MRI）的正常形态是什么？

A.前后方向近端薄和远端厚，但不超过7 mm

B.前后方向近端厚和远端薄，但不超过7 mm

C.前后方向近端薄和远端厚，但不超过4 mm

D.前后方向近端厚和远端薄，但不超过4 mm

病例131答案

髌腱炎

1.A和D。这些是髌腱炎的经典表现，跳跃时反复髌腱张力增高造成的。这种情况可能导致髌腱局部撕裂，有时甚至完全撕裂。

2.B。肌腱炎是一种退行性过程，其特点是血管成纤维细胞增殖和玻璃质沉积，破坏肌腱结构，造成局部增厚。发生这种情况之前，除非出现明显的撕裂，不会有炎症发生。

3.D。如篮球和排球运动员，跳跃时反复而用力地伸展膝关节，增加了发病的风险。因此这类损伤也称"跳跃者膝"。

4.A。在前后方向上，正常髌腱近端薄和远端厚；但不超过7 mm。

点评

【病理】

髌腱炎是髌腱附着点反复地轻微撕裂所致。组织学上表现为慢性退变，肌腱正常结构的破坏。透明变性的程度大致与患者症状的持续时间有关，并代表终末期改变。随着病情的发展，缓解疼痛变得越来越困难，患者的运动表现也越来越差。最终，如果不及时治疗，它的自然进程是肌腱撕裂。

【影像学表现】

膝关节前方疼痛时最好用MRI检查，不仅髌腱炎很容易得到诊断，其他疾病也能发现。髌腱炎的MRI特征是髌腱近端1/3局灶性增厚，增厚的程度通常是正常的2~4倍（图S131-1~图S131-4），肌腱后方边缘往往因Hoffa脂肪垫水肿而模糊不清。髌腱前方纤维不会受累，借此可以与肌腱急性撕裂鉴别。在质子密度和T₂加权图像上，病损区肌腱呈边缘不清的等信号。偶尔，在T₂WI和反转重复序列上，变为相对高信号，这是囊性变或部分撕裂造成的。偶见髌骨下极骨髓水肿。

【治疗】

如果非手术治疗失败，应选择手术，术中清理退变组织和肌腱多点切断。

参考文献

Ostlere S. The extensor mechanism of the knee. Radiol Clin North Am. 2013；51：393-411.

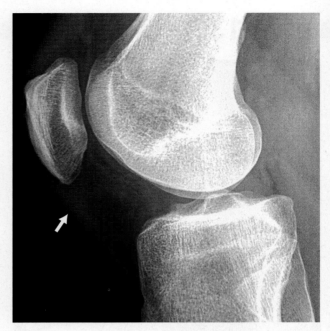

图S131-1　侧位X线片示近端肌腱增厚（白箭）。正常的形态应该是近端薄，向远端逐渐增厚

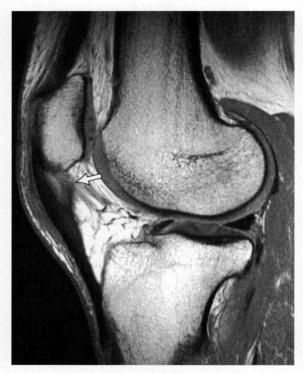

图S131-2　矢状位质子加权磁共振图像显示髌腱近端明显增厚。注意肌腱后2/3为等高信号（白箭），肌腱后缘显示不清

交叉文献

Musculoskeletal Imaging：The Requisites，4th ed，207-208.

病例 132

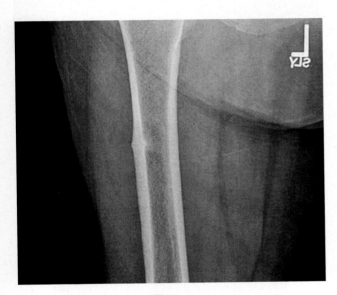

图 132-1

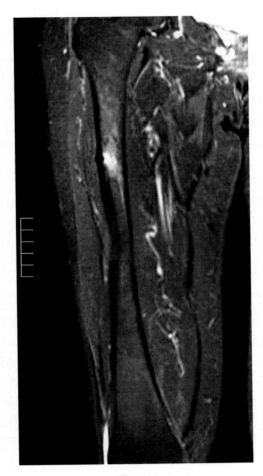

图 132-2

【病史】　女，63岁，腿痛。

1.鉴别诊断应包括哪些疾病？（可选择全部答案）

A.骨软化症

B.双膦酸盐不全骨折

C.非典型性骨折

D.大腿夹板

E.外伤性压缩性骨折

2.多数骨折患者接受多长时间的双膦酸盐治疗？

A.6个月

B.1年

C.2年

D.3年

3.有多大比例的患者出现双侧受累？

A.1%

B.10%

C.50%

D.90%

4.前驱症状不包括以下哪项？

A.腹股沟痛

B.大腿痛

C.髋痛

D.背痛

病例 132 答案

双膦酸盐骨折

1.B 和 C。股骨粗隆下的股骨外侧皮质出现横行透光区，是双膦酸盐不全性骨折影像学特征性表现，也被称为"非典型骨折"。大腿夹板和 Looser 带会累及内侧皮质。

2.D。骨折多数发生在至少接受双膦酸盐治疗 3 年以上的患者。

3.C。30% ~ 60% 的患者双侧受累。因此，当观察到一侧肢体受累时，对侧肢体也应该进行影像学检查。

4.D。背痛并不是这种骨折的症状。

点评

【双膦酸盐非典型骨折】

明显的股骨不全性骨折与长期双膦酸盐使用相关，有些人把这种情况称为"非典型"骨干部骨折。显著的特征是涉及从股骨粗隆下区到股骨干远端外侧皮质，不会累及股骨粗隆近端和股骨干远端髁上区（图 S132-1 ~ 图 S132-2）。一般在双膦酸盐治疗超过 3 年的患者能看到此类改变。60% ~ 75% 患者的前驱症状为腹股沟或大腿疼痛，经常还错误地归因于髋关节炎或后背损伤。当完全性骨折发生时，几乎与外伤无关，占所有股骨骨折的比例不到 0.4%。

【影像学表现】

此类不全性骨折的特征性 X 线影像学表现为："火山口样"或"鸟嘴样"的骨膜抬高，股骨外侧骨皮质横行线样透光区（图 S132-3）。值得注意的是，超过 50% 的完全性骨折的内外侧骨皮质均受累。因为 50% ~ 60% 的病例是双侧骨折，因而一侧发生骨折时，对侧肢体也应拍片检查（图 S132-4）。这些骨折往往愈合延迟。磁共振成像对诊断具有重要意义，通常骨折邻近区水肿表现为 T_1WI 低信号、T_2WI 高信号。骨扫描显示骨外侧皮质区的摄取增加。

【鉴别诊断】

非典型骨折也见于没有用双膦酸盐治疗的患者和接受狄诺塞麦（抗核因子 κB 受体活化因子抗体）治疗的患者。

参考文献

Desai PA，Vyas PA，Lane JM. Atypical femoral fractures：a review of the literature. Curr Osteoporos Rep. 2013；11：179-187.

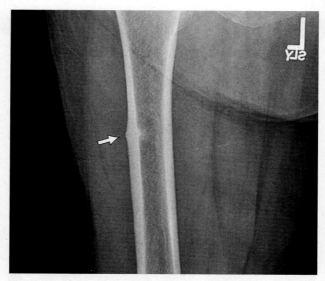

图 S132-1　X 线片示一个类似于火山口样的侧方骨膜隆起，伴相邻股骨外侧皮质的横行透光线（白箭）

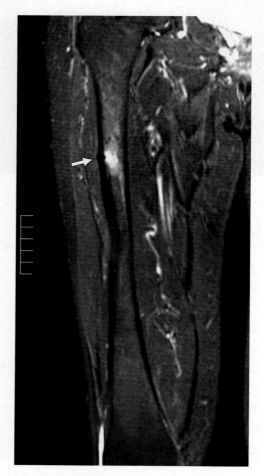

图 S132-2　冠状位反转恢复 MRI 示病变区周围骨髓水肿（白箭）

交叉文献

Musculoskeletal Imaging：The Requisites，4th ed，174-175.

病例 133

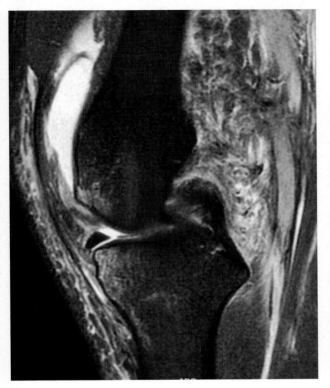

图 133-1

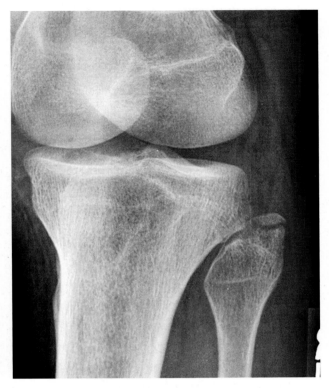

图 133-2

【病史】 24岁足球运动员与另一名球员相撞。

1.鉴别诊断应包括哪些疾病？（可选择全部答案）

A.前交叉韧带（ACL）撕裂

B.后交叉韧带（PCL）撕裂

C.弧形征

D.过伸性骨挫伤

E.轴向移位造成的骨挫伤

2.以下哪个撕脱骨折与PCL撕脱无关？

A.腓骨茎突骨折

B.内侧Segond骨折

C.Segond骨折

D.后侧髁间嵴骨折

3.弧形征表示什么？

A.外侧副韧带撕脱

B.半月板后外侧角损伤

C.肱二头肌腱撕脱

D.腘肌腱撕脱

4.哪些结构与后交叉韧带中部结构毗邻？

A.横韧带

B.滑膜韧带

C.皱襞

D.板股韧带

病例 133 答案

后交叉韧带撕裂

1.B，C 和 D。磁共振成像（MRI）显示后交叉韧带近端撕裂和股骨远端、胫骨前部的骨挫伤，提示为过伸损伤。X 线片显示腓骨茎突撕脱骨折或弧形征。

2.C。Segond 骨折与前交叉韧带撕裂相关。

3.B。弧形征是指膝关节后外侧弓形韧带复合体的撕裂。

4.D。可能有两种膝关节板股韧带毗邻后交叉韧带中份；Humphrey 韧带在后交叉韧带前方，Wrisberg 韧带在后交叉韧带后方。

点评

【解剖特点】

后交叉韧带是膝关节的主要稳定结构，防止胫骨后移或股骨过度外旋。它起自股骨远端内侧髁的外侧面止于胫骨近端后侧靠近皮质处，包括两束：前外侧束、拉紧时膝关节屈曲，后内侧束、拉紧时膝关节伸展。损伤需要巨大的能量；常见的损伤机制包括胫骨前方钝挫伤伴膝关节屈曲（仪表板损伤），过伸，膝关节后脱位。

【影像学特点】

在 MRI 上，后交叉韧带呈管状弧形均匀性低信号，横截面直径可达 1 cm。急性撕脱可以撕脱韧带附着的骨块（图 S133-1）、形态破坏、表面不规则，撕裂端分离，并局灶性增厚或变薄。早期，形态上的变化与间质水肿和出血有关（图 S133-3），T_2WI 呈高信号，偶尔骨附着点撕脱处骨髓水肿（图 S133-4）。有 3 种特征性的影像学表现提示后交叉韧带撕裂：弧形征是腓骨茎突撕脱（图 S133-2），内侧 Segond 骨折是深部关节囊胫骨止点撕脱骨折或内侧副韧带半月板边缘的撕脱骨折，胫骨髁间嵴后侧骨折发生在后交叉韧带的止点附着处。

参考文献

Miller LS，Yu JS. Radiographic indicators of acute ligament injuries of the knee：a mechanistic approach. Emerg Radiol. 2010；17：435-444.

Yu JS. Easily missed fractures in the lower extremity. Radiol Clin North Am. 2015；53：737-755.

交叉文献

Musculoskeletal Imaging：The Requisites，4th ed，201-202

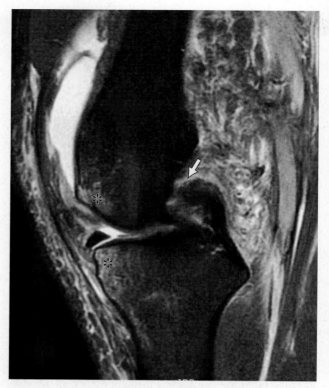

图 S133-1　矢状位 T_2WI 显示股骨远端和胫骨近端前部骨髓水肿（星号），后交叉韧带近端断裂（白箭）

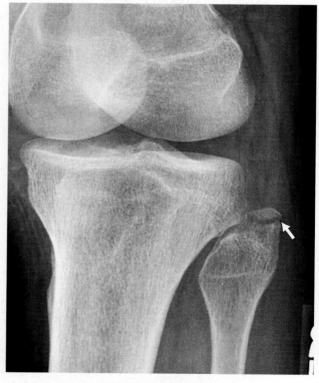

图 S133-2　斜位 X 线片示腓骨茎突横行骨折（白箭）

病例 134

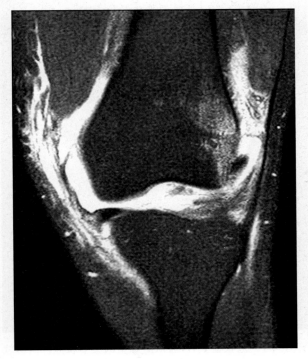

图 134-1

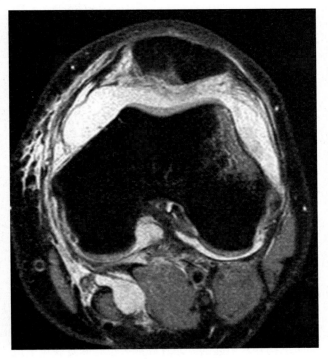

图 134-2

【病史】　男，29岁，受伤后膝盖疼痛。

1.鉴别诊断应包括哪些疾病？（可选择全部答案）

A.髌骨外侧脱位

B.内侧髌股韧带撕裂

C.髌内侧支持带撕裂

D.单纯内侧副韧带拉伤

2.这种损伤最常见的损伤机制是什么？

A.过伸

B.过度屈曲伴内翻

C.屈膝内旋

D.外翻

3.关节内髌骨脱位一定会发生什么改变？

A.股四头肌肌腱完全撕裂

B.髌腱完全撕裂

C.内外侧髌骨支持带撕裂

D.内外侧伸肌腱撕裂

4.以下哪个不是髌骨脱位的危险因素？

A.高位髌骨

B.膝内翻

C.Q角增加

D.股骨上端过度前倾

病例 134 答案

髌骨外侧脱位

1. A，B 和 C。MRI 显示了与髌骨外侧脱位相关的典型软组织损伤，包括内侧髌股韧带撕裂和髌骨内侧支持带撕裂。股骨外侧髁的外侧和髌骨内侧面骨挫伤。

2. C。髌骨外侧脱位发生于足固定状态下，膝关节屈曲并股骨强力内旋的时刻。

3. A。如果发生关节内髌骨脱位，股四头肌腱必完全撕裂。

4. B。许多因素可以增加髌骨脱位的风险，如高位髌骨，膝外翻，股骨前倾角增大，Q 角增加，但膝内翻不会。

点评

【损伤机制及影像学特点】

真正的髌骨脱位没有髌骨半脱位常见，它是由伸肌结构异常引起的。髌骨外侧脱位是髌骨脱位中最常见的类型，当膝关节屈曲，胫骨固定于外旋位，股骨强力内旋引起髌骨外侧脱位。股四头肌牵拉髌骨使它脱出股骨远端滑车（图 S134-1 ～图 S134-2）。当有明显脱位时，髌骨内侧支持带和内侧髌股韧带撕裂，使髌骨内侧面和股骨外髁的外侧面撞击（图 S134-3 ～图 S134-4）。这种情况下，外力足以产生骨挫伤，也就是典型的"对吻"式骨挫伤。一个髌骨脱位的患者有持续性膝前疼痛，为了判断脱位的髌骨或滑车是否有未发现的骨软骨或透明软骨损伤，MRI 起着重要的作用（图 S134-5）。另一方面，CT 可以检测是否有骨碎片（图 S134-6）。

参考文献

Earhart C，Patel DB，White EA，Gottsegen CJ，Forrester DM，Matcuk GR Jr. Transient lateral patellar dislocation：review of imaging findings，patellofemoral anatomy，and treatment options. Emerg Radiol. 2013；20：11-23.

交叉文献

Musculoskeletal Imaging：The Requisites，4th ed，187-189.

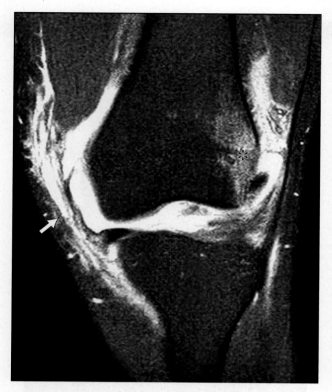

图 S134-1　冠状位 T_2WI 显示中等量的关节积液、内侧软组织水肿（白箭）、股骨远端的骨挫伤（星号）

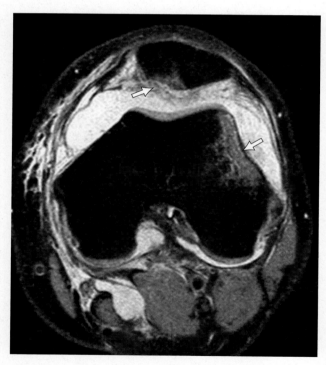

图 S134-2　轴位 T_2WI 显示股骨外侧髁的外侧和髌骨尖及内侧面的"对吻"式骨挫伤（白箭）

病例 135

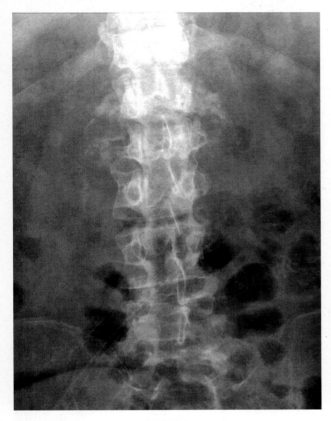

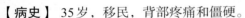

图 135-1

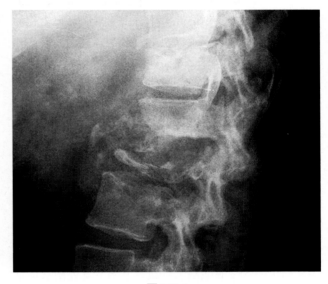

图 135-2

【病史】 35岁，移民，背部疼痛和僵硬。

1.鉴别诊断应包括哪些疾病？（可选择全部答案）

A.椎间盘炎

B.骨髓炎

C.软骨肉瘤

D.腰大肌脓肿

E.转移瘤

2.以下哪个不是Pott病（脊柱结核）的特点？

A.椎管外来源的感染

B.通常累及多个椎体

C.导致椎体塌陷、后凸畸形

D.椎间盘是成年人感染的主要部位

3.所有这些机制中哪个不会导致脊柱感染？

A.血源性感染

B.从Batson静脉丛直接侵入

C.邻近脓肿直接播散

D.脑脊液蔓延

4.什么是"穴居"脓肿？

A.每天都在变化的脓肿

B.容易穿透皮肤的脓肿

C.长距离穿过组织的脓肿

D.筋膜下分层的脓性液体

病例 135 答案

脊柱结核

1.A，B和D。影像表现为$L_1 \sim L_2$椎间盘及相邻椎体的破坏，椎间盘炎需要考虑，椎体的破坏与骨髓炎一致，也需要考虑。椎旁钙化影超出脊柱边缘并延伸到到腰大肌阴影中。因此，应首先考虑腰大肌脓肿。

2.D。成年人中，结核性脊椎炎的椎间盘受累继发于椎体感染的播散。儿童中，由于椎间盘血管化的存在，感染可以原发于椎间盘内。

3.D。脊柱结核感染有3个机制，血源性，从Batson静脉丛直接侵入，以及从相邻的脓肿或椎间盘炎直接蔓延。硬脊膜将脊髓与椎管分开，构成对病原体的屏障。

4.C。"穴居"脓肿是脓肿通过长距离的窦道，最终穿破腹腔内脏或连通皮肤。

点评

【临床信息】

肺外结核中，10%～15%为骨结核，脊柱结核占其中的近50%，占结核总病例的1%～2%。非洲裔美国人、拉丁裔美国人、亚裔美国人及在国外出生的人都易受感染。社会经济因素与结核接触史都是重要的诊断因素。

【症状和影像学表现】

在临床上，患者背痛，局部紧张、僵硬及神经功能受损是常见的首发症状。该病进展缓慢，最常影响脊柱胸腰段。感染可侵蚀关节皮质，然后进入椎间盘，感染很容易扩散到相邻椎体（图S135-1～图S135-2）。结核性脊柱炎与一般的细菌感染明显不同，除椎体外，椎体附件、椎间盘、硬膜外间隙、脊柱旁软组织均可累及。感染沿纵韧带下方播散，造成椎体前缘或后缘模糊不清，而这个过程往往是以骨膜炎的形式表现。急性进展的脊柱成角后凸畸形（驼背挛缩）强烈提示结核。结核也可能直接感染椎旁软组织形成巨大脓肿，特别是在腰大肌，导致巨大的钙化脓肿。感染可以通过纵韧带（图S135-3～图S135-4），从最初的感染病灶播散到椎旁软组织、肌肉，产生跳跃性病灶。结核另一个典型特征是"穴居"脓肿，即脓肿通过长距离的窦道，穿破腹腔内脏或连通皮肤。

参考文献

Torres C，Riascos R，Figueroa R，Gupta RK. Central nervous system tuberculosis. Top Magn Reson Imaging.

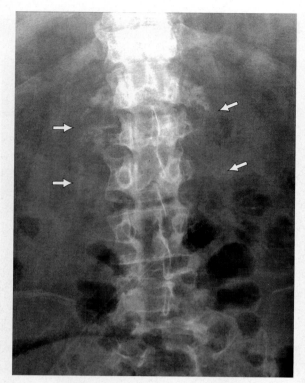

图 S135-1　腰椎前后位X线片示$L_1 \sim L_2$的椎间盘和相邻椎体及终板的破坏，腰大肌显示钙化与脓肿并存且分布一致（白箭）。注意，非结核性脓肿很少钙化

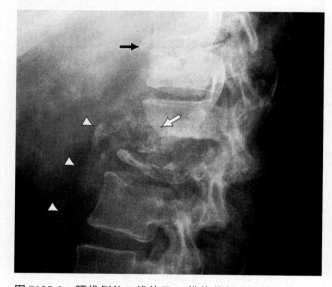

图 S135-2　腰椎侧位X线片示L_1椎体前部（白箭）沟槽样缺损（脓肿沿韧带下蔓延侵蚀），L_2椎体明显破坏，导致驼背畸形。注意$T_{11} \sim T_{12}$水平感染伴T_{12}椎体上终板侵蚀。T_{12}椎体前方的钙化轮廓提示前纵韧带抬高（黑箭）。注意：腰大肌脓肿并存的钙化（箭头）

2014；23：173-189.

交叉文献

Musculoskeletal Imaging：The Requisites，4th ed，483-484.

病例 136

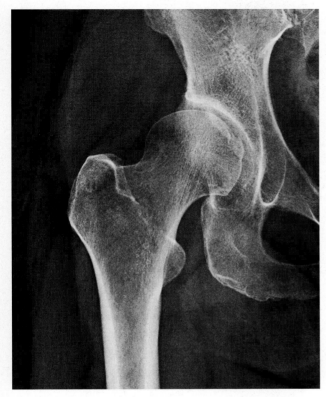

图 136-1

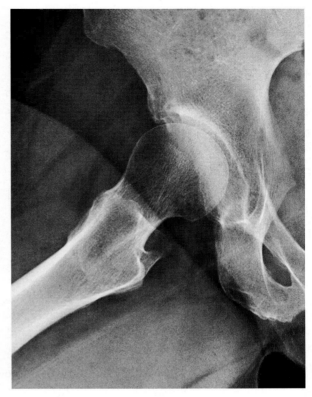

图 136-2

【病史】 男，23岁，髋部疼痛。

1.鉴别诊断应包括哪些疾病？（可选择全部答案）

A.Legg-Calvé-Perthes病

B.骨性关节炎

C.Gaucher病

D.髋臼发育不良（DDH）

2.对于新生儿DDH，首选的影像学检查是什么？

A.超声

B.磁共振成像（MRI）

C.计算机断层扫描（CT）

D.X线摄影术

3.在DDH中"枕"是什么？

A.关节囊发育异常相关的关节纤维化

B.纤维脂肪组织堆积在发育不良的髋臼内

C.儿童股骨头缺血性坏死在关节内积聚的骨碎片

D.代偿性软骨肥大

4."下垂绳"征最常见的情况是什么？

A.股骨头骨骺滑脱

B.Legg-Calvé-Perthes病

C.髋关节发育不良（DDH）

D.骨骺发育不良

病例 136 答案

髋关节发育不良

1.B 和 D。髋关节 X 线片显示上方关节间隙变窄，股骨头外侧面得不到髋臼覆盖，髋臼增宽而浅平。

2.A。超声检查是新生儿的首选检查，因为超声可见股骨头软骨和非骨化的髋臼。出生时 α 角小于 50°，3 个月龄时小于 60° 意味着有高的脱位风险。

3.B。枕是指纤维脂肪组织堆积在发育不良的髋臼内。

4.B。"下垂绳"征是指变形扩大的的股骨头前外侧缘向下延伸到股骨颈基部形成的阴影。最常见于 Legg-calvé-Perthes 病后遗畸形，出现在成年期。

点评

【总结】

髋关节发育不良（DDH），又称先天性髋关节发育不良或脱位，代表一系列先天性髋关节疾病，常见于婴幼儿，具有潜在发展为髋臼发育不良的共同特点。其发病率为千分之一，女婴的发病率是男婴的 6 倍。它可以与其他先天性缺陷一并发生，如 Chiari Ⅱ 型畸形，或由于严重的髋关节松弛而仅表现脱位。当出现间歇性髋关节脱位时，复位容易。髋臼适应于扩大的股骨头的移动性，变得越来越宽及浅。这种疾病是渐进性的，可能导致骨性关节炎。

【影像学表现】

超声检查是新生儿首选的检查，因为超声可以探及股骨头软骨和未骨化的髋臼。股骨头对应的髋臼骨性部分至少应覆盖 50% 股骨头。超声测量，α 角应大于 60°。X 线适用于 3 个月以上婴儿，是 6 个月后婴幼儿检查的首选方式。在股骨头骨化中心应低于 Hilgenreiner 线并在 Perkin 线内侧，髋臼指数应小于 30°。在年龄较大的儿童，连续测量，比一次测量更可靠，最有用的指标包括髋臼指数、中心边缘角、和 C/B 比值（图 S136-1 ～图 S136-3）。MRI 可以显示股骨头和髋臼软骨、软组织潜在病变如纤维脂肪组织堆积、边缘翻转增厚、紧张的腰大肌肌腱、冗余的圆韧带。CT 显示骨化结构有优势。未经处理的脱位继续发展，上移的股骨头和髂骨组成假关节（图 S136-4）。

参考文献

Starr V，Ha BY. Imaging update on developmental dysplasia of the hip with the role of MRI. AJR Am J Roentgenol. 2014；203：1324-1335.

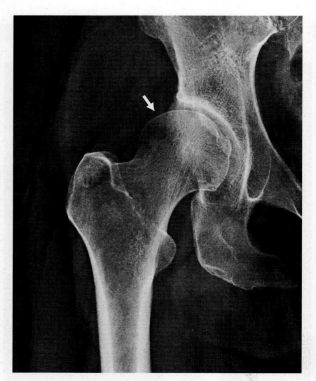

图 S136-1 前后位 X 线片示股骨头外侧部分（白箭）未得到髋臼覆盖，上方关节间隙狭窄，髋臼窝浅

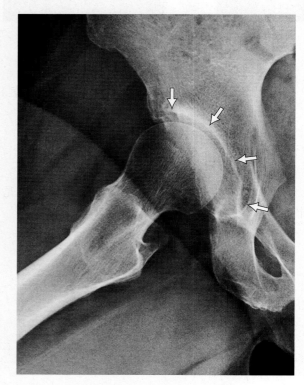

图 S136-2 蛙式侧位 X 线片示髋臼窝变宽（白箭）

交叉文献

Musculoskeletal Imaging：The Requisites，4th ed，512-519.

病例 137

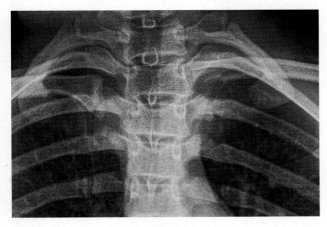

图 137-1

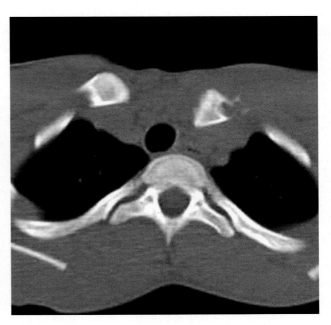

图 137-2

【病史】 男，34岁，车祸后被送至急诊。

1.影像学表现是什么？（可选择全部答案）

A.胸骨柄的断裂

B.胸锁关节向上分离

C.锁骨骨折

D.胸锁关节后脱位

2.哪种类型的胸锁关节脱位发病率最高？

A.前脱位

B.后脱位

C.上脱位

D.下脱位

3.下列哪项不是胸锁关节后脱位的潜在并发症？

A.锁骨下动脉撕裂

B.下腔静脉撕裂

C.气管压迫

D.食管破裂

4.胸锁关节脱位常用何种治疗方式？

A.吊带制动

B.切开复位螺钉固定，制动

C.切开复位钢丝固定，制动

D.闭合复位，吊带制动

病例137答案

胸锁关节脱位

1.B，C和D。应重点观察锁骨头高度的不对称。脱位包括：上、下、后脱位，偶尔发生前脱位或分离。左锁骨头如显示不完全，提示有骨折可能。

2.B。胸锁关节后脱位，其中25%病例与前纵隔和（或）上纵隔明显的软组织异常相关。

3.B。胸锁关节后脱位的并发症包括上腔静脉撕裂伤、胸廓出口综合征，压迫喉返神经，气管食管破裂或压缩，食管破裂、气胸、颈动脉或锁骨下动脉损伤。

4.D。绝大多数情况下是闭合复位和悬吊制动。

点评

【损伤机制】

胸锁关节脱位是罕见的损伤。虽然许多病例是由沿着锁骨长轴传递的间接暴力引起的，但多数人仍认为其原因是诸如车祸中发生的前胸直接撞击所致。

【影像学表现】

X线片诊断胸锁关节脱位比较困难。要注意检查前后位片上锁骨内侧端位置有无不对称（图S137-1），但其价值有限，因为前、后半脱位在许多病例中无法识别。首选的影像学检查是CT，不仅显示脱位方向、程度，也可显示邻近结构的潜在并发症，例如大血管的损伤（图S137-2～图S137-5）。

【并发症】

大多数与胸锁关节脱位相关的并发症发生在后脱位。约25%的后脱位伴有上腔静脉撕裂，静脉压迫导致胸廓出口综合征，喉返神经受压，气管受压或破裂，气胸，食管破裂，锁骨下动脉或颈总动脉损伤。大多数情况下，治疗选择闭合复位并用吊带制动手臂。

参考文献

MacDonald PB，Lapointe P. Acromioclavicular and sternoclavicular injuries. Orthop Clin North Am. 2008；39：535-545.

交叉文献

Musculoskeletal Imaging：The Requisites，4th ed，62-63.

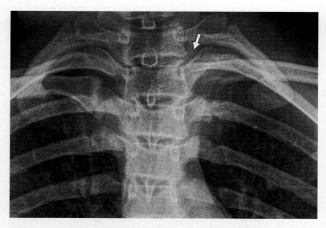

图S137-1　上胸部前后位放大X线片示左侧锁骨头高度不对称（白箭），比右侧增高。锁骨头应与T$_3$椎弓根相对应

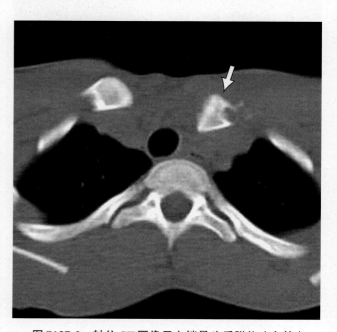

图S137-2　轴位CT图像示左锁骨头后脱位（白箭）

病例 138

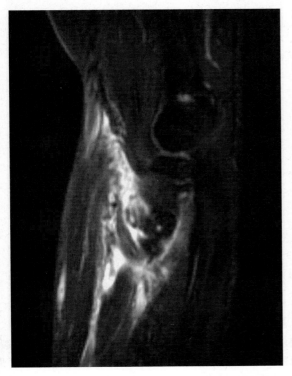

图 138-1

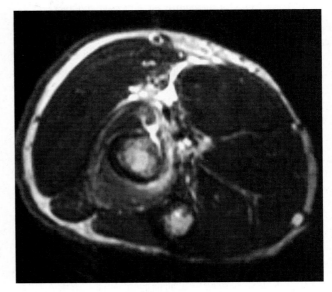

图 138-2

【病史】　男，38岁，托举钢书柜时感到砰的一声。

1.鉴别诊断应包括哪些疾病？（可选择全部答案）

A.蜂窝织炎

B.细菌性肌炎

C.肱二头肌腱膜撕裂

D.软组织出血

E.肱二头肌腱断裂

2.这种损伤最常见的机制是什么？

A.抗阻力屈曲

B.抗阻力完全伸直

C.强力拉臂

D.过度旋后

3.肱二头肌的两个头中，短头相对于长头的位置，以下哪项正确？

A.短头位于浅面，止于远端

B.短头位于浅面，止于近端

C.短头位于深面，止于近端

D.短头位于深面，止于远端

4.以下哪个不是急性完全性肱二头肌腱撕裂的表现？

A.Popeye 征

B.桡骨粗隆骨膜炎

C.旋后肌萎缩

D.肱二头肌腱鞘空虚

病例 138 答案

肱二头肌腱断裂

1.C，D 和 E。磁共振成像（MRI）显示皮下脂肪深面有明显的软组织水肿，是二头肌腱完全断裂后出血的表现。肱二头肌腱膜断裂，导致肌腱回缩。

2.A。最常见的损伤机制是抗阻力屈曲，或者提重物偏心性屈肘，过大的负荷造成肌腱断裂。

3.A。肱二头肌短头肌腱位于长头肌腱浅面并止于更远端。

4.C。旋后肌萎缩是慢性肌肉性疾病的表现，如肌腱炎或肌腱部分撕裂，并不一定提示急性完全性肌腱撕裂。

点评

【解剖特点】

肱二头肌起源于肩胛骨的盂上结节和喙突尖，止于桡骨近端桡骨粗隆。它的主要作用是肘关节屈曲，但它也有助于前臂旋后。MRI 是评价肱二头肌肌腱断裂的首选方法。当肱二头肌肌腱断裂时，患者诉说有撕裂感和肘窝疼痛，尤其好发于抬举重物时肘关节偏心性收缩期间。查体发现，肘部前方有瘀斑，肘前窝变软，屈肘时肌肉向近端回缩。肘关节屈曲和旋后力量显著减弱。

【影像学表现】

MRI 轴冠矢 3 个方位成像都可以显示异常（图 S138-1 ～图 S138-3）。在矢状位图像上，撕断的肌腱与肱二头肌结节间往往出现间隙，T_2WI 可以显示肌腱内及周围水肿，间隙可能充满液体。在轴位图像上，二头肌结节近端肌腱信号缺失和软组织水肿信号可以帮助确认诊断，旋前圆肌水肿提示肱二头肌腱膜撕裂。更近端些，在肱桡肌腱和肱肌之间，或远端在旋后肌前方可能显示增厚肌腱周围水肿信号。部分撕裂时，肌腱止点变细，信号异常，经常伴有肱二头肌滑囊扩张（图 S138-4）。肱二头肌肌腱远端分裂的形态可以类似撕裂表现。

【治疗】

伤后几天内，常通过手术将肱二头肌腱重新固定在肱二头肌结节上。

参考文献

Stevens K，Kwak A，Poplawski S. The biceps muscle from shoulder to elbow. Semin Musculoskelet Radiol. 2012；

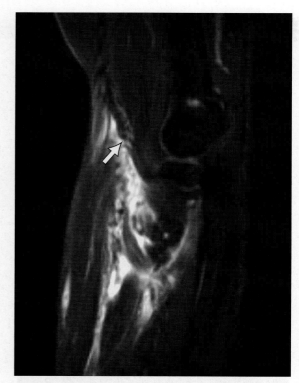

图 S138-1　矢状位 T_2WI 显示肱二头肌肌腱止点完全断裂，肌腱回缩，桡骨粗隆与肌腱（白箭）间有很大的间隙，肘窝的软组织广泛出血

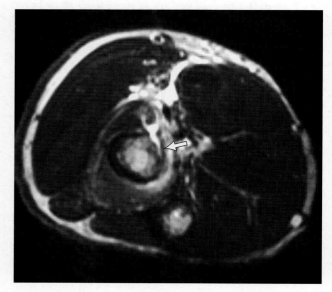

图 S138-2　轴位 T_2WI 示桡骨粗隆肌腱撕脱处骨膜掀起（白箭）

16：296-315.

交叉文献

Musculoskeletal Imaging：The Requisites，4th ed，110-111.

病例 139

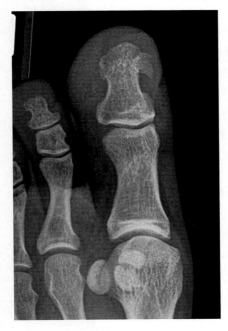

图 139-1

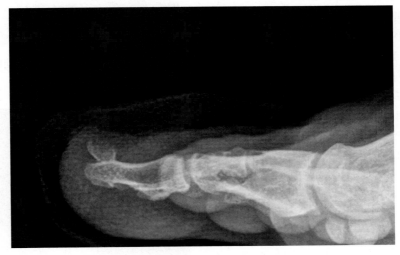

图 139-2

【病史】 女，25 岁，穿高跟鞋时感到疼痛。

1.鉴别诊断应包括哪些疾病?（可选择全部答案）

A.Florid 反应性骨膜炎

B.骨肉瘤

C.奇异性骨旁骨软骨瘤样增生（BPOP）

D.甲下外生骨疣

2.甲下外生骨疣为什么只在背面出现?

A.骨膜在背面疏松

B.指甲的根部对背侧骨膜的影响

C.承重产生的压力阻止向掌侧生长

D.足趾的背部更容易受到外伤

3.足部甲下外生骨疣累及姆趾的百分比是多少?

A.＜10%

B.约25%

C.约50%

D.＞70%

4.什么是Nora病变?

A.BPOP

B.异物肉芽肿

C.Turf趾

D.淋巴管瘤病

病例139答案

甲下外生骨疣

1.A，C和D。Florid反应性骨膜炎是指不改变骨结构的前提下的骨皮质钙化。BPOPs是罕见的病变，直接起源于骨皮质但不显示与皮质的连续性，不像真正的骨软骨瘤。这个患者的诊断应是甲下外生骨疣。

2.A。背侧表面的骨膜疏松，所以外生骨疣出现在远节趾骨的背侧，并向远端生长。创伤是一个促进因素。

3.D。几乎90%会累及趾端，蹞趾尤为常见，约占80%。

4.A。Nora病相对于反应性骨膜炎和甲下外生骨疣非常罕见。与真正的骨软骨瘤相比，BPOPs有相似的表现，直接起源于骨皮质但不显示与皮质的连续性。

点评

【临床信息】

甲下外生骨疣，也称为Dupuytren骨疣，是一种常见的单发病变，以增殖的成纤维细胞和软骨化生发展到成熟的骨化。病因不清，虽然病例多发生于外伤后。甲下外生骨疣见于末节趾骨背侧，与该区域骨膜松弛有关，在甲床下向远端生长。典型临床表现是甲床下肿块，持续数周至数月（图S139-1～图S139-3）。病变可能疼痛，以及继发皮肤溃疡。约1/4的病例既往有外伤史，如运动员重复性损伤。患者常为20～30岁，几乎90%累及趾端，特别是蹞趾，约占80%。手指（拇指和示指）的远端指骨病例占10%，通常是主利手。

【影像学表现】

病变早期，表现为软组织肿块而不附着于骨。随着增长，开始显示骨小梁并最终连接到邻近的骨。X线片显示突出的骨化肿块与连接骨的骨皮质和髓腔没有连续性。病变的基底可宽可窄（图S139-4）。与该区域大多数骨软骨瘤不同，甲下外生骨疣出现于骺板远端，见于成年人，不伴有发育畸形。

参考文献

DaCambra MP，Gupta SK，Ferri-de-Barros F. Subungual exostosis of the toes：a systematic review. Clin Orthop Relat Res. 2014；472：1251-1259.

交叉文献

Musculoskeletal Imaging：The Requisites，4th ed，386，388.

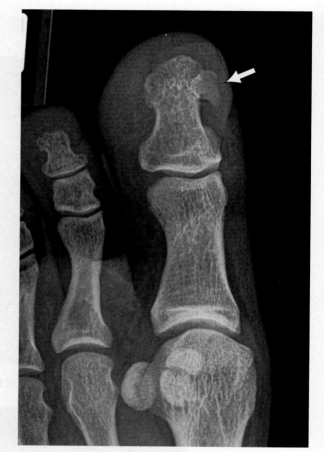

图S139-1 前足正位X线片示蹞趾远节趾骨末端骨性突起（白箭）

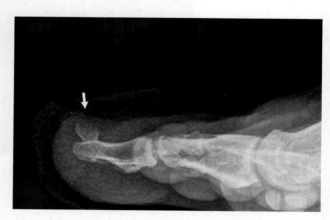

图S139-2 侧位X线片示骨化肿块（白箭），起于远节趾骨背侧，推升趾甲

病例 140

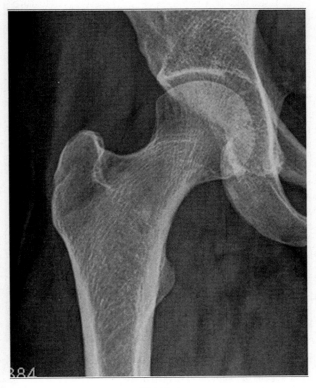

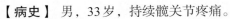

图 140-1

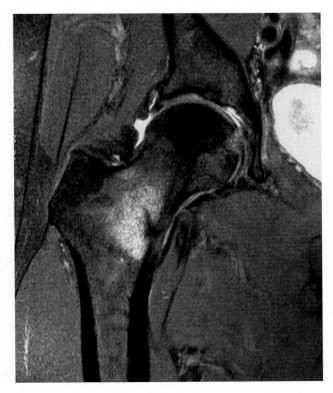

图 140-2

【病史】 男，33岁，持续髋关节疼痛。

1.鉴别诊断应包括哪些疾病？（可选择全部答案）

A.正常的股骨距

B.牵张型应力性骨折

C.Looser 带

D.骨转移瘤

E.压缩型应力性骨折

2.临床上，股骨颈应力性骨折患者最常见的特点
是什么？

A.活动增加疼痛加剧

B.活动强度突然下降

C.活动强度增加

D.常见于高水平的运动员

3.牵张型股骨应力性骨折的治疗建议是什么？

A.立即停止负重

B.降低到中等量的活动

C.限制负重2周

D.不负重2周，随后限制负重

4.总的来说，应力性骨折最常出现在何部位？

A.股骨

B.腓骨

C.跖骨

D.胫骨

病例 140 答案

股骨颈应力性骨折

1.E。唯一正确的答案是股骨颈压缩型应力性骨折。

2.C。造成股骨颈应力性骨折的原因往往是某种体力活动强度增加，或者是重复性运动的时间延长所致。

3.A。牵张型应力性骨折的治疗是立即停止负重，因为继续负重会造成完全骨折。虽然手术治疗与非手术治疗哪个更有利还有争论，但都需要避免负重较长时间，至少6周。

4.D。近3/4的应力性骨折发生在胫骨。

点评

【临床特征】

股骨应力性骨折约占所有应力性骨折的5%。股骨应力性骨折分为压缩型或牵张型。压缩型应力性骨折更常见，它发生在股骨颈基底部，股骨颈内侧靠近股骨距。骨折最常见的原因是不适当的训练，要么是强度增加或者训练间隔太短。压缩型应力性骨折通常不会移位，一段时间不负重即可恢复。然而，牵张型应力性骨折往往发生于更为年长的患者，可能有潜在的骨质异常。股骨颈上方皮质受累的患者如治疗不当，50%会进展为伴有移位的完全型股骨颈骨折。如骨折线清晰可见，通常需要内固定。

【影像学表现】

早期应力性股骨颈骨折很难发现，如果伴有骨质疏松，骨折也常难以识别。在这种情况下，MRI检查是首选，因为它可以直接发现骨髓改变（图S140-1～图S140-2）。典型的应力性骨折，表现为垂直于临近的骨皮质的线样致密影（图S140-3）。CT有助于确定骨皮质病变的范围。牵张型应力性骨折发生在股骨颈上外侧皮质，早期常很微小，表现为局部骨皮质密度减低。如未及时诊断，可以迅速发展成完全型股骨颈骨折（图S140-4）。

参考文献

Yu JS. Easily missed fractures in the lower extremity. Radiol Clin North Am. 2015；53：737-755.

交叉文献

Musculoskeletal Imaging：The Requisites，4th ed，174-175.

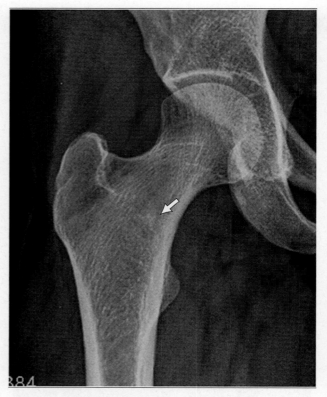

图 S140-1　右髋关节 X 线片示股骨颈的基底部微小的硬化区域（白箭），疑为应力性骨折所致

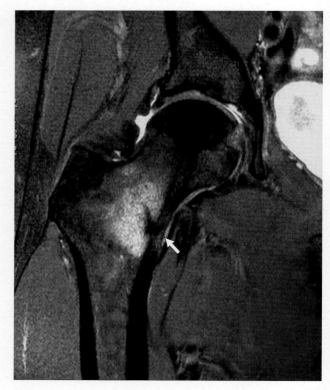

图 S140-2　STIR 图像显示股骨颈压力侧线性低信号，周围骨髓水肿（白箭）

病例 141

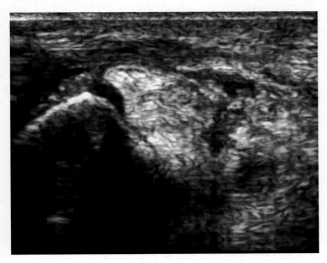

图 141-1

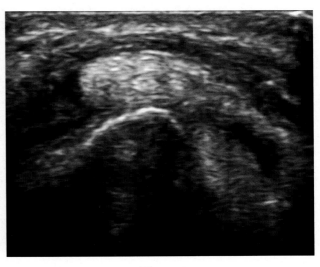

图 141-2

【病史】　26岁，局部疼痛并弹响。图片分别为中立位和踝关节外翻背屈位腓骨肌腱的超声横断图，图像右侧为后方。

1.鉴别诊断是什么？（可选择全部答案）

A.腓骨短肌腱脱位

B.腓骨长肌腱脱位

C.腓骨长短肌腱脱位

D.腓骨短肌腱向内侧半脱位

2.哪项是引起这种情况最可能的原因？

A.伸肌支持带断裂

B.腓总腱鞘的撕裂

C.腓骨肌上支持带撕裂

D.腓骨后踝沟缺失

3.以下除了哪一项以外都和腓骨长肌腱脱位相关？

A.前外侧不稳定

B.腓骨短肌腱撕裂

C.下胫腓联合韧带断裂

D.后距腓韧带撕裂

4.在哪种骨折时腓骨肌腱脱位的可能性最高？

A.跟骨

B.腓骨

C.距骨

D.骰骨

病例141答案

腓骨长肌腱脱位

1.B和D。超声影像显示在踝关节背屈时腓骨长肌腱于外踝上脱位。腓骨短肌腱在中立位时向内半脱位。

2.C。引起腓侧肌腱的脱位或半脱最常见的原因是踝关节损伤时腓侧上支持带撕裂。

3.D。腓侧韧带半脱位通常和慢性腓侧上支持带松弛、反复的踝关节扭伤、前距腓韧带和跟腓韧带撕裂以及前后胫腓韧带损伤有关。通常后踝沟较浅也是引起腓骨短肌腱损伤的原因。

4.A。腓骨肌腱脱位合并跟骨骨折发生率高达24%

点评

【解剖信息】

腓侧长短肌韧带在足外旋时发挥功能,提供外踝的动态稳定。另外,在足跖屈、外展及踝关节旋前也发挥作用。腓骨短肌腱在腓总腱鞘内行走于腓骨长肌腱的前内侧,腓总腱鞘始于外踝近端约4 cm处。腓总腱鞘穿过一个纤维骨性管道,其稳定性依靠后外侧的腓侧上支持带,内侧的后距腓韧带、跟腓韧带和后下胫腓韧带,以及前方的腓骨沟。腓骨肌腱的半脱位或脱位在踝关节损伤时并不常见,可累及其中的1条或2条肌腱。虽然腓侧沟较浅容易出现这种情况,但大多数病例与腓侧上支持带撕裂有关。急性半脱位的损伤机制是踝关节突然的被动背屈和外翻,紧接着是腓侧肌肉反射性的收缩。在慢性半脱位,松弛和功能不全的腓侧上支持带可能引起弹响和外侧的疼痛。

【诊断】

动态超声检查是诊断的最佳方法,因为许多患者会出现一过性的半脱位(图S141-1~图S141-2)。诱发位置的影像可以表现为腓骨前方活动的1条或2条高回声肌腱。腓侧上支持带撕裂可以表现为低回声或无回声信号,但磁共振可以看得更清楚(图S141-3~图S141-4)。这两种影像手段都是诊断腓骨长肌腱半脱位可靠的方法。

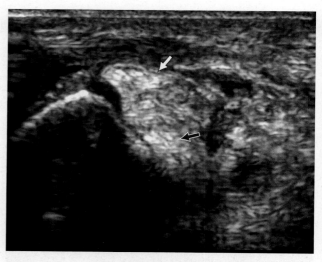

图S141-1　中立位腓侧肌腱的超声横断图(图像右侧是后方),腓骨长肌腱(白箭)位于腓骨后方、腓骨短肌(黑箭)的外侧。注意相邻的腓骨上支持带撕裂

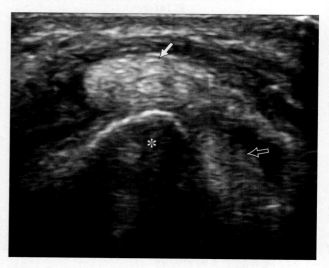

图S141-2　踝关节外翻背屈位腓骨肌腱横切面超声图像。腓骨长肌腱(白箭)向前外侧脱位,正好位于腓骨(星号)的外侧,腓骨短肌腱(黑箭)处于稳定位置

参考文献

Taljanovic MS,Alcal JN,Gimber LH,Rieke JD,Chilvers MM,Latt LD. High-resolution US and MR imaging of peroneal tendon injuries. Radiographics. 2015;35:179-199.

交叉文献

Musculoskeletal Imaging:The Requisites,4th ed,228-230.

病例 142

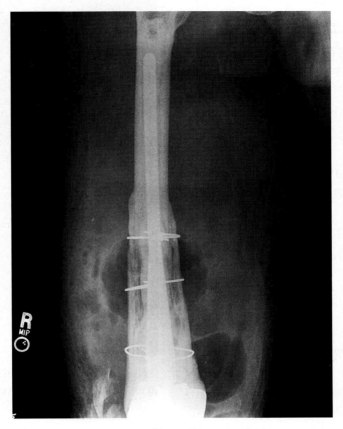

图 142-1

【病史】 63岁，术后患者，大腿剧烈疼痛并肿胀。

1.最佳诊断是什么？

A.急性化脓性肌炎

B.坏死性筋膜炎

C.肌内脓肿

D.自残

E.术后改变

2.与这种情况有关的死亡率是多少？

A.＜1%

B.10%

C.50%

D.＞90%

3.下列除了哪种患者外患病的风险都增加了？

A.胶原血管病患者

B.HIV 阳性患者

C.移植术后患者

D.癌症患者

4.MRI 显示肌肉早期增强提示什么？

A.肌肉充血

B.体液的第三间室

C.炎性细胞浸润

D.造影剂外渗

病例142答案

坏死性筋膜炎

1.B。可以观察到明显的下肢软组织水肿及广泛的气体形成。在这种情况下，坏死性筋膜炎是最有可能的诊断。

2.C。据报道，坏死性筋膜炎患者的死亡率在30%～70%不等，这取决于病程的严重性和患者的健康状况。

3.A。糖尿病患者、HIV阳性者、癌症患者、外周血管疾病患者、移植患者和药物或酒精滥用者的坏死性筋膜炎发生率会增加。

4.D。静脉注射钆剂后，肌肉的增强可能是坏死组织内造影剂外渗的结果，这是感染侵袭性的一个标志。

点评

【临床信息】

坏死性筋膜炎是一种快速进展性感染，其特征是皮下组织和筋膜广泛坏死，常伴有严重的全身中毒表现。如果诊断不及时，可能会有致命的后果。弥漫的软组织内气体影是其特征表现（图S142-1～图S142-2）。皮下组织的厚度决定了感染发展的快慢。在早期阶段，感染未侵及肌肉，容易与蜂窝织炎混淆。蜂窝织炎仅累及皮下组织，在大多数情况下对抗生素治疗反应良好。坏死性筋膜炎患者会出现发热、全身不适和非特异性的肿胀，这种肿胀会影响身体的任何部分，包括会阴（28%）、下肢（23%）、躯干（11%）和多个部位（38%）。

【影像学表现】

坏死性筋膜炎在MRI显示为沿深筋膜鞘分布的液体，T_2WI为高信号，增强后强化（图S142-3～图S142-4）。坏死组织伴有脓肿样改变及边缘强化，提示预后不良。疾病早期，深筋膜在增强MRI显示强化，随着坏死的进展，强化信号逐渐减弱，甚至无强化。增强扫描也有助于显示脓肿形成。坏死组织中造影剂的快速渗出是感染进展的标志（图S142-5）。CT

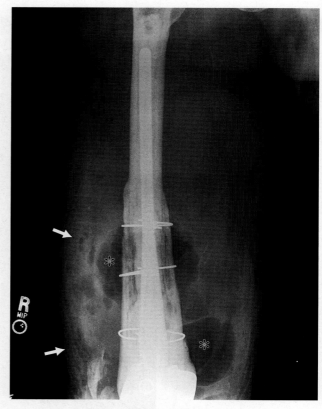

图S142-1　右大腿的X线片示广泛的软组织肿胀和遍布软组织的气体征（星号）。较小的气腔提示脓肿形成（白箭）

诊断坏死性筋膜炎主要靠软组织的增厚和气体的形成。一旦到这种程度疾病已经很严重了。另外，在与蜂窝织炎的鉴别上MRI更有优势。

【治疗】

坏死性筋膜炎是外科急症。与延期处理相比，早期手术清创能够提高生存率。

参考文献

Chaudhry AA，Baker KS，Gould ES，Gupta R. Necrotizing fasciitis and its mimics：what radiologists need to know. AJR Am J Roentgenol. 2015；204：128-139.

交叉文献

Musculoskeletal Imaging：The Requisites，4th ed，473.

病例 143

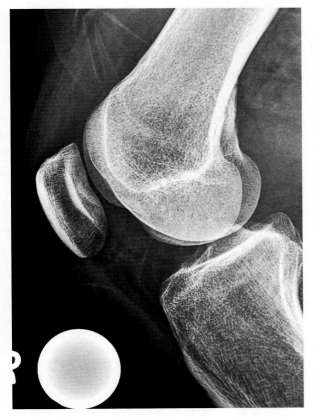

图 143-1

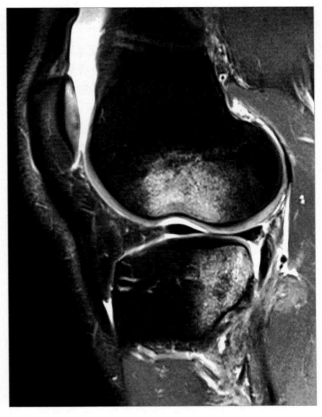

图 143-2

【病史】 男，22岁，膝关节受伤。

1.诊断包括哪些？（可选择全部答案）

　A.深切迹征

　B.外侧半月板暴露征

　C.旋转型骨挫伤

　D.前交叉韧带撕裂

　E.剥脱性骨软骨炎

2.以下除了哪项都是ACL的常见损伤机制？

　A.外翻外旋损伤

　B.仪表盘损伤

　C.过伸受伤

　D.内翻内旋

3.Blumensaat线指什么？

　A.外侧髁间嵴

　B.髌韧带长度

　C.股前脂肪条纹

　D.股骨髁间窝顶部皮质切线

4.以下哪项不是膝关节损伤三联征？

　A.外侧副韧带损伤

　B.前交叉韧带撕裂

　C.内侧副韧带损伤

　D.内/外侧半月板撕裂

病例 143 答案

前交叉韧带撕裂

1.A，B，C和D。这个患者有前交叉韧带撕裂和多种继发征象，包括股骨外侧髁和胫骨后外侧的挫伤，前抽屉实验阳性，外侧半月板暴露征，深切迹征，比目鱼肌部分撕裂等。

2.B。前交叉韧带撕裂的常见机制是外旋并外翻损伤占46%，过伸损伤占12%，内旋内翻损伤占1%。仪表盘损伤是后交叉韧带损伤的常见机制。

3.D。Blumensaat线指膝关节侧位片上髁间窝顶切线。

4.A。膝关节损伤三联征包括前交叉韧带撕裂，内侧副韧带损伤和半月板撕裂。起初认为内侧半月板容易损伤，但现在认为外侧半月板损伤的风险更大。

点评

【影像学表现】

膝关节损伤表现中，MRI显示股骨外侧髁和后外侧胫骨骨髓水肿，是前交叉韧带完全撕裂的特征性表现。发生的机制是股骨内旋的同时胫骨外翻，使股骨外侧髁与胫骨后外侧关节面撞击，造成前交叉韧带断裂。同时也经常发生股骨外侧髁骨折造成凹陷。当凹陷深度大于1.5 mm时，称为深切迹征（图S143-1～图S143-3）。当胫骨向前平移时产生后交叉韧带屈曲征，小于107°时呈阳性。胫骨向前移位大于5 mm为前抽屉试验阳性（如果原位移植重建则为7 mm）。前交叉韧带前内侧束与Blumensaat线成角超过15°为前交叉韧带角征阳性。当外侧半月板后缘超出胫骨后缘2.5 mm（如果做过移植为3 mm），称为外侧半月板暴露征。如果出现以下情况时应该检查是否有前交叉损伤，比如股骨半脱位时的剪切应力造成的胫骨近端外侧皮质骨折（图S143-4），前交叉韧带附着处的胫骨前方撕脱骨折（Segond骨折）。比目鱼肌在前交叉韧带断裂时，为对抗胫骨向前平移而收缩的过程中可能发生撕裂。

参考文献

Miller LS，Yu JS. Radiographic indicators of acute ligament injuries of the knee：a mechanistic approach. Emerg Radiol. 2010；17：435-444.

Yu JS. Easily missed fractures in the lower extremity. Radiol Clin North Am. 2015；53：737-755.

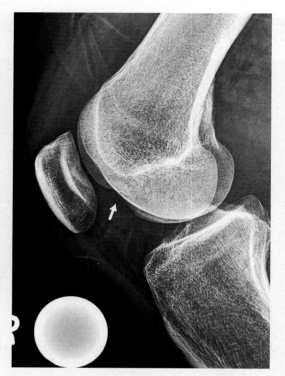

图S143-1　侧位X线片示外侧髁深切迹征（白箭）

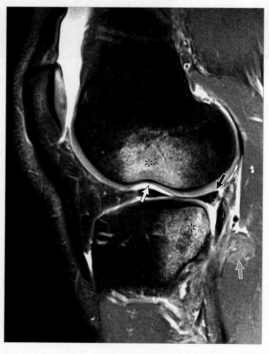

图S143-2　矢状位T₂WI示典型的旋转骨挫伤，包括股骨外侧髁、胫骨后外侧（星号）和外侧髁深切迹超过2 mm（白箭），外侧半月板的后角暴露征（黑箭），比目鱼肌部分撕裂（灰箭）

交叉文献

Musculoskeletal Imaging：The Requisites，4th ed，201-203.

病例 144

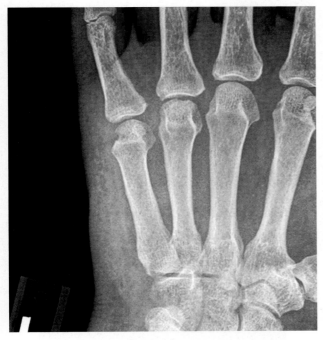

图 144-1

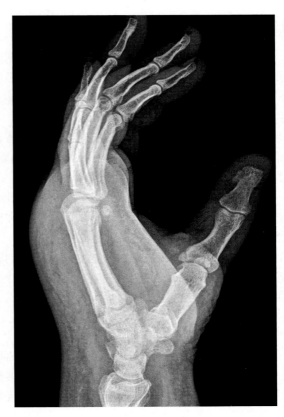

图 144-2

【病史】 男，25岁，打架2周后手部疼痛肿胀。

1.鉴别诊断应包括哪些疾病？（可选择全部答案）

A.嵌入骨折

B.打架中咬伤

C.化脓性关节

D.类风湿关节炎

E.痛风石

2.如何处理？

A.给咨询医师打电话询问

B.无须处理

C.MRI

D.2周后X线片随访

3.对于打架咬伤的患者应该如何治疗？

A.口服抗生素

B.清洗并观察伤口

C.清创术

D.静脉滴注抗生素

4.24小时内无症状的打架咬伤患者发生伤口感染的概率是多少？

A.＜5%

B.10%

C.25%

D.50%

病例 144 答案

打架咬伤

1.A，B和C。我们可以看第四掌骨头关节面凹陷缺损（MC）、第五掌骨头尺侧关节面有侵蚀，以及明显的邻近软组织肿胀并延伸至腕关节。这都是由撞击牙齿导致的嵌入骨折的结果。

2.A。这是一个重要的现象，应和医疗机构咨询讨论。即使没有打架病史，打电话回访也很有必要，因为化脓性关节炎需要积极处理防止并发症。

3.C。一般来说，患者在最初打架后没有就医，经过1周或2周手部显著肿胀后就医，手术清创和深部结构探查是治疗的首选。

4.D。咬伤后即使在损伤24小时内没有明显的感染迹象，最终会有50%人被感染。这就是积极治疗的理由。

点评

打斗咬伤是指拳头击打张开的嘴巴时发生的损伤，这被认为是与人咬伤有关的最严重的损伤。多数损伤是在撞击对手的牙齿时产生的嵌入骨折导致掌骨头的楔形变（图S144-1～图S144-4）。近端指间关节（PIP）受伤的比率小于20%。影像学中这些损伤往往较轻而被认定为轻微的损伤，忽视了关节囊、肌腱或深筋膜间隙可能被侵犯和接种口腔细菌。如果诊断延迟或初期处理不当可能会出现严重的并发症。如果感染扩展，软骨、关节囊和骨的损伤可能很严重。一般来说，患者在受伤初期不会就诊，通常在受伤后1～2周出现手部明显的肿胀后就诊。MRI可以很好显示感染的范围，包括肌腱受累情况，帮助明确化脓性关节炎诊断等。

【治疗】

手术清创和探查是治疗的首选。当关节囊未受侵犯时，灌注冲洗即可，但随着组织受累加重，更广泛的清创是必需的。在最近的一项研究中，96%的击打咬伤都存在关节受累，掌指关节受累的患者往往预后好于合并近节指间关节受累患者。

参考文献

Shoji K，Cavanaugh Z，Rodner CM. Acute fight bite. J Hand Surg Am. 2013；38：1612-1614.

交叉文献

Musculoskeletal Imaging：The Requisites，4th ed，485-486.

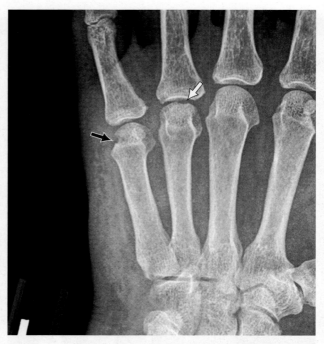

图S144-1　手部正位X线片放大像显示第四掌骨头关节面局部凹陷缺损（白箭）和第五掌骨头边缘侵蚀（黑箭）

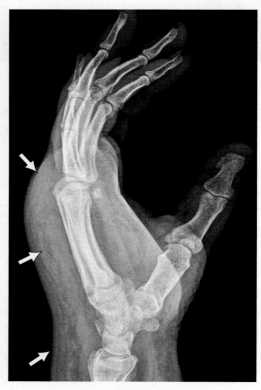

图S144-2　侧位X线片示手腕部由于蜂窝织炎和腱鞘炎导致的明显软组织肿胀（白箭）

病例 145

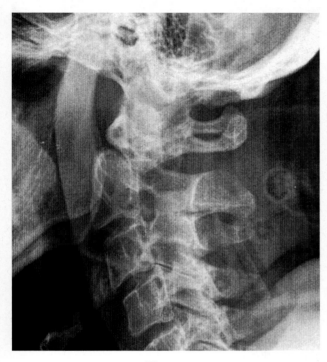

图 145-1

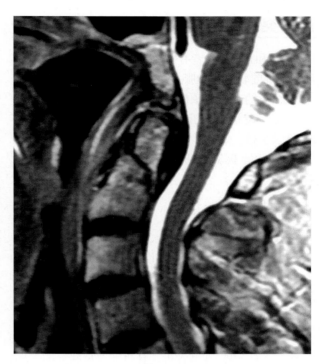

图 145-2

【病史】 男，44岁，车祸伤，X线检查为急诊室所拍，MRI为2周后所做。

1.影像学发现是什么？（可选择全部答案）

A.寰枢分离

B.齿状突游离

C.1型齿状突骨折

D.2型齿状突骨折

E.椎前软组织肿胀

2.颈椎骨折中，齿状突受影响的比例是多少？

A.＜1%

B.5%

C.15%

D.25%

3.齿状突骨折累及基底部的占比是多少？

A.5%

B.30%

C.60%

D.＞90%

4.以下除了哪种都是齿状突基底部骨折的类型？

A.水平

B.冠状

C.斜前

D.斜后

病例 145 答案

齿状突骨折

1.D 和 E。该患者有齿状突基部骨折（D'Alonzo 2 型）和椎前软组织肿胀。

2.C。约 15% 的颈椎骨折影响齿状突。

3.C。齿状突骨折约有 60% 发生在基底部。少于 5% 涉及尖部，其余涉及 C₂ 体部。

4.B。齿状突骨折的 3 个方向为水平、斜前、斜后。

点评

【临床信息】

齿状突骨折是颈椎最难诊断的骨折之一。通常由头部外伤的力量传递到寰枢椎引起，多有疼痛而无神经症状。齿状突移位的方向取决于传递的力。

【D'Alonzo 分型】

Anderson-D'Alonzo 分型是最常见齿状突骨折的分型，分为三型。1 型骨折，骨折涉及齿状突的尖部，最有可能是由翼状韧带撕脱所致。2 型是最常见的一型，骨折发生在齿状突基底部或低于枢椎上关节面水平（图 S145-1 ～图 S145-2）。根据骨折线的方向，2 型骨折又可分为水平型、斜后型（图 S145-3）、斜前型（图 S145-4）。3 型骨折为 C₂ 体部骨折。CT 可迅速确定损伤范围，包括评估前纵韧带的插入情况。近来，磁共振成像技术得到越来越广泛的应用，其能够帮助评估翼状韧带和横韧带附着情况，在撕脱损伤时这些韧带的情况可以成为判断不稳定状态的标志。

【治疗】

2 型齿状突骨折的治疗包括用颈围或 Halo 架长时间的外固定和寰枢椎融合手术治疗。2 型齿状突骨折的非手术治疗具有较高的不愈合率。

参考文献

Hsu WK，Anderson PA.Odontoid fractures：update on management. J Am Acad Orthop Surg. 2010；18：383-394.

交叉文献

Musculoskeletal Imaging：The Requisites，4th ed，146-147.

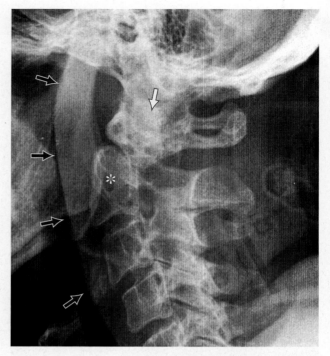

图 S145-1　侧位 X 线片示齿状突的基底部骨折，齿状突（白箭）相对于 C₂ 椎体（星号）向后移位。注意椎前软组织肿胀（黑箭）

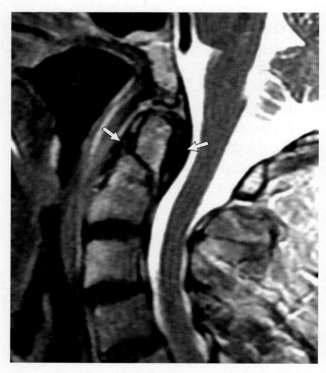

图 S145-2　矢状位 T₂WI 示齿状突移位骨折的解剖复位和齿状突前后两侧的含铁血黄素沉积（白箭）

病例 146

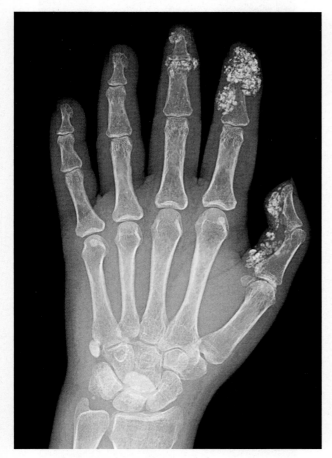

图 146-1

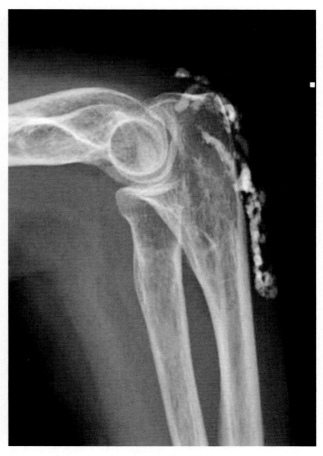

图 146-2

【病史】　女，45岁，慢性腕部、手部疼痛。

1.鉴别诊断应包括哪些疾病？（可选择全部答案）

A.甲状旁腺功能亢进

B.结节病

C.假性痛风

D.硬皮病

E.皮肌炎

2.如果是硬皮病，以下哪项不是手部出现的表现？

A.第一腕掌关节侵蚀性关节炎

B.肢端骨质溶解

C.骨膜下再吸收

D.钙质沉积

3.硬皮病的最终损害因素是什么？

A.影响肌肉运动的异常神经传导

B.胶原过度合成和纤维化

C.平滑肌内成纤维细胞增殖

D.巨噬细胞过度活化导致器官受损

4.以下除了哪项外都是"CREST"征的表现？

A.钙质沉积

B.食管功能障碍

C.毛细血管扩张

D.肾功能异常

病例 146 答案

硬皮病

1.A，D 和 E。示指和中指植骨远端锥形改变及营养不良性软组织钙化提示最可能的诊断是硬皮病，但也需与皮肌炎鉴别。

2.C。硬皮病在手部的特征表现包括第一腕掌关节侵蚀性关节炎、肢端骨质吸收、软组织钙盐沉积及手指末端软组织垫的萎缩。肢端骨质吸收开始于指骨的掌侧，然后逐渐扩展。钙盐沉积于软组织、肌腱和关节。

3.B。虽然原因不明，硬皮病患者的小动脉都会受累，随着平滑肌细胞和内皮细胞的死亡，胶原过度合成浸润和纤维化。在多个器官，纤维化是最重要的影响因素。

4.D。"CREST"征包括钙质沉积、雷诺现象、食管功能障碍、指端硬化和毛细血管扩张。

点评

【病理】

硬皮病是一种病因不明的以多个器官系统的小血管病变和纤维化为特点的自身免疫性疾病。好发于女性，男女比为 1 ：3，通常在 20 多岁至 40 多岁时出现临床症状，但其可以在儿童时期发病。雷诺现象是常见症状，其他早期症状包括皮肤增厚和四肢水肿。手的小关节和膝关节的疼痛、僵硬及吞咽困难也是典型表现。随着病情进展，手指、脸部和足的皮肤出现典型表现，如紧绷、发亮及萎缩。进一步发展，手指末节软组织锥形变、皮下组织钙质沉积并表面溃烂。硬皮病可以是 CREST 综合征的一部分，也可以与其他结缔组织疾病如系统性红斑狼疮和皮肌炎并发。

【影像学表现】

约 25% 的患者出现皮下或者关节囊的钙质沉积（图 S146-1 ～图 S146-2）。由于软组织吸收等，手指（有时候足趾）的末端出现锥形变及肢端骨质溶解（图 S146-3）。40% ～ 80% 的患者会出现类似于类风湿关节炎的侵蚀性关节损害（图 S146-4），一般见于指间关节。第一腕掌关节骨质吸收和第一掌骨桡侧半脱位是硬皮病的特征性 X 线表现。

参考文献

Chapin R，Hant FN. Imaging of scleroderma. Rheum Dis Clin North Am. 2013；39：515-546.

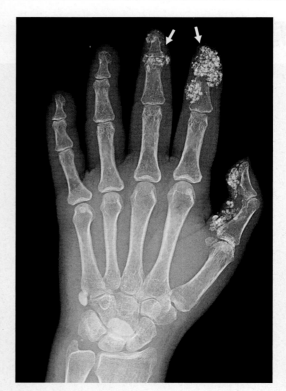

图 S146-1　手部正位 X 线片示拇指、示指、中指（白箭）和腕关节内侧的软组织中钙沉积，第二、三指骨远端锥形变

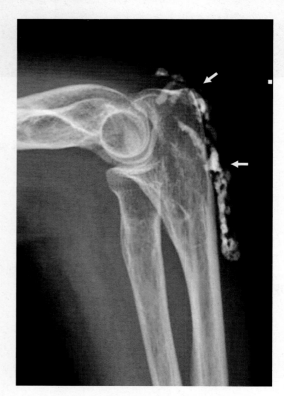

图 S146-2　侧位 X 线片示伸肘面和前臂近端软组织钙化（白箭）

交叉文献

Musculoskeletal Imaging：The Requisites，4th ed，288-292.

病例 147

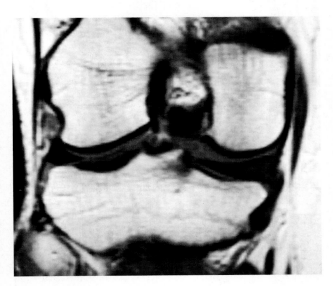

图 147-1

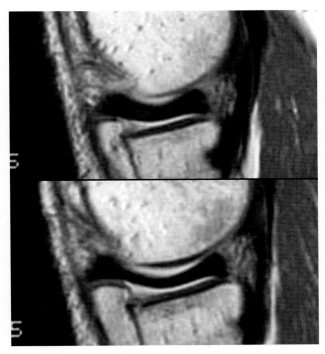

图 147-2

【病史】 20岁，田径运动员，膝关节疼痛。

1.鉴别诊断应包括哪些疾病？（可选择全部答案）

A.半月板水平撕裂

B.桶柄样撕裂

C.半月板根部撕裂

D.盘状半月板

E.半月板变性

2.什么是盘状半月板？

A.盘状一样发育不良的半月板

B.变性肥大

C.半月板股骨间韧带缺失导致的发育异常

D.步态异常导致的增生

3.以下关于盘状半月板哪句是错的？

A.这是先天性的

B.可能与周围附件异常有关

C.内侧半月板更多见

D.会导致绞锁和疼痛

4.什么是半月板荷叶边？

A.一种撕裂的表现特点

B.半月板折叠

C.游离缘撕裂

D.关节囊结合处撕裂

病例 147 答案

盘状半月板

1.D 和 E。MRI 上的表现与盘状半月板并变性相一致。

2.A。盘状半月板是具有盘样结构的发育不良的半月板。

3.C。盘状半月板在外侧更多见。

4.B。半月板荷叶边是无临床意义的半月板折叠，但 MRI 表现可类似于半月板游离缘的钝性撕裂。

点评

【解剖信息】

膝关节半月板有多种正常的变异，这些变异可以在 MRI 表现类似真的病变或退变或撕裂。盘状半月板是一种形态上的变异，发生率为 3%，特征性地表现为半月板中心部分收缩不良及游离缘的增厚。大多数专家认为它是由于周围附着结构异常引起的发育缺陷。盘状半月板在形态上增厚，在股骨髁与胫骨平台之间有异常的纤维软骨延伸，这些都使得其易于受到损伤。外侧盘状半月板比内侧盘状半月板更常见（图 S147-1 ～图 S147-6）。

【诊断】

临床上，患者通常在其儿童或青少年时期出现半月板撕裂的症状。如果在 3 mm 层厚、1 mm 层间距扫描时，在 2 个连续的图像上都能看到半月板体部则怀疑盘状半月板。在冠状位上，测量盘状半月板水平宽度距离大于 1.4 cm 即可诊断。

【其他半月板变异】

半月板小骨是一种罕见的变异，常在影像上误诊为关节内游离体，其通常与半月板根部撕裂有关。MRI 能够明确显示半月板内骨化区域。半月板荷叶边是半月板折叠表现，本身没有意义，但有时类似半月板撕裂。

参考文献

Yu JS，Cosgarea AJ，Kaeding CC，Wilson D. Meniscal flounce MR imaging. Radiology. 1997；203：513-515.

Yu JS，Resnick D. Meniscal ossicle：MR imaging appearance in three patients. Skeletal Radiol. 1994；23：637-639.

交叉文献

Musculoskeletal Imaging：The Requisites，4th ed，199-200.

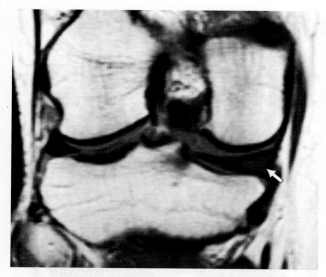

图 S147-1　冠状位 T₁WI 示内侧半月板游离缘缺乏收缩性，与盘状结构一致。注意半月板内部的变性改变（白箭）

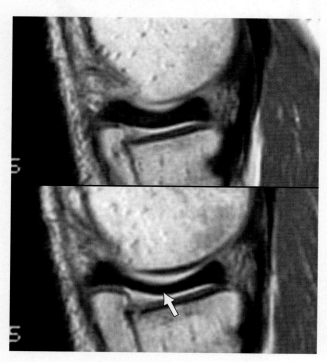

图 S147-2　连续矢状位图像显示半月板体部增大，呈盘状。通常，在更外侧的层面（白箭）应表现出明显的"蝴蝶结"形态

病例 148

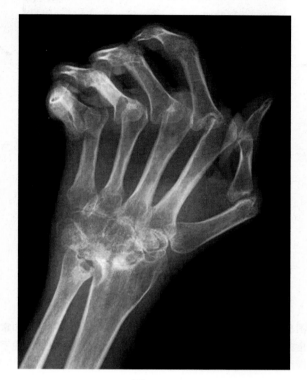

图 148-1

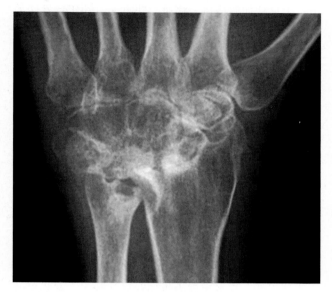

图 148-2

【病史】 55岁，慢性腕关节疼痛。

1.鉴别诊断应包括哪些疾病？（可选择全部答案）

A.类风湿关节炎

B.银屑病关节炎

C.假性痛风（焦磷酸盐关节病）

D.化脓性关节炎

E.夏科关节病

2.以下哪项不是残毁性关节炎的表现？

A.骨吸收

B.侵蚀性改变

C.肢端骨溶解

D.骨硬化

3.残毁性关节炎的主要影像学表现是什么？

A.边缘侵蚀

B.骨溶解

C.关节强直

D.骨质增生

4.银屑病关节炎患者发展成残毁性关节炎的百分比是多少？

A.5%

B.15%

C.25%

D.40%

病例148答案

残毁性关节炎

1.A，B，C，D和E。残毁性关节炎的鉴别诊断包括滑膜炎性关节炎，如类风湿关节炎、银屑病关节炎；少见的如假痛风、痛风、卟啉病、幼年特发性关节炎、硬皮病、多中心网状组织细胞增生症，以及结核或细菌感染性关节病和神经性关节病。

2.D。骨硬化不是残毁性关节炎的典型特征。

3.B。骨溶解是残毁性关节炎的典型特征。

4.A。约5%的银屑病关节炎患者会发展成残毁性关节炎。

点评

【临床信息】

残毁性关节炎是一种严重的关节炎，患者通常有类风湿关节炎或银屑病关节炎。这是一种使人逐渐衰弱的过程，可导致腕部形态的改变，腕骨间及桡腕关节软骨和骨的破坏，最终导致关节塌陷，腕关节活动度明显降低。患者表现为疼痛和局部肿胀，有些患者经过治疗病情仍会进展。残毁性关节炎是银屑病关节炎最具破坏性的一种形式，但只累及5%的此类患者。在腕部可累及整个腕关节，但在手部好发于掌指关节和指间关节。骨溶解、骨吸收和骨侵蚀可以非常明显并且具有破坏性，类似于神经性关节病。这种过程呈进行性且不可逆转。

【影像学表现】

残毁性关节炎典型的表现是骨溶解（图S148-1～图S148-2）。开始是弥漫性滑膜炎导致侵蚀性改变和骨量减少。X线片对于关节的病损容易判断，但MRI对于早期诊断滑膜病变及鉴别如感染等其他可治疗的原因引起的关节病变具有优势（图S148-3）。随着疾病的进展，不可逆转的骨畸形就会出现。在手指和足趾铅笔帽畸形可以造成望远镜手指。随着关节的破坏和溶解进而出现骨塌陷，关节周围的软组织增多并成团块状（图S148-4），偶尔会观察到关节强直。

参考文献

Chandran V，Gladman DD，Helliwell PS，Gudbjörnsson B. Arthritis mutilans：a report from the GRAPPA 2012 annual meeting. J Rheumatol. 2013；40：1419-1422.

交叉文献

Musculoskeletal Imaging：The Requisites，4th ed，245-248.

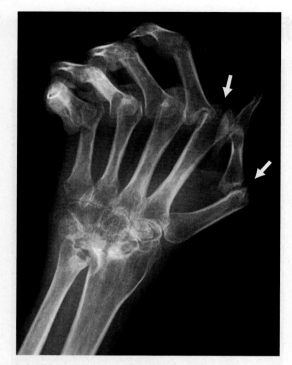

图S148-1 类风湿关节炎患者手部X线片示指间关节和掌指关节侵蚀性改变，骨质溶解（白箭）和早期的望远镜手指改变。手指及拇指关节半脱位

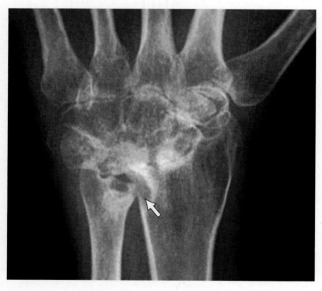

图S148-2 腕部X线片示近端腕骨和桡骨远端有明显的骨质破坏，另外在远端尺桡关节也有明显侵蚀性改变（白箭）

病例 149

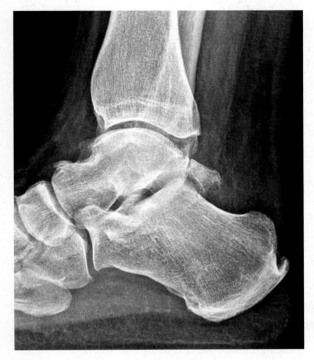

图 149-1

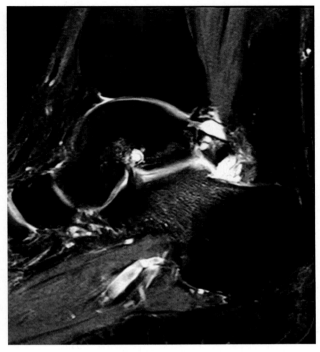

图 149-2

【病史】 39岁，运动员，慢性踝关节疼痛。

1.鉴别诊断有哪些？（可选择全部答案）

A.三角骨综合征

B.后踝撞击

C.距下关节炎

D.创伤后改变

E.三角骨缺血性坏死

2.什么是后方挤压综合征？

A.Kager脂肪垫由于出血而增生肥大

B.后方关节囊在踝关节背屈时受挤压

C.关节囊受异常的后方肌肉的挤压

D.胫骨和跟骨之间后方软组织受到挤压

3.三角骨综合征与哪个肌腱有关？

A.腓骨长肌

B.踇长屈肌

C.趾长屈肌

D.胫骨后肌

4.前部撞击患者形成胫骨和距骨骨赘的原因是什么？

A.骨关节炎形成的骨赘

B.反复摩擦形成骨疣

C.发育异常

D.韧带创伤性改变

病例 149 答案

三角骨综合征

1.A，B，C和E。影像显示关节积液和增大的三角骨、后距下关节及三角骨骨髓水肿和后关节囊炎症改变。三角骨反复损伤会导致缺血性坏死，影像学显示为硬化和囊变。

2.D。后侧胫距挤压综合征是由于踝关节跖屈时软组织在跟骨后突与胫骨后方之间挤压引起。这种情况会由于增大的距骨后外侧突或三角骨的存在而变得更为严重。后方的软组织包括后方关节囊、距腓后韧带、踝间韧带和胫腓韧带。

3.B。后踝撞击可能与三角骨不稳定有关，三角骨不稳导致踇长屈肌腱反复的刺激和增厚引起狭窄性滑膜炎。

4.B。前方撞击患者出现骨赘样形成是由于前方关节囊的慢性摩擦引起，这种情况被称作骨疣而非骨赘。

点评

【临床信息】

撞击综合征是指产生疼痛的一组疾病，通常由异常形态的骨、韧带等引起，这种异常可以是先天性畸形，也可以是获得性病变如骨赘、韧带肥厚和关节纤维化。后方撞击常发生于创伤或过度使用，可由后方骨赘、肥大的距骨后外侧突或者不稳定的三角骨引起（图S149-1 ～图S149-2）。约7%普通人群存在三角骨。三角骨综合征特征性地表现为后踝处的慢性疼痛伴软组织肿胀，通常影响踝关节极度跖屈的活动者（如芭蕾舞演员）。疼痛是由三角骨和距骨外侧突之间的软骨连接断裂引起，这种断裂可导致相邻胫后滑膜和关节囊受到挤压，继而导致软组织的慢性炎症和纤维化，尤其是踇长屈肌腱（图S149-3）。

【解剖特点】

后踝解剖上特殊的变异容易导致患者出现三角骨综合征。这些解剖学变异包括增大的距骨后突或三角骨、突出的后距下关节面、胫距后关节面向下倾斜、胫骨及后踝增大，以及后部骨赘形成。

【鉴别诊断】

距骨后突骨折表现可类似于三角骨，但MRI会显示水肿，且一般发生于急性创伤，骨折缘没有骨皮质是特征表现，但有可能不易观察。距骨后突有两个结节，分别为内侧（图S149-4）和外侧结节，骨折可累及任何一侧。

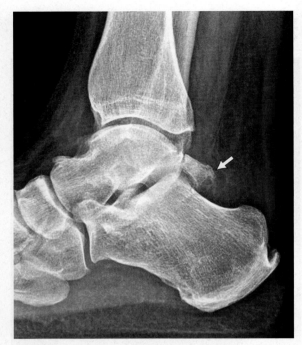

图S149-1　踝关节侧位X线片示增大的三角骨（白箭）并伴有上半部分密度增高

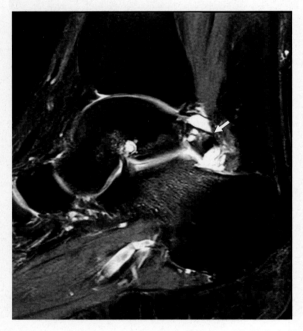

图S149-2　矢状位T₂WI示距骨、跟骨和三角骨（白箭）骨髓水肿，籽骨囊变和骨赘形成

参考文献

Linklater J. MR imaging of ankle impingement lesions. Magn Reson Imaging Clin North Am. 2009；17：775-800.

交叉文献

Musculoskeletal Imaging：The Requisites，4th ed，233，235.

病例 150

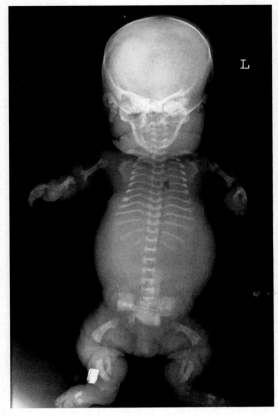

图 150-1

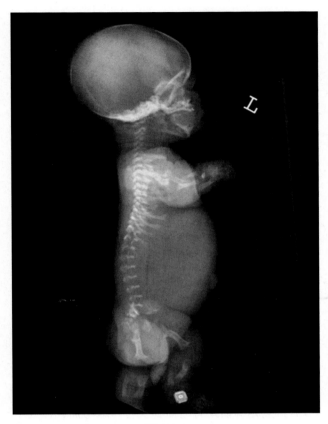

图 150-2

【病史】 新生儿，四肢短小。

1.鉴别诊断包括哪些？（可选择全部答案）

A.窒息性胸廓发育不良

B.纯合子软骨发育不全

C.软骨外胚层发育异常综合征（Ellis-van Creveld 综合征）

D.致死性骨发育不全（TD）

2.TD患者最常见的死因是什么？

A.颅内出血

B.心脏畸形

C.营养不良

D.呼吸停止

3.以下哪项不是TD的特征？

A.儿童时期死亡

B.明显的肢干粗短

C.胸部狭窄但躯干长度正常

D.成纤维细胞生长因子受体3基因突变

4."Kleeblattschädel"综合征是什么？

A.矢状缝分离

B.颅底凹陷症

C.颅骨缝内骨

D.三叶草形头颅

病例 150 答案

I型致死性骨发育不全

1.B 和 D。重要表现包括肢体短小、胸廓畸形和扁平椎，可以见于致死性骨发育不全和纯合子软骨发育不全。其他选项是错误的，因为他们的椎体高度是正常的。

2.D。胎儿出生后死亡最常见的原因是呼吸骤停。

3.A。死亡发生在婴儿期，通常在出生后数小时到数天。

4.D。"Kleeblattschädel" 是指三叶草形颅骨，由多个颅缝骨性连接所致。

点评

【临床信息】

TD 是以新生儿致死性的四肢短小而躯干相对正常为特征的发育畸形。头部巨大，眼睛凸出。胸廓小，肺部发育不全，小孩出生后即出现明显的呼吸窘迫。产前超声检查可见胎儿躯干和四肢发育不成比例、羊水过多，胎动减少等。TD 是由 FGFR3 基因突变引起，它位于 4 号染色体短臂。有两种类型：1 型 TD 的特点是骨骼发育迟滞，长骨短缩弯曲，伴或不伴分叶状颅骨；2 型 TD 特点是分叶状颅骨，长骨相对 1 型较长且不弯曲。

【影像学表现】

X 线特征性表现为脊柱广泛的扁平椎，椎体窄尤其在中线部位最为突出，椎弓根间距变短（图 S150-1～图 S150-2）。骨盆 X 线在头尾方向可见短的髂骨和水平的髋臼顶，小的坐骨切迹和短而宽的坐骨（图 S150-3）。胸部 X 线可见小胸廓、杯型前肋端、小肩胛骨和长钩型锁骨。四肢骨骼明显短小、弯曲，并且伴喇叭状干骺端。手和足的管状骨粗大畸形。头颅增大，枕骨大孔变小，脸小，鼻梁凹陷。偶可见分叶状颅骨。

参考文献

Barkova E, Mohan U, Chitayat D, et al. Fetal skeletal dysplasias in a tertiary care center: radiology, pathology, and molecular analysis of 112 cases. Clin Genet. 2015; 87: 330-337.

交叉文献

Musculoskeletal Imaging: The Requisites, 4th ed, 539, 541.

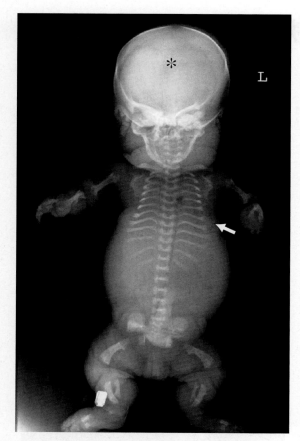

图 S150-1　新生儿前后位 X 线片示明显的四肢短小，窄胸和杯型前肋端（白箭），扁平椎合并狭窄的椎弓根间距，巨大而突出的头颅（星号）

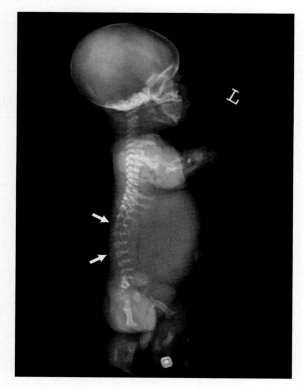

图 S150-2　侧位 X 线片示广泛的扁平椎（白箭）及额骨突出

病例 151

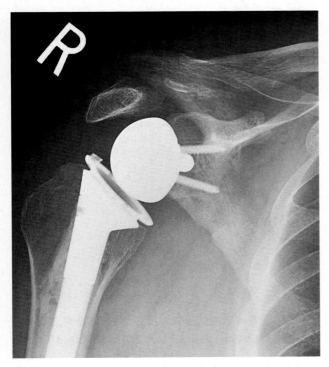

图 151-1

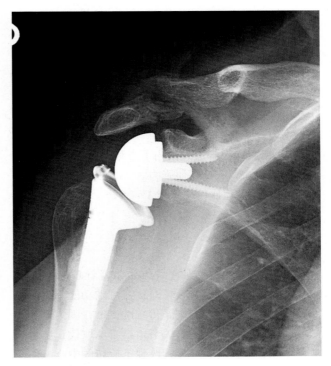

图 151-2

【病史】 男，59 岁，进行性肩部疼痛。

1.哪些内容应包含在影像学报告单中？（可选择全部答案）

A.传统全肩关节置换（TSA）

B.右侧反向 TSA

C.Mumford 术后

D.锁骨溶骨性改变

E.肩峰骨折

F.肩峰截骨术后

2.什么情况下反向 TSA（rTSA）比传统 TSA更好？

A.盂肱关节炎

B.无法修复的肩袖损伤

C.广泛盂唇撕裂

D.三角肌松弛

3.下列哪个关于 rTSA 的表述是错误的？

A.比传统 TSA 更容易脱位

B.上臂内旋、内收和伸展时脱位

C.稳定性和活动度依赖三角肌和肩胛肌群

D.旋转中心和传统 TSA 相同

4.反向 TSA 的并发症概率比传统高出多少？

A.2 倍

B.3 ～ 5 倍

C.8 ～ 10 倍

D.15 ～ 20 倍

病例 151 答案

全肩关节成形术合并肩峰骨折

1.B，C和E。该患者有右侧rTSA，肩峰骨折。锁骨的缺损与先前的切除有关（Mumford手术）。

2.B。rTSA用来治疗伴有以下情形的肱盂关节炎：存在巨大撕裂引起的无法修补的肩袖损伤、失败的肩袖手术或严重肌肉萎缩。

3.D。rTSA设计通过向内下方移动改变旋转中心，增加三角肌力臂和三角肌张力。

4.B。并发症比传统高出3～5倍。

点评

【生物力学】

反向TSA是由美国食品药品监督管理局在2004年批准使用的，其设计是针对伴有肩袖功能不足的肱盂关节置换患者。它不同于传统的TSA，因为球和盂的方向是相反的。因此，关节盂被半球取代，肱骨头被一个凹杯取代。这种设计改变了旋转的中心，使其向内侧和下方移动，增加三角肌力臂和三角肌张力。这也增强了三角肌产生的扭矩，三角肌的机械优势可以补偿肩袖的缺陷，并且使三角肌成为肩关节外展时的主要肌肉。然而，这也导致肩峰受到更大的力量，使其更容易出现应力性骨折和真性骨折（图S151-1～图S151-4）。肩峰骨折的发病率在一些系列研究中高达11%。自从FDA批准后，rTSA使用的适应证一直在扩大，包括用于治疗老年人肱骨近端骨折，取代行人工半肩关节置换术。

【其他并发症】

rTSA并发症高出传统肩关节置换3～5倍，术中术后并发症包括神经损伤、感染、脱位或不稳定、肩胛冈骨折、血肿及肩胛骨颈部的撞击。

【禁忌证】

严重受损的三角肌，孤立的冈上肌肌腱撕裂，虽然存在严重肩袖撕裂和关节炎，但肩关节的主动运动功能未受损。

参考文献

Dubrow S, Streit JJ, Muh S, Shishani Y, Gobezie R. Acromial stress fractures: correlation with acromioclavicular osteoarthritis and acromiohumeral distance. Orthopedics. 2014; 37: e1074-e1079.

Mata-Fink A, Meinke M, Jones C, Kim B, Bell JE. Reverse shoulder arthroplasty for treatment of proximal humeral fractures in older adults: a systematic review. J Shoulder Elbow Surg. 2013; 22: 1737-1748.

交叉文献

Musculoskeletal Imaging: The Requisites, 4th ed, 324-326.

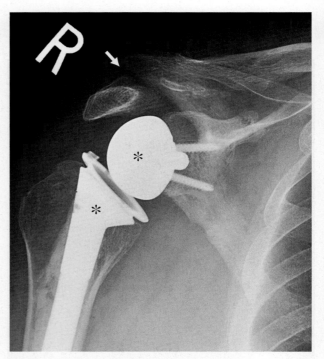

图S151-1 反向肩关节置换（星号）术后5个月正位X线片显示：肩峰骨折（白箭），以及之前的Mumford手术

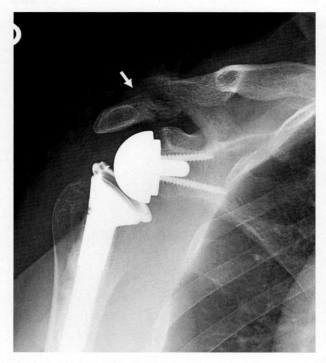

图S151-2 肩关节Grashey位X线片示肩峰骨折的范围（白箭）

病例 152

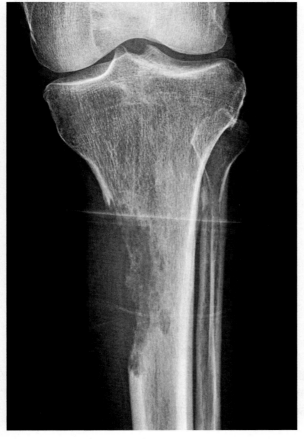

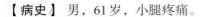

图 152-1

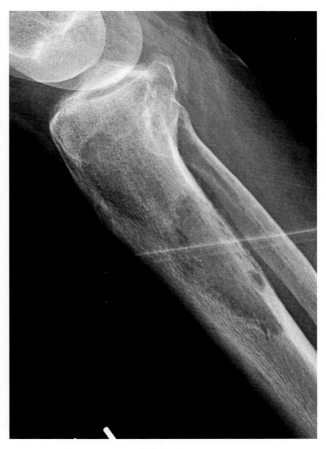

图 152-2

【病史】 男，61岁，小腿疼痛。

1.需要考虑哪些鉴别诊断？（可选择全部答案）

A.肺癌骨转移

B.骨髓炎

C.黑色素瘤

D.浆细胞瘤

E.骨巨细胞瘤

2.下列哪项不是肿瘤骨转移的机制？

A.穿越筋膜

B.直接扩散

C.血源性

D.淋巴源性

3.除了哪个都能造成骨皮质破坏？

A.骨膜骨肉瘤

B.尤因肉瘤

C.造釉细胞瘤

D.嗜酸性肉芽肿

4.下列哪个不是圆形细胞肿瘤？

A.神经母细胞瘤

B.纤维肉瘤

C.尤因肉瘤

D.嗜酸性肉芽肿

病例 152 答案

溶骨性破坏

1.A，C和D。这是一个巨大的胫骨近端内侧溶骨性破坏，由于肺癌骨转移所致。

2.A。直接扩散、血源性转移、淋巴转移和椎管内转移都是肿瘤骨转移可能的机制。

3.A。骨膜骨肉瘤典型表现为长骨骨干明显的骨膜炎。

4.B。采用圆形细胞肿瘤的"柠檬LEMON"记忆法，它代表白血病（Leukemia）、淋巴瘤（Lymphoma）、尤因肉瘤（Ewing sarcoma）、嗜酸性肉芽肿（Eosinophilic granuloma）、多发性骨髓瘤（Multiple myeloma）、骨髓炎（Osteomyelitis）和神经母细胞瘤（Neuroblastoma）。

点评

【骨破坏的方式】

骨质破坏有3种基本方式：①地图样。存在边界的孤立性骨溶解（图S152-1～图S152-2）。②虫蚀样。大量小的溶骨性病灶和骨内膜破坏，表明是一个更具侵袭性的病变。③渗透样。浸润性破坏导致皮层穿凿样改变和无数微小溶骨性病变，和正常骨之间的边界模糊（图S152-3～图S152-4）。本例患者患有肺癌，导致了典型的溶骨性浸润性破坏内侧皮质区的转移瘤。疼痛是主要症状。当病变＞2.5 cm或累及骨干50%或更大宽度时，病理性骨折的风险很高，对此并发症应保持高度警惕（图S152-5）。CT和MRI对评估皮质破坏程度和肿瘤范围有价值。

【鉴别诊断】

包括转移瘤（特别是肺、肾、膀胱、子宫、卵巢、睾丸、结肠、肾上腺、甲状腺、黑色素瘤；图S152-6）、多发性骨髓瘤、软骨肉瘤、尤因肉瘤与淋巴瘤。在儿童患者中，应考虑神经母细胞瘤、肾母细胞瘤、视网膜母细胞瘤、横纹肌肉瘤、尤因肉瘤和骨肉瘤。有相应的全身表现时可以考虑骨髓炎。

参考文献

Li S，Siegal GP. Small cell tumors of bone. Adv Anat Pathol. 2010；17：1-11.

Riccio AI，Wodajo FM，Malawer M. Metastatic carcinoma of the long bones. Am Fam Physician. 2007；76：1489-1494.

交叉文献

Musculoskeletal Imaging：The Requisites，4th ed，429-431.

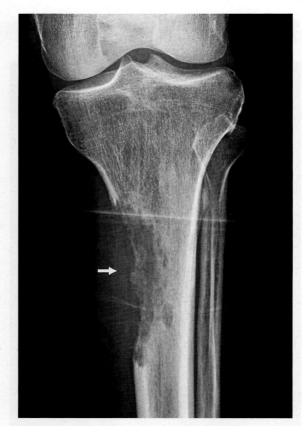

图S152-1　左小腿正位X线片示胫骨近段骨干大片状地图样破坏性病灶（白箭），病变范围近7 cm，涉及骨宽度的50%以上。该患者患有肺癌

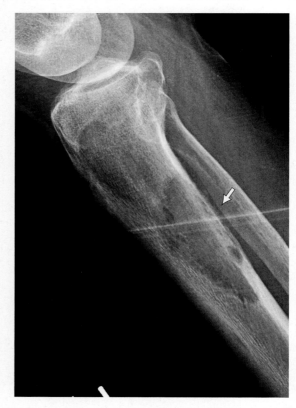

图S152-2　侧位X线片示皮质骨破坏和骨膜反应（白箭）

病例 153

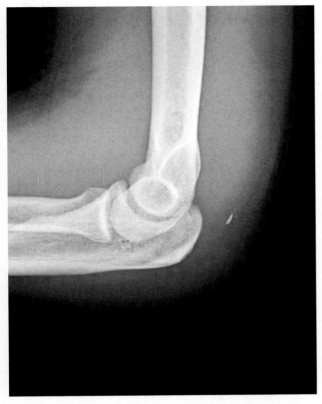

图 153-1

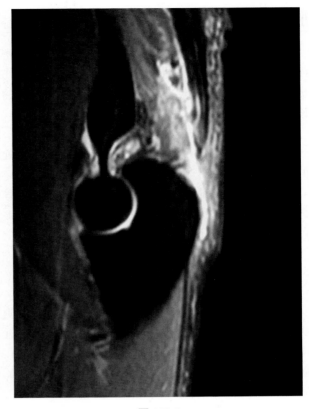

图 153-2

【病史】　男，24岁，负重锻炼后急性肘部疼痛。

1.根据X线片表现，应考虑哪些鉴别诊断？（可选择全部答案）

A.鹰嘴滑囊炎

B.蜂窝织炎

C.三头肌腱撕脱

D.软骨钙质沉着

E.异物

2.下列哪项不是肱三头肌腱撕裂的机制？

A.手伸展时跌倒

B.肘部直接外伤

C.对抗阻力上举

D.肘部过伸

3.肱三头肌哪个位置最容易撕裂？

A.附着点

B.肌腱

C.肌肉腱腹交界处

D.肌肉

4.肱三头肌腱撕裂出现侧位X线片"薄片"征的概率有多大？

A. < 5%

B.20%

C.50%

D.80%

病例 153 答案

肱三头肌腱撕脱

1.A，B，C 和 E。影像学发现不透亮的线性高密度影伴广泛软组织肿胀的鉴别诊断较多。如果有外伤史伴有伸肘力量的突然减弱，肱三头肌腱急性撕脱的诊断就比较明确。

2.D。过伸不会导致肱三头肌肌腱撕裂。

3.A。最容易出现肌腱损伤的部位是其在鹰嘴处的止点。

4.D。肱三头肌撕脱会引起尺骨鹰嘴小的撕脱骨折（薄片征阳性），在约 80% 的患者在侧位 X 线片上可以观察到。

点评

【解剖学特点】

肱三头肌起自上臂的背侧，由 3 个头组成：外侧头、长头、内侧头。外侧头起自肱骨后面桡神经沟近端，内侧头起自桡神经沟远端，长头起自盂下结节。肱三头肌止于鹰嘴突后方表面，接近其宽度的 100%。肱三头肌与肘肌一起完成伸肘的动作。

【临床信息】

肱三头肌撕裂被认为是少见的损伤，但在职业足球运动员、举重运动员等人群中有较高的发病率。合成类固醇的应用被认为是这些运动员损伤中的一个促进因素。最常见的损伤机制包括在手伸展时跌倒，直接外伤和主动偏心性收缩（对抗阻力性上举）。在非运动员，糖尿病、甲状旁腺功能亢进和慢性肾脏疾病与肱三头肌肌腱强度下降引起撕裂有关。患者表现为疼痛，对抗阻力伸肘时力量减弱或消失，通常可触及凹陷。压痛，肿胀，肌肉痉挛和背侧瘀斑等都是常见的损伤征象。

【影像学表现】

肱三头肌肌腱撕裂最常见于肌腱远端附着点，表现为附着点小的皮质骨撕脱碎片（薄片征阳性）（图 S153-1～图 S153-3），因为肌肉收缩导致骨折片移位并非罕见。损伤产生显著的肿胀和出血，肌腱损伤处及周围在 MRI 呈 T_2 高信号，鹰嘴滑囊可能扩张（图 S153-4）。部分撕裂由于间质水肿表现为肌腱的局灶性信号变化（图 S153-5～图 S153-6）。

参考文献

Wenzke DR. MR imaging of the elbow in the injured athlete. Radiol Clin North Am. 2013；51：195-213.

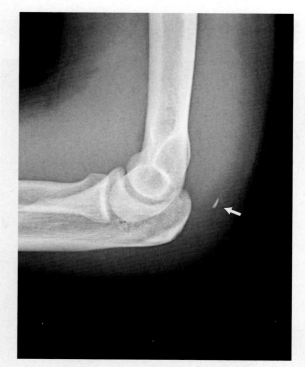

图 S153-1　侧位片示阳性的"薄片"征（白箭）提示皮质撕脱骨折，同时有明显的软组织肿胀

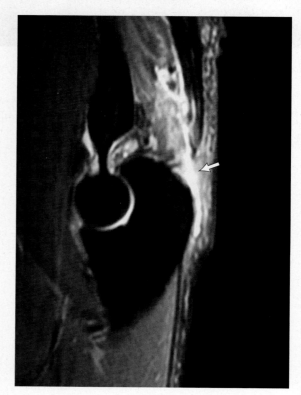

图 S153-2　矢状 T_2WI 显示完全性肱三头肌止点撕脱，导致局部形成间隙（白箭）及其周围广泛水肿或出血

交叉文献

Musculoskeletal Imaging：The Requisites，4th ed，95-96，112.

病例 154

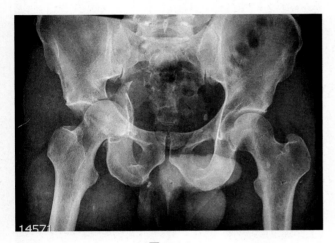

图 154-1

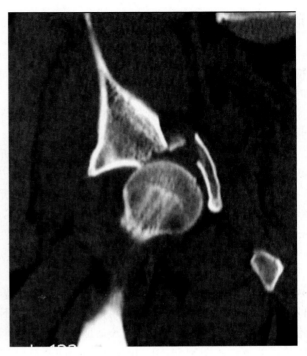

图 154-2

【病史】 男，23岁，车祸伤。

1.哪些骨性标志受到破坏？（可选择全部答案）

A.髂耻线

B.髂坐线

C.髋臼前缘

D.髋臼后缘

E.Shenton线（沈通线）

2.该患者为复杂骨折，下列哪项Judet-Letournel
分型不成立？

A.前柱和半横行

B.后壁和横行

C.T形

D.简单横行

3.轴位CT扫描影像上横行髋臼骨折沿哪个解剖
平面走行？

A.矢状位

B.冠状位

C.轴位

D.无标准几何平面

4.轴位CT图像上前后柱骨折方向是沿哪个平面
走行？

A.矢状位

B.冠状位

C.轴位

D.无标准几何平面

病例 154 答案

髋臼骨折

1.A，B，C和D。患者为右侧骨盆Judet-Letournel横行髋臼骨折，破坏了髂耻线、髂坐线、前后柱，同时存在右耻骨下支骨折。

2.D。出现耻骨下支骨折就排除了简单的横行骨折。

3.A。髋臼横行骨折在CT上沿矢状位走行，骨折线表现为前后方向的透亮影。

4.B。前后柱骨折在CT上沿冠状位走行，其骨折线呈从内向外的透亮影。

点评

【Judet-Letournel骨折分型】

髋臼骨折是由高能量创伤引起的，经常为复杂的粉碎性骨折。多个片段的位移可能会导致关节面不连续，后续发展为创伤性骨关节炎。股骨头脱位或半脱位需要复位（图S154-1）。Judet-Letournel系统已被公认为是一种有用的手术分类。髋臼骨折分为5种简单骨折类型和5种由不同简单骨折组成的联合骨折类型。单纯骨折分为髋臼后壁、后柱、髋臼前壁、前柱和横行骨折。5种联合骨折为：横行+后壁，T形，前柱+后壁半横行，后柱+后壁，前后柱骨折。

【影像学表现】

CT被用来评估髋臼骨折（图S154-2～图S154-3），效果优于传统X线片，特别是对复杂骨折的显示，可以更准确地评估骨折片的大小、关系、移位程度，骨折线的连续性及髋臼柱的中断情况。三维图像重建是CT另一个优势，可以更好显示不同骨碎片的关系。要记住的一点，柱的骨折和横行骨折在CT上具有特征性的表现，前后柱骨折是在冠状面上从内侧到外侧的方向走行（图S154-4），这些骨折会延伸到闭孔内；而横形骨折在矢状位上从前向后将髋骨分成两半（图S154-5）。

参考文献

Yu JS. Hip and femur trauma：imaging of trauma to the extremities. Semin Musculoskelet Radiol. 2000；4：205-220.

交叉文献

Musculoskeletal Imaging：The Requisites，4th ed，162-164.

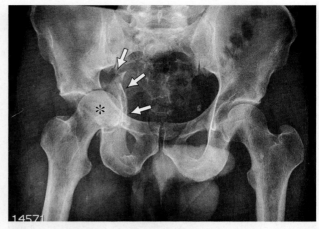

图S154-1　骨盆前后位片示复杂髋臼骨折（白箭）伴右侧股骨头中心脱位（星号）

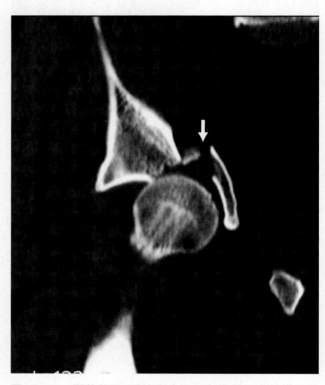

图S154-2　冠状位CT重建图像显示复杂骨折中的横行骨折线（白箭）平分髋骨，伴矩形骨折块向内侧移位

病例 155

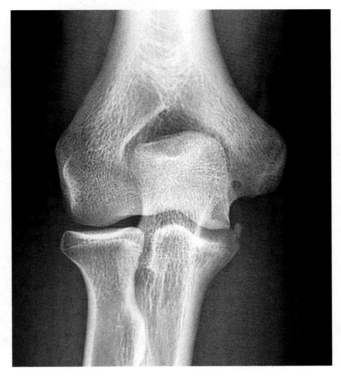

图 155-1

【病史】 18岁，四分卫队员，3周前训练时肘部受伤，现仍有疼痛。

1.需要考虑哪些鉴别诊断？（可选择全部答案）

A.肱骨内髁应力性骨折

B.尺侧副韧带（UCL）撕裂

C.高耸结节撕脱骨折

D.前臂屈肌腱变性

E.关节内异物

2.在投掷过程中的哪个阶段，UCL最容易断裂？

A.投掷早期

B.加速

C.投掷

D.投掷后

3.以下哪项不会在肘部外翻过伸损伤中出现？

A.肱骨小头骨软骨缺损

B.肱骨小头缺血性坏死

C.内侧副韧带松弛

D.肱骨小头软化

4.哪个结构和UCL前束相关？

A.桡侧腕屈肌

B.掌长肌

C.尺侧腕屈肌

D.指浅屈肌

病例 155 答案

尺侧副韧带损伤

1.B 和 C。X 线片显示尺骨近端高耸结节处小的骨块与尺侧副韧带（UCL）的撕脱骨折相一致。

2.B。尺侧副韧带前束是对抗外翻应力的主要稳定因素，在投掷加速阶段容易受损伤。

3.B。Panner 病是指未发育完全的桡骨小头受到反复的挤压损伤，导致血供不足。虽然高过头的投掷是一种危险因素，但反复的负重如体操运动也会增加其风险。

4.D。指浅屈肌和尺侧副韧带前束直接相邻，在外翻损伤中容易受损。

点评

【解剖学特点】

UCL 包括三束：前束、后束和斜行束。其中前束最大，对抗肘关节外翻起主要的稳定作用，它起自肱骨内上髁的下侧面、止于尺骨冠状突内侧的高耸结节。

【损伤机制】

投掷周期的加速阶段 UCL 重复拉伸可能会导致韧带力量减弱、炎症和进行性松弛。重复的应力最终可能撕裂 UCL 前束，其损伤部位可以在起点，也可以在止点。韧带断裂通常由突然的暴力引起，偶尔，也可能发生小的撕脱骨折而不是韧带撕裂（图 S155-1）。

【影像学表现】

X 线显示 UCL 损伤的间接征象包括 UCL 内的异位骨化，应力位时内侧关节间隙异常扩大，高耸结节止点处骨溶解是一个重要表现（图 S155-2）。任何怀疑有这种损伤的运动员都应做 MRI 检查，正常 UCL 表现为线性低信号结构，出现不连续、形态变化或水

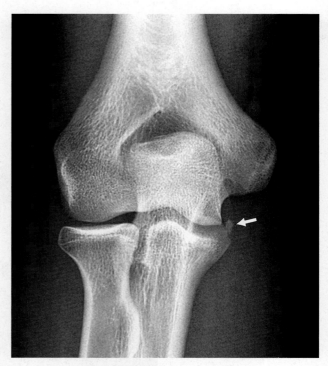

图 S155-1　肘关节正位 X 线片显示小骨碎片（白箭），尺侧副韧带前束在尺骨近端内侧高耸结节附着处骨缺损

肿则提示存在病理改变（图 S155-3 ～图 S155-5）。磁共振造影成像显示造影剂外漏提示韧带完全中断。累及肱骨小头的骨挫伤和软骨纤维化是外翻型损伤的特征，如果严重，它可能导致骨软骨缺损。屈肌的炎症可能伴随 UCL 前束的急性撕裂。

参考文献

Kancherla VK，Caggiano NM，Matullo KS. Elbow injuries in the throwing athlete. Orthop Clin North Am. 2014；45：571-585.

交叉文献

Musculoskeletal Imaging：The Requisites，4th ed，107-110.

病例 156

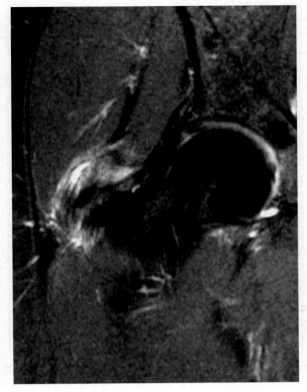

图 156-1

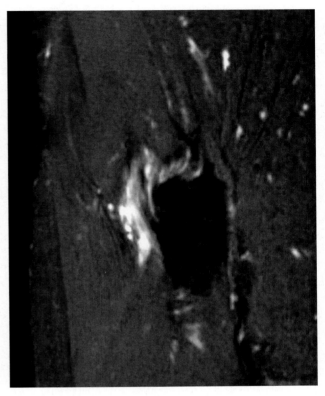

图 156-2

【病史】 女，45岁，急性髋部疼痛。

1.需要考虑哪些鉴别诊断？（可选择全部答案）

A.肌腱变性

B.钙化性肌腱炎

C.臀袖撕裂

D.转子滑囊炎

E.应力性骨折

2.MRI对于臀中肌和臀小肌肌腱急性撕裂的诊断准确率?

A.50%

B.70%

C.90%

D.100%

3.哪根神经支配转子滑囊？

A.股神经

B.闭孔神经

C.臀上神经

D.臀下神经

4.哪个不容易导致转子滑囊扩张？

A.肿瘤

B.创伤

C.感染

D.晶体沉积性疾病

病例 156 答案

臀中肌和臀小肌肌腱撕裂

1.B，C和D。主要表现是臀中肌和臀小肌肌腱附着处的水肿，臀中肌下的滑囊内有液体。肌腱变性通常不导致炎症反应。

2.C。MRI诊断急性臀袖撕裂的准确率为91%。

3.D。转子滑囊由臀下神经支配。

4.A。转子滑囊扩张最常见的3种原因为创伤、感染和晶体沉积性疾病。

点评

【临床信息】

大转子周围疼痛是一种常见的临床症状，关节内和关节周围病变都可能引起。髋部、腹股沟或臀部疼痛患者的髋外展肌和臀中肌、臀小肌变性是常见MRI表现。臀中肌、臀小肌肌腱变性也是大转子处疼痛综合征的常见原因，这种常见的局部疼痛综合征与股骨坏死和股骨或髋臼的应力性骨折引起的髋部疼痛非常相似。臀小肌和臀中肌肌腱在大转子止点的部分撕裂比完全撕裂更常见，但完全撕裂会引起肌腱回缩。这些患者通常伴有髋关节内旋或外展的抵抗性疼痛。患者通常是中年妇女，症状往往持续较长时间，平均超过1年。

【影像学表现】

MRI是首选的影像检查方式。MRI特征性表现是臀小肌和（或）臀中肌肌腱止点处水肿，T_2WI 表现为肌腱在大转子止点处的高信号（图S156-1～图S156-5）。当肌腱完全断裂时，局部有肌肉回缩形成的肌腱游离端，但完全撕裂较罕见。肌腱变性和钙化性肌腱炎与肌腱撕裂一样常见，小的钙沉积物在X线片也容易发现（图S156-6）。大转子处滑囊积液往往和臀中肌或臀小肌腱病变同时存在。

参考文献

Blankenbaker DG，Ullrick SR，Davis KW，De Smet AA，Haaland B，Fine JP. Correlation of MRI findings with clinical findings of trochanteric pain syndrome. Skeletal Radiol. 2008；37：903-909.

交叉文献

Musculoskeletal Imaging：The Requisites，4th ed，179-180.

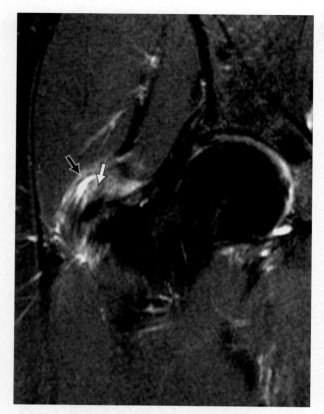

图S156-1　冠状位 T_2WI 显示臀小肌肌腱在股骨大转子的止点处间质水肿（白箭），臀中肌下滑囊扩张（黑箭）

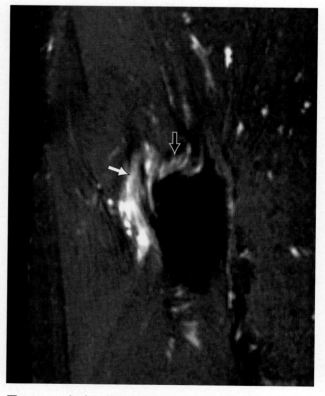

图S156-2　相应矢状位图像显示臀小肌（白箭）和臀中肌（黑箭）肌腱止点处水肿

病例 157

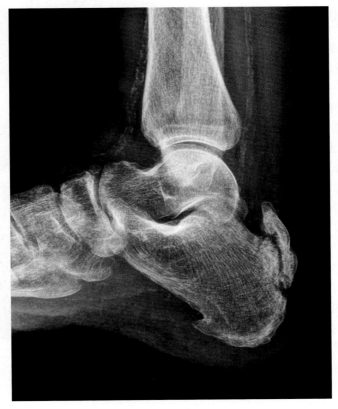

图 157-1

【病史】 48岁，慢性病患者。

1.需要考虑哪些鉴别诊断？（可选择全部答案）

A.异位骨化

B.跟骨撕脱骨折

C.跟腱撕脱

D.神经病理性骨折

E.骨刺骨折

2.对于神经病理性跟骨撕脱骨折，哪项是错误的？

A.经常是由于创伤导致

B.粗隆上方受累

C.发生在跟腱止点远端

D.糖尿病患者常见

3.以下哪项不是神经病理性跟骨撕脱骨折和普通创伤性跟骨骨折治疗不同的原因？

A.高感染率

B.高骨不连率

C.愈合时间长

D.手术容易失败

4.哪项不是跟骨撕脱骨折发生的部位？

A.趾短伸肌（EDB）起点

B.足底筋膜附着点

C.分歧韧带附着点

D.载距突

病例157答案

神经病理性跟骨骨折

1.B，C和D。影像表现为跟骨隆突的撕脱骨折，是一种糖尿病患者特征性的神经病理性骨折。注意动脉粥样硬化性钙化。

2.A。一般神经病理性跟骨撕脱骨折没有特殊外伤史，通常在患者正常生活状态下发生。

3.D。手术可以进行，但对于这种存在神经损害的患者伤口护理和警惕感染需要首先考虑。

4.D。跟骨撕脱骨折可累及跟腱止点、趾短伸肌起点、足底筋膜附着点、分歧韧带跟骨前突附着点及跟骰韧带附着点。

点评

【临床信息】

跟骨结节撕脱骨折少见，占跟骨骨折的1.3%～2.7%。其损伤机制是撕脱或剪切压缩所致，后者占大多数。外伤性撕脱可能是踝关节背伸使跟腱突然紧张，或者在踝部跖屈坠落时腓肠肌主动收缩引起，或在赛跑者起跑时后蹬背屈所致。

【神经病理性变异】

跟骨撕脱骨折的一个重要变异类型是长期糖尿病导致的神经病理性骨折。在这些骨折患者中，没有严重创伤或过度活动的病史。撕脱骨折在某些情况下还可能是神经性疾病的最初表现。主要骨折线平行于骨突，骨折影响上皮质，而不是下皮质（图S157-1～图S157-2）。骨折容易向后延伸，在跟腱附着处远端形成一个水平方向的骨块。慢性病变导致跟骨形态多变（图S157-3）。当连续随访骨折后影像时，骨折移位和碎裂是常见征象。神经病理性骨折很重要，因为术后感染、骨不连、畸形愈合、内固定失败的发生率较高，与非神经病理性骨折相比，需要更长的时间才能愈合。

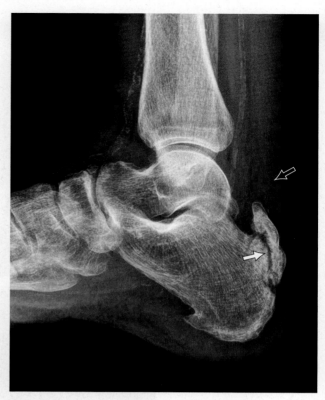

图S157-1 侧位X线片显示一位长期糖尿病患者跟骨结节撕脱骨折（白箭），跟腱通常变厚（黑箭）

参考文献

Kathol MH，El-Khoury GY，Moore TE，Marsh JL. Calcaneal insufficiency avulsion fractures in patients with diabetes mellitus. Radiology.1991；180：725-729.

Yu SM，Yu JS. Calcaneal avulsion fractures：an often forgotten diagnosis. AJR Am J Roentgenol. 2015；205：1061-1067.

交叉文献

Musculoskeletal Imaging：The Requisites，4th ed，271-272.

病例 158

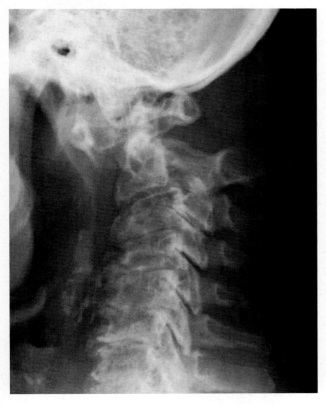

图 158-1

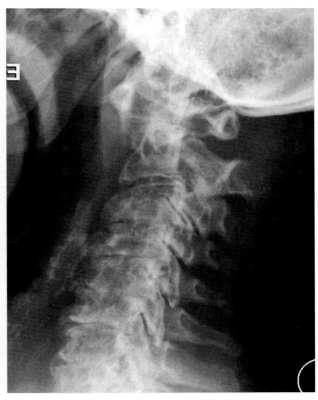

图 158-2

【病史】　女，65岁，颈部痛，无外伤病史。

1.哪些关节疾病可以导致$C_{1\sim2}$这种改变？（可选择全部答案）

A.风湿性关节炎

B.银屑病关节炎

C.双水合焦磷酸钙（CPPD）关节病变

D.强直性脊柱炎

E.系统性红斑狼疮

2.齿突前间隙距离大于多少可以考虑寰枢关节半脱位？

A.2.5 mm

B.4 mm

C.6 mm

D.只有当存在活动度时

3.颅底下沉中下列哪项不可能出现？

A.寰枕、寰枢关节塌陷

B.C_1向下移位

C.无神经功能缺陷

D.齿状突尖插入枕骨大孔

4.什么是颅底扁平症？

A.齿突凸向枕骨大孔

B.枕骨大孔狭窄

C.颅底扁平

D.颈椎周围颅底下垂

病例 158 答案

寰枢关节失稳

1.A，B，D 和 E。列出的所有疾病均可导致前寰枢关节不稳，但 CPPD 是一种非常罕见的原因。当然，明确每种疾病的特征性表现对于鉴别诊断非常重要。另外，感染、先天性疾病、创伤（偶尔）都能导致寰枢关节不稳。

2.A。当齿突前间隙（齿突前皮质与颈 1 前弓后皮质间距离）大于 2.5 mm 时，应当考虑寰枢关节半脱位。

3.C。颅底下沉是类风湿关节炎时寰枕关节和寰枢关节血管翳破坏引起的不良后果，导致颈 1 向下沉，齿状突通过枕骨大孔向上突。这种变化导致众多症状，包括疼痛、脑神经和脊髓功能损害。

4.C。颅底扁平症指颅底扁平，可同时合并颅底凹陷（齿状突向上穿过枕骨大孔）。

点评

【解剖学特点】

寰枢椎半脱位发生于寰椎相对于齿状突移位时，向前半脱位常见，向后半脱位很罕见。当齿状突的前皮质和寰椎前弓后缘的距离大于 2.5 mm（成年人），儿童大于 4.5 mm 时，可以确诊为寰枢椎半脱位（图 S158-1 ～图 S158-2）。此时，齿突后的空间距离通常小于 18 mm。鉴别诊断包括关节炎、炎性病变如感染及一些先天性因素。偶尔，创伤可能导致不稳定，且通常伴有齿状突骨折。肿瘤也会引起不稳定，但发生较少。

【颅底下沉】

如类风湿关节炎，当齿状突和横韧带被破坏时，寰椎可能会向任何方向移动。侧块破坏后可导致颅底下沉，如果发生侧块不对称的破坏可导致侧向半脱位（斜颈）。颅底下沉是以寰椎相对于齿状突下沉并伴有寰枕及寰枢关节的塌陷过程。诊断的关键是发现寰椎前弓（正常状态与齿状突形成关节）与齿状突基底部或 C$_2$ 椎体形成关节（图 S158-3）。

【扁平颅底】

扁平颅底是指颅底异常平坦（图 S158-4），可以是发育性异常或颅底骨的软化引起。它以颅底角（由鼻根至蝶鞍中心连线与蝶鞍中心向枕大孔前缘连线形成的夹角）超过 136° 为特征。

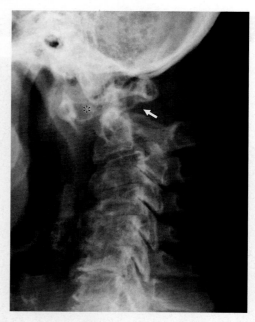

图 S158-1　屈曲位 X 线片示 C$_1$ 向前半脱位（白箭），导致椎管严重狭窄和齿状突前间隙的扩大（星号）

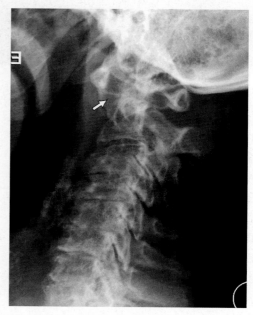

图 S158-2　过伸位 X 线片示 C$_1$ 椎向后移动，但齿状突前间隙仍然显著增宽（白箭）

参考文献

Cohen SP. Epidemiology，diagnosis，and treatment of neck pain. Mayo Clin Proc. 2015；90：284-299.

交叉文献

Musculoskeletal Imaging：The Requisites，4th ed，257-258.

病例 159

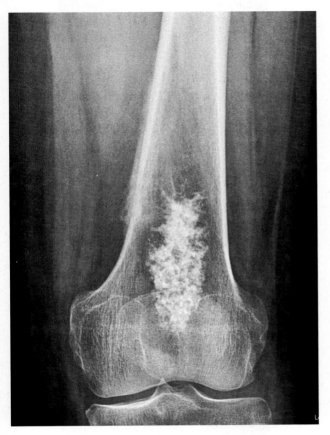

图 159-1

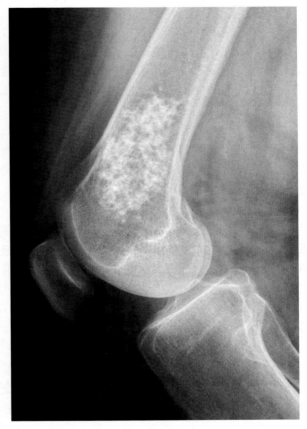

图 159-2

【病史】 女，61岁，腿部疼痛。

1.需要考虑哪些鉴别诊断？（可选择全部答案）

A.内生软骨瘤

B.多形性未分化肉瘤

C.软骨肉瘤

D.骨肉瘤

E.骨梗死

2.软骨肉瘤下列哪种类型最常见？

A.间叶细胞型

B.中央型

C.外周型

D.透明细胞型

3.中央型软骨肉瘤钙化发生率为多少？

A.10%

B.40%

C.70%

D.＞90%

4.哪项是透明细胞型软骨肉瘤的特征？

A.常累及脊柱

B.累及骨骼未发育成熟患者

C.侵袭性强

D.发生在管状骨骨端

病例 159 答案

软骨肉瘤

1.A 和 C。股骨远端髓腔内含有软骨样基质的病变。多形性肉瘤虽然可以存在钙化区域，但通常有骨破坏和软组织肿块（以前称为恶性纤维组织细胞瘤）。骨梗死常有硬化边。

2.B。中央型软骨肉瘤是第三常见的原发肿瘤，仅次于多发性骨髓瘤和骨肉瘤，30～60 岁多见，间叶细胞型、外周型和透明细胞型更倾向于较年轻患者。

3.C。约 70% 中央型软骨肉瘤可出现局部钙化。

4.D。透明细胞型软骨肉瘤在骨端出现，常表现为良性，边界清楚，容易被认为软骨母细胞瘤，但透明细胞型软骨肉瘤不同于软骨母细胞瘤之处在于其通常发生于年龄较大的患者（20 多岁）。

点评

【临床信息】

软骨肉瘤是一种源于软骨细胞的恶性肿瘤，它可能是一个原发性病变或从一个已经存在的含软骨病变发展而来（骨软骨瘤或内生软骨瘤）。这些肿瘤的分类可按其位置（中央、周围、皮质旁），细胞分化程度（低级别、中等级别、高级别），或不同的组织学特征（间叶细胞型、透明细胞型）。中央型软骨肉瘤比周边型更常见，大多数为低度恶性。软骨肉瘤可发生于任何年龄，但 50% 超过 40 岁，男性和女性发生率无差别。隐隐作痛或疼痛是最常见的表现，有时疼痛可能已经存在 1～2 年才发现肿瘤。

【影像学表现】

软骨肉瘤多发生在中心区域，骨盆和股骨病变占 40%（图 S159-1～图 S159-2），脊柱和肋骨占 25%，肩和肱骨近端占 15%。肿瘤几乎总是呈分叶状，坏死和液化常见，肿瘤浸润可导致皮质增厚。肿瘤会逐步穿透皮质，进入邻近的软组织。骨膜反应预示着皮质的侵袭。70% 的患者形成软骨样基质，并可以通过 CT 显示。这些病变由于含水量高在 T_2WI 呈高信号，因此 MRI 可以帮助确定肿瘤范围（图 S159-3～图 S159-5）。增强表现多样，而且往往是在外围和软骨样结节之间的纤维间质强化最明显。对比剂"水坑样"强化出现在低级别软骨肉瘤中，内生软骨瘤一般没有。骨扫描通常呈阳性，而只有 30% 的内生软骨瘤摄取增加（图 S159-6）。

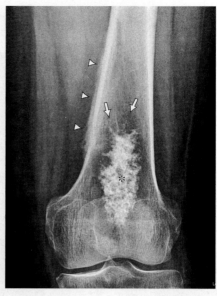

图 S159-1　正位 X 线片示含有软骨样基质的髓内病变（星号），病灶周边区域透光性增强（白箭），内侧皮质有骨膜反应（箭头）

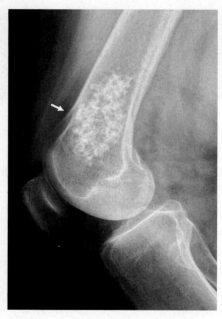

图 S159-2　侧位 X 线片示前方骨内膜处轻微的扇贝征（白箭）

参考文献

Logie CI，Walker EA，Forsberg JA，Potter BK，Murphey MD.Chondrosarcoma：a diagnostic imager's guide to decision making and patient management. Semin Musculoskelet Radiol. 2013；17：101-115.

交叉文献

Musculoskeletal Imaging：The Requisites，4th ed，393-398.

病例 160

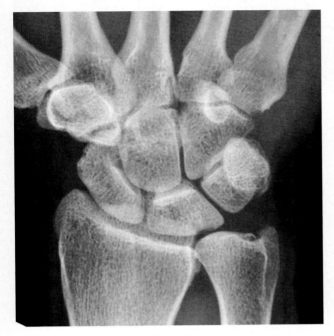

图 160-1

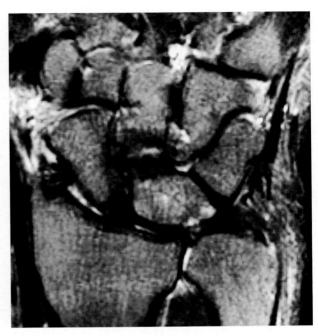

图 160-2

【病史】 44岁，慢性腕尺侧疼痛。

1.需要考虑哪些鉴别诊断？（可选择全部答案）

A.尺骨基底部综合征

B.尺骨阳性变异

C.尺骨撞击综合征

D.三角纤维软骨（TFC）撕裂

E.尺骨嵌入综合征

2.哪项不是尺骨基底部综合征的表现？

A.月骨塌陷

B.月骨信号增强

C.月骨近端囊变

D.尺骨阳性变异

3.哪项不是尺骨基底部综合征的诱发因素？

A.Madelung畸形（马德隆畸形）

B.既往有桡骨骨折短缩病史

C.尺骨远端截骨

D.桡骨远端切除

4.尺骨基底部综合征中哪个韧带损伤？

A.舟月韧带

B.月骨三角骨韧带

C.尺侧副韧带

D.桡侧副韧带

病例 160 答案

尺骨基底部综合征

1.A，B，D和E。尺骨基底部综合征和尺骨嵌入综合征是同义词，指当尺骨过长或桡骨过短时，会压缩撞击腕骨。三角纤维软骨撕裂很明显。尺骨撞击综合征指的是缩短的尺骨撞击桡骨远端干骺端。

2.A。月骨塌陷不是尺骨基底部综合征的表现，常见于月骨缺血性坏死。

3.C。尺骨远端截骨不是导致尺骨基底部综合征的原因。

4.B。月骨三角骨韧带撕裂，导致腕骨近端弓的不平衡。

点评

【临床特点】

尺侧基底部综合征是指尺骨头撞击TFC复合体和近排腕骨，特别是内侧的月骨（图S160-1～图S160-4）。慢性撞击的结果是TFC和月骨软骨的退变和逐渐损毁。慢性尺侧疼痛类似TFC撕裂，中年患者常受影响。

【影像学表现】

尺骨阳性变异是最常见的影像学表现，它可能是先天性或以前桡骨骨折的结果。月骨内侧、三角骨近端或尺骨远端可出现硬化、囊变、关节面变平或骨赘形成。MRI最常见月骨皮质下信号变化伴周围骨髓水肿，严重情况下可出现表面软骨的缺损。根据损伤的时间长短，TFC可退化或撕裂，此外，还可以发现尺骨远端软骨软化和月骨三角骨韧带损伤。

【尺骨茎突撞击综合征】

尺骨茎突的长度＞6 mm时，可撞击三角骨导致软骨软化。类似的情况还可以伴发尺骨茎突骨折并导致骨不连（图S160-5～图S160-6）。

参考文献

Sammer DM，Rizzo M. Ulnar impaction. Hand Clin. 2010；26：549-557.

交叉文献

Musculoskeletal Imaging：The Requisites，4th ed，120.

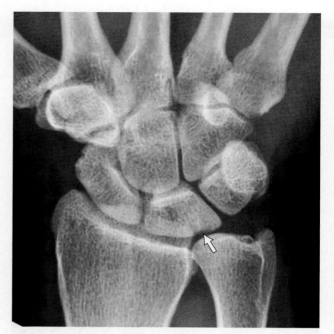

图S160-1　X线片示月骨近端内侧面侵蚀与边缘硬化（白箭），尺骨阳性变异

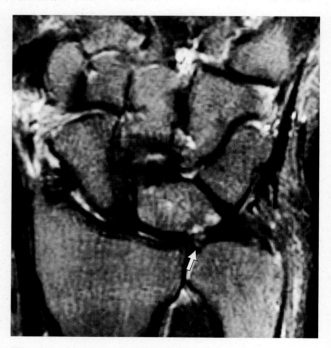

图S160-2　T₂WI显月骨被尺骨撞击导致水肿。在两骨之间，有撕裂的三角纤维软骨伴间隙内高信号的液体（白箭）

病例 161

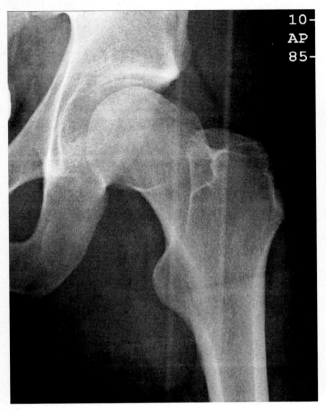

图 161-1

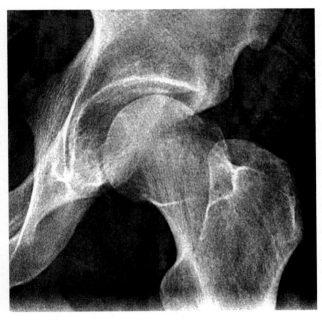

图 161-2

【病史】 32岁，车祸导致髋关节损伤。

1.应考虑以下哪些诊断？（可选择全部答案）

A.髋臼骨折

B.股骨头骨折

C.坐骨骨折

D.髋关节脱位

E.骨软骨缺损（OCD）

2.以下哪个选项不是Pipkin分类法的分类依据？

A.脱位的类型

B.股骨头骨折相对于股骨头凹的位置

C.伴有股骨颈骨折

D.伴有髋臼骨折

3.髋关节后脱位中股骨头骨折的发生率是多少？

A.＜10%

B.33%

C.67%

D.＞90%

4.对于股骨头骨折和髋关节脱位，在检查下列哪项指标时应首选MR而不是CT？

A.骨折片的尺寸和数量

B.关节内的骨折片

C.髋臼柱的完整性

D.软骨缺损

病例 161 答案

股骨头骨折

1.B，D 和 E。X 线片显示股骨头骨折，并伴有来自创伤性骨软骨缺损形成的关节内骨片，这些通常与髋关节脱位相关。

2.A。与 Brmuback 分类法不同，Pipkin 分类法不能区分脱位的类型。

3.A。约有 7% 的髋关节后脱位伴有股骨头骨折。

4.D。MRI 的优势就在于可以评估软骨。此外，在评估圆韧带、髋臼盂唇、韧带，关节囊和关节周围肌肉组织时应首选 MRI 而不是 CT。

点评

【临床信息】

股骨头骨折常与髋关节脱位相关。后脱位中的股骨头骨折发生率为 7%，但在前脱位中更常见。骨折考虑有两种原因：剪切力损伤或直接撞击（图 S161-1 ～图 S161-4）。

【Pipkin 分类法】

Pipkin 分类法将股骨头骨折分为四种类型。Ⅰ型：髋关节脱位导致的股骨头凹下的股骨头骨折；Ⅱ型：髋关节脱位导致的股骨头凹上的股骨头骨折（图 S161-5）；Ⅲ型：Ⅰ型或Ⅱ型伴股骨颈骨折；Ⅳ型：Ⅰ型或Ⅱ型伴髋臼缘骨折。因为 Pipkin 分类法不能区分髋关节前脱位和后脱位，以及髋臼骨折的类型，其他人提出了更全面的分类方法。一般来说，有 1/3 的股骨头骨折患者预后不佳，并发症包括：异位骨化，缺血性坏死、习惯性脱臼和感染。

【影像学表现】

CT 特别适用于评估髋臼骨折和髋关节脱位。复合性损伤及骨折碎片之间相对位置的复杂立体信息最好用三维图像来描述。在髋关节脱位评估中 CT 的价值在于它能够显示股骨头的形态及与髋臼的契合程度，尤其是显示嵌入区域和（或）骨软骨缺损的特征，明确是否存在隐匿性骨折及关节内碎片的位置。

参考文献

Stephenson JW，Davis KW. Imaging of traumatic injuries to the hip. Semin Musculoskelet Radiol. 2013；17：306-315.

交叉文献

Musculoskeletal Imaging：The Requisites，4th ed，167-168.

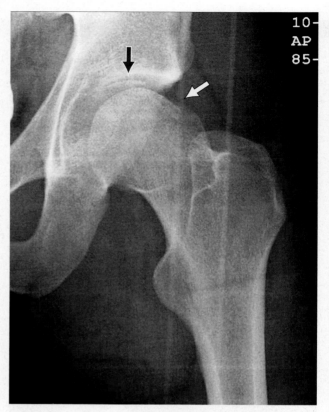

图 S161-1　髋关节正位 X 线片示股骨头上外侧存在缺损（白箭），在上关节间隙内有一个嵌入的骨折片（黑箭）

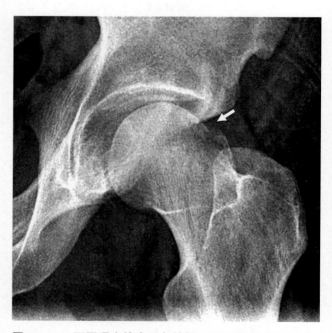

图 S161-2　不同曝光技术反复拍摄，显示骨皮质与骨软骨缺损分离（白箭），以及关节内骨折片

病例 162

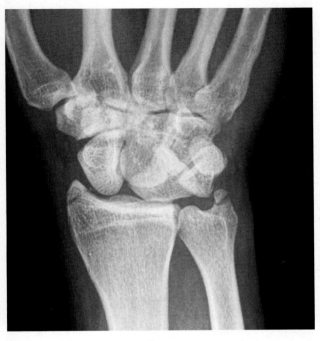

图 162-1

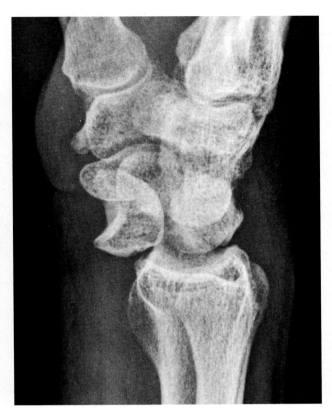

图 162-2

【病史】 男，23岁，腕部疼痛。

1.诊断中应该考虑下列哪些病变？（可选择全部答案）

A.舟月韧带撕裂

B.月骨周围脱位

C.大弧损伤模式（greater arc injury pattern）

D.腕骨间关节脱位

E.月骨脱位

2.月骨脱位的最可能的损伤机制是什么？

A.手腕屈曲位过屈性损伤

B.腕关节旋前性损伤

C.腕关节旋后性损伤

D.尺偏手腕过伸性损伤

3.下列哪种情况下不考虑小弧损伤（lesser arc injuries）？

A.舟月骨分离

B.腕骨间失稳

C.月骨周围脱位

D.舟月骨进行性塌陷（SLAC）

4.什么是de Quervain骨折脱位？

A.舟骨骨折伴月骨周围脱位

B.舟骨骨折伴月骨完全性脱位

C.头状骨骨折伴月骨掌侧脱位

D.桡骨骨折伴月骨周围脱位

病例 162 答案

月骨脱位

1.A，C和E。正位X线片示尺桡骨茎突骨折与大弧损伤模式相一致，且月骨出现完全性前脱位，这表示舟月韧带撕裂。

2.D。大部分腕骨脱位是由于腕部极度过伸引起，包括跌倒时手腕背屈位着地或典型的手伸展位跌倒（FOOSH）引起的损伤。

3.D。SLAC中腕关节多数存在晶体性关节炎。

4.A。在这种损伤中，月骨和近端舟骨的骨折块依然与桡骨形成关节，其他腕骨与舟骨远端骨折块向背侧移位。

点评

【临床表现】

小弧损伤是累及月骨周围韧带的一系列损伤。其最常见的损伤机制是跌倒时手掌着地引起手腕过伸，进而，桡骨远端关节背侧缘将月骨推向舟骨腰部。Mayfield分级系统被广泛用于此类损伤。一级损伤：月舟骨分离，舟骨旋转性半脱位，月舟韧带撕裂（图S162-3）；二级损伤：又称月骨周围脱位，桡侧副韧带损伤引起月骨周围关节失稳（图S162-4～图S162-5）。头状骨向背侧移位，月骨向掌侧倾斜但依然与桡骨形成关节。三级损伤：又称腕骨间脱位，月骨三角骨间韧带、桡骨月骨长韧带或者掌侧尺骨三角韧带进一步破坏导致月骨三角骨关节不稳，月骨向掌侧半脱位，头状骨向背侧脱位。四级损伤：又称月骨完全脱位，桡腕韧带完全撕裂（图S162-1～图S162-2），在这种损伤中，月骨完全脱位，与桡骨和头状骨都不形成关节并且转向掌侧，但桡骨与头状骨依然保持线性排列。

【相关骨折】

大弧损伤可以并发小弧损伤，大弧是指在手伸展位跌倒时损伤形成的易骨折区域，包括桡骨茎突、舟骨、头状骨、钩骨、三角骨和尺骨茎突。破坏大量韧带和骨质结构的复合性损伤，包括舟骨、头状骨骨折和月骨周围脱位（又称舟头综合征）（图S162-6）。

参考文献

Scalcione LR，Gimber LH，Ho AM，Johnston SS，Sheppard JE，Taljanovic MS. Spectrum of carpal dislocations and fracture-dislocations：imaging and management. AJR Am J Roentgenol. 2014；203：541-550.

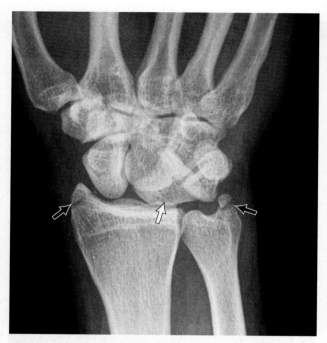

图S162-1　腕关节正位X线片示月骨呈异常的"饼"状（白箭），腕骨弧中断，同时还有桡骨茎突和尺骨茎突的骨折（黑箭）

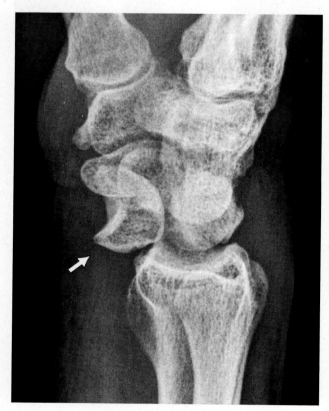

图S162-2　侧位X线片示月骨前脱位（白箭），头状骨长轴与桡骨长轴重合一致

交叉文献

Musculoskeletal Imaging：The Requisites，4th ed，126-128.

病例 163

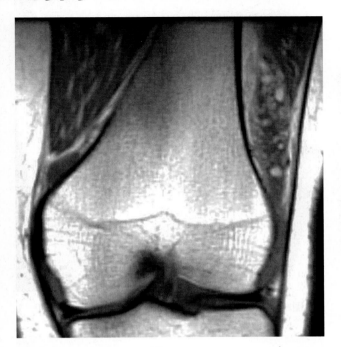

图 163-1

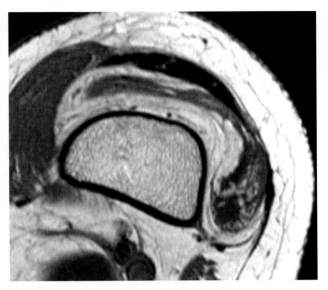

图 163-2

【病史】 男，35岁，慢性膝关节积液伴疼痛。

1.应考虑哪些可能的诊断？（可选择全部答案）

A.滑膜血管瘤

B.类风湿米粒体

C.树枝状脂肪瘤

D.滑膜性软骨瘤病

E.关节内脂肪瘤

2.树枝状脂肪瘤如不给予处理，会有什么结果？

A.骨关节炎

B.慢性关节积液

C.含铁血黄素沉积

D.机械性绞锁

3.如何治疗树枝状脂肪瘤？

A.滑膜切除术

B.类固醇注射

C.全膝关节成形术

D.清创术

4.在树枝状脂肪瘤中有多少是双侧发病？

A.＜5%

B.20%

C.33%

D.50%

病例163答案

树枝状脂肪瘤

1.C。只有一种考虑，该病例主要的表现是滑膜下脂肪组织增生在髌上囊外侧形成乳头状和绒毛状皱襞结节，这是树枝状脂肪瘤的特征性表现。

2.A。树枝状脂肪瘤早期一般无疼痛，以慢性关节积液为主要表现，2～7年后，出现伴有机械性损伤症状的关节炎。

3.A。治疗首选滑膜切除术。

4.B。树枝状脂肪瘤中20%为双侧发病。

点评

【临床信息】

树枝状脂肪瘤或弥漫性关节脂肪瘤病，是一种罕见的不明原因的关节内良性病变，其特征是滑膜的绒毛样增生及滑膜组织被成熟的脂肪组织替换。尽管该病变会累及不同关节，但在膝关节髌上囊最为常见。它是在进展缓慢的慢性膝关节积液中需要进行鉴别诊断的一种疾病，平均症状持续时间为2～7年（最长可达30年），但偶尔也会突然发病。总体而言，这是一个无痛过程，直至引发骨关节炎。脂肪突出部分的嵌顿还可以导致一些机械性症状，如关节绞锁、捻发音。关节镜下可见布满脂肪球和绒毛的病损滑膜。滑膜切除术是治疗该病的有效方法，MRI可以对相关部位病变进行完整显示，还可以用于鉴别其他伴有慢性关节积液的病变，比如类风湿关节炎、色素沉着绒毛结节性滑膜炎、滑膜血管瘤和滑膜性软骨瘤病（图S163-1～图S163-4）。

【影像学表现】

MRI显示滑膜绒毛增生，脂肪突入广泛渗出的关节内。树枝状脂肪瘤与其他滑膜下脂肪沉积病变相似，唯一区别点是树枝状脂肪瘤的尺寸较大。静脉增强扫描后病变不会强化，且罕见侵犯骨质。

参考文献

Howe BM，Wenger DE.Lipoma arborescens：comparison of typical and atypical disease presentations. Clin Radiol. 2013；68：1220-1226.

交叉文献

Musculoskeletal Imaging：The Requisites，4th ed，418.

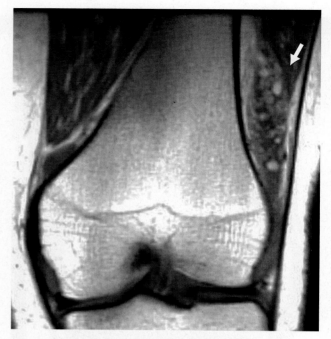

图S163-1　冠状位T₁WI示髌上囊脂肪结节（白箭）

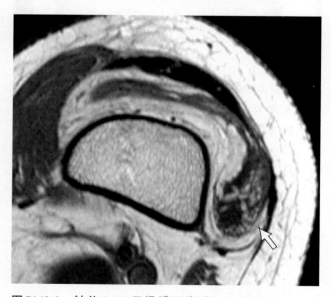

图S163-2　轴位T₁WI示滑膜下脂肪组织叶状高信号影（白箭），与皮下及股骨前脂肪信号强度相同

病例 164

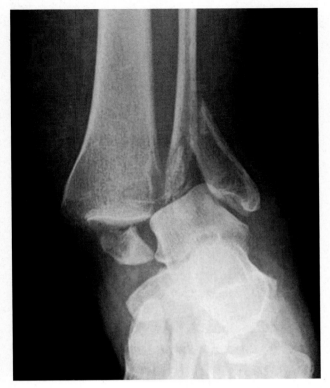

图 164-1

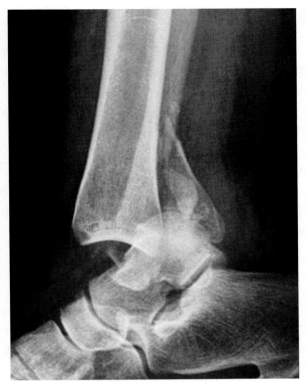

图 164-2

【病史】　女，25 岁，滑雪踝扭伤致明显畸形。

1.该患者可能存在哪些损伤？（可选择全部答案）

A.前胫腓韧带撕裂

B.后踝骨折

C.距骨骨软骨缺损

D.三角韧带撕裂

E.骨间膜撕裂

2.踝关节 Weber 分型的依据是什么？

A.仅依据腓骨骨折线水平

B.胫骨骨折线水平和联合韧带完整性

C.腓骨骨折线水平和联合韧带完整性

D.踝关节位置和损伤机制

3.下列哪个类型无胫腓联合韧带损伤？

A.Weber A

B.Weber B

C.Weber C

D.Weber D

4. Maisonneuve 骨折的损伤机制是什么？

A.外旋

B.内旋

C.旋后

D.旋前

病例164答案

胫腓联合韧带撕裂

1.A和B。该患者三踝骨折伴胫腓联合韧带撕裂。该患者存在内踝和腓骨远端骨折，但侧副韧带未受损。

2.C。Weber分型的依据是腓骨骨折线水平和联合韧带完整性。

3.A。Weber A是指胫腓关节远侧的外踝撕脱性骨折，而胫腓韧带复合体完整。

4.A。踝部受到的外旋力通过小腿骨间膜向上传导，最终在腓骨高位释放，引起腓骨近端骨折，即Maisonneuve骨折。

点评

【Weber分型】

踝关节骨折通常比较复杂。骨质损伤与受伤时足的姿势和受力方向有关，Weber分型主要依据腓骨骨折线水平（用于推测下胫腓联合是否受损）和踝关节位移程度将踝关节骨折分为三类（图S164-1～图S164-2）。Weber A型：胫距关节以下的骨折，不伴有下胫腓联合韧带损伤；Weber B型：腓骨在踝关节水平斜行骨折（图S164-3）并伴有联合韧带的部分撕裂（图S164-4）。A型和B型又分为三个亚型，分别为：1型（单纯型），2型（伴内踝骨折或三角韧带损伤），3型（胫骨后损伤），重力应力位检查可以进一步评估下胫腓联合韧带的情况。Weber C型骨折有三种，C1型：下胫腓联合韧带以上的腓骨斜行骨折；C2型：更近端的腓骨斜行骨折，表明下胫腓联合韧带大部损伤；C3型：Maisonneuve骨折，伴有下胫腓联合韧带大部损伤及不同程度的骨间韧带撕裂。Weber分型与预后密切相关且对治疗有很大帮助。

参考文献

Magan A，Golano P，Maffulli N，Khanduja V. Evaluation and management of injuries of the tibiofibular syndesmosis. Br Med Bull. 2014；111：101-115.

交叉文献

Musculoskeletal Imaging：The Requisites，4th ed，218-224.

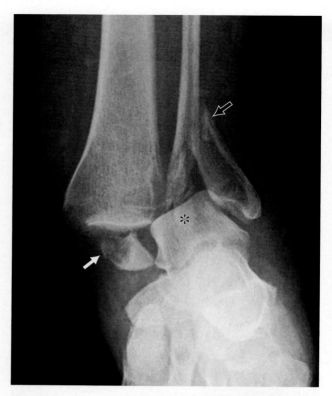

图S164-1　正位X线片示内踝中部横行骨折伴移位（白箭），腓骨远端成角斜行骨折（黑箭），距骨向外侧脱位（星号），胫腓联合明显增宽

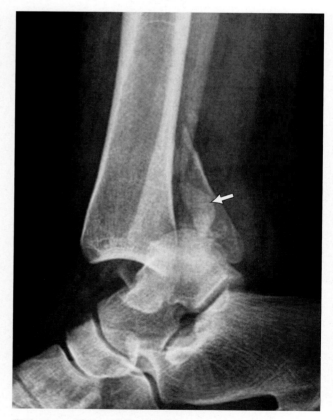

图S164-2　侧位X线片示距骨向后脱位，后踝骨折，骨折碎片明显向后上方移位（白箭）

病例 165

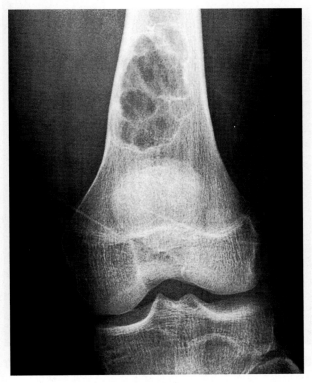

图 165-1

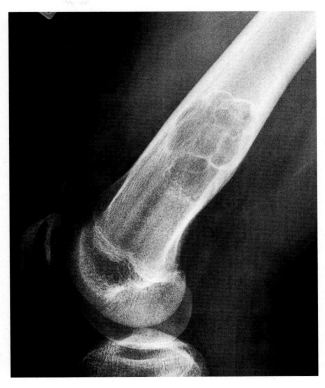

图 165-2

【病史】 男，15岁，膝关节疼痛。

1.鉴别诊断应包括哪些疾病？（可选择全部答案）

A.纤维黄色瘤

B.软骨母细胞瘤

C.动脉瘤样囊肿（ABC）

D.骨巨细胞瘤（GCT）

E.软骨黏液样纤维瘤

2.纤维黄色瘤的自然病程是下列哪项？

A.病理性骨折

B.消退

C.保持稳定

D.转移

3.2岁以上儿童和20岁以上成年人的纤维骨皮质缺损的预计发生率是多少？

A.36%，2%

B.5%，1%

C.30%，10%

D.60%，5%

4.与ABC相似的恶性病变是哪种疾病？

A.成纤维细胞性纤维瘤

B.软骨肉瘤

C.毛细血管扩张型骨肉瘤

D.嗜酸性肉芽肿

病例 165 答案

纤维黄色瘤

1.A，C 和 E。股骨远端皂泡样病变，由于肿瘤未侵犯骨骺，可排除软骨母细胞瘤和 GCT。

2.B。纤维黄色瘤自然进程是自行消失。肿瘤逐渐变小、硬化或完全消失。

3.A。30%～40% 的儿童骨骼有纤维骨皮质缺损，在 20 岁以上成年人中不足 2%。30 岁以后非常罕见。

4.C。毛细血管扩张型骨肉瘤与 ABC 类似。

点评

【临床信息】

纤维黄色瘤，又称为非骨化性纤维瘤，是一种骨的良性病变，其本质是成束的纺锤形结缔组织、巨细胞和黄瘤细胞。它可能起自向骨髓腔增生的纤维骨皮质缺损。该病主要见于青少年，常偶然发现，可以自行消退或消失（图 S165-1～图 S165-6）。大多数病变发生于下肢长骨干骺端，呈偏心性。少数患者会引发骨折，尤其是参与对抗性运动的患者。

【影像学表现】

X 线片不是很特异，表现为多房、透光、大小 2～7 cm 不等的病变，病变沿骨长轴生长，具有边界清楚的硬化边或扇贝征（可导致骨膨胀），这种表现在多种病变中都存在。对于未成年患者，肥皂泡样改变的部位会有一定帮助。如果在骨的中心，考虑单纯型骨囊肿、ABC 及促结缔组织增生性纤维瘤；其他鉴别诊断的病变部位一般位于骨的偏心位置，它们都会侵犯骨干骺端，所以如果病变向骨干移行，考虑纤维黄色瘤、单纯骨囊肿和骨母细胞瘤，GCT、ABC、软骨黏液样纤维瘤和促结缔组织增生性纤维瘤易侵犯骨骺，嗜酸性肉芽肿和纤维结构不良表现没有特异性。因为软骨黏液样纤维瘤、骨母细胞瘤和促结缔组织增生性纤维瘤非常罕见，所以不是前三位的选择。

参考文献

Wootton-Gorges SL. MR imaging of primary bone tumors and tumorlike conditions in children. Magn Reson Imaging Clin North Am. 2009；17：469-487.

交叉文献

Musculoskeletal Imaging：The Requisites，4th ed，403-404.

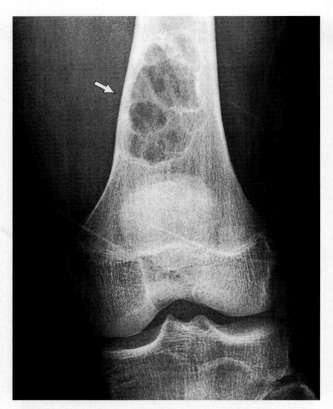

图 S165-1　正位 X 线片示股骨干远端地图样、轻度膨胀的"皂泡样"病变（白箭），这是纤维黄色瘤的典型特征

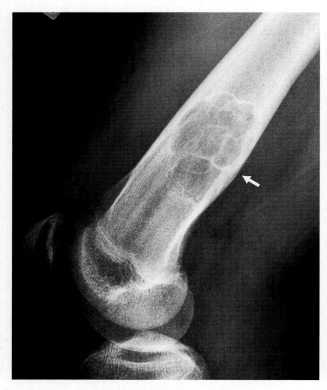

图 S165-2　侧位 X 线片示纤维黄色瘤的偏心性分布（白箭）和轻微的骨内扇贝样改变

病例 **166**

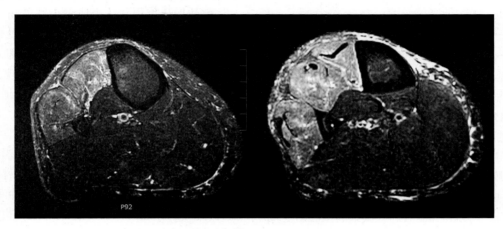

图166-1

【病史】 35岁，外伤患者，下肢剧痛。

1.鉴别诊断应包括哪些疾病？（可选择全部答案）

A.急性筋膜间室综合征

B.亚急性筋膜间室综合征

C.脓性肌炎

D.横纹肌溶解

E.延迟性肌肉酸痛

2.急性筋膜间室综合征最常见的病因是什么？

A.骨折

B.烧伤

C.挤压伤

D.血管损伤

3.急性筋膜间室综合征不会影响到以下哪个部位？

A.足

B.骨盆

C.颈部

D.腹部

4.急性筋膜间室综合征中不可逆性缺血性变化是在缺血后多久开始的？

A.2小时

B.8小时

C.12小时

D.24小时

病例 166 答案

筋膜间室综合征

1.A，B，D和E。急性和亚急性筋膜间室综合征都有可能。延迟性肌肉酸痛也可以出现这种表现，但通常水肿不明显，除非有横纹肌溶解，横纹肌溶解是一种不常见的并发症。虽然影像不能排除脓性肌炎，但结合全身的体征和定位可以排除。

2.A。近70%的筋膜间室综合征是由骨折引起的。

3.C。筋膜间室综合征不发生在颈部。

4.B。缺血后8小时发生不可逆转的缺血变化。当检测到苍白、无脉和变温时，大多数病例已出现永久性的改变。

点评

【急性筋膜间室综合征】

急性筋膜室综合征的诊断是基于在一个单侧筋膜腔内的肌内压力长时间增加，其发病机制尚不清楚，但细胞和生化损伤比单独缺血造成的损伤更严重。最常影响下肢的筋膜间室；持续的缺血、挤压损伤、骨折和药物过量都是危险因素。肌内压力超过30 mmHg可减少毛细血管灌注、损害淋巴流动并且造成肌肉缺血改变。毛细血管渗漏可增加间质水肿，进一步损害肌肉的灌注，肌肉和神经损伤可能在数小时内发生。症状包括6个"P"：疼痛（Pain）、苍白（Pallor）、无脉（Pulselessness）、感觉异常（Paresthesias）、麻痹（Paralysis）和变温（Poikilothermia）。

【影像学表现】

磁共振成像中，一个或多个肢体间室的T_1WI显示肌肉间隔消失，而T_2WI信号呈弥漫性增高（图S166-1～图S166-4）。可能存在局灶性肌疝。如果在早期MRI增强扫描表现多样，通常表现为肌肉组织的强化，但随着组织发生失活，会更多地表现出纤维化、囊变和脂肪浸润改变。

【其他筋膜间室综合征】

亚急性筋膜间室综合征是指一种较温和的压迫形式，但可能仍然需要筋膜切开术。劳累性或慢性筋膜间室综合征是在剧烈运动后发生的一种间歇性形式，患者往往有较高基线的肌内压力，有时也可发展为横纹肌溶解（图S166-5）。

【治疗】

治疗的目的是在外科医生通过肌内压力测量确诊后，通过对受影响的骨筋膜鞘进行筋膜切开术来减少神经损伤和横纹肌溶解，治疗延迟可能导致肌肉纤维化和挛缩。

参考文献

Garner MR，Taylor SA，Gausden E，Lyden JP. Compartment syndrome：diagnosis，management，and unique concerns in the twenty-first century. HSS J. 2014；10：143-152.

交叉文献

Musculoskeletal Imaging：The Requisites，4th ed，32-34.

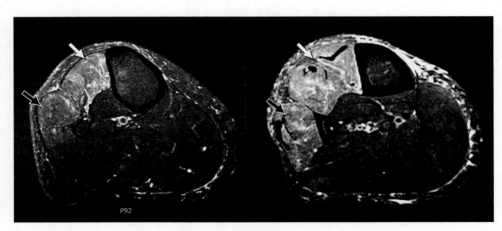

图S166-1　连续T_2WI显示小腿前间室（白箭）和外侧间室（黑箭）明显的肌肉水肿，受累的肌肉肿胀

病例 167

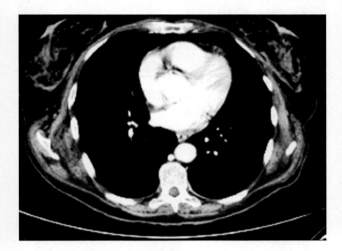

图 167-1

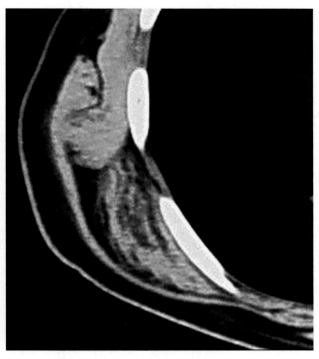

图 167-2

【病史】　女，60 岁，胸部疼痛。

1.鉴别诊断应包括哪些疾病？（可选择全部答案）

A.异常的肩胛骨周围肌肉

B.背部弹性纤维瘤

C.脂肪瘤

D.脂肪肉瘤

2.弹性纤维瘤大多数发生在什么部位？

A.前锯肌和背阔肌深面

B.冈下肌后方

C.大圆肌和小圆肌下方

D.多裂肌后方

3.双侧弹性纤维瘤发生的百分比是多少？

A.10%

B.30%

C.60%

D.90%

4.弹性纤维瘤 PET-CT 表现如何？

A.无氟脱氧葡萄糖（FDG）摄取

B.散在 FDG 摄取

C.轻到中度 FDG 摄取

D.明显 FDG 摄取

病例 167 答案

背部弹力纤维瘤

1.B。这个疾病的诊断是明确的。部位和表现符合背部弹力纤维瘤的典型特征。双侧分布，右边大一些。

2.A。大部分的背部弹力纤维瘤病变发生在肩胛下区前锯肌和背阔肌深面。

3.C。约60%的患者两侧发病。

4.C。背部弹力纤维瘤在PET-CT上可能显示轻度到中度的FDG摄取，但不应解释为恶性病变。

点评

【临床信息】

背部弹力纤维瘤是一种罕见的良性纤维增生性肿瘤，其病因不明。在85%的病例中，弹力纤维瘤出现在前锯肌和背阔肌的下方，邻近肩胛骨的下角，表现非常独特。报道的其他部位还有：坐骨结节区、尺骨鹰嘴下方、三角肌、腋窝、椎管内、眼眶、足部、胃、大转子、大网膜和胸壁。尽管报道约60%病例中肿瘤发生在双侧，但这种生长缓慢的肿瘤通常表现为单侧进展。大多数患者无症状，但当症状出现时，主要表现为僵硬和运动疼痛。

【病理和影像】

在大体病理上，弹力纤维瘤是一种无包膜性肿瘤，包含有数量不等的脂肪和纤维组织。在显微镜下，弹力纤维瘤表现为大量的分枝和未分枝的嗜酸性纤维，当进行弹性蛋白染色时，会呈现出不规则的球状或类似于珠状的外观，这一特征对于区别弹力纤维瘤与其他纤维性假性肿瘤或肿瘤很有帮助。肿瘤由数量不等的纤维结缔组织与成熟的脂肪组织混合而成，这与磁共振成像表现一致。脂肪提供了弹性纤维瘤典型的高T_1信号（图S167-1～图S167-4）。

【治疗】

无症状时，大多数病变采用非手术治疗。有症状的病变可以通过局部切除来治疗，但也有些外科医生主张广泛切除。

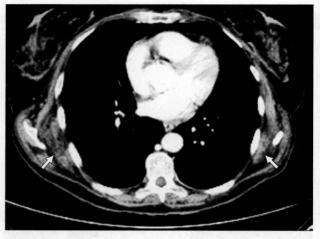

图S167-1　轴位胸部CT图像显示两侧胸壁与肩胛骨深部之间的混杂密度肿块（白箭）

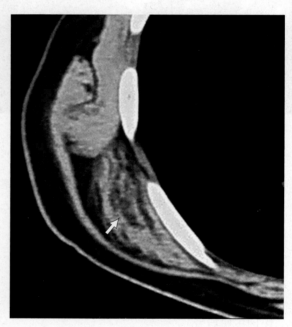

图S167-2　高分辨率CT图像显示背部弹力纤维瘤的脂肪条纹特征（白箭）

参考文献

Parratt MT，Donaldson JR，Flanagan AM，et al. Elastofibroma dorsi：management，outcome and review of the literature. J Bone Joint SurgBr. 2010；92：262-266.

交叉文献

Musculoskeletal Imaging：The Requisites，4th ed，59-62.

病例 168

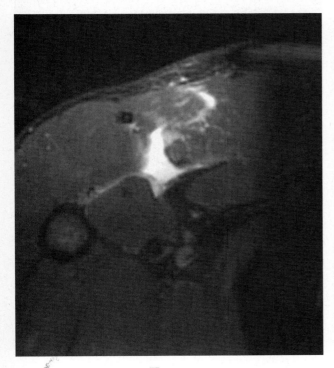

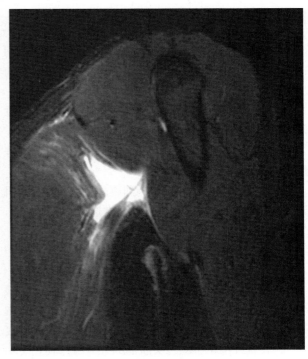

图 168-1   图 168-2

【病史】 24岁，举重运动员，在卧推时感到爆裂声。

1.该病例会考虑什么诊断？（可选择全部答案）

A.胸大肌脓肿

B.胸大肌撕脱

C.三角肌前束部分撕裂

D.胸大肌内撕裂

E.胸前部出血

2.胸大肌的主要组成部分是什么？

A.锁骨和胸骨肋骨

B.喙突和肋间

C.锁骨，胸骨和肋间

D.胸骨柄和胸骨

3.胸大肌附着在肱骨上的什么位置?

A.外科颈的内侧皮质

B.小结节下方

C.肱二头肌沟的内侧缘

D.肱二头肌沟的外侧缘

4.胸大肌最常见的撕裂类型是什么?

A.肌腱连接处的部分撕裂

B.肱骨止点处的完全撕脱

C.部分肌肉撕裂

D.完全肌肉撕裂

案例 168 答案

胸大肌撕裂

1.B 和 E。主要表现是回缩的胸大肌和肱骨之间的间隙内血性液体呈现的高信号，通常位于喙肱肌前方的肌腱缺失。

2.A。胸大肌有两个头，包括锁骨头和胸骨肋骨头（偶尔有腹头）。

3.D。胸大肌宽阔的双层肌腱插入二头肌沟的外侧缘。

4.A。大多数损伤累及肌肉肌腱的连接处或远端肌腱的止点，最常见的表现是两头肌腱连接处部分撕裂。

点评

【解剖因素】

胸大肌是一块扇形肌肉，有两个主要起点，锁骨头起源于锁骨内侧 2/3 的前表面，胸骨头起源于胸骨柄和胸骨体，腹外斜肌腱膜偶尔会形成一个小的腹头。胸大肌纤维止于肱二头肌沟的外侧缘，其主要功能是内收、屈曲和内旋肱骨。

【影像学表现】

观片的要点是确定撕裂的位置，胸肌的撕裂可以发生在肌肉肌腱连接处或肌腱的止点，MRI 是评估胸肌损伤的最佳方法。完全性撕裂占病例的 20%，它可以影响肌腱起止点，进而导致不同程度的肌腱回缩（图 S168-1 ～图 S168-4）。急性撕裂伤破裂部位在液体敏感序列表现出高信号，回缩时在局部形成明显的间隙，这些与血肿和（或）骨膜剥离相关。多数完全性撕裂可同时影响锁骨和胸骨头，部分性撕裂（占大部分的胸肌损伤）常累及肌肉肌腱连接处，较少累及肌肉体部。急性出血在肌肉肌腱连接处表现为 T_2 信号改变伴局部纤维断裂及 T_1 高信号，反映出细胞外高铁血红蛋白的成像特点。撕裂的位置决定是否手术，肱骨附丽处肌腱撕脱一般考虑手术修复，而肌肉或肌肉肌腱连接处撕裂则考虑非手术治疗（图 S168-5 ～图 S168-6）。

参考文献

Yu JS，Habib PA.Common injuries related to weightlifting：MR imaging perspective. Semin Musculoskelet Radiol. 2005；9：289-301.

交叉文献

Musculoskeletal Imaging：The Requisites，4th ed，28-34.

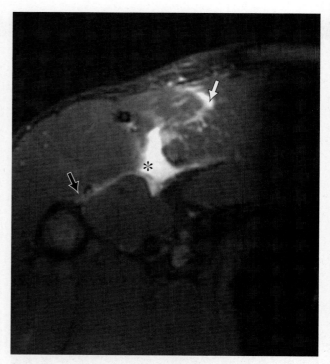

图 S168-1　轴位 T_2WI 示在回缩的胸大肌（白箭）形成的间隙水肿、肌腱缺失（黑箭）和间隙内的液体（星号）

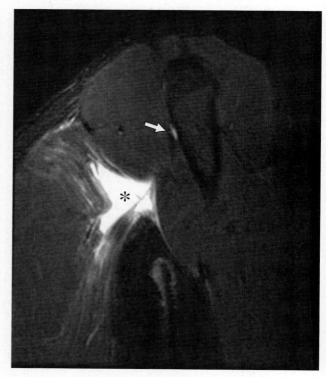

图 S168-2　斜冠状位图像显示间隙（星号）内充满高信号液体和一个小范围的骨膜炎（白箭），肌腱从该处肱骨上脱落

病例 169

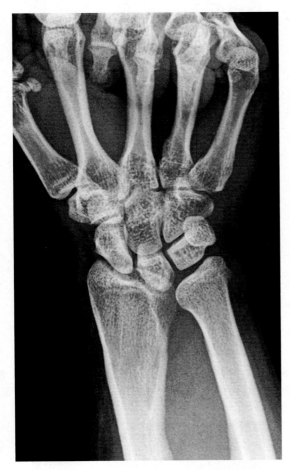

图 169-1

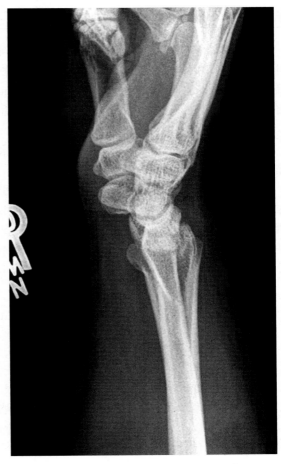

图 169-2

【病史】 女，19岁，腕部活动范围受限。

1.鉴别诊断应包括以下哪些疾病？（可选择全部答案）

A.软骨生成障碍

B.特发性马德隆畸形

C.Morquio综合症（黏多糖贮积症Ⅳ型）

D.Turner综合征

E.Marfan综合征

2.马德隆畸形的关键性异常是什么？

A.尺骨快速生长使桡骨发生变形

B.桡骨生长发育迟缓

C.异常韧带导致的不对称生长

D.桡侧血供障碍

3.马德隆畸形的不典型表现有什么不同？

A.腕骨陡峭的锥状

B.桡骨向尺侧倾斜

C.桡尺骨关节远端半脱位

D.桡骨远端关节面向背侧倾斜

4.马德隆畸形累及到双侧占多大比例？

A.＜5%

B.20%

C.50%

D.＞95%

病例 169 答案

特发性马德隆畸形

1.A，B，C和D。马德隆畸形包括桡骨发育异常、尺骨伸长和腕骨锥状改变。鉴别诊断包括：软骨生成障碍、特发性马德隆畸形、黏多糖贮积病如Morquio综合征、特纳综合征、软骨发育不全、多发性骨骺发育不良，以及陈旧性创伤和感染。

2.C。马德隆畸形的本质特征是桡骨不对称生长，可能由于异常韧带或固有韧带增生所致。

3.D。典型的马德隆畸形伴有桡骨不同程度的弓形弯曲、新月形下陷、显著的桡骨尺侧倾斜、短桡月韧带肥厚，如果弓形弯曲显著，则发生远端桡尺关节半脱位和腕骨掌侧移位。典型者桡骨远端关节面向前倾斜，而在不典型的马德隆畸形中，关节面向背侧倾斜。

4.C。50%～60%是双侧。

点评

【临床信息】

马德隆畸形可以单独出现或作为综合征的一部分，最常见的是软骨生成障碍。这种鉴别诊断很有限，因为马德隆畸形在其他侏儒中并不常见。其他特殊的临床表现可以区分特发性马德隆畸形、软骨生成障碍和Turner综合征。

【影像学表现】

X线特征是桡骨远端向尺侧和掌侧弓形弯曲，构成相对伸长和背侧脱位的尺骨（图S169-1～图S169-2）。锥状腕骨或新月形下陷是典型特征，伴桡骨关节面异常的新月形倾斜。桡骨远端生长板的尺侧有缺失或部分闭合，导致内侧和掌侧骺板发育受限。异常的韧带可能导致手腕掌面的畸形，这可以在MRI显示（图S169-3）。腕骨掌侧移位是由于桡骨关节窝中缺少掌侧部分，见于桡骨严重弯曲畸形（图S169-4）。治疗目的是恢复功能性活动，最常用手术是桡骨截骨并插入梯形楔子。

参考文献

Ali S，Kaplan S，Kaufman T，Fenerty S，Kozin S，Zlotolow DA.Madelung deformity and Madelung-type deformities：a review of the clinical and radiological characteristics. Pediatr Radiol. 2015；45：1856-1863.

交叉文献

Musculoskeletal Imaging：The Requisites，4th ed，541，544.

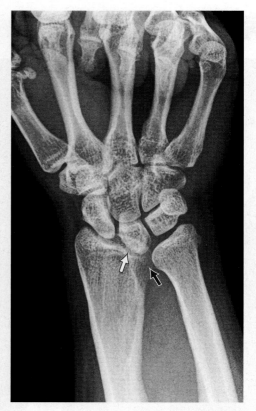

图S169-1　手腕X线正位片示桡骨远端尺侧发生倾斜，新月形下陷伴腕骨锥状改变（白箭），远端桡尺关节（黑箭）增宽

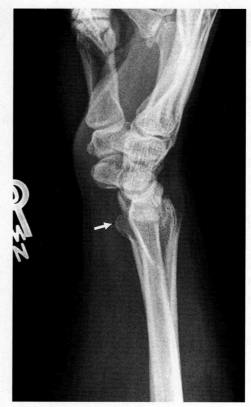

图S169-2　X线侧位片示桡骨远端关节面向掌侧倾斜（白箭）

病例 170

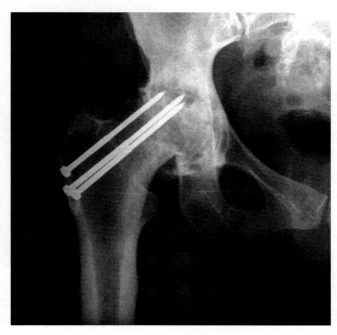

图 170-1

【**病史**】 男，48岁，臀部疼痛。

1.鉴别诊断应包括哪些疾病?（可选择全部答案）

A.股骨头坏死

B.右髋关节骨性关节炎

C.骨科螺钉穿透皮质

D.化脓性关节炎

2.股骨颈骨折后股骨头缺血性坏死（AVN）的总体发生率是多少?

A. < 1%

B.5%

C.20%

D.33%

3.下列哪一种转子间骨折在固定后有最高的失败风险?

A.无移位骨折

B.两部分骨折

C.三部分骨折

D.四部分骨折

4.对于髋关节脱位，导致 AVN 最重要的风险因素是什么?

A.坐骨神经损伤

B.时间长短

C.髋臼骨折

D.脱臼的类型

病例170答案

股骨手术并发症

1.A，B 和 C。股骨骨折用斯氏针固定后出现股骨头骨溶解和骨坏死。由于骨的缺失，用于稳定骨折的骨科螺钉穿透关节，导致髋臼软骨和骨的侵蚀。继发性骨关节炎是明显的。

2.C。15%～20%的股骨颈骨折导致AVN。

3.D。四部分骨折的失败风险最高。

4.B。AVN风险与髋关节脱位时间的长短成正比。

点评

每年都有成千上万的患者做髋关节手术，最常见的两种手术是近端股骨骨折固定术和各种类型的髋关节置换术。虽然术后并发症不常见，但仍有3%～10%的并发症需要额外或二次手术。感染、神经损伤、异位骨化、血栓栓塞是明显的并发症。内固定失败是一个重要的发现，并且有许多不同的表现形式。

【崩塌和缺血性坏死】

股骨颈骨折通常在复位后用螺纹钉进行固定，采用三枚螺钉作为最佳固定方式。移位的头下型股骨颈骨折和粉碎性转子间骨折（3个或3个以上碎片）的并发症发生率最高。当患者出现股骨头骨坏死时，针尖可以穿透股骨头皮质，并侵蚀髋臼（图S170-1）。类似的情况也发生在用动力髋螺钉固定的股骨转子间骨折（图S170-2）。骨折位置的改变会导致螺钉尖端移位（图S170-3～图S170-4）。杆、销和螺钉的断裂也是潜在的并发症（图S170-5）。

【分类】

Garden分类适用于股骨颈骨折的不同表现形式。Evans分类法将转子间骨折分为六种类型。1a型是一种简单的两部分非移位性骨折；1b型是一种两部分移位性骨折；1c型骨折是一种三部分骨折，伴随大转子移位导致后外侧支撑的丧失；1d型骨折也是一种三部分骨折，但伴随小转子移位导致内侧支撑的丧失；1e

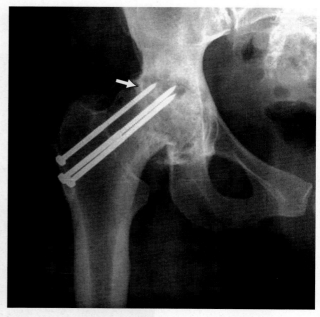

图S170-1　股骨骨折内固定后出现股骨头骨溶解及骨坏死。由于骨的缺失，用于固定骨折的骨科螺钉（白箭）穿透关节，造成髋臼软骨及软骨下骨的侵蚀

型是四部分的骨折，伴随大转子和小转子同时位移；2型是一种反向斜行骨折。

参考文献

Papakostidis C，Panagiotopoulos A，Piccioli A，Giannoudis PV. Timing of internal fixation of femoral neck fractures. A systematic review and meta-analysis of the final outcome. Injury. 2015；46：459-466.

Weil YA，Khoury A，Zuaiter I，Safran O，Liebergall M，Mosheiff R. Femoral neck shortening and varus collapse after navigated fixation of intracapsular femoral neck fractures. J Orthop Trauma. 2012；26：19-23.

交叉文献

Musculoskeletal Imaging：The Requisites，4th ed，168-171.

病例 171

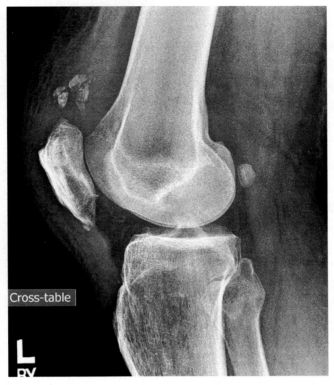

图 171-1

【病史】 男，65岁，跌伤后膝关节剧烈疼痛。

1.鉴别诊断应包括哪些疾病？（可选择全部答案）

A.低位髌骨

B.股四头肌肌腱撕裂

C.髌前滑囊炎

D.钙化性肌腱炎

E.软骨钙质沉着病

2.股四头肌肌腱断裂最常见的损伤机制是什么？

A.向心性收缩

B.离心性收缩

C.等长收缩

D.膝关节过度屈曲

3.鉴别股四头肌肌腱部分撕裂和不可回缩性断裂最好的方法是以下哪项？

A.超声检查

B.常规MRI

C.对比增强MRI

D.CT

4.除了哪项描述外，以下关于股四头肌肌腱断裂的描述是正确的？

A.较髌韧带撕裂少见

B.通常见于40岁以上的患者

C.与原有疾病相关

D.双侧撕裂不常见

病例171答案

股四头肌肌腱断裂

1.A，B和C。股四头肌肌腱断裂，髌韧带牵拉髌骨不受限制，导致髌骨位置降低。位于肌腱止点的骨碎片是髌骨骨皮质的一部分。关节腔液体可通过股四头肌肌腱缺损处与髌前滑囊相通。

2.B。股四头肌肌腱断裂最常见的损伤机制是离心性收缩。

3.A。最好的方法是在膝关节屈曲、伸展位超声检查。

4.A。股四头肌肌腱断裂比髌韧带断裂更常见。

点评

【解剖信息】

股四头肌肌腱属横纹肌肌腱，由表面的股直肌、深部的股中间肌、股内侧肌和股外侧肌组成。在大多数病例中，股四头肌肌腱在MRI图像上呈现三层外观，附着于髌骨前上部。

【临床信息】

股四头肌肌腱断裂通常与糖尿病、肾脏疾病、关节炎、前期糖皮质激素注射等潜在因素有关。患者常大于40岁，但年轻患者受到作用于伸肌的强大外力时也可发生。大部分撕裂是股四头肌离心收缩的结果，即在膝关节试图伸展时屈曲所致。

【影像学表现】

影像表现无特异性，可见软组织肿胀和渗液（图S171-2）。股四头肌肌腱水肿导致对比度减低。MRI表现为股四头肌肌腱断端高信号的水肿、软组织肿胀、肌腱断裂处出血，常发生于肌腱远端（图S171-2）。积液穿过股四头肌肌腱裂隙引起髌前滑囊肿胀。可能伴随髌骨上缘的骨髓水肿。由于损伤过程中膝关节屈曲引起较大的张力，导致肌腱前方纤维部分撕裂（图S171-3）。超声检查也同样适用于评估肌腱的不连续性和回缩。

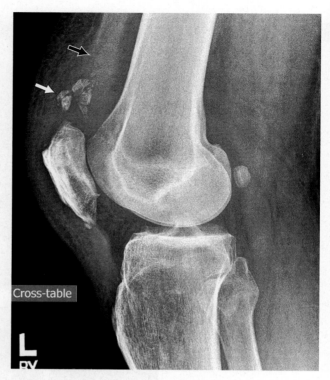

图S171-1　侧位X线片示膝关节前方软组织肿胀、关节渗出和低位髌骨。髌骨上方可见数个骨性密度影（白箭），股四头肌肌腱（黑箭）增粗、模糊不清

【治疗】

完全收缩的肌腱撕裂需用手术修补，不可回缩性撕裂和部分撕裂可非手术治疗。

参考文献

Hak DJ，Sanchez A，Trobisch P. Quadriceps tendon injuries. Orthopedics. 2010；33：40-46.

交叉文献

Musculoskeletal Imaging：The Requisites，4th ed，207，209.

病例 172

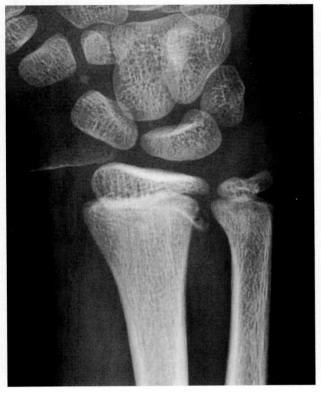

图 172-1

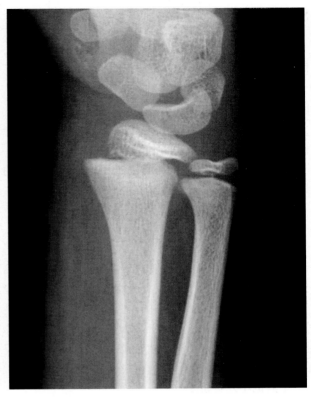

图 172-2

【病史】　男，9岁。

1.哪些征象应重点纳入报告？（可选择全部答案）

A.桡骨远端骨折

B.Salter 2 型损伤

C.骨骺分离

D.桡骨环面骨折

2.下列除哪项外均为小儿骨折？

A.Lead pipe 骨折

B.Plastic 骨折

C.青枝骨折

D.纵向骨折

3.导致 Lead pipe 骨折的力（向量）是以下哪项？

A.轴向和旋转

B.拉伸和剪切

C.压缩和成角

D.倾斜和纵向

4.什么是趾尖撞击综合征？

A.趾甲根部嵌入趾骨末端的生长板

B.远节趾骨的 Buckle 骨折

C.近节趾骨基底部的 Salter 3 型损伤

D.跖骨头关节面的嵌入骨折

病例 172 答案

Salter 骨折

1.A，B 和 C。该患者为桡骨远端 Salter 2 型损伤，即桡骨远端骨骺分离和干骺端骨折。

2.D。小儿骨折包括环面骨折、青枝骨折、leadpipe 骨折、plastic 骨折、骨骺骨折。

3.C。Lead pipe 骨折需要压缩力和成角力的综合作用，产生压缩侧的环面骨折和拉伸侧的青枝骨折。

4.A。趾尖撞击综合征是由趾甲根部嵌入引起的远节趾骨 Salter 1 型或 2 型损伤。

点评

【 Salter-Harris 分型 】

骨骺骨折占小儿骨折的 15%，常用 Salter-Harris 分型描述特征：1 型骨折仅累及骺板（图 S172-3）；2 型累及骺板和干骺端（图 S172-1 ～图 S172-3），是最常见的生长板骨折；3 型骨折累及骺板和骨骺；4 型骨折累及骨骺、骺板、干骺端（图 S172-4）；5 型指骺板的压缩性骨折。

【 其他小儿骨折 】

当所受的外力不能完全折断骨质但可使骨皮质弯曲时，可发生环面骨折，这种纵向外力通常导致骨质压缩，这一损伤类型最容易累及长骨干骺端。青枝骨折是由成角的外力引起并且随着骨质继续生长可能转化为完全骨折，骨质的一侧受到拉力发生断裂。Plastic 骨折是由纵向应力引起，导致骨骼在压缩力作用下弯曲。起初，弓状变形是可逆的，随着作用力的增强，发生不可逆的弯曲畸形。随着力量的进一步增强，骨骼最终会完全断裂。趾尖撞击综合征是指撞击引起趾甲根部嵌入生长板所致的远节趾骨损伤，多为 Salter 1 型或 2 型损伤，合并甲下血肿外流时有潜在感染的可能。

参考文献

Thorton MD，Della-Giustina K，Aronson PL. Emergency department evaluation and treatment of pediatric orthopedic injuries. Emerg Med Clin North Am. 2015；33：423-449.

交叉文献

Musculoskeletal Imaging：The Requisites，4th ed，42-45.

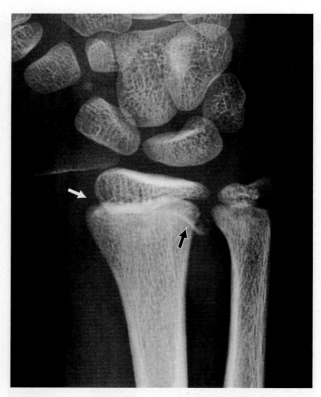

图 S172-1　手腕正位 X 线片示骨骺相对于桡骨远端干骺端发生移位（白箭）和干骺端骨折片（黑箭），符合 Salter 2 型损伤

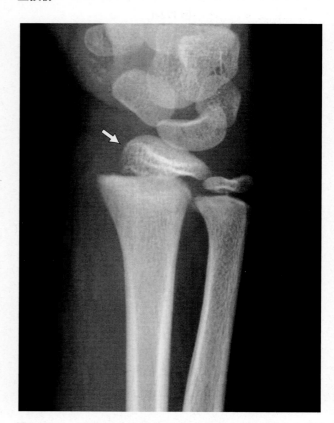

图 S172-2　手腕侧位 X 线片示整个桡骨远端骨骺（白箭）向干骺端背侧滑脱

病例 173

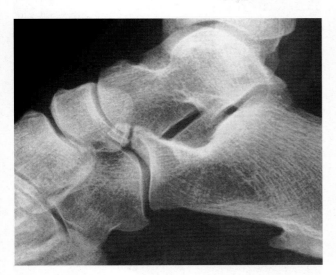

图 173-1

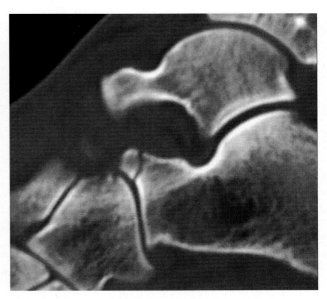

图 173-2

【病史】 27岁，足球运动员，踝关节内翻损伤后疼痛。

1.你的诊断是什么？（可选择全部答案）

A.跟骨前突骨折

B.舟状骨

C.舟骨撕脱性骨折

D.跟骨附属小骨

E.分歧韧带松弛

2.分歧韧带的组成部分是什么？

A.跟舟和跟距

B.跟舟和跟骰

C.上跟骰和下跟骰

D.距跟和跟骰

3."滑雪板骨折"累及哪些结构？

A.跟骨外侧皮质

B.距骨外侧结节

C.距骨外侧突

D.第5跖骨基底部

4.趾短伸肌肌腱（EDB）的近端附着在哪里？

A.中间楔骨外侧面

B.距骨背侧和外侧面

C.舟骨背侧面

D.跟骨外侧面

病例 173 答案

跟骨前突骨折

1.A 和 E。骨折线穿过跟骨前突、分叉韧带附着点。

2.B。分歧韧带由两部分构成，跟舟和跟骰韧带。

3.C。"滑雪板骨折"是由于滑雪板落地底面朝上时足背屈，当力量足够大时可导致距骨外侧突的骨折，其中部分是撕脱性骨折。

4.D。趾短伸肌腱（EDB）属于足内附肌，起自跟骨外侧部，止于腓骨滑车。当踝内翻损伤时可能导致骨皮质撕脱。

点评

【解剖信息】

跟骨前突为分歧韧带近端附着处，是踝关节跖屈和背屈的稳定结构。分歧韧带及其两个组成部分，即跟舟和跟骰韧带，在踝关节内翻及跖屈时处于最大张力，累及跟骨前突的骨折约占踝关节骨折的5%。患者主诉跗骨窦背外侧痛及肿胀。

【损伤机制】

导致骨折的两个损伤机制是压缩或撞击力和极端的拉力。压缩骨折是由于外翻和背屈时跟骨前突和距骨的挤压（"胡桃夹"损伤）或足跟着地时强力的前足外展所致。撕脱性骨折是由于足跖屈和强力内翻时分歧韧带的牵拉引起。

【影像学表现】

骨折特征性的表现为侧位片上垂直透亮的骨折线。前突骨折分为三种类型：1型骨折小（＜1 cm）且无移位；2型骨折移位小于2 mm、未累及跟骰关节；3型骨折为粉碎性或较大骨折且累及跟骰关节（＞25%）。1型和2型骨折常为撕脱骨折（图S173-1～图S173-4），大部分3型骨折为压缩性骨折（图S173-5～图S173-6），压缩性骨折一般大于撕脱性骨折。

【其他注意事项】

其他踝关节撕脱性骨折发生于内、外踝、第5跖骨基底部、距骨外侧突（"滑雪板骨折"）、EDB肌附着的跟骨外侧、跟骨结节和胫骨后踝。

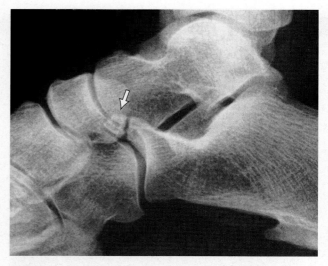

图 S173-1　侧位 X 线片示跟骨和舟骨间的骨性密度结节（白箭）

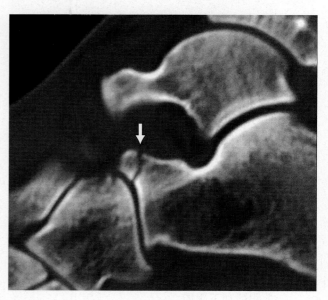

图 S173-2　矢状位 CT 重建图像证实骨折片来自跟骨前突（白箭），该处为分歧韧带的附着点

参考文献

Yu JS，Cody ME.A template approach for detecting fractures in low-energy ankle trauma. Emerg Radiol. 2009；16：309-318.

交叉文献

Musculoskeletal Imaging：The Requisites，4th ed，218-224.

病例 174

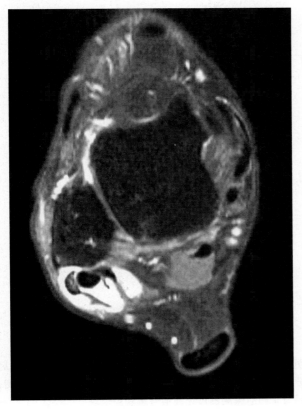

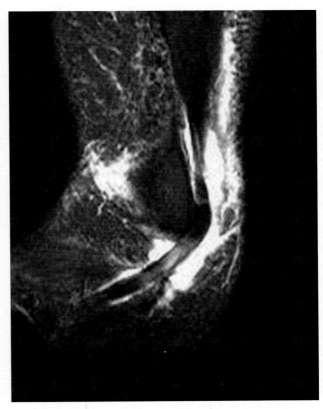

图 174-1　　　　　　　　　　　　　　　图 174-2

【病史】　女，38岁，外踝疼痛。所示为踝关节轴位、矢状位的磁共振抑脂 T_1WI 增强扫描图像。

1.鉴别诊断应包括哪些疾病？（可选择全部答案）

A.腱鞘炎

B.腱鞘囊肿

C.蜂窝织炎

D.腓骨短肌撕裂

E.腓骨长肌撕裂

2.腓骨短肌的纵行撕裂通常起始于哪里？

A.外踝远侧

B.邻近骰骨

C.韧带联合上方

D.外踝后方

3.腓骨短肌退变性撕裂与以下哪一项无关？

A.腓骨后沟变浅

B.跟腓韧带牵拉

C.第3腓骨肌

D.腓骨上支持带松弛

4.腓骨短肌完全性撕裂最常发生在哪里？

A.中部

B.腓骨结节

C.肌腱连接处

D.腓骨棘

病例 174 答案

腓骨短肌腱撕裂

1.A 和 D。可见腓骨后沟处腓骨短肌纵行撕裂；合并腓总腱鞘的腱鞘炎，表现为强化信号填充腱鞘。

2.D。腓骨短肌的纵行撕裂发生在外踝后部，并常与外侧副韧带复合体的张力相关。

3.C。腓骨后沟的变浅或凸起可增加背屈时腓骨短肌的摩擦。CF 韧带与腓总腱鞘关系密切，该韧带的损伤可能累及外踝远端的解剖结构。腓上支持带松弛可导致肌腱的滑脱或剥离。第 4 腓骨肌或不规则的腓骨肌腱容易造成腓骨短肌的损伤，而不是位于前部的第 3 腓骨肌。

4.B。腓骨短肌腱完全撕裂发生在第 5 跖骨基底部的腓骨结节附着处。

点评

【临床信息】

腓骨肌腱撕裂大部分是沿肌腱长轴的局部撕裂，可分裂为两股或多束。患者可见典型的位于腓骨长肌腱两侧撕裂的腓骨短肌腱。明确的撕裂可能是慢性疼痛和不稳定的原因，需要手术修补。很多损伤机制可导致腓骨短肌撕裂，好发于青年人、运动员和老年人。创伤相关的损伤机制是足内翻伴强力背屈。

【影像学表现】

MRI 是评估腓骨肌腱的理想技术，可多平面评估肌腱，并可以高灵敏地显示撕裂肌腱内部及周围的炎性改变。腓骨肌腱急性撕裂在 T_1WI/T_2WI 图像表现为线样高信号影。轴位图上腓短肌腱撕裂后分离的纤维束呈"米老鼠耳朵"样改变（图 S174-1 ～图 S174-4）。当损伤处于慢性期，肌腱撕裂区域可局部梭形增厚。在慢性撕裂过程中，肌腱增粗常持续存在且可能比急性期更明显，但由于纤维化的进展，T_2WI 缺乏高信号。此外，超声可动态准确观察病变。

参考文献

Taljanovic MS，Alcala JN，Gimber LH，Rieke JD，Chilvers MM，Latt LD.High-resolution US and MR imaging of peroneal tendon injuries. Radiographics. 2015；35：179-199.

交叉文献

Musculoskeletal Imaging：The Requisites，4th ed，228-230.

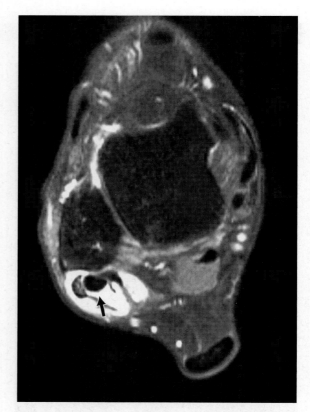

图 S174-1　轴位抑脂 T_1WI 增强图像示腓骨短肌腱撕裂后分离为两股纤维束，分别位于腓骨长肌腱（黑箭）两侧，腓骨长短肌腱周围可见高信号腱鞘炎表现

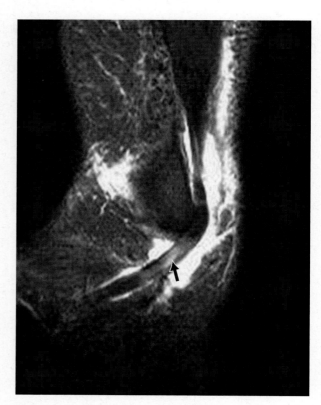

图 S174-2　矢状位增强图像示肌腱撕裂（黑箭）和周围腱鞘炎，伴增厚、强化的滑膜

病例 175

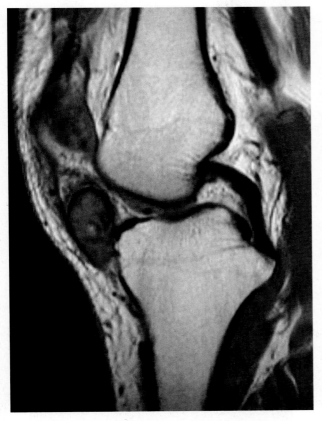

图 175-1

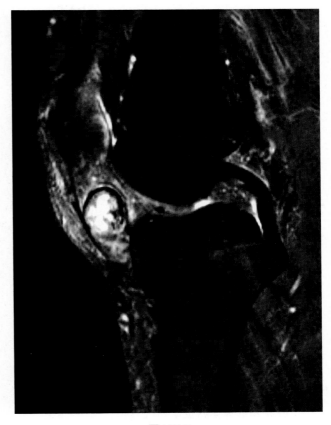

图 175-2

【病史】　男，23岁，髌骨下方无痛性肿块。

1.鉴别诊断应包括哪些疾病？（可选择全部答案）

A.局灶性结节性滑膜炎

B.巨大关节内游离体

C.包裹性积液

D.关节内软骨瘤

E.局灶性关节纤维化

2.局灶性结节性滑膜炎在组织学上和哪种疾病更接近？

A.类风湿血管翳

B.黄色瘤

C.色素沉着绒毛结节性滑膜炎（PVNS）

D.巨细胞肿瘤

3.局灶性结节性滑膜炎切除后的转移风险有多大？

A.无

B.5%

C.10%

D.15%

4.在膝关节中，局灶性结节性滑膜炎最好发的部位是哪里？

A.髌上囊

B.髁间窝

C.后外侧隐窝

D.Hoffa脂肪垫（髌下脂肪垫）

病例 175 答案

局灶性结节性滑膜炎

1.A 和 D。MRI 示髌下脂肪垫内边界清晰的病灶，无明显关节腔积液。首先考虑局灶性结节性滑膜炎，但仍需与关节内软骨瘤进行鉴别。

2.C。局灶性结节性滑膜炎与 PVNS 有相似的组织学特点，但是两种不同的疾病。

3.A。局灶性结节性滑膜炎为良性且无转移风险。

4.D。膝关节内大部分局灶性结节性滑膜炎发生在髌下脂肪垫，其次为髌上囊和髁间窝。

点评

【病理学】

局灶性结节性滑膜炎又称滑膜巨细胞瘤，是以滑膜局限性增生为特征的良性病变，最常见于手指和足趾的腱鞘和关节内，偶见于膝或踝等大关节。组织学上，局灶性结节性滑膜炎是由大量覆盖在滑膜组织的单核巨细胞、胶原纤维及黄色瘤样细胞组成的界线清楚的软组织肿块，与 PVNS 相似。区分这两种病变很重要，因为其临床表现和治疗后反应不同。

【临床和影像学特征】

膝关节髌下脂肪垫是局灶性结节性滑膜炎最好发的位置，其次为髌上囊和髁间窝（图 S175-1～图 S175-2）。最常见的症状为膝关节活动受限，膝关节压痛常见。大部分病变 X 线表现阴性。磁共振上可表现为小类圆形病灶或大而分叶的软组织肿块，与肌肉相比 T_1WI 呈等或高信号，T_2WI 信号多变（图 S175-3～图 S175-4）。蒂的显示很重要，因为局灶性结节性滑膜炎可发生扭转。含铁血黄素沉积量多变，通常无基质钙化或骨化。

【鉴别诊断】

带蒂的病灶可与关节内纤维化或关节内软骨瘤相似，特别是发生在髁间窝时。发生在不典型部位的孤立性病灶可类似于痛风结节或 PVNS，然而，无关节腔积液有助于排除活动性滑膜炎。

【治疗】

局灶性结节性滑膜炎采用单纯手术治疗，复发风险低。

参考文献

Huang GS, Lee CH, Chan WP, Chen CY, Yu JS, Resnick D.Localized nodularsynovitis of the knee: MR imaging appearance and clinical correlates in 21 patients. AJR Am J Roentgenol. 2003; 181: 539-543.

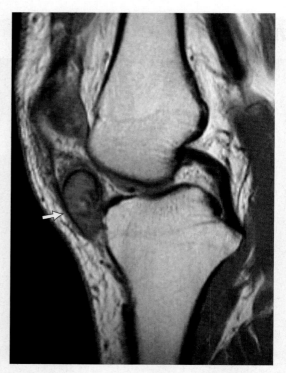

图 S175-1　矢状位 T_1WI 示膝关节髌下脂肪垫边界清楚的类圆形病灶（白箭），信号同肌肉，边缘可见低信号含铁血黄素环

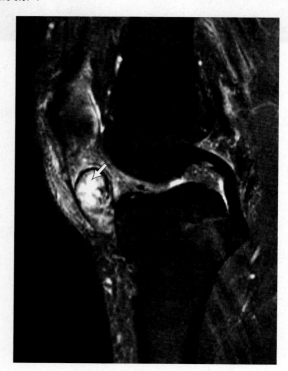

图 S175-2　矢状位 T_2WI 示病灶内信号不均匀，高信号区同肿瘤组织坏死区一致（白箭）

交叉文献

Musculoskeletal Imaging: The Requisites, 4th ed, 24, 437-439.

第三部分　挑　战　篇

病例 176

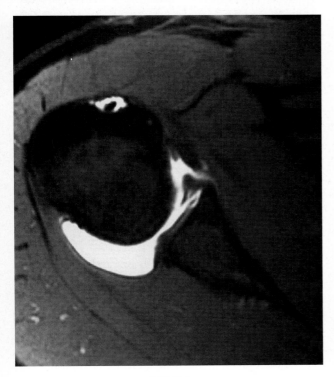

图 176-1

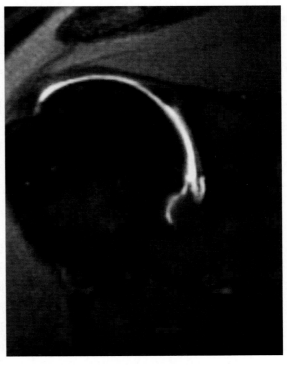

图 176-2

【病史】　21岁，左肩受伤。

1.鉴别诊断应包括哪些疾病？（可选择全部答案）

A.前盂唇撕裂

B.Bankart损伤

C.Perthes损伤

D.关节软骨缺损

E.GLAD损伤

2.下列选项除哪项外都支持GLAD病变？

A.前下盂唇撕裂

B.关节盂关节软骨缺损

C.强力内收损伤

D.与严重不稳定性有关

3.以下哪种MRI检查方法可最佳显示GLAD？

A.手臂外展和外旋的MR关节造影

B.手臂内收和外旋的MR关节造影

C.外旋的间接MR关节造影

D.超短回波时间（UTE）梯度回波（GRE）MRI序列

4.肩关节前脱位时，什么原因导致Bankart病变？

A.肱骨头撞击

B.被盂肱下韧带前束撕脱

C.被盂肱中韧带撕脱

D.被前关节囊附着部撕脱

病例176答案

盂唇关节囊内损伤（GLAD）

1.A，C，D和E。如果这些表现放在一起考虑，结论为GLAD病变。

2.D。GLAD病变与严重不稳定性无关。

3.A。手臂外展外旋位（ABER）MR造影是最佳诊断方法。

4.B。Bankart病变是由盂肱下韧带前束撕脱导致前盂唇撕裂和前关节窝骨膜撕脱。

点评

【临床信息】

GLAD病变是由于肩关节外展和外旋时的强力内收引起，约占所有Bankart损伤的2%。这种损伤导致前下关节软骨和盂唇撕脱，但撕脱的盂唇仍稳固的附着于前关节囊的骨膜上。软骨损伤的形式可从软骨瓣到关节软骨及软骨下骨质的缺损。无论是体格检查还是手术探查时，肩关节前部疼痛患者均无前向不稳的证据。尽管常规MR关节造影可以显示大部分病变，但ABER体位MR关节造影仍是最佳的诊断方法（图S176-1～图S176-6）。GLAD病变可通过手术治疗，包括关节软骨成形术、磨削成形术、盂唇清创和修复术。

【其他Bankart损伤类型】

Bankart损伤及其他衍生类型多为盂肱关节前脱位引起。经典Bankart损伤为前下盂唇被盂肱下韧带前束撕脱伴前关节囊骨膜撕裂。根据前关节囊骨膜完整性及撕脱位点不同，Bankart损伤可分为多种变型：Perthes损伤、ALPSA损伤、GOCD损伤、HAGL损伤、HAGL损伤合并BAGL损伤及GLOM损伤。

参考文献

Antonio GE，Griffith JF，Yu AB，et al. First-time shoulder dislocation：high prevalence of labral injury and age-related differences revealed by MR arthrography. J Magn Reson Imaging. 2007；26：983-991.

交叉文献

Musculoskeletal Imaging：The Requisites，4th ed，85-87.

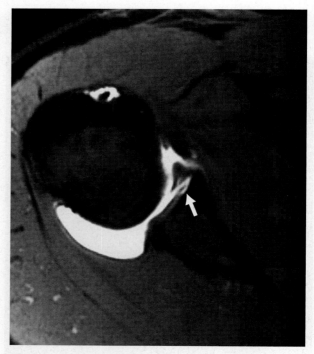

图S176-1 轴位抑脂T₁WI关节造影图示显著的裂隙由关节前部撕裂上移的软骨碎片延伸至前盂唇基底部（白箭）

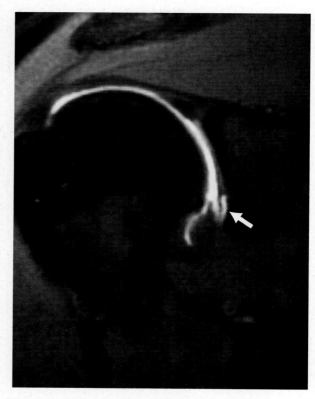

图S176-2 冠状位MR关节造影图示关节软骨缺损（白箭）

病例 177

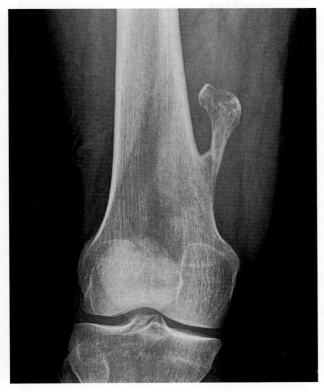

图 177-1

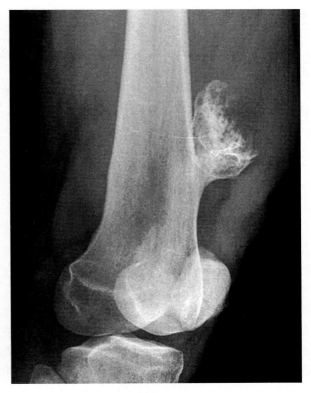

图 177-2

【病史】 男，27岁，表现为痛性肿块。第一张X线片拍于3年前。

1.第2张X线片的最佳诊断是什么？

A.良性外生骨疣

B.皮质旁骨肉瘤

C.异位骨化

D.恶变

2.下列除了哪项外均提示恶变？

A.骨质破坏

B.软骨帽基质钙化发生变化

C.软骨帽增厚

D.假性囊肿形成

3.单发骨软骨瘤恶变的概率有多大？

A.无

B.1%

C.5%

D.10%

4.哪种新生物与骨软骨瘤恶变关系最密切？

A.骨肉瘤

B.软骨肉瘤

C.未分化多形性肉瘤

D.滑膜肉瘤

病例 177 答案

骨软骨瘤恶变

1.D。本例骨软骨瘤在随访X线片上可见显著的恶变特点。

2.D。骨软骨瘤任何时期可出现假性囊肿，与被覆的软组织长期摩擦有关。

3.B。单发骨软骨瘤恶变率低于1%。

4.B。骨软骨瘤恶变约占软骨肉瘤的8%。

点评

【临床信息】

骨软骨瘤是最常见的良性成骨性肿瘤，是由于移位的生长板软骨产生新生骨，生成长骨干骺端旁的骨性赘生物。骨软骨瘤典型的特征为连续的骨膜、骨皮质和骨髓，表面被覆软骨帽并持续生长至骨性成熟。有蒂和固定是两个特征性表现。约95%发生在四肢且超过1/3位于膝关节周围，表现为背向关节生长的带蒂病变。骨软骨瘤的影像表现具有特异性，特别是带蒂的时候。骨软骨瘤有时具有与骨旁骨肉瘤或骨化性肌炎相似的特征，但仔细分辨容易鉴别。此外，覆盖的囊性改变比较常见且可发生炎症反应。

【影像学表现】

骨软骨瘤恶变少见，单发骨软骨瘤恶变率小于1%，而遗传性多发性外生骨疣由于庞大的病变总体积，其恶变率较高。恶变征象包括骨质破坏、溶解，软骨帽的变形、增厚或不规则，可伴或不伴新生基质钙化（图S177-1～图S177-6）。当患者出现新发疼痛时，MRI可很好的显示这些侵袭性征象。

【治疗】

骨软骨瘤采用手术切除治疗，由于术后软骨帽或软骨膜的软骨残留，复发率为2%～5%。骨骼未发育成熟的儿童患者复发率更高，所以手术切除多推迟到骨骼发育成熟后。

参考文献

Altay M，Bayrakci K，Yildiz Y，et al. Secondary chondrosarcoma in cartilage bone tumors: report of 32 patients. J Orthop Sci. 2007; 12: 415-423.

交叉文献

Musculoskeletal Imaging: The Requisites, 4th ed, 388-389.

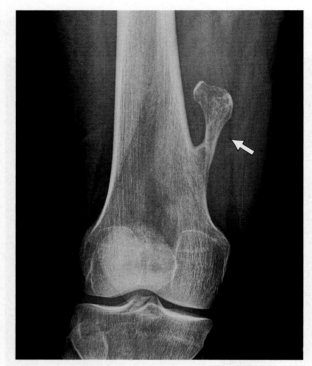

图S177-1　X线片示股骨干远端突起的带蒂骨软骨瘤（白箭）

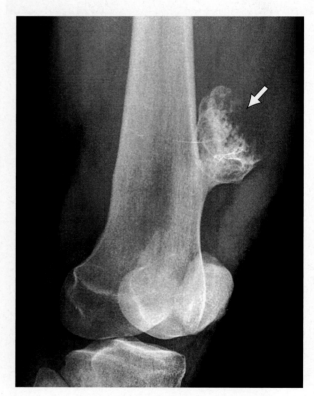

图S177-2　3年后X线片示骨软骨瘤顶部骨皮质边缘不规则、局部溶骨性破坏区、软骨帽增殖等改变（白箭），被覆的肌肉组织移位

病例 178

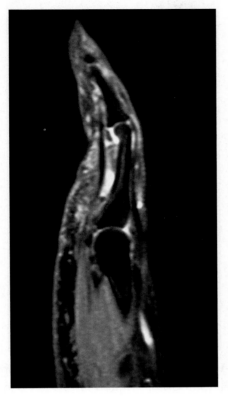

图 178-1

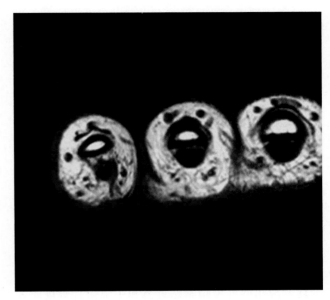

图 178-2

【病史】　34 岁运动员，手指畸形。

1.需要考虑哪种情况？

A.纽扣状畸形

B.掌板损伤

C.滑车损伤

D.狭窄性腱鞘炎

E.伸肌滑脱损伤

2.哪种运动员的手指容易滑车损伤？

A.足球运动员

B.撑杆跳运动员

C.攀岩运动员

D.驯牛骑士

3.哪个手指滑车结构最容易断裂？

A.A1

B.A2

C.A3

D.A4

4.什么是"球衣手"？

A.不止一个滑车断裂

B.掌板撕裂

C.近节指间关节脱位

D.屈指肌腱止点撕脱

病例178答案

手指滑车损伤

1.C。主要表现为近端指间关节的屈曲畸形，由于滑车装置撕裂，可见近节指骨水平屈肌肌腱弓于前方。

2.C。攀岩运动员由于在攀爬过程中强加在手指上的机械负荷，尤其具有滑车损伤的风险。在抓握的过程中，近端指间关节接近90°弯曲，登山者靠手指拉起全身重量，导致滑车承受巨大负荷。

3.B。大多数累及滑车系统的手指损伤包括单纯A2滑车或A2/A3联合滑车损伤，其次以A4滑车断裂多见。

4.D。"球衣手"指屈指深肌或浅肌肌腱止点的断裂。

点评

【临床要点】

该例患者是一名合并A2和A3滑车损伤的攀岩运动员（图S178-1～图S178-2）。手指屈肌肌腱通过称为环形滑车的纤维鞘紧贴近节和中节指骨骨皮质表面。纤维鞘防止肌腱沿中轴线向前后和侧向移动，并且提供了肌腱在屈伸运动中用力的支撑点。因为指间关节的弯曲，环形滑车沿着手指长轴具有不同的厚度并且包括5个节段（图S178-3）：A1从掌指关节的掌板延伸而来，A2位于近节指骨的近端，A3较短，位于近节指间关节；A4位于中节指骨中部，A5位于远节指间关节。三个额外的十字形韧带交错于环形滑车之间：A2/A3滑车（C1）、A3/A4滑车（C2）、A4/A5滑车（C3）。在攀岩过程中，抓握需要应用手指远节或近节指间关节弯曲时的力量，滑车的张力增加近40%，偶尔会破坏结缔组织的完整性（图S178-4）。手指滑车损伤可用磁共振成像或动态超声进行诊断。

参考文献

Freilich AM. Evaluation and treatment of jersey finger and pulley injuries in athletes. Clin Sports Med. 2015；34：151-166.

Scalcione LR，Pathria MN，Chung CB.The athlete's hand：ligament and tendon injury. Semin Musculoskelet Radiol. 2012；16：338-349.

交叉文献

Musculoskeletal Imaging：The Requisites，4th ed，140-141.

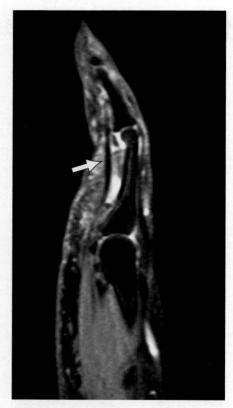

图S178-1 矢状位T₂WI示攀岩运动员A2及A3滑车撕裂，伴近端指间关节的屈曲和屈指肌肌腱的移位（白箭）

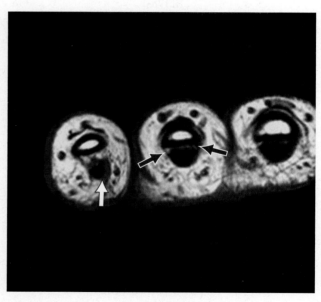

图S178-2 轴位T₁WI示屈肌肌腱前移（白箭），正常滑车呈围绕肌腱周围的超薄结构（黑箭）

病例 179

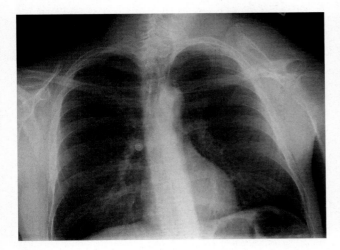

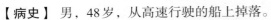

图 179-1

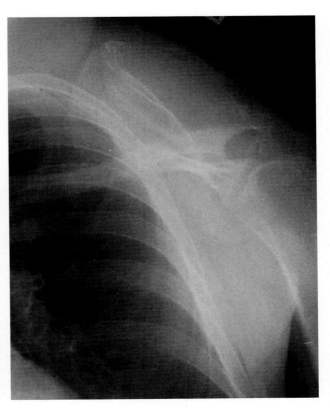

图 179-2

【病史】 男，48岁，从高速行驶的船上掉落。

1.预测患者会发生哪种损伤？（可选择全部答案）

A.肩胛骨骨折

B.肱盂关节前脱位

C.肩胛胸壁分离

D.小圆肌撕裂

E.肩锁关节分离

2.什么是肩胛胸壁脱位？

A.与肩胛骨骨折关联的盂肱关节脱位

B.锁骨自胸部脱离

C.肩胛骨旋转伴锁骨骨折

D.肩胛胸壁下关节创伤性脱位

3.肩胛胸壁分离最严重的结果是以下哪项？

A.冻结肩

B.肩锁关节骨性关节炎

C.上肢截肢

D.锁骨下动脉撕脱伤

4.何谓肩关节"锁定"？

A.胸廓内脱位

B.肩胛骨完全转位

C.肩胛颈高于锁骨

D.肩胛体完全骨折

病例 179 答案

肩胛胸分离

1.C，D 和 E。肩胛骨抬高伴肩锁关节 90° 旋转。CT 示下方肩袖撕裂。

2.D。肩胛胸分离是指下方肩胛胸壁关节创伤性脱位，不伴血管和神经损伤。

3.C。锁骨下动、静脉或腋动、静脉撕裂伤需立即修复，臂丛撕裂伤意味着完全性上肢自截。

4.A。肩关节"锁定"表现为肩胛骨脱位进入胸内。

点评

【临床信息】

肩胛胸分离是一种罕见的高能量创伤性的严重损伤，与复杂的多系统障碍关联，包括肌肉、血管和臂丛神经。肩胛骨可能从肩胛带上分离，产生横向或胸廓内脱位，后者是由于直接击打肩胛骨或向外牵拉手臂，导致肩胛下角嵌入两根肋骨之间，这种损伤的治疗需手臂外展和对肩胛骨进行直接处理，随后固定6周。在肩胛骨侧方脱位时（如本例），肩胛骨通过剧烈旋转或牵拉力而向侧方移位（图S179-1 ～ 图179-2），这在居中良好的胸部X线片上表现为肩关节不对称，常伴神经血管损伤，需要上肢截肢，预后不良。推荐动脉造影和即刻锁骨下动、静脉修复术。除了肩胛骨的移位，需排除其他相关损伤，包括肩胛骨和锁骨骨折，胸锁关节和肩锁关节的脱位，以及胸膜外血肿。CT可用于显示骨损伤的范围和解剖结构的破坏，特别是肩关节的肌肉组织（图S179-3）。

参考文献

Flanagin BA，Leslie MP. Scapulothoracic dissociation. Orthop Clin North Am. 2013；44：1-7.

交叉文献

Musculoskeletal Imaging：The Requisites，4th ed，59-62.

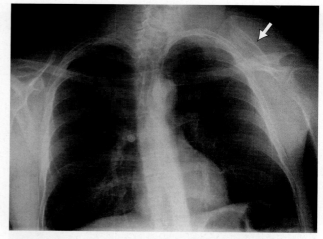

图 S179-1　前后位胸部 X 线片示左肩软组织明显肿胀和左肩胛骨旋转（白箭）

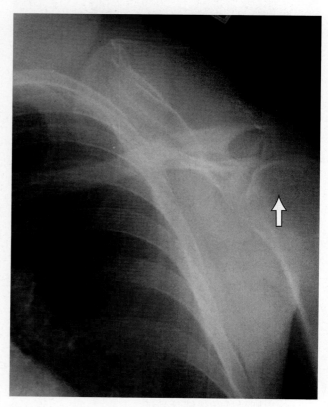

图 S179-2　左肩 X 线片示肩胛下角沿胸壁向外侧移位，相对于锁骨远端肩峰旋转近 90°（白箭）

病例 180

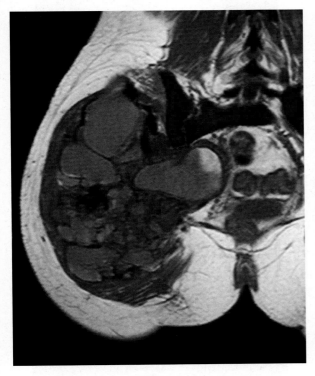

图 180-1

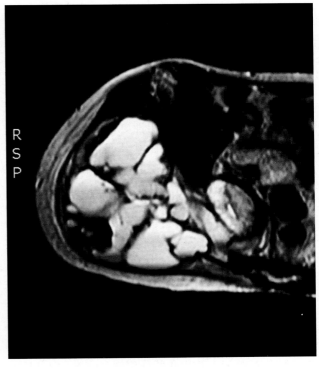

图 180-2

【病史】 女，25 岁，因臀部肿块和疼痛就诊。

1.鉴别诊断应包括哪些疾病？（可选择全部答案）

A.腱鞘囊肿

B.未分化多形性肉瘤

C.滑膜肉瘤

D.Morel-Lavallée 损伤（闭合性套状撕脱伤）

E.黏液样软骨肉瘤

2.滑膜肉瘤何年龄（好发）？

A.＜15 岁

B.15 ～ 35 岁

C.40 ～ 60 岁

D.＞60 岁

3.下列病变除哪项外均可在影像上显示钙化？

A.脊索瘤

B.脂肪肉瘤

C.滑膜肉瘤

D.未分化多形性肉瘤

4.下列除哪项外均是滑膜肉瘤在磁共振成像上"三重信号征"的组成部分？

A.等信号的组织（细胞）

B.不均匀强化

C.高信号的出血或坏死

D.低信号的纤维和钙化

病例180答案

滑膜肉瘤

1.B，C和E。考虑到患者的年龄，滑膜肉瘤是最可能的诊断，因为黏液样软骨肉瘤发生于中老年（30～60岁），表现可类似脊索瘤，而未分化多形性肉瘤（以前的恶性纤维组织细胞瘤）也发生于中老年（30～80岁），后两种病变男性更多见。

2.B。滑膜肉瘤占恶性软组织肉瘤的5%，是15～35岁年轻人中最常见的软组织肉瘤。

3.B。滑膜肉瘤、脊索瘤和未分化多形性肉瘤可见钙化，而脂肪肉瘤钙化少见。

4.B。滑膜肉瘤的"三重信号征"可见于35%～57%的患者，强化不是三重信号征的组成部分。

点评

【临床病理信息】

滑膜肉瘤是根据其主要的组织学分化命名的一种软组织肿瘤：肿瘤细胞类似于滑膜成纤维细胞。组织学亚型包括单相、双相和低分化型，t（X；18）基因易位的细胞遗传学异常在滑膜肉瘤中高度特异。大部分滑膜肉瘤（90%）非起源于关节，尽管其常发生于邻关节旁5cm范围内。滑膜肉瘤约占恶性软组织肉瘤的5%，但是在15～35岁的年轻人中是最常见的软组织肉瘤。滑膜肉瘤最常见于下肢，特别是膝关节周围，最常见的症状为痛性肿胀或肿块数年，肿瘤生长缓慢，少数可表现为单纯疼痛症状。

【影像学表现】

患者就诊时，肿瘤直径为3～5 cm，边界清楚，典型者可见局部突出轮廓外，30%的滑膜肉瘤可在X线片显示钙化，20%的患者邻近骨质可见侵蚀或骨膜反应。MRI显示肿块为多房性改变，T₁WI信号同肌肉组织，T₂WI呈高信号，偶可见液液平面（图S180-1～图S180-4），有时在水成像序列上很亮，可类似于液性囊腔（图S180-5～图S180-6）。滑膜肉瘤边界可清楚或模糊，可伴或不伴瘤周水肿。增强扫描可鉴别滑膜肉瘤和良性囊性病变。

【MRI成像"三重信号征"】

"三重信号征"是指肿瘤在T₂WI上包括高、等，三种信号强度，推测可能是由实性细胞成分（等信号）、坏死或出血（高信号）和胶原纤维或钙化（低信号）混合而成。

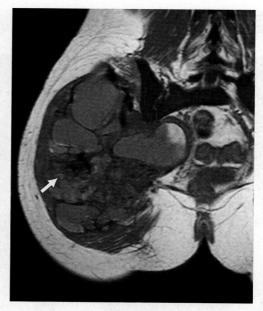

图S180-1　冠状位T₁WI示骨盆后外侧的多房分叶状肿块，其内低信号区提示为钙化（白箭）

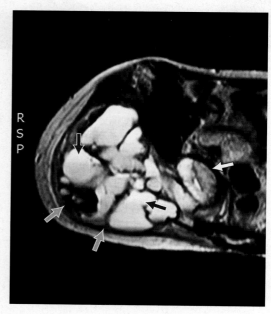

图S180-2　相应的T₂WI示三重信号征，中等信号（白箭）、大量液-液平的高信号（黑箭）、周边区域的低信号（灰箭）

参考文献

Kind M，Stock N，Coindre JM. Histology and imaging of soft tissue sarcomas. Eur J Radiol. 2009；72：6-15.

交叉文献

Musculoskeletal Imaging：The Requisites，4th ed，439-442.

病例 181

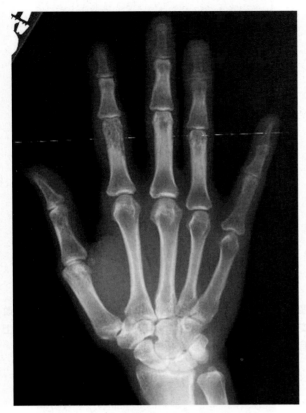

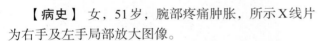

图 181-1

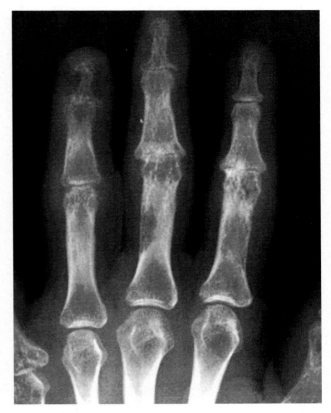

图 181-2

【病史】 女，51岁，腕部疼痛肿胀，所示X线片为右手及左手局部放大图像。

1.鉴别诊断应包括哪些？（可选择全部答案）

A.重型地中海贫血

B.类风湿关节炎

C.侵蚀性骨性关节炎

D.结节病性关节病

E.系统性红斑狼疮

2.结节病性关节病的影像学特点是什么？

A.大关节周围囊肿

B.伴有悬垂边缘的界线清楚的侵蚀性改变

C.腕部残毁性关节炎

D.手足部的花边样骨溶解表现

3.以下哪个不是Löfgren综合征的症状？

A.关节痛

B.肌炎

C.结节性红斑

D.双侧淋巴结肿大

4.结节病性肌病患者的MRI表现是什么？

A.近端肌萎缩和强化结节

B.广泛增大和水肿的肌肉

C.散在的间质水肿并强化

D.广泛的肌肉萎缩

病例181答案

结节病性关节病

1.C和D。手指的指间关节表现为关节狭窄和皮质不规则的关节炎改变，软骨下骨呈花边状溶骨破坏。虽然侵蚀性骨关节炎是一个鉴别诊断，但结节病性关节病是最合适的诊断。

2.D。约5%结节病性关节病患者骨骼受累，在手足的小管状骨表现为典型的花边状溶骨，偶有囊性变和肢端骨溶解。

3.B。Löfgren综合征是结节病性关节病的一种表现，主要特征是关节痛、结节性红斑、双侧淋巴结肿大、腱鞘炎和滑囊炎。

4.A。结节病性肌病表现为近端肌萎缩伴有散在的强化结节，结节的中心有针状低信号区域。

点评

【临床信息】

结节病是一种病因不明的以非干酪样肉芽肿性炎为典型特征的炎性疾病。Löfgren综合征是该疾病公认的典型表现，包括疼痛、肿胀、僵硬。10%～35%的患者存在肉芽肿性关节炎，表现为膝、踝、肩、腕及指（趾）间关节滑膜炎。腱鞘炎、肌腱炎和滑囊炎表现无特异性，需要通过关节滑膜或者软组织活检来确定，典型表现为非干酪样肉芽肿。在大多数患者中，肌肉都被累及但不足2%的患者有症状，其表现与多肌炎相似。

【影像学表现】

约5%的患者有骨骼受累。在起初的6个月，X线片可能提示关节周围骨质疏松，有可能被诊断为类风湿关节炎。骨病变主要累及手足的小管状骨，并呈典型的花边状溶骨表现或囊性变（图S181-1～图S181-3）。指骨的皮质骨改建形成管状结构（图S181-4）。肉芽肿性滑膜炎可能进展为伴有慢性畸形的非侵蚀性关节炎和腱鞘炎（图S181-5）。发生在长骨的病变X线不易发现，需要行MRI检查，病变在T$_1$WI呈环形低信号，T$_2$WI呈边缘清楚的高信号。极少数患者可在手足的长骨出现骨硬化（肢端骨硬化）。极其罕见的情况下，这种骨硬化可以蔓延至全身，类似成骨性转移。肌肉组织受累表现为单发或多发的疼痛性结节。

参考文献

Moore SL, Teirstein AE. Musculoskeletal sarcoidosis: spectrum of appearances at MR imaging. Radiographics. 2003；23：1389-1399.

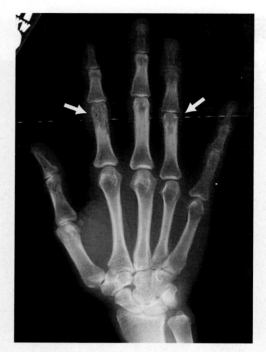

图S181-1　右手后前位X线片示结节病性关节病特征性改变：关节周围骨质疏松及软组织肿胀，同时在多个指骨上有典型的花边状溶骨改变（白箭）

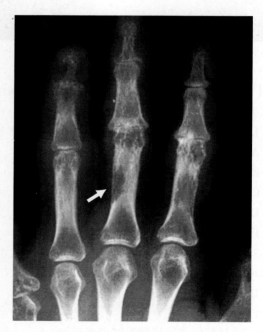

图S181-2　左手局部放大X线片示关节周围骨量减少，花边状溶骨破坏，第三近节指骨可见囊性变（白箭）。关节滑膜炎导致多发指关节间隙狭窄

交叉文献

Musculoskeletal Imaging：The Requisites，4th ed，486-487.

病例 182

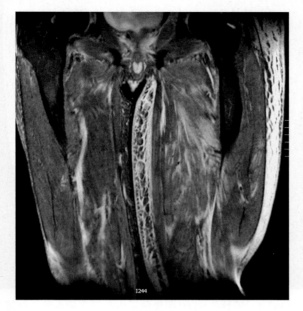

图 182-1

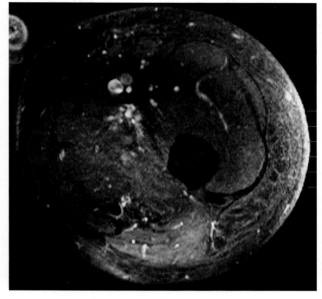

图 182-2

【病史】 49岁，无发热，表现为急性发作的左腿剧烈疼痛。所示为冠状位STIR图像和轴位增强抑脂T$_1$WI图像。

1.鉴别诊断应包括哪些？（可选择全部答案）

A.肌炎

B.坏死性筋膜炎

C.骨化性肌炎

D.糖尿病性肌梗死（DMI）

E.横纹肌溶解症

2.DMI的临床表现是什么？

A.发热，肿胀，进行性疼痛和白细胞增多

B.神经症状，肿胀和疼痛

C.虚弱，肌痛，肌酸激酶水平升高

D.急性剧烈疼痛，肿块，无白细胞增多

3.哪些人群有DMI的风险？

A.控制不佳的长期糖尿病患者

B.控制稳定的老年糖尿病患者

C.年轻的1型糖尿病患者

D.任何年龄的2型糖尿病患者

4.在DMI中，边缘强化病变是什么？

A.脓肿

B.肌肉坏死

C.假性动脉瘤

D.蜂窝织炎

病例 182 答案

糖尿病性肌梗死（DMI）

1.D。本病例的病史至关重要，增强后未出现强化病灶也提示本病。单独基于冠状位图像，鉴别诊断包括肌炎、糖尿病性肌梗死和横纹肌溶解，可以排除坏死性筋膜炎。

2.D。由于 DMI 成像表现与化脓性肌炎类似，重要的是要有相应的临床表现，包括剧烈的急性疼痛、肿块和正常的血清白细胞计数。

3.A。病情控制不佳的糖尿病患者患 DMI 风险增加。

4.B。DMI 边缘强化病变代表肌肉坏死，是晚期表现。

点评

【临床关注点】

DMI 是一种罕见的长期糖尿病并发症，发生在控制不佳的患者中。临床常误诊为脓肿、肿瘤或肌炎，通过活检可以确诊。诊断的要点是临床表现，患者通常出现大腿或小腿突然疼痛肿胀，但缺乏发热和白细胞计数异常。血清肌酶正常或轻度升高。涉及的区域周围组织出现可触及的硬结。病变疼痛持续数周，偶尔会出现症状加重，几周到几个月自行缓解，但 50% 患者会复发。最常累及的肌肉是股肌、大腿内收肌和股二头肌，也可能累及小腿肌肉。

【影像学表现】

MRI 显示受累肌群弥漫性肿大和部分肌间脂肪间隔消失。75% 的患者出现筋膜下积液，90% 的患者出现皮下脂肪水肿。T_2WI 和反转恢复序列可以发现受累肌肉与相邻的正常肌肉相比呈弥漫性高信号（图S182-1 ～图S182-4）。增强扫描图像显示受损肌肉肿大、轻度强化；无强化；或者小的局灶性边缘强化的代表失活组织的液性区（图S182-5 ～图S182-6）。

【病理】

DMI 组织学特征包括大面积的肌肉坏死和水肿，可能存在再生肌纤维和淋巴细胞间质浸润。

参考文献

Yu JS，Habib P. MR imaging of urgent inflammatory and infectious conditions affecting the soft tissues of the musculoskeletal system. Emerg Radiol. 2009；16：267-276.

交叉文献

Musculoskeletal Imaging：The Requisites，4th ed，32-33.

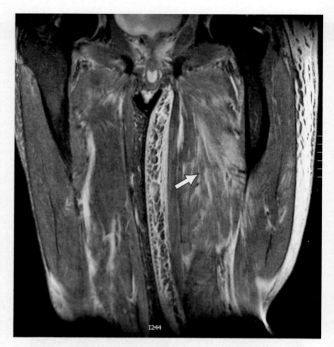

图 S182-1　冠状位 STIR 图像显示内收肌间质水肿（白箭）和皮下水肿导致左大腿肿胀

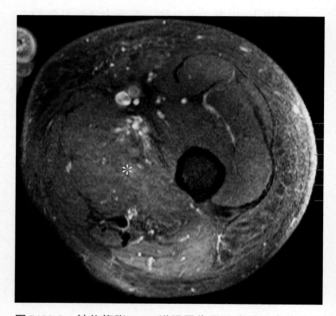

图 S182-2　轴位抑脂 T_1WI 增强图像显示脂肪和内收肌未强化（星号），排除蜂窝织炎和肌肉感染

病例 183

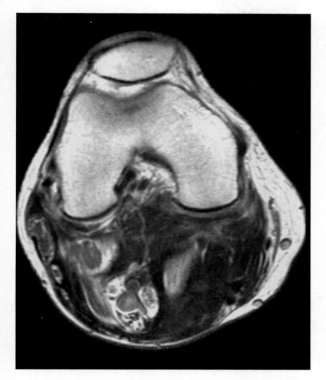

图 183-1

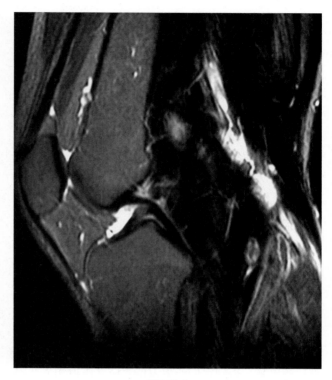

图 183-2

【病史】 女，21岁，膝关节活动受限。

1.鉴别诊断应包括哪些？（可选择全部答案）

A.骨化性肌炎

B.硬纤维瘤

C.腘窝纤维瘤病

D.关节纤维化

E.色素沉着绒毛结节性滑膜炎

2.以下哪项与本病不相关？

A.Ledderhose病

B.Dupuytren挛缩

C.Peyronie病

D.De Quervain综合征

3.关于侵袭性纤维瘤病，以下哪项不正确？

A.被认为是一种肉瘤

B.良性纤维生长

C.与家族性腺瘤性息肉病有关

D.包括骨在内的局部浸润

4.以下哪项不是Dupuytren挛缩的特征？

A.发生在老年人

B.女性更常见

C.第三、四、五指屈曲挛缩

D.一般人群发病率为10% ～ 20%

病例 183 答案

腘窝纤维瘤病

1.B 和 C。病灶的浸润性和信号特点提示为纤维化的过程，因此，诊断需考虑硬纤维瘤和纤维瘤病。

2.D。De Quervain 综合征是狭窄性腱鞘炎的一种，与纤维瘤病不相关。

3.A。虽然具有局部浸润性，侵袭性纤维瘤病不被认为是肉瘤。

4.B。Dupuytren 挛缩在男性中更常见，是女性的 4 倍。

点评

【病理】

纤维瘤病包括一组软组织疾病，表现为浅表结节性肿块或深部浸润性肿块，可以类似恶性肿瘤。组织学上，这种病理过程特点是肌肉和（或）结缔组织内的成纤维细胞增殖。临床上，大部分患者表现为皮下小结节；然而，更深的病变往往更隐蔽而不会被检测出来，直到它们产生占位效应并压迫相邻肌肉组织或神经血管结构。单纯切除的复发率很高，为 60% ~ 100%。

【影像学表现】

纤维瘤病 MRI 表现多样，反映出组织成分和细胞结构的变化。深部浸润性病变往往是无定形地存在于重要结构之间和周围。它们在所有脉冲序列通常呈低信号，可以强化（图 S183-1 ~ 图 S183-2）。结节性病变在 T_1WI 表现为与肌肉相比呈等或稍高信号（图 S183-3 ~ 图 S183-4），低信号区域代表密集的胶原成分。T_2WI 信号多样，与纤维化程度及细胞密度相关，与肌肉信号相比较，病变可能出现均匀低信号（纤维组织）、等信号至稍高信号，或非均匀高信号（广泛的细胞结构）。

【其他疾病】

Ledderhose 病指纤维组织增生累及足底筋膜，具有高侵袭性并浸润周围的肌肉，产生压力性侵蚀、皮质破坏和骨溶解。Dupuytren 挛缩是一个通常发生在手掌表面的纤维化，表现为附着在腱鞘上的结节肿块。Peyronie 病是在白膜内形成纤维斑块的一种疾病，引起阴茎畸形。

参考文献

Fisher C，Thway K. Aggressive fibromatosis. Pathology. 2014；46：135-140.

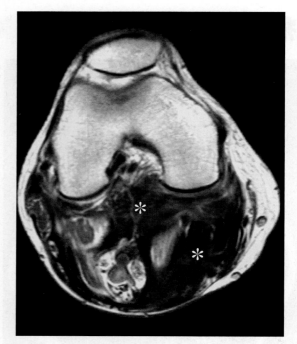

图 S183-1 轴位 T_1WI 示弥漫性低信号组织（星号），包绕膝关节腘窝内肌肉和神经血管束（星号）

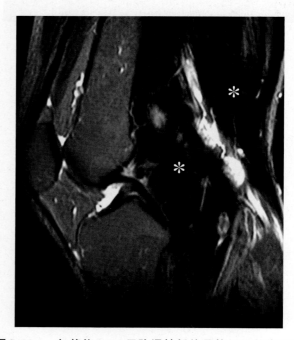

图 S183-2 矢状位 T_2WI 示弥漫性低信号软组织替代了腘窝的正常脂肪组织（星号）

Shinagare AB，Ramaiya NH，Jagannathan JP，et al. A to Z of desmoid tumors. AJR Am J Roentgenol. 2011；197：W1008-W1014.

交叉文献

Musculoskeletal Imaging：The Requisites，4th ed，405-408.

病例 184

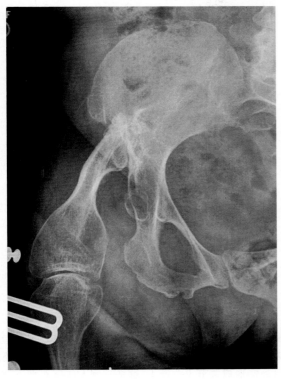

图 184-1

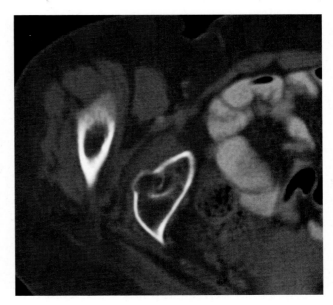

图 184-2

【病史】 女，18岁，髋部活动范围减低。

1.诊断是什么?

A.髋关节发育不良

B.先天性髋关节脱位

C.Gorham综合征

D.股骨近端骨折

E.近端局灶性股骨缺损（PFFD）

2.PFFD患者有多少是双侧患病?

A.＜1%

B.10%

C.25%

D.50%

3.以下哪项与PFFD无关?

A.腓骨缺损

B.马蹄足畸形

C.胫骨缩短

D.锁骨缺如

4.使用Aitken分型，这名患者属于PFFD哪一型?

A.A型

B.B型

C.C型

D.D型

病例184答案

近端局灶性股骨缺损（PFFD）

1.E。这个病例诊断明确，主要表现为右侧股骨近端未发育，髋臼由于股骨发育不全而未能发育，股骨向上脱位。

2.B。少于10%的患者双侧患病。

3.D。与PFFD相关的异常包括腓骨缺损、胫骨短缩、马蹄足畸形及外侧线缺如。

4.C。C型PFFD表现为股骨头和关节缺如，髋臼严重发育不良。股骨干短缩且近端逐渐变细。

点评

【病因】

PFFD是一系列先天性疾病，其特征是股骨近端发育缺陷导致节段性股骨短缩。病因不明，但在胚胎发育早期出现细胞营养或血供的紊乱。糖尿病母亲的孩子发病率会增加。大部分患者单侧发病；不到10%是双侧发病。该节段性缺损通常是股骨孤立性病变，但也有报道罕见联合发生胫骨和膝关节交叉韧带发育不全。

【Aitken分类】

Aitken分类有4种类型（图S184-1～图S184-4）。在A型中，股骨颈内翻畸形，股骨和髋臼（充分发育）之间骨性连接。在B型中，假性关节形成于股骨颈处，可能存在中度髋臼发育不良改变。C型髋臼严重发育异常，股骨干近端锥形变，且股骨干与发育不良的股骨近端形成表现多样的不良连接。D型是最严重畸形，髋臼缺如，闭孔增大，股骨近端缺如，骨盆和股骨近端之间无连接。MRI和超声较X线和关节造影术更利于早期评估病情，因为两者可以显示软骨结构。

参考文献

Westberry DE, Davids JR. Proximal focal femoral deficiency（PFFD）: management options and controversies. Hip Int. 2009；19：S18-S25.

交叉文献

Musculoskeletal Imaging：The Requisites，4th ed，519-520.

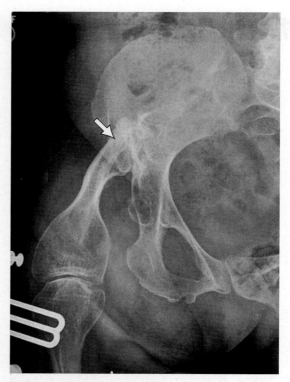

图S184-1　髋关节前后位X线片示股骨头缺如，股骨短缩且近端呈锥形，髋臼异常，股骨近端移位与髂前上棘下方骨盆外侧形成关节（白箭）。这是一例Aitken C型近端局灶性股骨缺损

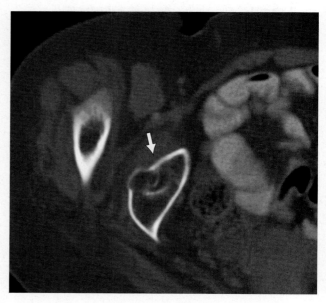

图S184-2　轴位CT显示严重髋臼发育不良（白箭）

病例 185

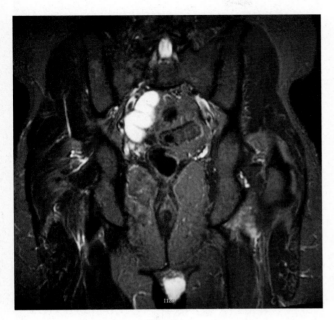

图 185-1

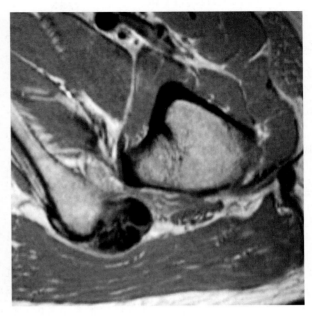

图 185-2

【病史】 女，38岁，臀部后方疼痛。

1.鉴别诊断有哪些？（可选择全部答案）

A.股方肌劳损

B.梨状肌综合征

C.坐骨股骨撞击

D.股方肌脂肪瘤

2.哪项不是坐骨股骨撞击的特征性表现？

A.非典型的腹股沟疼痛，臀部后方疼痛或髋关节弹响

B.股方肌的受压

C.臀部外展、内收和外旋出现疼痛

D.男性更常见

3.以下哪项不是导致坐骨股骨撞击的因素？

A.股骨无蒂骨软骨瘤

B.运动疝

C.髋关节炎伴股骨向近端内侧移位

D.股骨转子间骨折

4.诊断坐骨股骨间隙狭窄的阈值是多少？

A.9mm

B.13mm

C.17mm

D.21mm

病例 185 答案

坐骨股骨撞击综合征

1.C。小转子和左侧坐骨之间的空间明显变窄，导致股方肌萎缩，提示坐骨股骨撞击综合征。过去，这些变化归因于股方肌劳损，但创伤不再被认为是一个病因学因素。

2.D。坐骨股骨撞击综合征在女性更常见。

3.B。运动疝或运动性耻骨痛是长收肌、腹直肌腱膜或肌肉劳损或撕裂。

4.C。坐骨股骨间隙狭窄的最敏感和特异的阈值是小于17mm。

点评

【临床信息】

坐骨和小转子之间的距离变窄超过了临界点，就会出现坐骨股骨撞击综合征。这是髋关节疼痛的原因之一，应该在出现下肢放射性疼痛的患者中考虑到此病。坐骨神经接近骨方肌是导致症状的潜在原因。偶尔在髋关节活动时会有弹响，可能由于在坐骨和小转子之间嵌入了软组织，包括股方肌，髂腰肌肌肉或腘绳肌腱；弹响也可能继发于局部滑囊炎。大部分患者是 30～70 岁的女性，女性的骨盆比男性骨盆更宽而且浅，坐骨结节也更宽。25%的患者双侧受累。

【影像学表现】

MRI能够帮助确诊（图S185-1～图S185-4）。典型表现包括股方肌间质性水肿（几乎所有患者），大约1/3的病例出现部分肌肉损伤和少于10%的患者有脂肪浸润。所有患者都有坐骨股骨间隙狭窄（坐骨到小转子），测量值小于17mm，股方肌间隙（腘绳肌腱到小转子/髂腰肌肌腱）测量值小于8mm（图S185-5～图S185-6）。坐骨结节和小转子间长期的碰撞可能导致囊性变。腘绳肌肌腱的水肿和撕裂并不罕见。

参考文献

Torriani M，Souto SC，Thomas BJ，et al. Ischiofemoral impingement syndrome：an entity with hip pain and abnormalities of the quadratus femoris muscle. AJR Am J Roentgenol. 2009；193：186-190.

交叉文献

Musculoskeletal Imaging：The Requisites，4th ed，174-175.

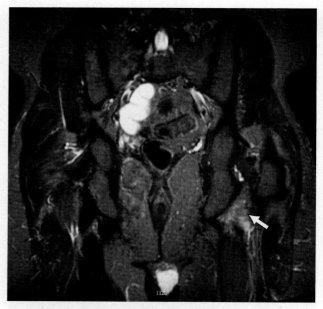

图 S185-1　冠状位 STIR 图像显示左侧股方肌水肿（白箭）

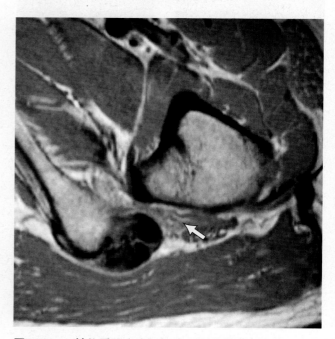

图 S185-2　轴位质子密度加权（PDW）像显示小转子和左侧腘绳肌（白箭）之间的间隙狭窄

病例 186

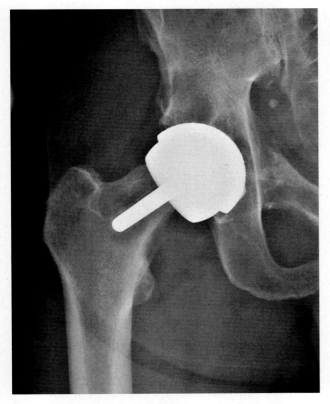

图 186-1

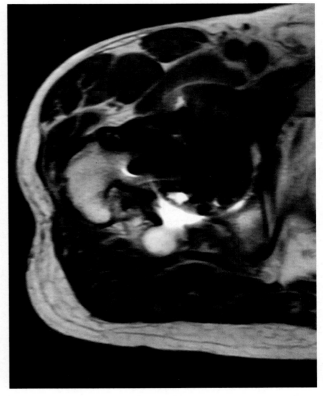

图 186-2

【病史】 男，65岁，钴铬合金髋关节置换术后随访。

1.鉴别诊断有哪些？（可选择全部答案）

A.局部软组织不良反应

B.金属沉积病

C.假瘤

D.化脓性关节炎

E.假囊裂开

2.单侧钴铬髋关节置换患者异常血清钴水平的标准是什么？

A.＞1μg/ L

B.＞5μg/ L

C.＞10μg/ L

D.＞15μg/ L

3.假囊裂开最常见的位置在哪里？

A.假囊前附着处

B.假囊前外侧附着处

C.假胶囊外侧附着处

D.假囊后外侧附着处

4.以下哪项不是假瘤的表现？

A.骨溶解和组织坏死伴进行性血清钴升高

B.只能通过翻修或取出假体的手术来处理

C.钴水平降低或正常时症状消退

D.与C反应蛋白升高相关

病例 186 答案

金属沉积病

1.A，B，C和E。这名患者进行过金属-金属（MoM）髋关节置换术，正在经历由于金属中毒反应导致的局部软组织不良反应，并且由于假囊破裂形成液性假瘤。

2.B。钴铬关节置换术后所有患者的钴水平通常会升高；单侧关节置换术测量值＜4μg/L，双侧关节置换术低于9μg/L被认为是正常的。

3.D。假囊开裂最常见于假囊的后外侧附着处，允许液体和杂质流到大转子处的滑囊。

4.D。C反应蛋白不随假瘤增高。

点评

【临床信息】

金属沉积病是由于金属的腐蚀和磨损形成的碎屑引起继发性无菌性纤维化、局灶性坏死或假体的松动；这是髋关节置换后特别难处理的问题。金属沉积病与不锈钢、钛和钴铬合金假体相关，这些假体与相似的金属或偶尔与聚合物髋臼形成关节。由于钴铬是目前唯一用于假体头的金属，金属沉积病一般指钴铬合金对钴铬合金假体，尤其是髋关节表面置换的假体。

【病理和影像学特征】

局部组织不良反应（ALTR）是指对于金属-金属或髋关节置换组件中的金属碎屑、金属离子和腐蚀产物的反应。ALTR的类型包括低磨损金属产品的过敏反应，高磨损的金属沉积或两者皆有。无菌性淋巴细胞性血管炎相关病变（ALVALs）表现为淋巴细胞炎症反应导致的血管炎诱发软组织和骨坏死。ALVAL的组织学评分采用10分制，5分或更高的分数提示中度至重度超敏反应。在高磨损情况下的金属沉积病多为低的ALVAL评分。假瘤是假囊开裂后形成的表现（图S186-1～图S186-2），破溃通常位于假囊的后外侧附着处。后侧的开裂可能会损害坐骨神经和股后神经，前方裂开可能延伸到髂腰肌和髂肌下滑囊。在MRI上，这些病灶表现出T_2高信号伴周围环形低信号。金属沉积病由于金属涂覆滑膜或者在关节内或关节周围沉积，特征性地表现为关节周围组织中到低信号（图S186-3～图S186-4）。极少有严重的骨溶解导致假体失效（图S186-5～图S186-6）或假体周围骨折。

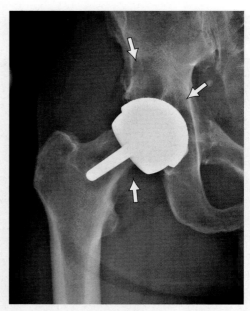

图S186-1　髋关节正位X线片示金属对金属表面置换假体位置良好，有轻微的骨溶解（白箭）

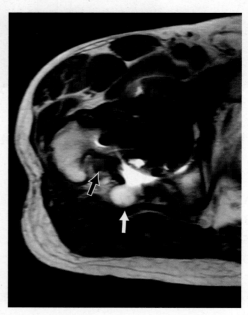

图S186-2　髋关节轴位T_2WI示后外侧假囊裂开伴有碎屑沉积（白箭），低信号的部分与金属沉积病相一致（黑箭）

参考文献

Fehring KA，Fehring TK. Modes of failure in metal-on-metal total hip arthroplasty. Orthop Clin North Am. 2015；46：185-192.

Fritz J，Lurie B，Miller TT. Imaging of hip arthroplasty. Semin Musculoskelet Radiol. 2013；17：316-327.

交叉文献

Musculoskeletal Imaging：The Requisites，4th ed，319-323.

病例 187

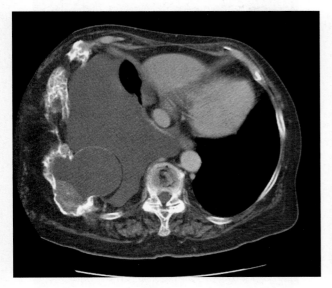

图 187-1

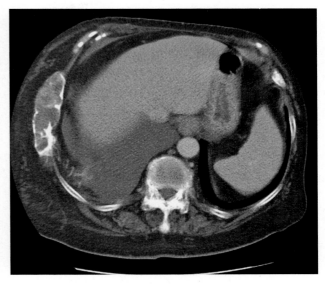

图 187-2

【病史】 男，70岁，从幼年起就有胸部畸形。

1.鉴别诊断都有哪些？（可选择全部答案）

A.Klippel-Trénaunay综合征

B.脂瘤性营养异常性巨大发育

C.Proteus综合征

D.淋巴管瘤异常

E.神经纤维瘤病（NF）

2.Proteus综合征不会导致哪种组织过度生长？

A.心脏

B.皮肤

C.脑

D.骨骼

3.Proteus综合征的主要异常是什么？

A.淋巴管生长过度

B.动静脉畸形

C.AKT1基因的体细胞突变

D.脂肪过多症

4.Proteus综合征有什么特征性皮肤病？

A.脂肪瘤样增生

B.脑回状痣

C.色素沉着过度

D.静脉曲张

病例 187 答案

Proteus 综合征

1.C。这些表现是 Proteus 综合征的典型特征。脂瘤性营养异常性巨大发育和 Klippel-Trénaunay 综合征影响四肢。NF 可以引起软组织的变化，但骨骼变化很小。尽管淋巴管瘤性异常（错构瘤）偶尔会膨胀，但通常只会影响局部软组织。

2.A。Proteus 综合征的特点是皮肤、结缔组织、脑和其他组织的过度生长。心脏可能会扩大，但这只是代偿性改变。

3.C。Proteus 综合征是由于癌基因 AKT1 的体细胞激活突变，以及通过激活 PI3K-AKT 通路，导致了该疾病累及的组织过度生长的特征性临床表现。

4.B。脑回状痣是 Proteus 综合征的特征。

点评

【概述】

Proteus 综合征是一种罕见的、错构瘤样的疾病，其特征是皮肤、结缔组织和骨骼的过度生长。它是由癌基因 AKT1 的突变引起，因为它是一种体细胞突变，所以只有受累细胞传代的细胞才表现出症状。发病年龄越晚的患者症状相对越温和。临床上，患者可以出现脂肪瘤、血管畸形、色素沉着过度和脑回样痣等异常表现。随着孩子的成长，渐进性和不对称肢体过度生长是典型的特征，随后有皮下病变的发展。其他表型包括头面部的半侧增生、局灶性手指肥厚、脂肪发育不良伴有躯干或四肢皮下脂肪减少或消失、骨骼过度生长伴牙齿过早萌出、脊柱侧弯、脑膜瘤和卵巢囊腺瘤、囊性肺畸形、胸腔内和腹部脂肪瘤、半侧巨脑症。血管并发症，特别是深静脉血栓也提高了总体发病率。

【影像学表现】

Proteus 综合征的 X 线表现多样。肌肉骨骼系统中最明显的异常是受累部位骨质过度生长和大量的脂肪和结缔组织，包括头颅和脊柱。脊柱侧弯是一个常见的表现（图 S187-1 ～图 S187-2）。在四肢，特征性的表现为肢体和手指不成比例的生长（图 S187-3）。肢体过度生长和局灶性萎缩（包括皮下脂肪在内）可能导致骨骼软化。CT 和 MRI 对于脂肪瘤、血管瘤以及淋巴管畸形有良好显示，尤其是当这些病变位于胸部或腹部时。

【鉴别诊断】

脂瘤性营养异常性巨大发育是一种罕见的巨人症的局限性表现形式，伴有纤维脂肪组织过度生长和相应血流量增加，导致手或脚的骨骼和软组织肥大（图

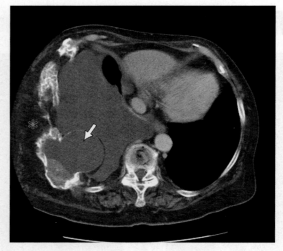

图 S187-1　轴位 CT 图像显示右侧胸廓骨质过度生长伴有一根肋骨的错构瘤（白箭）。注意胸壁右边的脂肪过度生长（星号）

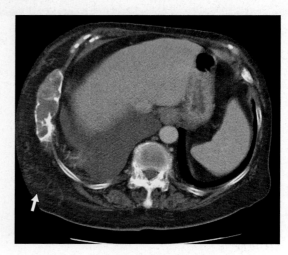

图 S187-2　肌肉肥大伴典型萎缩改变（白箭）

S187-4）。Klippel-Trénaunay 综合征的特征性表现是鲜红斑痣、静脉曲张静脉以及骨和软组织肥大。CLOVES（先天性脂肪瘤过度生长，血管畸形，表皮痣，脊柱或骨骼异常，脊柱侧弯）综合征是躯干过度生长、皮肤毛细血管畸形及淋巴和肌肉骨骼异常等一系列表现。

参考文献

Cohen MM Jr. Proteus syndrome review：molecular, clinical, and pathologic features. Clin Genet. 2014；85：111-119.

Kaduthodil MJ, Prasad DS, Lowe AS, Punekar AS, Yeung S, Kay CL. Imaging manifestations in Proteus syndrome：an unusual multisystem developmental disorder. Br J Radiol. 2012；85：e793-e799.

交叉文献

Musculoskeletal Imaging：The Requisites, 4th ed, 549 -551.

病例 188

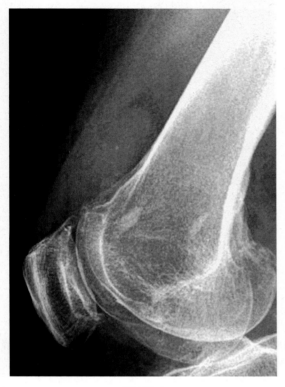

图 188-1

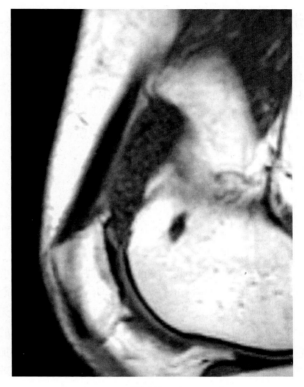

图 188-2

【病史】 男，24岁，左膝关节疼痛和慢性关节积液。

1.鉴别诊断包括哪些？（可选择全部答案）

A.滑膜软骨瘤病

B.二水合焦磷酸钙沉积关节病

C.类风湿米粒体

D.树枝状脂肪瘤

E.滑膜血管瘤

2.大多数滑膜血管瘤发生在哪里？

A.手指

B.髋关节

C.膝部

D.肘部

3.该患者是哪种类型的滑膜血管瘤？

A.有蒂的

B.弥漫性的

C.反应性的

D.动静脉的

4.以下哪项不是滑膜血管瘤的特征？

A.男性发病率是女性2倍

B.海绵状血管瘤最为常见

C.疼痛是最常见的症状

D.影响老年人

病例 188 答案

滑膜血管瘤

1.A，C和E。X线片显示在髌上滑囊中有一伴有钙化和骨化的肿块，MRI显示占位性病变伴多个T_1WI圆形低信号区域，类似米粒体。这个病例中钙化部分是静脉石。

2.C。大多数情况下会影响膝关节（超过60%），其次是肘和手指。

3.B。这名患者为弥漫型滑膜血管瘤。

4.D。发病时的平均年龄25岁。

点评

【临床信息】

滑膜血管瘤是罕见的关节内血管肿瘤。这些病变往往发生在青少年或年轻人（平均年龄25岁），引起疼痛、肿胀和关节活动度降低。约1/3的患者出现无痛性肿块。有两种病理类型，一种类型表现为带蒂的滑膜肿块伴有绞锁症状和疼痛；另一种类型表现更加弥漫，与滑膜增生有关。后一种类型可能表现为间歇性疼痛、关节积血，偶尔肢体变长。在弥漫型中，相关的皮肤和软组织血管瘤比较常见。

【影像学表现】

如果反复发作出血，滑膜血管瘤的X线特征与血友病类似。软骨破坏伴关节间隙狭窄、骨骺过度生长和滑膜增殖是常见表现。过去，当关节造影术出现绒毛结节时提示这种疾病，MRI也是如此。传统的X线片提示静脉石，因为约50%的病变是海绵状血管瘤（图S188-1）。50%的病例可出现骨侵蚀。MRI是首选检查，因为它可以揭示病变的范围、含铁血黄素的沉积和关节破坏的严重程度（图S188-2～图S188-3）。在海绵型病变中偶尔会出现液液平征象。

【鉴别诊断】

米粒体和滑膜软骨瘤病是关节内游离体形成的特征性的液体-碎屑征，但当集聚在狭小的空间时其表现可类似于血管性病变（图S188-4）。当关节有破坏或含铁血黄素沉积时应考虑色素绒毛结节性滑膜炎。

参考文献

Dmertzis JL，Kyriakos M，Loomans R，McDonald DJ，Wessell DE.Synovial hemangioma of the hip joint in a pediatric patient. Skeletal Radiol.2014；43：107-113.

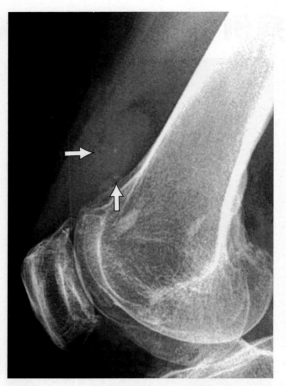

图 S188-1　左膝关节侧位片示髌上囊的肿块和其内的静脉石（白箭）

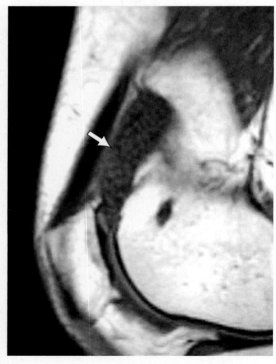

图 S188-2　矢状位T_1WI示髌上囊的占位病变伴大量的点状低信号区域（白箭）

交叉文献

Musculoskeletal Imaging：The Requisites. 4th ed，313-315.

病例 189

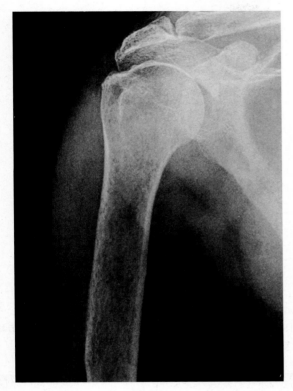

图 189-1

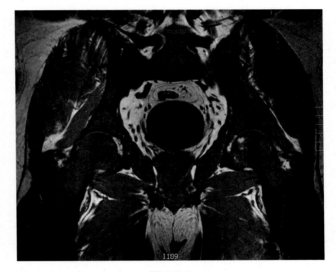

图 189-2

【病史】 33岁，主诉疼痛。

1.鉴别诊断包括哪些？（可选择全部答案）

A.弥漫性贫血

B.白血病

C.镰状红细胞贫血

D.淋巴瘤

2.以下哪项不是绿色瘤的特征？

A.成年人更常见

B.由白血病细胞组成的肿块

C.能对周围组织产生压力效应

D.表示疾病处于活动期

3.什么关节病是慢性白血病的常见并发症？

A.痛风性关节炎

B.类风湿关节炎

C.侵蚀性骨关节炎

D.Jaccoud关节炎

4.骨髓的逆转换是什么意思？

A.活跃的红骨髓转化为不活跃的黄骨髓

B.肿瘤取代骨髓小梁

C.提示高凝状态

D.不活跃的黄骨髓转化为活跃的红骨髓

病例189答案

白血病

1.A和B。X线检查发现严重骨量减少伴皮质隧道样改变，MRI显示弥漫性骨髓异常信号。镰刀细胞病由于梗死通常会增加骨密度。

2.A。绿色瘤（又称骨髓肉瘤，粒细胞型肉瘤和髓外髓母细胞瘤）是一种包含白血病细胞的肿块，提示疾病活跃并能对周围组织产生压迫效应。儿童比成年人更常见。

3.A。痛风可以与几种骨髓增生性疾病相关，包括真性红细胞增多症和白血病在内的疾病。

4.D。当需要造血时，骨髓从不活跃的类脂骨髓转化为活跃的造血骨髓。

点评

【临床信息】

白血病是一种血液形成细胞瘤样增生为特征的骨髓浸润性疾病，是最常见的儿童期恶性肿瘤。根据病程分为急性或慢性，儿童白血病几乎总是以急性形式出现。白血病按细胞学、免疫化学和细胞遗传学分为急性淋巴细胞白血病（ALL）和急性粒细胞白血病（AML）。ALL比AML发病率高5倍，发病高峰在2～3岁，AML发病高峰在2岁，然后在青春期形成另一个高峰。ALL预后较好，10年生存率在70%～75%，AML的5年生存率为40%～60%。

【影像学表现】

骨骼受累几乎出现在所有的患者中，其中75%可检测到骨质变化。成年人急性白血病可能出现骨骼疼痛和压痛，这在脊柱和胸廓中常见。成年人的骨骼X线变化没有儿童那么常见和明显，骨密度普遍减低是一个主要特征（图S189-1），偶尔还可以检测到散在的溶骨性病变（特别是在颅骨、骨盆和近端长骨），以及儿童干骺端透亮带（约7%）。弥漫性溶骨性改变可以类似于多发骨髓瘤。骨膜炎、破坏性骨病变和骨硬化在成年人急性白血病中罕见，但在慢性白血病患者可以见到。MRI可以显示中轴骨和四肢骨髓浸润，骨髓在液体敏感序列呈高信号，T_1WI低信号，与肿瘤细胞侵润骨髓有关（图S189-2～图S189-4）。骨髓信号的变化通常呈弥漫性，包括骨骺。脆弱的骨骼易于骨折（图S189-5～图S189-6）。

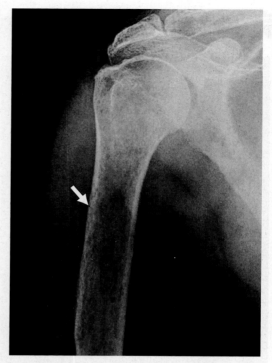

图S189-1　右肩正位X线片示严重骨量减少伴皮质隧道样改变（白箭）

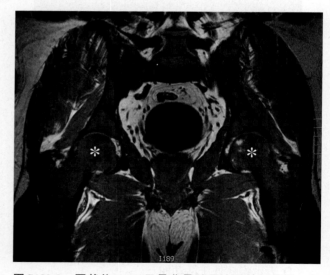

图S189-2　冠状位T_1WI示骨盆骨髓呈弥漫性低信号，包括股骨头骨骺（星号）

malignant musculoskeletal tumors and tumor-like conditions. Semin Musculoskelet Radiol. 2014；18：133-148.

Averill LW，Acikgoz G，Miller RE，Kandula W，Epelman M. Update on pediatric leukemia and lymphoma imaging. Semin Ultrasound CT MR. 2013；34：578-599.

交叉文献

Musculoskeletal Imaging：The Requisites，4th ed，491，494.

参考文献

Choi YY，Kim JY，Yang SO. PET/CT in benign and

病例 190

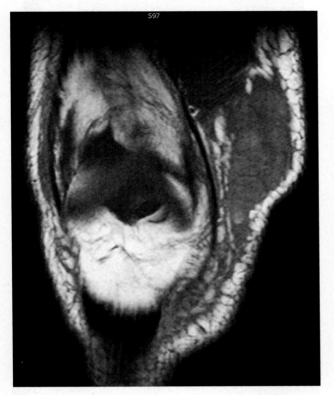

图 190-1

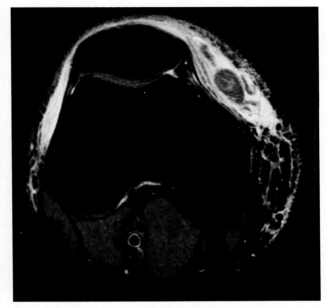

图 190-2

【病史】 患者有几周前坠落史。

1.鉴别诊断包括哪些？（可选择全部答案）

A.脂肪坏死

B.皮下血肿

C.皮脂囊肿

D.Morel-Lavallée病变

E.创伤后假性囊肿

2.关于Morel-Lavallée病变，什么是关键的异常？

A.闭合性套状撕脱伤

B.挫伤后形成的液性空洞

C.失活组织导致坏死

D.血肿演变

3.磁共振成像（MRI）发现什么可以反映Morel-Lavallée病变上的病理特征？

A.营养不良性钙化

B.液-液平面

C.漂浮脂肪球

D.含铁血黄素

4.Morel-Lavallée病变中以下哪项在超声上不可能出现？

A.无回声或低回声液体

B.厚度不等的包囊

C.液平伴脂肪球回声

D.声影

病例 190 答案

Morel–Lavallée 病变

1.B，D 和 E。在皮下脂肪和深筋膜界面处有含脂肪球的液性腔。

2.A。Morel-Lavallée 病变是由直接或间接的剪切力将皮肤和皮下组织从下面的深筋膜分离。这些剪切力可以损伤穿通血管和神经，形成一个含有血液、淋巴、碎片和脂肪的潜在间隙。

3.C。漂浮的脂肪球几乎是 Morel-Lavallée 病变的病理特征。许多情况都可以产生液平，所以这不是一个特异性的 MRI 发现。

4.D。声影不是 Morel-Lavallée 病变的特征表现。

点评

【临床信息】

Morel-Lavallée 病变是一种创伤性套状撕脱伤，发生在皮肤和皮下组织受到剪应力时从下层的深筋膜分离（经常发生在坠落时），导致穿通血管和神经的破坏，产生一个充满血液、淋巴和脂肪（包括坏死和存活）的潜在腔隙。这种损伤有多个名字，包括 Morel-Lavallée 渗出、Morel-Lavallée 血肿、Morel-Lavallée 外渗、假脂肪瘤、假性囊肿、陈旧血肿、组织血肿、慢性扩张性血肿和创伤后软组织囊肿。

【影像学表现】

Morel-Lavallée 病变的主要 X 线表现是局灶性软组织肿胀，MRI 断层图像或超声对于明确诊断十分必要（图 S190-1 ～图 S190-6）。大多数情况下，他们发生在大转子、臀区、侧腹、腰椎、肩和膝关节。临床上，疼痛发生在软组织波动区域，往往伴随皮肤感觉异常。病变在 MRI 上表现为皮下的液体积聚，偶有液平面。周围可能没有包囊、部分包囊或完整的低信号包囊。漂浮的脂肪球几乎是这种病变的病理特征。钆静脉注射后病变可能没有强化，或可能显示周边、隔或内部强化。通常采取非手术治疗，急性时用绷带压迫，但是更多的慢性损伤可能需要引流，使用强力霉素或滑石粉使其硬化。

参考文献

Bonilla-Yoon I, Masih S, Patel DB, et al. The Morel-Lavallée lesion：pathophysiology, clinical presentation, imaging features, and treatment options. Emerg Radiol. 2014；21：35-43.

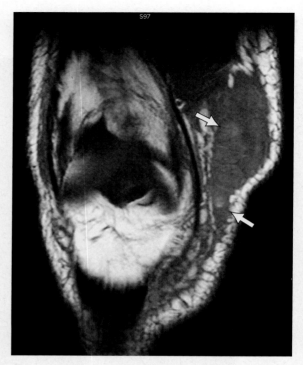

图 S190-1 冠状位 T_1WI 示膝关节内侧无定形的液性集聚，内有脂肪球漂浮（白箭），没有明显的包囊

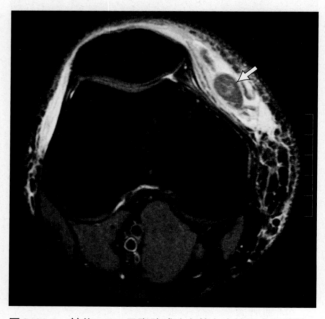

图 S190-2 轴位 T_2WI 示脂肪球（白箭）在液区内更清楚

交叉文献

Musculoskeletal Imaging：The Requisites，4th ed，179.

病例 191

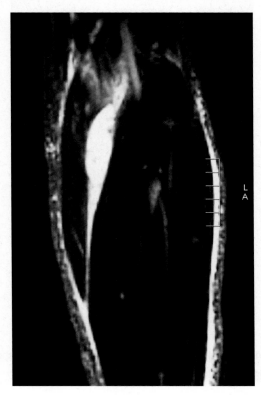

图 191-1

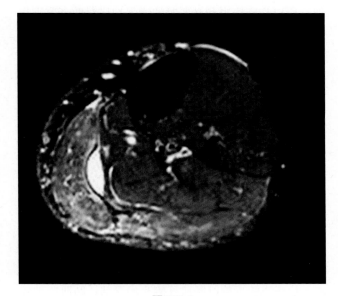

图 191-2

【病史】 网球运动员，21 岁，急性腿部疼痛。

1.考虑的诊断有以下哪些疾病？（可选择全部答案）

A.跖肌撕裂

B.腘窝囊肿破裂

C.比目鱼肌拉伤

D.血肿

E.黏液样脂肪肉瘤

2.跖肌撕裂最可能受伤的部位是何处？

A.起止点

B.肌腱

C.肌肉 - 肌腱连接处

D.肌肉

3.跖肌撕裂最常见的损伤机制是什么？

A.伸展过度

B.轴移损伤

C.强制性胫骨向后平移

D.伸展的膝关节强制性背屈

4.无跖肌的人口比例是多少？

A.1%

B.10%

C.25%

D.50%

病例191答案

跖肌肌腱撕裂

1.A，D和E。位于腓肠肌内侧头与比目鱼肌间弧形管状液体积聚影表示肌间隙血肿，是跖肌肌腱撕裂的特异性表现。黏液样脂肪肉瘤的影像表现与之近似，所以临床病史和必要时的增强扫描对两者鉴别很重要。

2.C。远端肌腱撕裂偶尔会发生，跖肌肌腱撕裂最常见的受伤部位是肌肉-肌腱连接处。

3.D。跖肌肌腱撕裂的发病机制通常是肌肉过度伸展导致的剧烈肌肉收缩，尤其好发于膝关节伸展并足强制性背屈时。

4.B。7%～10%的人没有跖肌。

点评

【临床信息】

网球运动很受欢迎，但运动过度和急性创伤时会引发伤病。术语"网球腿"用来描述腓肠肌内侧头或跖肌的肌肉或肌腱损伤。跖肌是一块纤细的小肌肉，位于小腿近端腓肠肌外侧头的深部。跖肌肌腱较长，近端位于腓肠肌内侧头和比目鱼肌之间，远端位于跟腱内侧。跖肌肌腱撕裂好发于中年人。该损伤的特异性发病机制是腿蹬地导致的踝关节背屈及膝关节伸展。

【影像学表现】

发生于肌肉-肌腱连接处的完全性跖肌肌腱撕裂在磁共振影像具有特征性表现（图S191-1～S191-3）。近端肌肉收缩，小腿远侧腓肠肌内侧头及比目鱼肌之间可见管状液体积聚，其内血液成分可导致积聚液体的信号不均匀（图S191-4）。液体积聚和跖肌肌腱信号缺失提示肌腱撕裂。约2/3的病例与前交叉韧带撕裂和腓肠肌内侧头损伤相关。

参考文献

Bianchi S，Sailly M，Molini L. Isolated tear of the plantaris tendon：ultrasound and MRI appearance. Skeletal Radiol. 2011；40：891-895.

交叉文献

Musculoskeletal Imaging：The Requisites，4th ed，225-227.

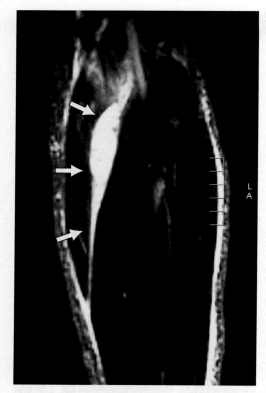

图S191-1 冠状位T₂WI示在比目鱼肌与腓肠肌内侧头之间血性液体积聚（白箭）

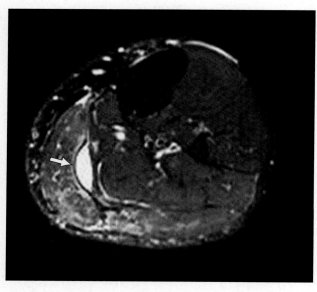

图S191-2 轴位T₂WI示在比目鱼肌与腓肠肌内侧头之间液体充填区域跖肌回缩导致跖肌肌腱信号消失（白箭）

病例 192

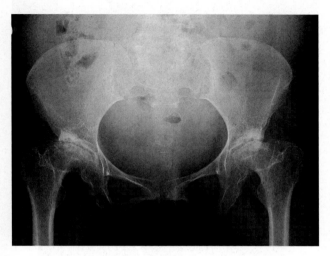

图 192-1

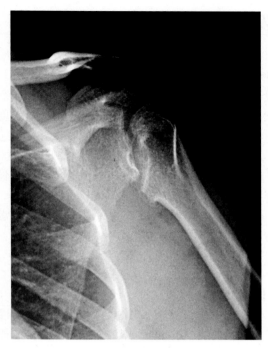

图 192-2

【病史】　23 岁，慢性多关节疼痛。

1.鉴别诊断应包括哪些疾病？（可选择全部答案）

A.镰状细胞贫血

B.多发性骨骺发育不良

C.假性软骨发育不良

D.儿童股骨头缺血性坏死（LCPD）

E.股骨头骨骺滑脱（SCFE）

2.关于多发性骨骺发育不良（MED），以下哪项不会发生？

A.早产性骨关节炎

B.扁平椎

C.骨骺出现延迟

D.腕骨融合

3.常染色体隐性遗传多发性骨骺发育不良的特征性表现是什么？

A.多层髌骨

B.胫骨内翻

C.尺骨细长

D.锁骨发育不良

4.以下哪项不是成年人多发性骨骺发育不良的影像表现？

A.管状骨短而宽

B.腕掌关节面扁平

C.桡倾角增大

D.挛缩

病例 192 答案

多发性骨骺发育不良

1.B 和 C。多发性骨骺发育不良和假性软骨发育不良均可导致上肢或下肢长骨骨骺扁平、不规则。儿童股骨头缺血性坏死和股骨头骨骺滑脱只累及股骨。镰状细胞贫血会造成缺血性坏死和梗死后骨密度增高，但在本例中表现不明显。

2.D。腕骨成骨也许会延迟，但腕骨形态正常。

3.A。多层髌骨是常染色体隐性遗传多发性骨骺发育不良的特征性表现。

4.C。多发性骨骺发育不良中桡腕关节面通常是平的。

点评

【临床信息】

多发性骨骺发育不良（MED）是遗传异质性骨软骨发育不良的一组疾病，其特征是不同程度骨骺发育异常，主要累及髋、肩及膝关节。遗传方式有两种：常染色体显性遗传型多发性骨骺发育不良是由编码软骨低聚物基质蛋白、Ⅸ型胶原和母系蛋白-3的基因突变所致；常染色体隐性遗传型由编码硫酸盐转运因子的基因 SLC26A2 突变引起。基因突变使骨骺软骨成骨过程紊乱并最终导致关节软骨破坏。患者一般在童年时发病，偶尔也会在成年早期发病；最终确诊需行基因检测。患者智力正常，身高可能正常或者矮小。最常见的表现是关节僵硬、疼痛，关节进一步破坏会导致肢体畸形和挛缩。

【影像学表现】

首先，影像表现为骨骺骨化延迟（图S192-1～图S192-4）。随后，小且不规则的骨骺出现，特别是在髋和膝关节。在成年人，该病特征性表现为长骨末端发育不良直至严重的关节破坏。扁平、不规则、硬化的股骨头与儿童股骨头缺血性坏死的表现近似。常染色体隐性遗传型多发性骨骺发育不良患者膝关节影像表现为小而扁平的骨骺及多层髌骨。手部影像可表现为腕骨正常骨化延迟，掌骨和指骨缩短，桡骨和尺骨远端的骨骺和干骺端扁平且不规则。

【治疗】

儿童可行肢体矫正，成年人行关节成形术有较好疗效。

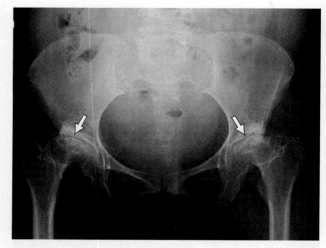

图S192-1　前后位骨盆片显示扁平、硬化且不规则的股骨骨骺（白箭）伴早发性骨关节炎

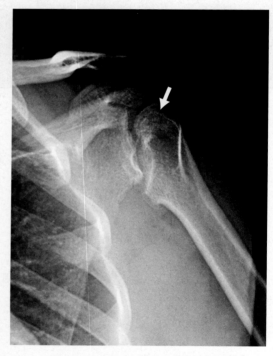

图S192-2　肩关节片示明显扁平的骨骺（白箭）伴严重的盂肱关节炎

参考文献

Anthony S，Munk R，Skakun W，Masini M. Multiple epiphyseal dysplasia. J Am Acad Orthop Surg. 2015；23：164-172.

交叉文献

Musculoskeletal Imaging：The Requisites，4th ed，543，546.

病例 193

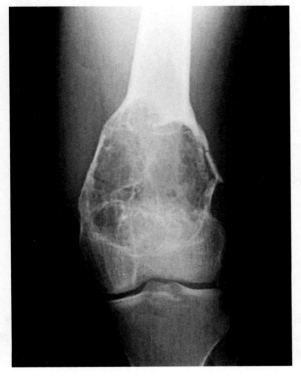

图 193-1

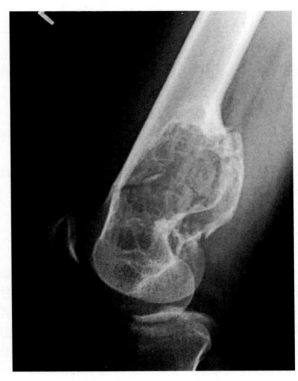

图 193-2

【病史】 19岁，膝关节疼痛。

1.鉴别诊断应包括哪些疾病？（可选择全部答案）

A.动脉瘤样骨囊肿

B.嗜酸性肉芽肿

C.尤因肉瘤

D.骨巨细胞瘤

E.毛细血管扩张型骨肉瘤

2.毛细血管扩张型骨肉瘤最常见于哪个年龄范围？

A.＜5岁

B.10～20岁

C.30～40岁

D.＞50岁

3.关于毛细血管扩张型骨肉瘤，磁共振图像中可见液-液平面征象的比例是多少？

A.＜5%

B.25%

C.50%

D.90%

4.磁共振增强图像怎样鉴别毛细血管扩张型骨肉瘤和动脉瘤样骨囊肿？

A.外周强化

B.结节样强化

C.骨膜反应

D.间隔强化

病例 193 答案

毛细血管扩张型骨肉瘤

1.A，B 和 E。股骨远端膨胀性、溶骨性病灶，在这个年龄段，动脉瘤样骨囊肿、嗜酸性肉芽肿和毛细血管扩张型骨肉瘤都是可能的诊断。

2.B。该病主要发病年龄在 10 ～ 20 岁。

3.D。占总数 90% 的病例磁共振图像可见液 - 液平面。

4.B。肿瘤结节的强化是毛细血管扩张型骨肉瘤特征性表现，动脉瘤样骨囊肿无此征象。

点评

【病理信息】

骨肉瘤是儿童最常见的骨原发恶性肿瘤。毛细血管扩张型骨肉瘤占所有骨肉瘤病例的 4%，它是一种高级别肿瘤，发病年龄通常在 10 ～ 20 岁，少数患者年龄在 25 岁以上。典型发病部位是股骨和胫骨。组织学特征是扩张充血的血管空间排列肿瘤骨样分隔分开的恶性成骨细胞。患者主要表现为局部疼痛、软组织肿块和（或）病理性骨折。发病率男性略高于女性。

【影像学表现】

X 线表现为长骨干骺端溶骨性病灶，通常为膨胀性生长，可进展至侵袭性征象。病灶内常见显著的分隔，与动脉瘤样骨囊肿相似（图 S193-1 ～图 S193-4）。病灶边缘常见穿凿样破坏，因此边缘若有硬化则提示其他诊断。可观察到骨膜反应和 Codman 三角。约 60% 的病例累及股骨，其次是肱骨、胫骨和腓骨，也有报道见于胸骨、肩胛骨、肋骨、髋骨、颅骨、脊柱和下颌骨。磁共振液液平征象可见于超过 90% 的病例中，T₁WI 图像中高信号提示为正铁血红蛋白，增强扫描表现为边缘强化，偶见肿瘤结节（动脉瘤样骨囊肿无此表现）。年龄较大的患者会发生骨外受累。

参考文献

Green JT，Mills AM. Osteogenic tumors of bone. Semin Diagn Pathol. 2014；31：21-29.

交叉文献

Musculoskeletal Imaging：The Requisites，4th ed，377-378.

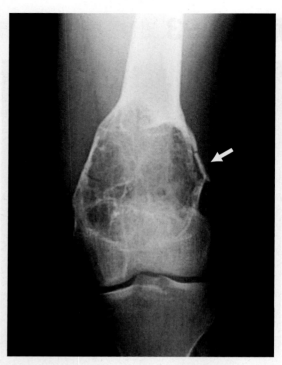

图 S193-1　膝关节正位 X 线片示股骨远端干骺端膨胀性、溶骨性病灶，并可见病灶内明显的分隔及外侧骨皮质病理性骨折（白箭）

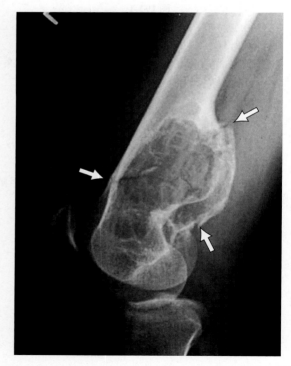

图 S193-2　侧位 X 线片示病灶向后方膨胀性生长伴多处骨皮质破裂（白箭）

病例 194

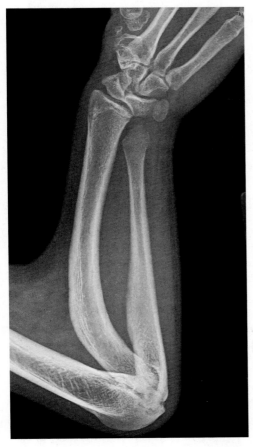

图 194-1

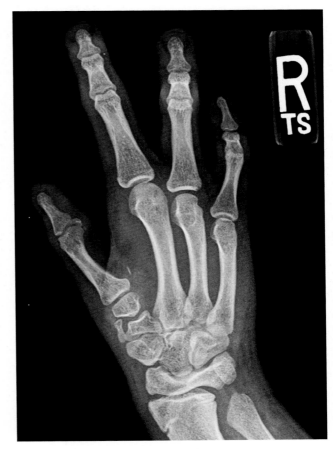

图 194-2

【病史】　该患者终身残疾。

1.鉴别诊断应包括哪些指骨缺如性疾病？（可选择全部答案）

A.羊膜带综合征（ABS）

B.霍特-奥拉姆综合征（Holt-Oram综合征）

C.拇指缺失综合征

D.血小板减少-桡骨缺失综合征

2.宫内诊断羊膜带综合征的最佳方法是什么？

A.羊膜穿刺术

B.胎儿动态超声

C.磁共振成像

D.基因检测

3.除了认为羊膜环可限制血液流向四肢的理论，另一种流行的羊膜带综合征致病学说是什么？

A.子宫内出血

B.创伤后纤维化

C.羊膜早破

D.亚临床子宫内膜炎

4.羊膜带综合征与脐带哪种变化有关？

A.延长

B.缩短

C.重复

D.狭窄

病例 194 答案

羊膜带综合征

1. A。羊膜带综合征是该患者最佳诊断。霍特 - 奥拉姆综合征表现为拇指缺如或发育不良但不累及其他手指。拇指缺失综合征由散发性基因突变或常染色体显性遗传所致，该病累及拇指但其他手指不受累。

2. B。胎儿动态超声是宫内诊断该病的最佳方法。

3. C。另一种流行的羊膜带综合征致病学说是羊膜早破，胎膜早破导致纤维带形成，胎儿陷入其内造成缢痕、肢体残缺、先天无脑畸形、马蹄内翻足、腹部脏器发育缺陷和胎儿死亡。

4. B。羊膜带综合征与脐带缩短有关。

点评

【流行病学】

羊膜带综合征是包含一组先天发育异常的散发性疾病，其特征是肢体残缺、缢痕带、并指畸形、多发颅面部、内脏、体壁发育缺陷。发病率约占存活新生儿的 1/15 000 ～ 1/1 200。有些病例表现为不利于生存的先天发育畸形，但有些病例，比如本例患者仅表现为孤立性肢体压缩。

【致病学说】

该病有两种致病学说：①羊膜环束缚肢体，肢体远端血流障碍导致肢体发育终止和残缺。②胎膜早破导致纤维带形成，胎儿陷入其中。

【诊断】

胎儿动态连续超声可在子宫内观察肢体受缢的过程。利用三维超声的多平面图像和表面重建进行产前诊断可准确描绘羊膜带和胎儿的关系。多普勒超声证实血管完整性。尽管内镜溶解子宫收缩环是一种治疗方法，但介入治疗并不总是需要，因为还有可能自愈。

【影像学表现】

羊膜带综合征最容易辨认的骨骼肌肉发育缺陷是肢体残缺和软组织发育缺陷（图 S194-1 ～图 S194-4）。异常范围从最小的肢体残缺或并指畸形到颅骨和躯干骨的重大缺陷。

参考文献

Iqbal CW，Derderian SC，Cheng Y，Lee H，Hirose S．Amniotic band syndrome：a single-institutional experience．Fetal Diagn Ther．2015；37：1-5.

Moran SL，Jensen M，Bravo C．Amniotic band syndrome of the upper extremity：diagnosis and management．J Am Acad Orthop Surg．2007；15：397-407.

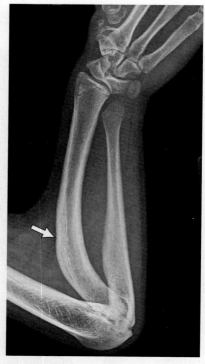

图 S194-1　手、腕和前臂发育异常。前臂 X 线片示尺骨异常短小导致桡骨弯曲（白箭）

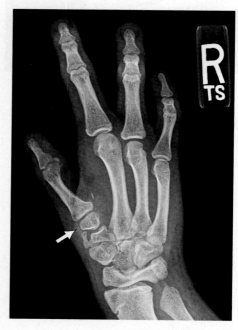

图 S194-2　手 X 线片示拇指、示指发育异常，白箭示一节与拇指类似但发育不全的掌骨与一节梯形骨形成关节。第 3 ～ 5 指骨正常。除豌豆骨外近排腕骨融合

交叉文献

Musculoskeletal Imaging：The Requisites，4th ed，552，554.

病例 195

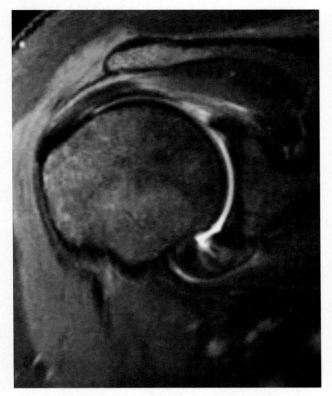

图 195-1

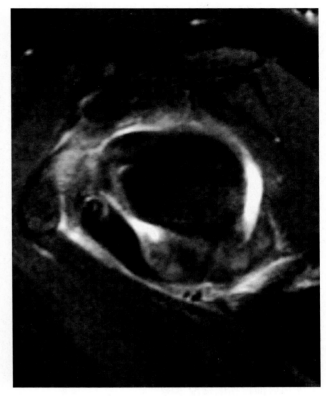

图 195-2

【病史】 女，40岁，肩关节疼痛。

1.MRI图像包含哪些病变征象？（可选择全部答案）

A.肩袖部分撕裂

B.肱二头肌肌腱变性

C.粘连性关节囊炎

D.滑膜炎

E.Bankart病变

2.关于粘连性关节囊炎，以下哪项是错的？

A.女性发病略多见

B.几乎所有患者都大于40岁

C.通常影响非惯用肢体

D.同侧复发常见

3.粘连性关节囊炎与以下哪种疾病密切相关？

A.痛风性关节炎

B.糖尿病

C.钙化性肌腱炎

D.肩胛冈上神经病变

4.肩关节的哪个临界区域是粘连性关节囊炎发病的中心？

A.肩袖间隙

B.骨膜-盂唇连接处

C.关节囊嵌入点

D.结节间沟

病例 195 答案

粘连性关节囊炎

1.A，C和D。MRI图像示冈下肌肌腱部分撕裂，腋窝关节囊增厚和肩袖区域纤维滑膜增生。

2.D。同侧复发罕见。

3.B。糖尿病患者该病发病率是普通人的4～10倍。

4.A。肩袖间隙受累是粘连性关节囊炎发病的中心。

点评

【临床表现】

粘连性关节囊炎是一种知之甚少的肩关节纤维素性炎症，其特征是关节疼痛和活动受限。该病可使肩关节功能逐渐减弱最终导致功能障碍，而且随着病程延长症状会逐渐显现。其发病机制包括滑膜炎、关节囊肥大和纤维化。普通人群发病率为2%～5%，但糖尿病患者中发病率将近20%，而且随糖尿病病程延长而增多，相应治疗更加困难。该病合并甲状腺疾病、帕金森病、肾上腺功能减退症、心脏病、脑血管事件和肩袖损伤的情况不多。

【分期】

该病的病理生理分4期（有重叠）。1期以隐匿性疼痛小于3个月为特征。关节镜示滑膜血管增生及滑膜肥大但关节囊正常。2期（冰冻期）开始出现症状后3～9个月，以活动受限和活动后加剧的慢性疼痛为特征。滑膜血管增生，但关节囊因纤维化而紧缩。3期（冻结期）从出现症状后9～15个月，以肩袖结构挛缩而导致严重活动受限为特征。关节囊增厚并纤维化，关节间隙显著狭窄，未见滑膜血管增生。4期（解冻期）以进行性活动改善和疼痛消失为特征。

【影像学表现】

MRI是诊断该病的最佳检查方法（图S195-1～图S195-6）。腋窝关节囊增厚及滑膜肥厚＞4 mm诊断特异度为90%，敏感度为70%。厚度为4 mm时为该病1期，增长至7.5 mm时为2期。肩袖内及周围滑膜增厚是该病又一诊断要点，诊断特异度86%，敏感度64%。

参考文献

Sofka CM，Ciavarra GA，Hannafin JA，Cordasco FA，Potter HG. Magnetic resonance imaging of adhesive capsulitis：correlation with clinical staging. HSS J. 2008；4：164-169.

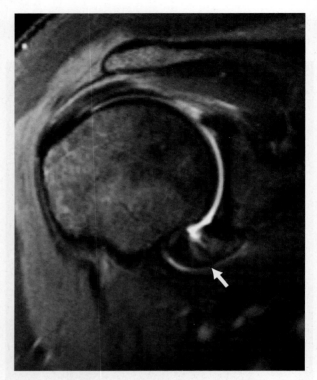

图S195-1　冠状位T_2WI示腋窝关节囊增厚呈低信号（白箭）

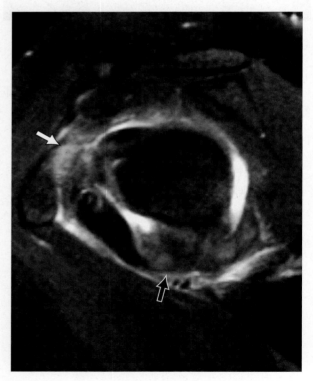

图S195-2　矢状位T_2WI示肩袖间隙（白箭）和腋窝凹处（黑箭）滑膜增厚并纤维化

交叉文献

Musculoskeletal Imaging：The Requisites，4th ed，92-94.

病例 196

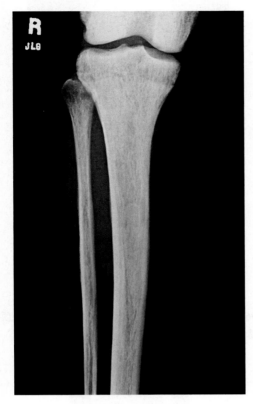

图 196-1

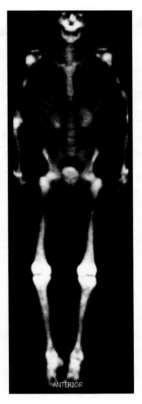

图 196-2

【病史】　男，55岁，弥漫性骨痛。

1.鉴别诊断包括哪些疾病？（可选择全部答案）

A.骨髓纤维化

B.Erdheim-Chester病（ECD）

C.肾性骨营养不良

D.氟骨症

E.肥大细胞增多症

2.以下哪项不是Erdheim-Chester病典型三联征的症状？

A.类风湿关节炎

B.尿崩症

C.骨痛

D.眼球突出

3.Erdheim-Chester病骨骼X线特征性表现是什么？

A.锥形畸形

B.磨玻璃样阴影

C.骨干和干骺端骨质硬化

D.多发骨梗死

4.以下哪项不是Erdheim-Chester病常见的发病原因？

A.心力衰竭

B.肺纤维化

C.腹膜后纤维化

D.恶性肿瘤

病例196答案

Erdheim–Chester病

1.A，B和D。肥大细胞增多症通常表现为长骨及中轴骨骨端骨质硬化。在肾性骨营养不良中，骨扫描通常表现为肾脏活动减弱，骨质硬化增生也许与重吸收有关。余下选项均可表现为弥漫性骨质硬化。

2.A。典型的三联征：尿崩症、骨痛、双侧眼球突出几乎可以确诊为Erdheim-Chester病。

3.C。Erdheim-Chester病特征性表现为骨干、干骺端对称性骨质硬化，下肢受累较上肢更常见也更严重。

4.D。癌症不是Erdheim-Chester病临床表现的一部分。

点评

【临床表现】

Erdheim-Chester病是一种罕见的系统性非朗格汉斯组织细胞增生症，病因不明。患者通常于50～70岁确诊，平均年龄55岁。近年来研究显示男性发病显著多于女性，男女比例3：1。几乎所有患者骨骼系统受累，特征性发生于四肢骨骼，同时60%的患者有不同的骨外系统受累。典型的三联征：尿崩症、骨痛、双侧眼球突出几乎可确诊Erdheim-Chester病。骨外系统出现眼球、心脏和中枢神经系统症状则预后不良。原发症状如发热、体重减轻和虚弱较常见。腹膜后、心脏和肺部病变可能导致慢性肾衰竭。心肌病和严重的间质性肺疾病分别是本病患者发病和死亡的主要原因。

【影像学表现】

Erdheim-Chester病特征性影像表现是四肢骨干、干骺端对称性骨质硬化及皮髓质分界消失（图S196-1，图S196-3～图S196-4）。核素^{99m}Tc骨显像表现为长骨干骺端异常摄取，典型者与X线表现异常区域吻合，但偶尔X线表现为正常而骨显像显示异常（图S196-2）。MRI表现为短回波时间图像中骨髓均匀低信号改变，液体敏感序列中骨干、干骺端及部分骨骺信号不均匀增高（图S196-5～图S196-6）。表现为溶骨性病灶的情况仍存在争议，报道占所有病例的33%，磁共振表现为T_2WI高信号区。骨膜炎也是磁共振较普遍的表现。

参考文献

Zaveri J，La Q，Yarmish G，Neuman J. More than just

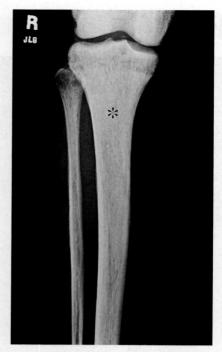

图S196-1　小腿近端X线片示胫骨和腓骨弥漫性骨质硬化及皮髓质分界消失（星号）

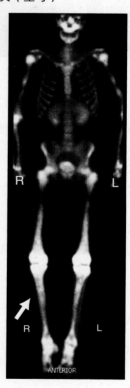

图S196-2　骨扫描示肱骨、股骨、胫骨（白箭）和骨盆区域放射性核素摄取增强

Langerhans cell histiocytosis：a radiologic review of histiocytic disorders. Radiographics. 2014；34：2008-2024.

交叉文献

Musculoskeletal Imaging：The Requisites，4th ed，454.

病例 197

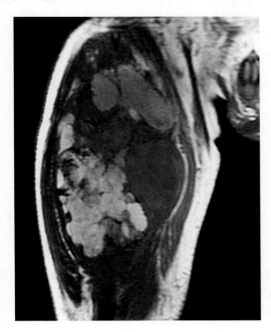

图 197-1

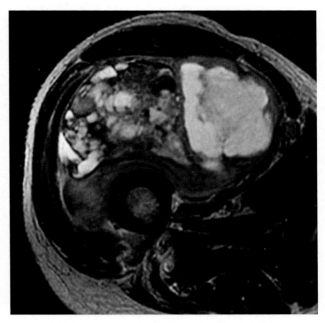

图 197-2

【病史】 男，65岁，大腿包块。

1.根据MRI表现，鉴别诊断包括哪些？（可选择全部答案）

A.滑膜肉瘤

B.侵袭性纤维瘤病

C.多形性未分化肉瘤

D.骨化性肌炎

E.黏液样脂肪肉瘤

2.关于多形性未分化肉瘤，哪种亚型最常见？

A.轮辐状-多形性型

B.黏液型

C.巨细胞型

D.炎症型

3.根据定义，黏液型多形性未分化肉瘤中黏液区须占比多少？

A.25%

B.50%

C.75%

D.接近100%

4.多形性未分化肉瘤好发于哪个年龄组？

A. ＜5岁

B.10 ～ 21岁

C.25 ～ 40岁

D.50 ～ 70岁

病例 197 答案

多形性未分化肉瘤

　　1.A，C 和 E。很多软组织肉瘤磁共振表现相似，但是当有特异性表现（比如肿瘤染色、钙化、定位和坏死区域）或年龄等特征（例如：滑膜肉瘤好发于年轻人，所以它是不太可能的诊断）时，有助于进一步明确病灶和。

　　2.A。轮辐状 - 多形性型占所有多形性未分化肉瘤的 2/3 以上。

　　3.B。根据定义，黏液区域须占比超过 50% 才归类为粘液型。

　　4.D。大多数患者于 50 ～ 70 岁发病。

点评

【病理】

　　多形性未分化肉瘤，既往被称为恶性纤维组织细胞瘤，是一种起源不明通常发生于软组织的肿瘤，偶尔发生于骨组织（1% ～ 5%）。该肿瘤以组织细胞呈轮辐状生长排列为典型特征。尽管最常见的称呼是恶性纤维组织细胞瘤，但新术语于 2002 年被采用，有证据支持肿瘤最后共同路径是向未分化方向发展。该肿瘤共 4 种亚型：轮辐状 - 多形性型（70%）、黏液型（20%）、巨细胞型（5%）和炎症型（5%）。

【临床表现】

　　软组织内多形性未分化肉瘤最常见表现是无痛性肿块或包块在相对短时间内增大（几周至几月）。发病部位以下肢最常见，特别是大腿，上肢及腹膜后次之。位于腹膜后的病灶在检出前可长得很大。尽管任何年龄均可发病（20 岁之前罕见），大多数患者发病于 50 ～ 70 岁。

【影像学表现】

　　影像学表现为软组织肿块或骨质破坏。CT 显示肿瘤与肌肉密度近似。MRI 在评价病灶位置、大小和邻近神经血管结构方面是首选成像方式（图 S197-1 ～图 S197-6）。典型者病灶很大（5 ～ 20 cm）且边界清晰，肿瘤内有坏死区。T_1WI 图像上通常表现为等至低信号伴有不均匀高信号。病灶分期依据病灶大小、深度、级别和是否存在转移的情况（表 197-1）。

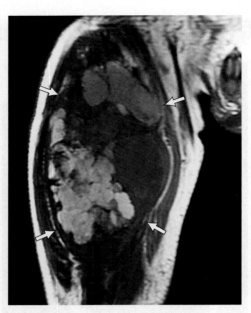

图 S197-1　冠状位 T_1WI 示大腿前部巨大的高低混杂信号肿块（白箭）

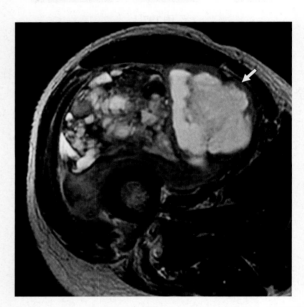

图 S197-2　轴位 T_2WI 示信号不均匀肿块，包含 T_2WI 高信号区（白箭）

表 197-1　肿瘤的分期

分期	大小	深度	级别	转移
I	任意	任意	低	无
II	＜ 5 cm（任意深度）或＞ 5 cm	表浅	高	无
III	＞ 5 cm	深部	高	无
IV	任意	任意	任意	有

参考文献

Walker EA，Salesky JS，Fenton ME，Murphey MD. Magnetic resonance imaging of malignant soft tissue neoplasms in the adult. Radiol Clin North Am. 2011；49：1219-1234.

交叉文献

Musculoskeletal Imaging：The Requisites，4th ed，409-411.

病例 198

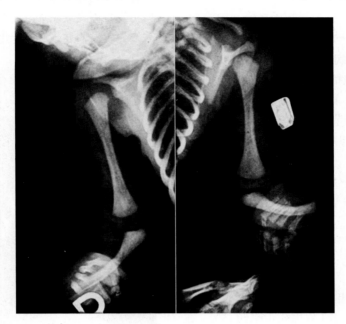

图 198-1

【病史】 新生儿，上肢畸形。

1.鉴别诊断包括哪些疾病？（可选择全部答案）

A.桡偏手

B.血小板减少-桡骨缺如（TAR）综合征

C.范可尼贫血

D.霍特-奥拉姆综合征（Holt-Oram syndrome）

E.脊柱、肛门、心脏、气管、食管、肾脏和四肢（VACTERL）综合征

2.胚胎学中，上肢骨结构起源于什么组织？

A.外胚层

B.体壁中胚层

C.侧板中胚层

D.内胚层

3.双侧发病在桡骨发育缺陷（RLD）患者中占比多少？

A.90%

B.60%

C.25%

D.5%

4.VACTERL综合征中异常组织起源于哪个胚层？

A.内胚层

B.外胚层

C.中胚层

D.神经脊

病例198答案

桡骨发育缺陷

1.A，B，C和E。该病主要表现是桡骨缺如和拇指发育不良。鉴别诊断包括所有选项，但是相比其余拇指发育不良的综合征，霍特-奥拉姆综合征（又称心手综合征）与拇指三指节畸形有关。

2.C。在受精后4～8周肢芽发育期间，侧板中胚层细胞形成软骨和骨。

3.B。约60%的患者双侧发病。

4.C。VACTERL综合征相关异常结构起源于中胚层。

点评

【胚胎学综述】

先天性手发育异常相对罕见，但很重要，因为婴儿伴有先天性上肢畸形者1岁内死亡率约15%。在受精后4～8周胚胎发育过程中，大多数发育异常在此阶段形成。肢芽发育期，软骨和骨起源于侧板中胚层。

【临床概况】

桡骨发育缺陷或者桡偏手发病率占存活新生儿的0.4～1/10000，通过常染色体显性及隐性遗传。本病以桡骨发育不全或缺如为特征，通常累及拇指。由于没有桡骨的支撑，腕关节明显偏向桡侧。双侧发病者占60%。伴有桡骨发育缺如最常见报道的综合征是TAR（血小板减少-桡骨缺如）综合征，霍特-奥拉姆综合征（房间隔或室间隔缺损），VACTERL综合征和范可尼贫血（全血细胞减少）。

【影像学表现】

桡骨发育缺陷的X线表现为拇指发育不良伴完整

桡骨或桡骨完全缺如（图S198-1～图S198-2），拇指发育不良可单独发生。尺骨向桡侧弯曲且通常增厚，拇指发育不良或缺如。随着骨骼的发育，腕骨融合或缺失会越发明显，肱骨长度可能缩短或变形。

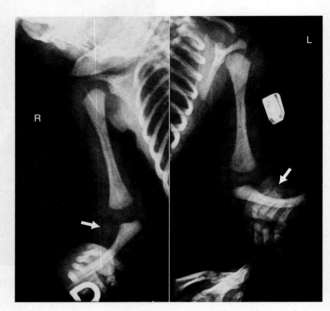

图S198-1 一位新生儿双侧上肢正位X线片示桡骨缺如（白箭）和拇指变形

参考文献

Bauer AS，Bednar MS，James MA.Disruption of the radial/ulnar axis：congenital longitudinal deficiencies. J Hand Surg Am. 2013；38：2293-2302.

交叉文献

Musculoskeletal Imaging：The Requisites，4th ed，551，553.

病例 199

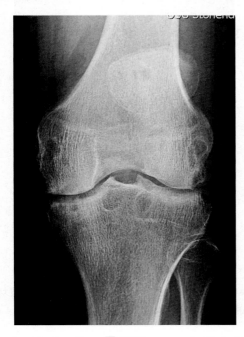

图 199-1

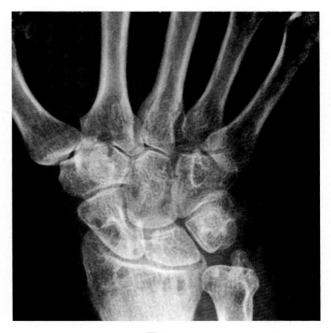

图 199-2

【病史】 58岁，透析患者，慢性膝关节和腕关节疼痛。

1.鉴别诊断包括哪些疾病？（可选择全部答案）

A.淀粉样关节病

B.痛风性关节炎

C.焦磷酸盐关节病

D.类风湿关节炎

E.侵蚀性骨关节炎

2.淀粉样关节病在骨和关节中常见沉积的物质是什么？

A.β_2-微球蛋白

B.尿酸盐结晶

C.焦磷酸钙

D.纤维结缔组织

3.以下哪项不是淀粉样瘤的特征？

A.大量骨质破坏

B.可以是 AL 型或 AA 型

C.可单纯发生在软组织内

D.有转移的可能性

4.在美国，继发性或反应性淀粉样变与哪种关节炎最相关？

A.系统性红斑狼疮

B.强直性脊柱炎

C.类风湿关节炎

D.白塞综合征

病例 199 答案

淀粉样关节病

1.A，B 和 D。这些影像表现没有特异性，但当骨质侵蚀性改变伴非典型分布的关节间隙轻度变窄，特别是观察到软组织肿块时，淀粉样关节病要首先考虑。有些侵蚀性改变似乎导致边缘外悬，因此对于本例患者而言痛风应被排除。

2.A。β_2-微球蛋白是该病最常见的蛋白质沉积物。

3.D。淀粉样瘤是良性的淀粉样物质积聚，即使其中含有浆细胞也是因为浆细胞良性克隆性增殖。淀粉样瘤不是恶性的，没有转移的可能性。

4.C。在美国，虽然青少年慢性关节炎、系统性红斑狼疮、白塞综合征和强直性脊柱炎与继发性淀粉样变相关，但是 75% 的继发性淀粉样变病例与类风湿关节炎相关。

点评

【临床信息】

淀粉样变性是指以组织内淀粉样蛋白沉积为特征的病理改变。大量无关的蛋白质包括免疫球蛋白轻链、降钙素和 β_2-微球蛋白组成淀粉样纤维，淀粉样蛋白沉积可导致肾衰竭、心包和心肌疾病、器官肿大、肺疾病和胃肠疾病。

【淀粉样关节病】

5% ～ 15% 的患者伴有关节和骨受累，淀粉样蛋白沉积在骨、滑膜和关节周围软组织，中轴骨及四肢骨均可受累。该病在长期血液透析的肾病患者中非常普遍，因为标准透析膜不能过滤淀粉样蛋白。淀粉样关节病的关节改变是双侧发病且最常见于肩、髋、腕和膝关节。淀粉样蛋白积聚形成软组织结节会发生于肘关节、手和腕关节周围，与类风湿关节炎表现类似。10% ～ 30% 的长期透析患者患有腕管综合征。

【影像学表现】

淀粉样关节病的影像表现通常包括不对称软组织肿块、关节周围骨质疏松、关节间隙存在、软骨下囊肿形成、渗出和（或）侵蚀性改变（图 S199-1 ～图 S199-4）。对称性关节受累和侵蚀性改变与类风湿关节炎表现类似，但无关节间隙狭窄与其不同。软骨下囊肿形成和溶骨性病灶更好发于腕关节和更大的关节如肩关节和髋关节。脊柱关节病造成骨质破坏与细菌性关节盘炎类似并以终板侵蚀性改变、椎间隙狭窄和无骨质增生为特征。侵蚀性改变最常见于椎间盘前部和关节突关节。磁共振影像中，淀粉样蛋白沉积表现为 T_1WI、

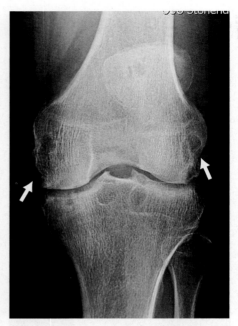

图 S199-1　膝关节正位 X 线片示骨边缘侵蚀性破坏（白箭）和中心软骨下囊肿

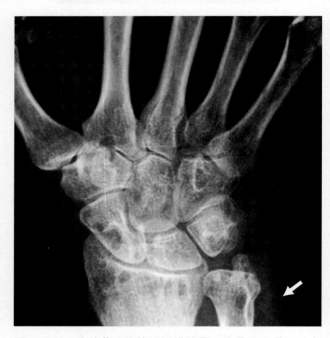

图 S199-2　腕关节 X 线片示近排腕骨、桡骨及尺骨远端多发囊变，软组织肿块造成尺骨侵蚀性破坏（白箭）

T_2WI 序列中低至等信号影（图 S199-5 ～图 S199-6）。

参考文献

Sheldon PJ，Forrester DM. Imaging of amyloid arthropathy. Semin Musculoskelet Radiol. 2003；7：195-203.

交叉文献

Musculoskeletal Imaging：The Requisites，4th ed，302-304.

病例 200

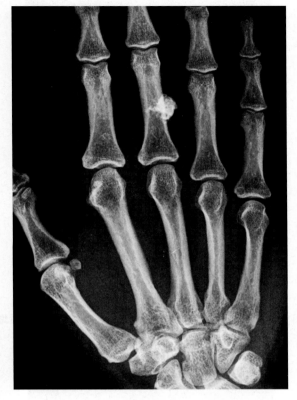

图 200-1

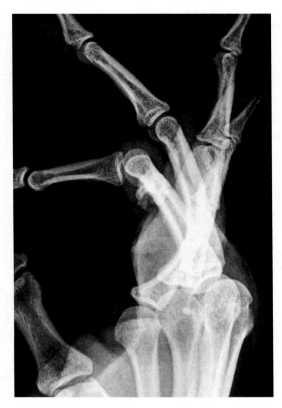

图 200-2

【病史】 男，22岁，发现疼痛性包块。

1.鉴别诊断包括哪些疾病？（可选择全部答案）

A.Florid反应性骨膜炎（旺炽性反应性骨膜炎）

B.Turret外生骨疣（塔状骨疣）

C.Nora病

D.骨软骨瘤

E.骨旁骨肉瘤

2.奇异性骨旁骨软骨瘤样增生（BPOP）恶变的风险多大？

A.0

B.10%

C.25%

D.50%

3.Nora病切除术后复发者占比多少？

A.无

B.＜5%

C.25%

D.50%

4.奇异性骨旁骨软骨瘤样增生在^{99m}Tc骨扫描中表现是什么？

A.摄取减少

B.无摄取

C.异常摄取

D.靶样摄取

病例200答案

Nora病

1.A，B和C。该患者的诊断是奇异性骨旁骨软骨瘤样增生。Turret外生骨疣是一种创伤后改变，其特征是起于背侧骨膜的圆顶状骨性肿块。Florid反应性骨膜炎可偶尔表现类似一个肿块。指骨并不是骨软骨瘤和骨旁骨肉瘤的常见发病部位。

2.A。本病为良性病变，无转移可能性。

3.D。奇异性骨旁骨软骨瘤样增生可表现为显著的局部侵袭性，约50%的病例可术后复发

4.C。异常摄取增加是该病典型表现。

点评

【临床信息】

Nora病，或名为奇异性骨旁骨软骨瘤样增生（BPOP）是一种罕见疾病，其特征是皮质外生性肿物，其内包含骨、软骨和纤维组织。通常累及手和足（手的发病率是足的4倍），但也见报道于颅骨、长骨、上颌骨和籽骨。最常见发病部位是近节和中节指骨，以及掌骨和跖骨。大多数患者是青壮年，表现为压痛性肿块或创伤后偶发肿块。该病治疗方法是单纯手术切除，但是约50%患者可术后复发。

【病理】

组织学上，奇异性骨旁骨软骨瘤样增生表现为边界清晰的肿块，内含软骨帽和骨组织，其表面是高细胞密度的纤维软骨组织和散在分布于黏液基质中的梭状软骨细胞，骨小梁不成熟伴成骨细胞高度活跃。细胞缺乏异形性有助于该病和骨肉瘤的鉴别，但与骨软骨瘤鉴别困难，不过骨软骨瘤在小短管状骨中罕见。

【影像学表现】

X线本病与骨软骨瘤表现类似，均起于骨表面，本病多不显示皮髓质连续性有助于两者的鉴别，但偶尔也会显示（图S200-1～图S200-4）。MRI表现软骨帽下骨皮质保留且均匀强化，有助于奇异性骨旁骨软骨瘤样增生和恶性病变的鉴别。T_1WI图像上表现为低信号，T_2WI及STIR序列图像上表现为高信号。在奇异性骨旁骨软骨瘤样增生中，没有软组织肿块和肿块周围浸润。

参考文献

Berber O，Dawson-Bowling S，Jalgaonkar A，et al. Bizarre parosteal osteochondromatous proliferation of bone：clinical management of a series of 22 cases. J Bone Joint Surg Br.

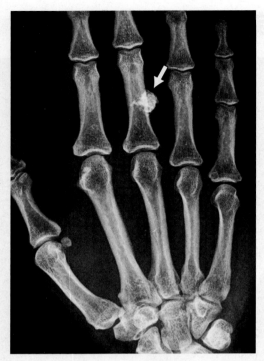

图S200-1　手正位X线片示第3近节指骨中心区域骨质增生（白箭）

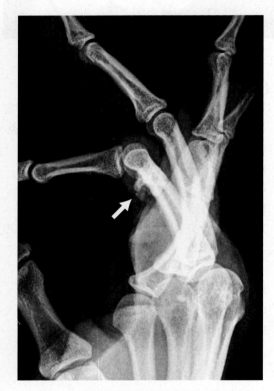

图S200-2　侧位片示肿块起于骨皮质（白箭）

2011；93：1118-1121.

交叉文献

Musculoskeletal Imaging：The Requisites，4th ed，386-389.

第四部分　引申阅读

病例1

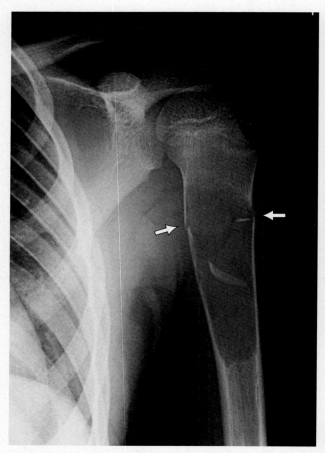

图S1-3　一位老年患者X线片示肱骨近段较大且偏远侧病灶伴完全性骨折（白箭）和"碎片陷落征"

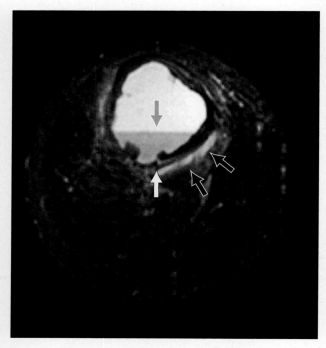

图S1-4　轴位T_2WI示囊肿内血液分层形成液-液平面（灰箭），病理性骨折（白箭）导致骨膜炎（黑箭）

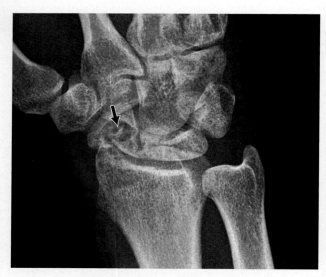

图S1-5　即使不典型病例，"碎片陷落征"也相对容易观察到

病例 2

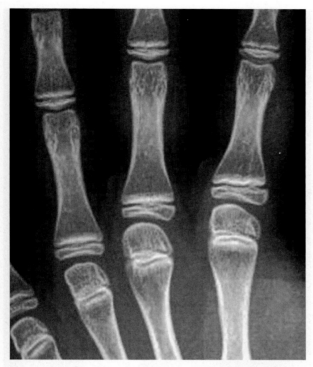

图 S2-3　仔细观察可看到掌骨及指骨干骺端较薄的致密带

病例 3

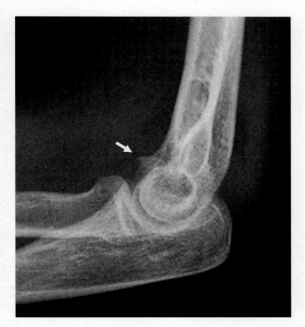

图 S3-3　另一位患者 X 线片示肘关节内明显渗出导致脂肪垫前移（前"帆船征"或"脂肪垫征"或"八字征"）和冠状窝内小的游离骨片（白箭）

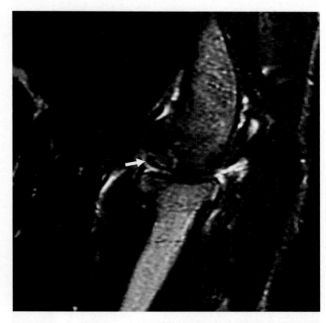

图 S3-4　矢状位 T_2WI 示肱骨小头关节面骨软骨损伤（白箭）

病例 4

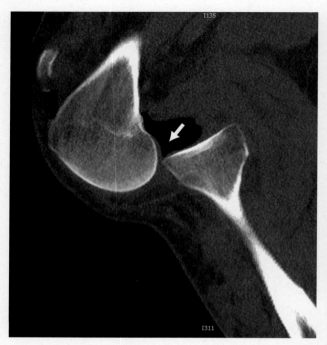

图 S4-3　矢状位多平面重建 CT 图像可看到典型的膝关节后脱位表现，胫骨近端位于股骨髁突的后缘（白箭）

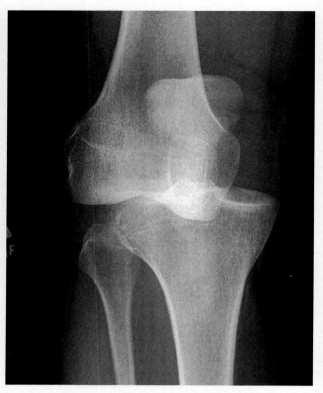

图 S4-5　此患者为膝关节内侧脱位合并前脱位

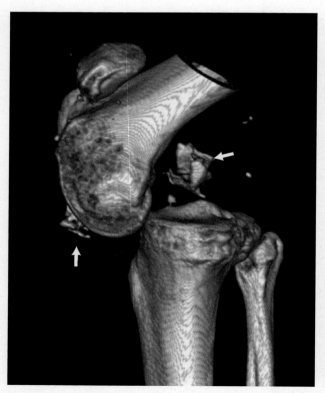

图 S4-4　三维容积再现（VR）CT图像示膝关节脱位伴大量骨折碎片（白箭），在关节复位时应考虑这些碎骨片

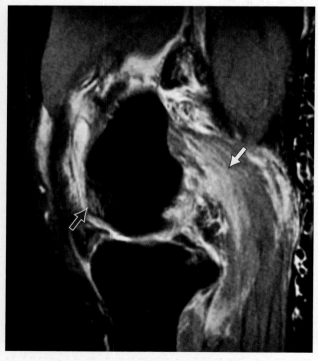

图 S4-6　膝关节脱位除了导致大量的韧带撕裂，还会出现广泛的骨与软组织损伤，比如骨挫伤（黑箭）、骨折、肌肉拉伤（白箭）、半月板撕裂及关节囊破裂

病例 5

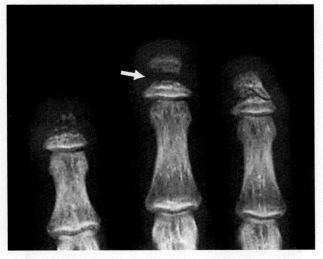

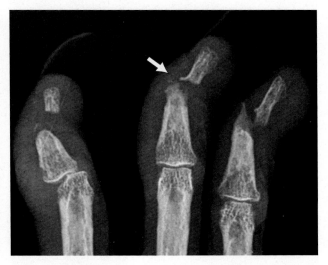

图S5-3　局部放大X线片示Hadju-Cheney病患者（遗传性骨发育不良并肢端溶骨症）的特征性带状肢端骨质溶解

图S5-4　局部放大X线片示严重的多中心网状组织细胞增多症患者关节旁型肢端骨质溶解

病例 6

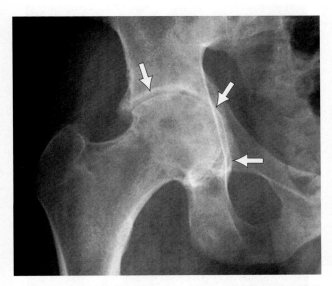

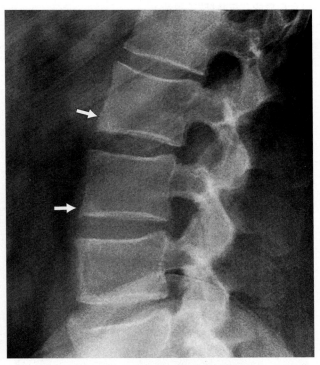

图S6-2　广泛的关节间隙狭窄（白箭）导致股骨头轴向移位和髋臼骨赘形成

图S6-3　椎体角（缘）炎（白箭）表现为骨质硬化，最终可发展为方形椎

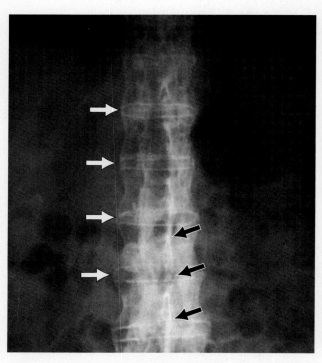

图S6-4　多平面（白箭）韧带骨赘导致了脊柱竹节样改变，表现为椎体及椎小关节的波浪形融合。注意观察棘突融合形成的"车轨征"（黑箭）

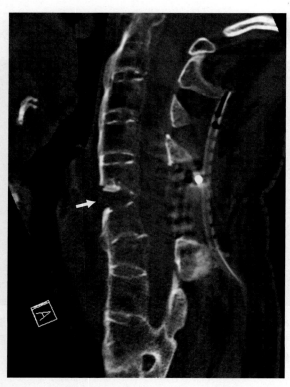

图S6-5　本病后期骨质疏松使脊柱在受到轻微外伤后容易发生骨折，可能导致假关节（白箭）形成

病例 7

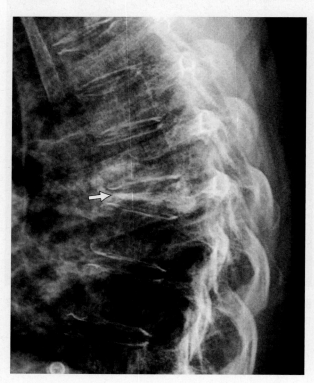

图S7-2　转移性乳腺癌患者X线片示T_8椎体为扁平椎（白箭）

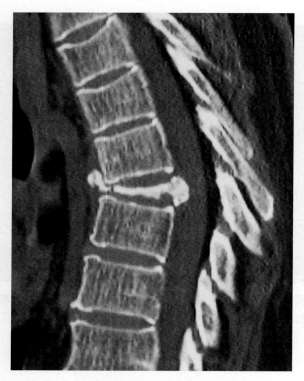

图S7-3　患者CT矢状位重建图像示T_8椎体完全压缩变扁、骨质密度增高并向后凸向椎管内

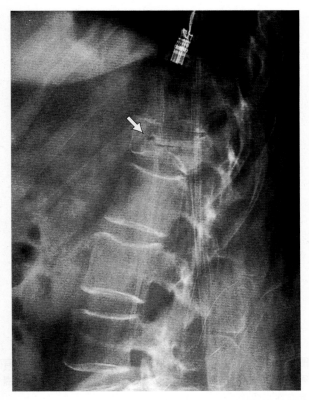

图S7-4　Kümmell病患者L₁椎体明显压缩变扁，并于椎体内见线样气体影（白箭）

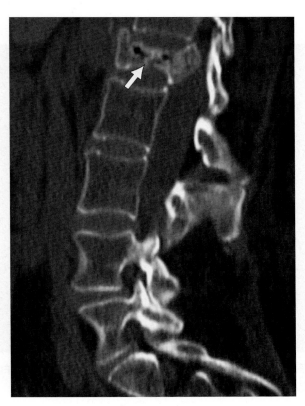

图S7-5　CT矢状位重建图像显示L₁椎体明显压缩变扁，椎体高度减低以椎体中央为著，明确看到椎体内积存少量气体影（白箭）

病例 8

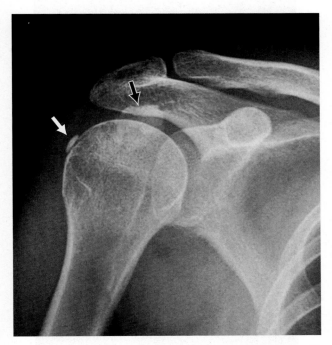

图S8-3　另一患者肩关节内旋位X线片示2处钙化灶：较小者位于冈上肌腱附着处（白箭），较大者位于肩关节囊（黑箭）

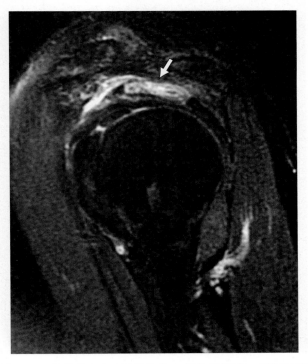

图S8-4　矢状位T₂WI示钙化为中等信号强度，周围可见少许炎性反应

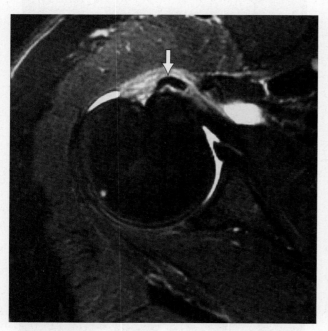

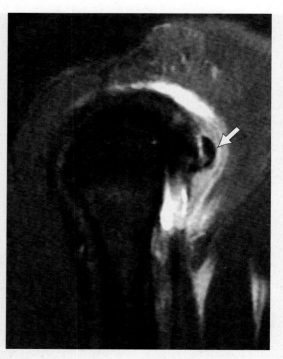

图S8-5　另一患者轴位T$_2$WI示肩胛下肌肌腱钙化灶（白箭）周围的间质性水肿

图S8-6　矢状位T$_2$WI示低信号的钙化灶（白箭）并伴有周围组织水肿及肩峰下滑囊或者三角肌下滑囊内积液，提示存在滑囊炎

病例9

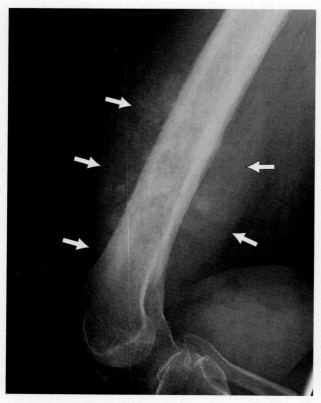

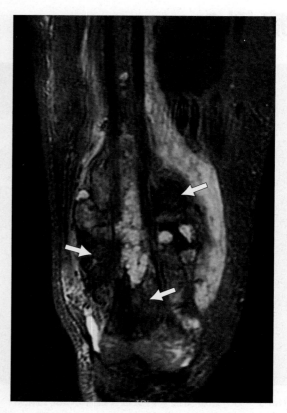

图S9-3　股骨下段骨皮质破坏及巨大软组织肿块形成，肿块内有骨样基质（白箭）

图S9-4　冠状位T$_2$WI示低信号区域（白箭）为富含骨样基质的区域

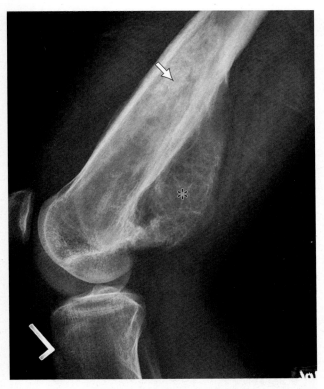

图S9-5　约90%的骨肉瘤都会出现骨样基质（白箭），但只有50%的骨肉瘤由于含有足够的骨样基质才能称为成骨细胞型骨肉瘤。在突破骨皮质的软组织肿块中可见骨样基质（星号）

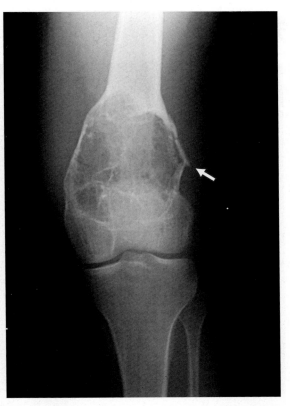

图S9-6　毛细血管扩张型骨肉瘤表现为纯囊性病变，类似于动脉瘤样骨囊肿。此患者伴有外侧骨皮质病理性骨折（白箭）

病例 10

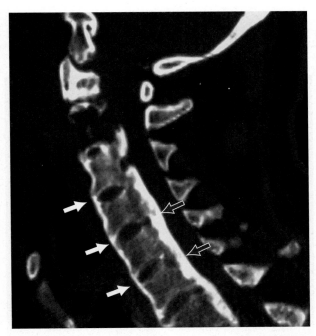

图S10-2　CT矢状位重建图像可见弥漫性特发性骨质增生症（DISH）患者前纵韧带骨化（白箭）及后纵韧带骨化（黑箭）

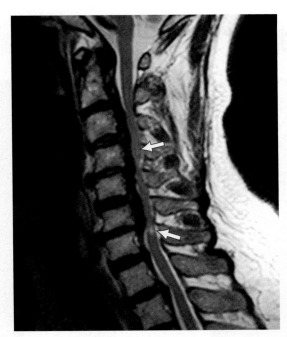

图S10-3　另一患者T₂WI显示由于后纵韧带骨化，从C₂到C₆的椎管前后径明显变窄，且可见到高信号的脊髓变性（白箭）

病例 11

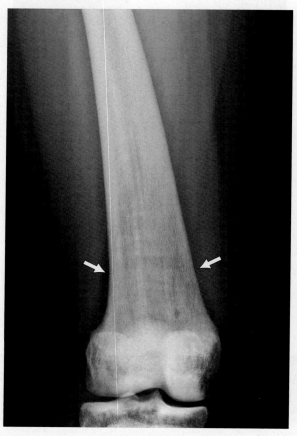

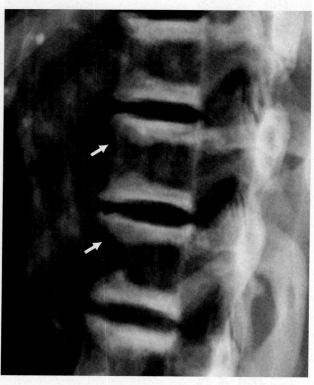

图S11-3　锥形瓶样畸形，表现为干骺端增宽（白箭），正常的髓腔皮质界线消失

图S11-4　请注意终板内有部分区域呈正常的骨密度（白箭），这就是所谓的"三明治"椎体

病例 12

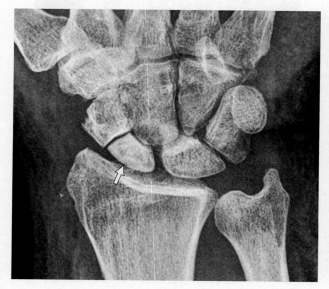

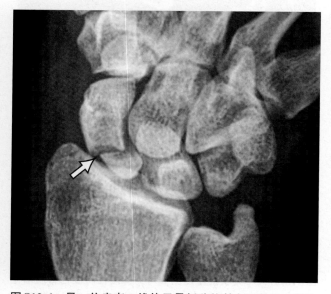

图S12-3　4周后随访，平片开始出现预示着缺血坏死的近端骨密度增高，也出现了骨折线周围硬化的现象（白箭）

图S12-4　另一位患者X线片示骨折移位并向尺偏（白箭）

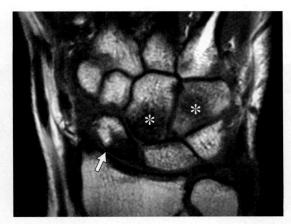

图 S12-5　T$_1$WI 示舟骨隐匿性骨折（白箭），头状骨近端及钩骨中部骨挫伤（星号）

病例 13

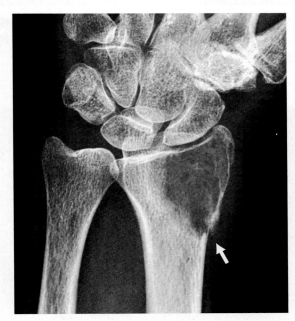

图 S13-3　病变位于胫骨，病变近端外侧骨皮质呈病理性骨折（白箭），伴周围软组织肿胀

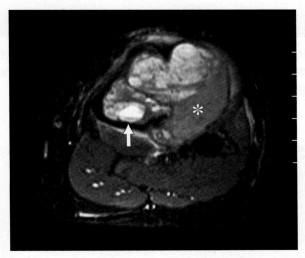

图 S13-4　轴位 T$_2$WI 示病变从软组织突破髓腔（星号）。液 - 液平面并不少见（白箭）

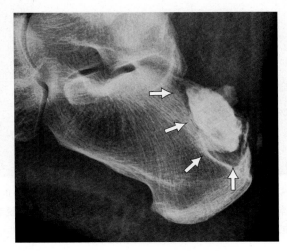

图 S13-5　跟骨侧位 X 线片示肿瘤复发，表现为上次手术后填充的骨水泥周围扩大的透亮区（白箭）

病例 14

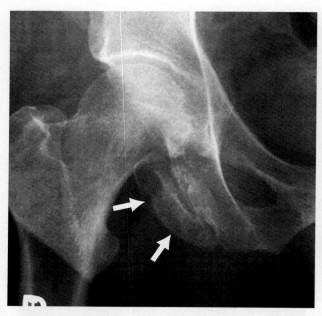

图 S14-2　由于腘绳肌的撕脱，骨化中心（白箭）的骨过度生长很像肿瘤生长过程。诊断的关键是撕脱部位和创伤史

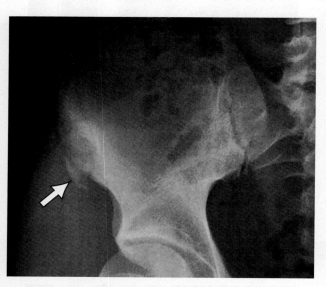

图 S14-4　缝匠肌收缩致髂前上棘撕脱（白箭），诱发疼痛。由于骨折片向下方的移位导致在骨折愈合过程中出现明显的骨过度生长

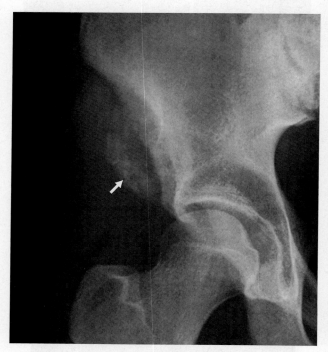

图 S14-3　这张平片显示髂前下棘的撕脱（白箭）。有时，异常表现可能很微小，表现为股直肌收缩后从骨盆撕脱菲薄的骨片

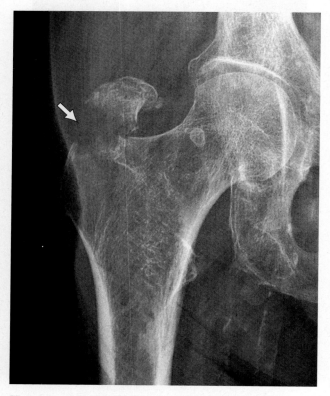

图 S14-5　大粗隆撕脱骨折（白箭）可发生在年轻人和老年人，其机制类似，均为臀中肌/臀小肌腱附着处的突然牵拉所致

病例 15

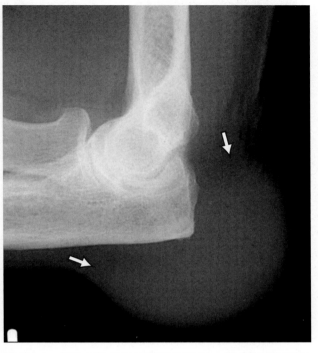

图S15-3　侧位X线片示鹰嘴滑囊扩张，具有相对清晰的边缘（箭头），借此可与软组织肿胀相鉴别

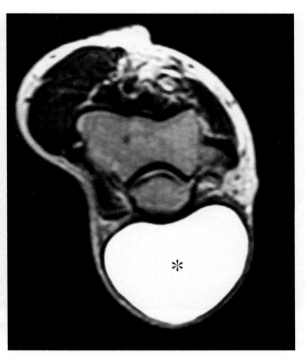

图S15-4　同一患者的轴位磁共振图像显示滑囊内的液体（星号）、滑膜增厚但周围无炎症反应，与单纯性滑囊炎表现相符合。鹰嘴骨髓信号正常

病例 16

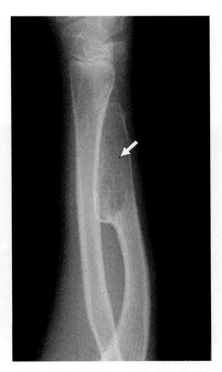

图S16-3　前臂X线片示尺骨一较大宽基的骨软骨瘤（白箭），导致尺骨短缩

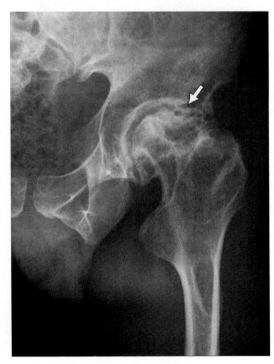

图S16-4　髋关节平片示髋臼的骨软骨瘤（白箭）反复与股骨头摩擦致股骨头骨质破坏，股骨也可见数个骨软骨瘤

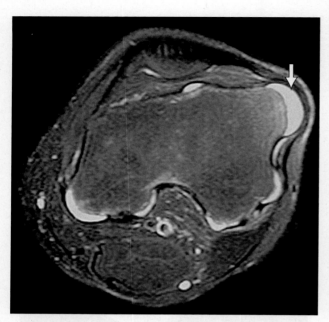

图S16-5　轴位T₂WI示无蒂骨软骨瘤反复摩擦后形成了充满液体的假性囊肿（白箭）

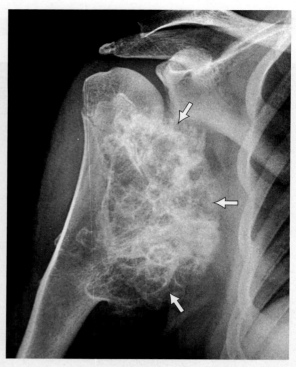

图S16-6　一个巨大有蒂的骨软骨瘤呈典型的菜花样改变（白箭）。仔细观察边缘部位的表现，预示着可能发生恶变

病例 17

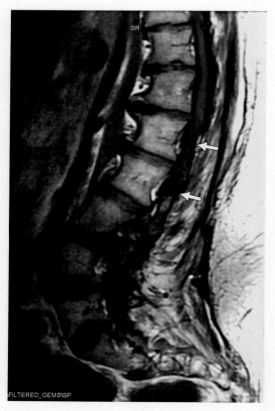

图S17-3　椎弓根间距进行性缩窄及椎弓根变短导致明显的椎管狭窄（白箭）。腰骶前凸增大，导致横向骶骨

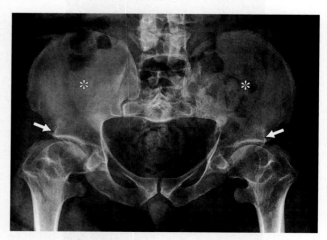

图S17-4　方形髂骨（星号）及狭窄、水平的骶骨导致坐骨结节小且深。髋臼变扁平（白箭）导致髋臼角变小。这一系列表现就是所谓的"香槟杯"外观

病例 18

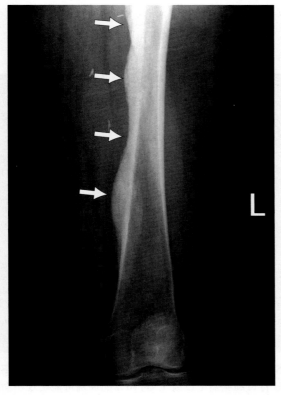

图 S18-3　左股骨远段前后位片显示股骨干内侧皮质增厚，伴"蜡滴样"的骨膜新生骨（白箭）。更具特点的是，病变往往仅累及一侧肢体或双侧肢体的一个侧面

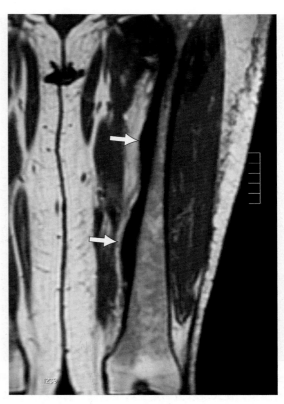

图 S18-4　冠状位 T_1WI 示新的骨膜内化骨呈均匀的低信号，提示其非常致密（白箭）

病例 19

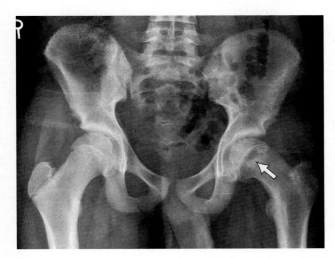

图 S19-3　盆腔 X 线片示股骨近端干骺端不对称，左侧股骨骨质疏松（白箭），左侧骨盆及髋部的骨密度普遍降低

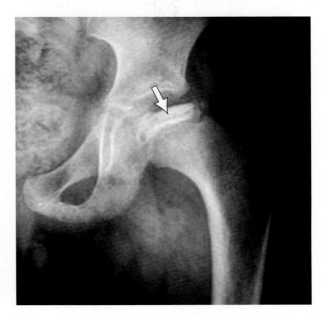

图 S19-4　髋关节 X 线片显示左侧股骨头缺血性坏死，导致骨骺变形、密度增高（白箭）

病例20

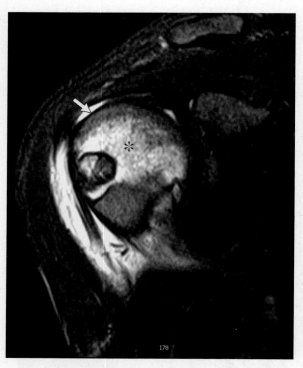

图S20-3 磁共振液体敏感序列显示肿瘤周围水肿（星号）及骨膜炎，使人误以为病变更具侵袭性。关节积液很常见（白箭）

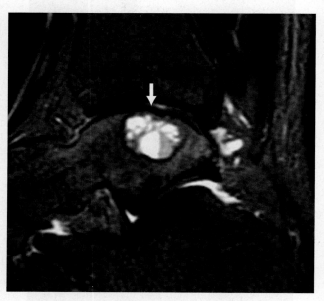

图S20-4 反转恢复磁共振图像显示多房的、含液-液平面的软骨母细胞瘤（白箭）。约10%的病例可能出现出血性囊肿，使其看上去像动脉瘤样骨囊肿

病例21

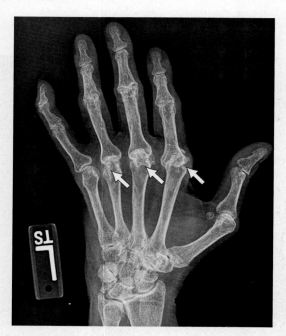

图S21-3 侵蚀发生在关节的边缘，特别是掌骨头（白箭）。近端指间关节受累较为常见，除非疾病更为弥漫广泛，远端指间关节通常不会受累

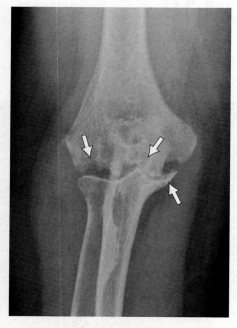

图S21-4 正位X线片示变形的肱骨小头、滑车、尺骨冠状突及关节面明显的骨质侵蚀性改变（白箭）。注意缺乏反应性骨质增生是类风湿关节炎的特征表现

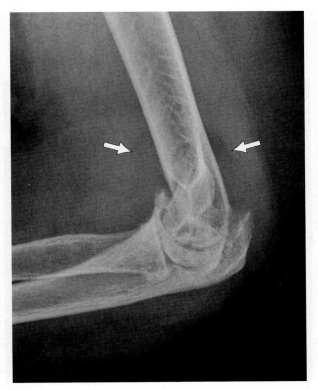

图 S21-5　关节积液抬高前后脂肪垫（白箭），滑车切迹被广泛侵蚀。类风湿关节炎在肘关节较常见

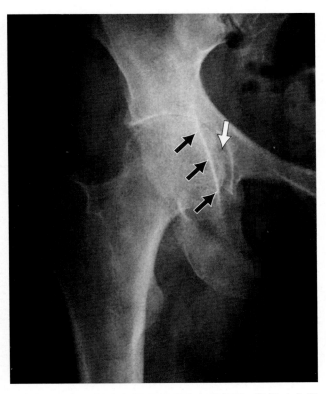

图 S21-6　髋关节向心性狭窄导致髋臼内陷，股骨头皮质内侧（白箭）位于髂坐线（黑箭）的内侧

病例 22

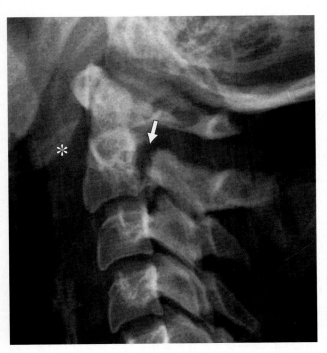

图 S22-2　Levine-Edwards Ⅰ 型骨折（白箭）显示相对于 C_3 椎体，C_2 椎体没有半脱位。注意椎管的扩大和椎前软组织肿胀（星号），是该损伤的常见征象

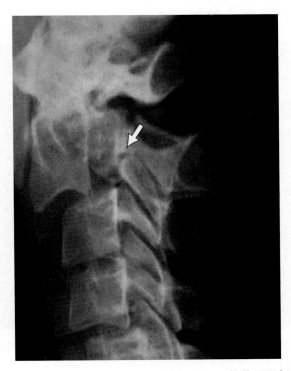

图 S22-3　Levine-Edwards Ⅲ 型骨折显示 C_2 椎体明显相对于 C_3 椎体向前移位和关节绞锁（白箭）

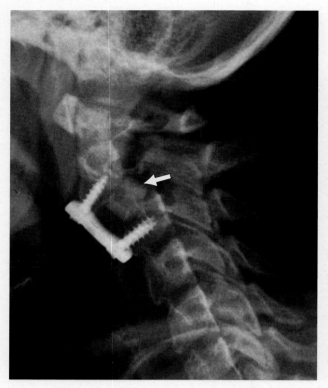

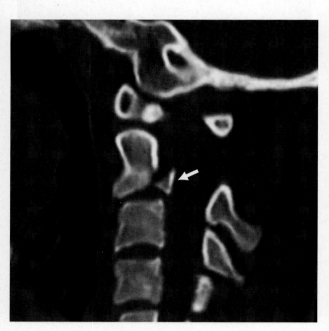

图 S22-4　用前路钢板、体部螺钉、椎间支撑物（白箭）行 C$_2$ ～ C$_3$ 前路融合术，来重建椎间隙高度

图 S22-5　矢状位 CT 重建图像显示 C$_2$ ～ C$_3$ 椎间隙不对称性狭窄，C$_2$ 体部的前移和成角，以及 C$_2$ 体部后下缘骨折（白箭），进而导致后纵韧带损伤

病例 23

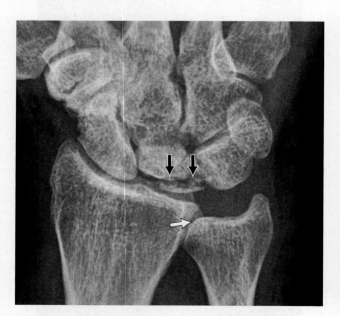

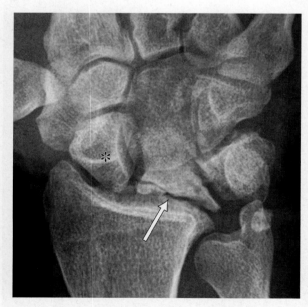

图 S23-3　另一位患者的正位 X 线片显示尺骨负变异（尺骨缩短畸形，白箭）和硬化的月骨伴随软骨下塌陷（黑箭）

图 S23-4　另一位患者显示更明显的月骨塌陷（白箭）和舟骨异常旋转（星号）

病例 24

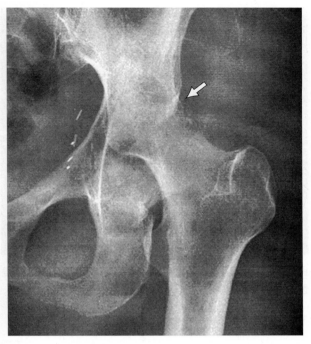

图 S24-3　另一位葡萄球菌化脓性关节炎患者，不但显示关节周围骨质疏松，也显示骨溶解时髋臼和股骨头皮质关节面的消失和变形（白箭）

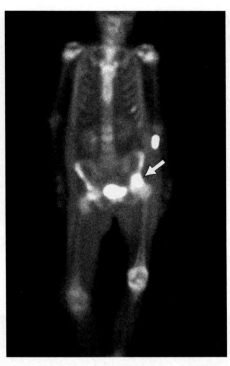

图 S24-4　骨扫描图像显示放射性核素明显摄取（白箭），提示在关节被感染破坏时骨代谢活跃

病例 25

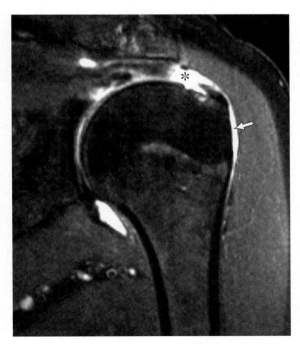

图 S25-3　相应的冠状位磁共振关节造影图像显示：全层的肩袖撕裂（星号）可造成关节中的钆对比剂与肩峰下/三角肌下滑囊（白箭）之间相沟通

病例26

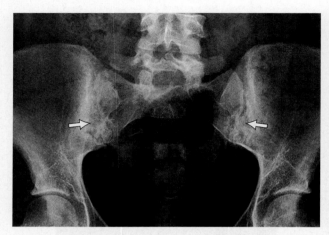

图S26-3　另一位患者显示溃疡性结肠炎相关的双侧对称性骶髂关节炎（白箭）

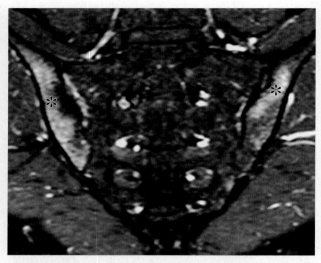

图S26-5　脂肪饱和T₁WI钆剂增强扫描图像显示：骨质侵蚀周围的骨髓水肿（星号）区强化

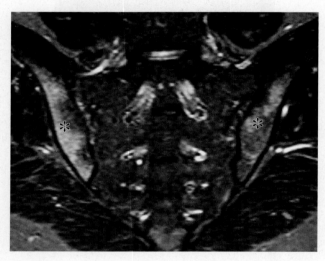

图S26-4　T₂WI显示两个骶髂关节髂侧（星号）的骨髓水肿

病例 27

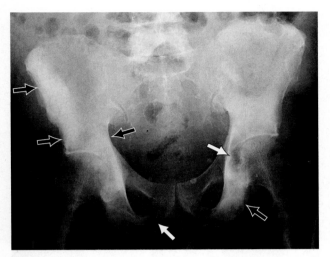

图 S27-3　前列腺癌转移患者显示两侧髂骨弥漫性硬化，但要注意与正常骨髓相邻的区域（白箭）。虽然在浸润区域皮髓质界线完全消失，但皮质不会显得增厚（黑箭）

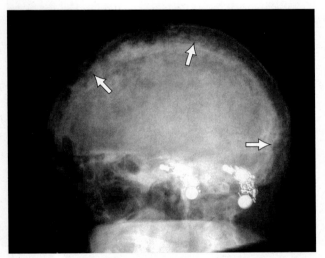

图 S27-4　头颅侧位 X 线显示典型的"棉花团"样表现，注意板障明显增厚（白箭）

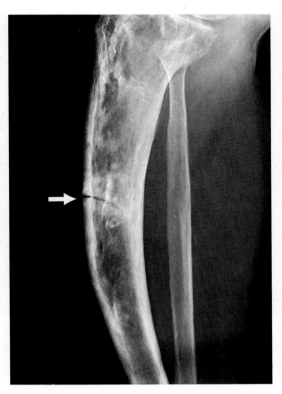

图 S27-5　另一位胫骨畸形性骨炎的患者显示骨干前部的不全骨折（白箭）。请注意，后部的皮质是完整的，由于骨质软化骨骼已经弯曲变形

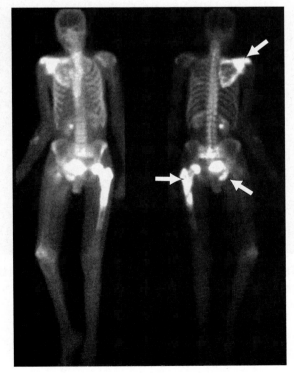

图 S27-6　该畸形性骨炎患者的骨扫描示右肩胛骨、右侧坐骨和左侧股骨近端（白箭）放射性核素摄取增加

病例 28

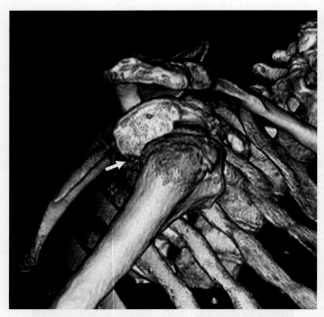

图 S28-3　计算机断层扫描（CT）三维重建 VR 图像显示明显的肩关节脱位，以肱骨头位于关节盂前（白箭）为特征的喙突下型盂肱关节前脱位

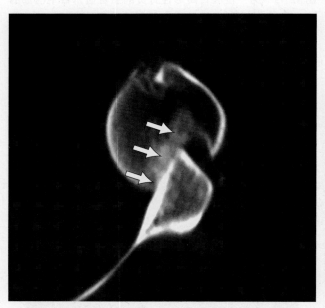

图 S28-4　Hill-Sachs 损伤在内旋位轴位 CT 图像显示为线样缺损，代表肱骨头后内侧楔形压缩骨折（白箭）

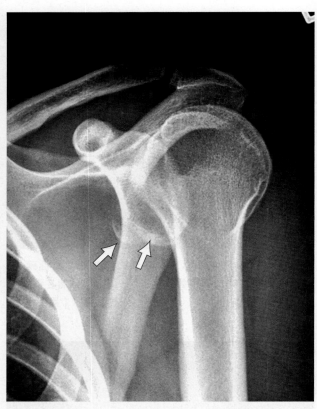

图 S28-5　骨性 Bankart 损伤的典型表现：关节盂前缘的游离骨碎片（白箭）

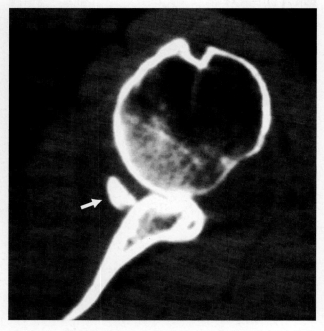

图 S28-6　骨折碎片的大小很重要。如果它累及超过关节窝的 25%，它可能需要 Latarjet-Bristow 手术治疗。如果累及不足 25%，行 Bankart 手术很可能就足够了

病例 29

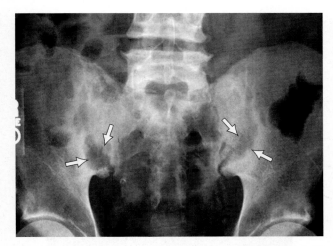

图 S29-3　同一患者骶髂关节的前后位 X 线片显示每个骶髂关节两侧皮质边缘的骨质缺损（白箭），是软骨下型骨质吸收的特征。在锁骨远端发生的是同一类型的骨质吸收

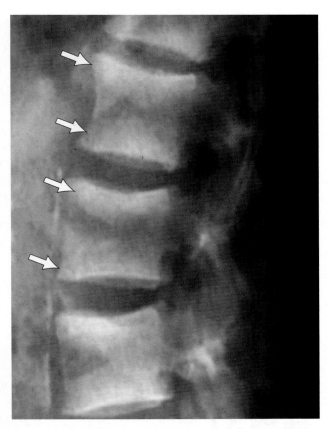

图 S29-5　腰椎侧位 X 线片显示典型的"夹心椎"，是椎体终板附近骨质硬化增加（白箭）形成的

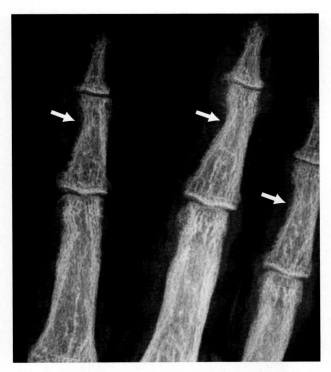

图 S29-4　手部特写片显示中节指骨桡侧的经典骨膜下骨吸收（白箭）

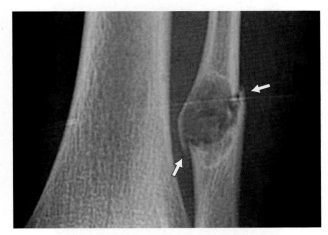

图 S29-6　腓骨棕色瘤降低了骨骼强度导致病理性骨折（白箭）

病例 30

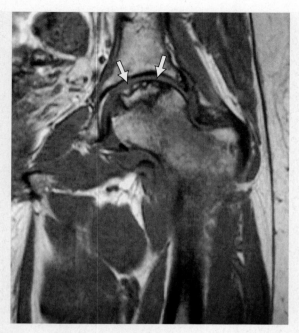

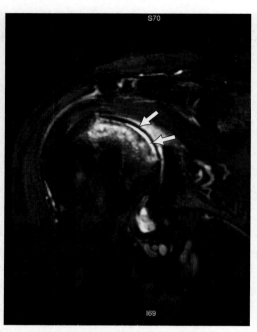

图 S30-3　冠状位 T₁WI 示不规则低信号环包绕的缺血坏死区域（白箭）

图 S30-4　缺血性坏死在肩部冠状位 T₂WI 示病灶周围呈现出"双线"征，这条线分开了有活性的和坏死的骨髓。注意软骨下骨折（白箭），因为液体充满了裂隙，所以在皮质下方呈现为薄的弧形高信号区

病例 31

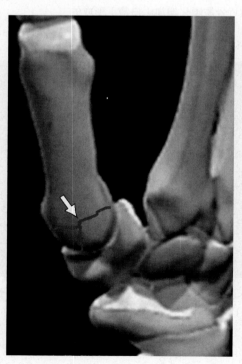

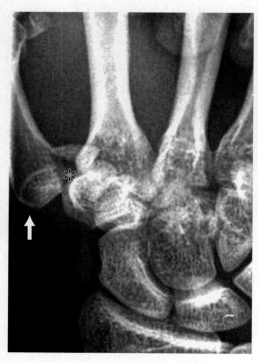

图 S31-3　图示 Rolando 骨折的"T"形结构（白箭）。另一个常见的表现是 Y 形结构

图 S31-4　该图为另一位患者，显示由于拇长展肌腱（白箭）牵拉引起骨折端明显的外侧半脱位并导致关节间隙（星号）扩大

病例32

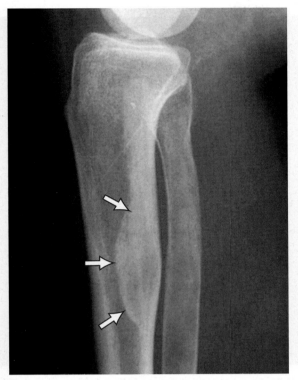

图 S32-3   偶尔可见纤维结构不良病灶周围明显的硬化边（白箭）

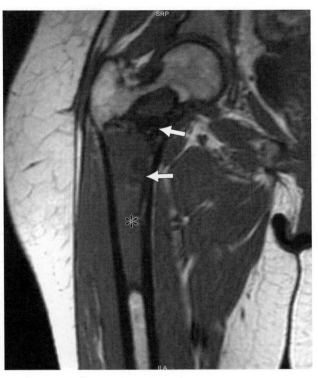

图 S32-5   T₁WI示病灶与肌肉等信号（星号），其内散在低信号区域（白箭）

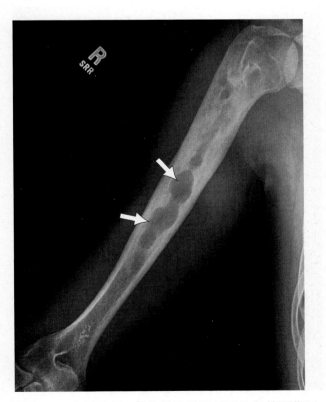

图 S32-4   右侧肱骨X线片示肱骨近端不均匀的硬化区，骨皮质增厚及磨玻璃样低密度区（白箭）

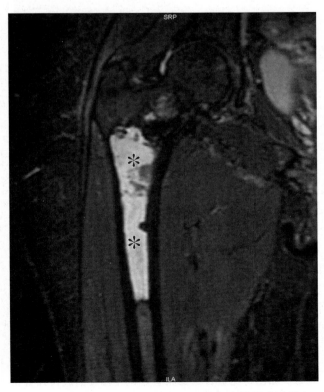

图 S32-6   液体敏感MRI示病灶呈不均匀高信号（星号）

病例33

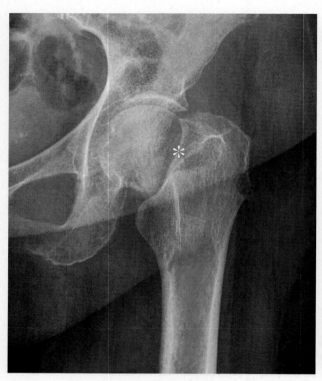

图S33-2　股骨外旋位容易影响股骨颈骨折的发现（星号）

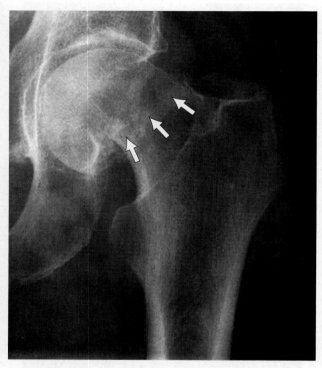

图S33-4　Garden Ⅲ型股骨颈骨折（白箭），可见外侧骨皮质的移位与内翻成角

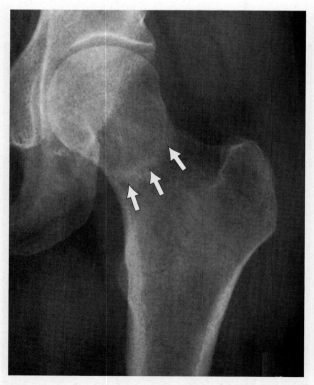

图S33-3　图像质量不好时Garden Ⅱ型股骨颈骨折容易漏诊。如图可见股骨颈部完全性但无移位的股骨颈骨折（白箭）

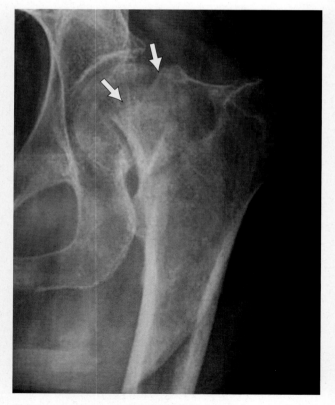

图S33-5　Garden Ⅳ型股骨颈骨折（白箭），可见骨折伴完全移位

病例 34

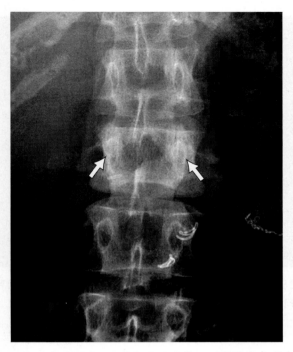

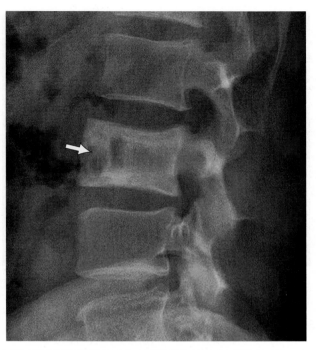

图 S34-3　类癌患者，腰椎正位 X 线片示 L₂ 椎体密度增高，但无其他异常表现。注意双侧椎弓根密度增高（白箭）

图 S34-4　Paget 病患者，腰椎侧位 X 线片示 L₃ 椎体（白箭）略增大，骨皮质增厚，骨小梁增粗，椎体呈典型"画框椎"样改变

病例 35

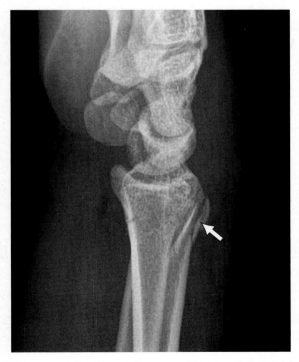

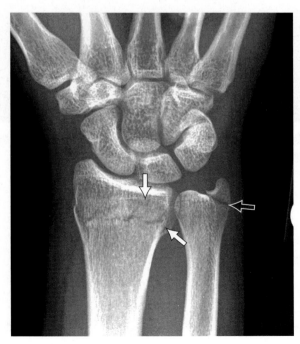

图 S35-3　腕关节侧位 X 线片示 Colles 骨折，可见桡骨背侧皮质（白箭）粉碎性骨折及轻微的背侧嵌插。关节面呈中立位

图 S35-4　腕关节正位 X 线片示 Frykman 8 型骨折，可见桡骨远端的骨折线同时累及桡腕关节及远端尺桡关节（白箭），并伴有尺骨茎突骨折（黑箭）

病例 36

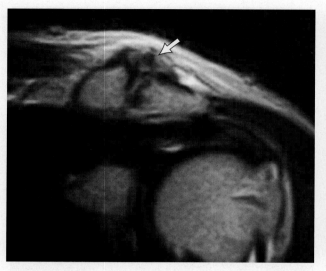

图 S36-3　冠状位 T$_2$WI 示肩锁关节分离 1 型，上肩锁韧带明显水肿（白箭），周围软组织肿胀但无锁骨移位

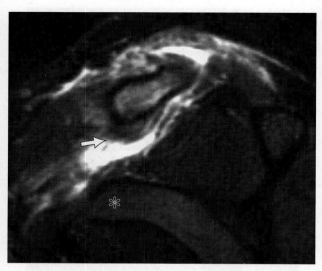

图 S36-5　矢状位 T$_2$WI 示肩锁关节分离 3 型，喙锁韧带（白箭）从喙突（星号）处完全撕脱

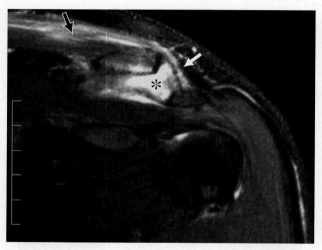

图 S36-4　冠状位 T$_2$WI 示肩锁关节分离 3 型，上肩锁韧带撕脱（白箭），关节血性积液（星号），斜方肌水肿（黑箭）

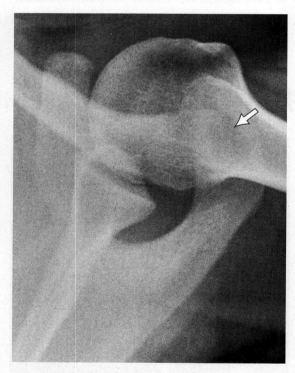

图 S36-6　轴位 X 线片示锁骨后脱位（白箭）。该患者肩部前方可见小凹陷，为诊断线索

病例 37

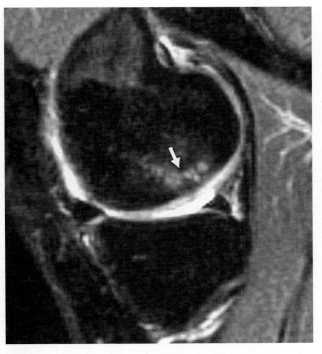

图 S37-3　矢状位液体敏感图像显示剥脱性骨软骨炎 1 级，可见软骨下局限性水肿（白箭），但未见骨与软骨的分离

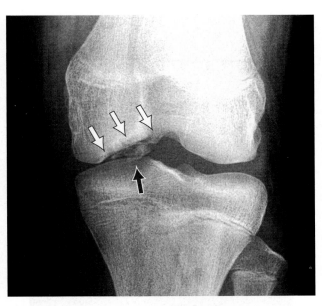

图 S37-5　膝关节正位 X 线片示剥脱性骨软骨炎，股骨内侧髁局部凹陷性缺损，病灶边缘可见硬化和囊变（白箭）。骨软骨碎片分离并骨质密度减低（黑箭）

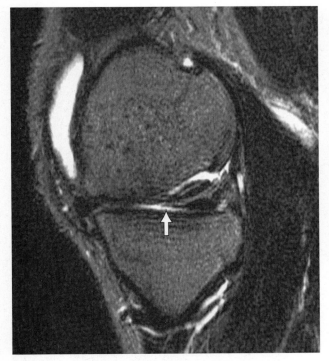

图 S37-4　矢状位 T₂WI 示剥脱性骨软骨炎 3 级，骨软骨碎片除前缘（白箭）外周围可见积液信号包绕

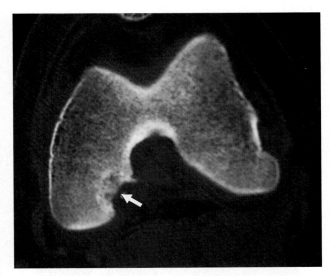

图 S37-6　轴位 CT 示股骨内侧髁后外侧局部凹陷性缺损（白箭），可见骨软骨碎片分离

病例 38

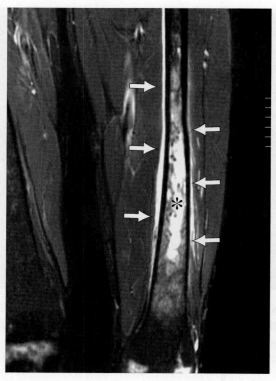

图 S38-3　冠状位 STIR 序列显示急性骨梗死，可以伴有骨膜炎（白箭）侵袭样表现和梗死灶周围骨髓水肿高信号（星号）

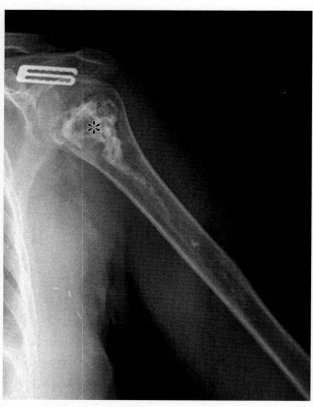

图 S38-5　左侧肱骨成熟期骨梗死灶（星号），无症状

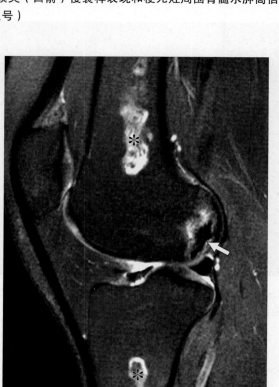

图 S38-4　矢状位 T_2WI 示，股骨和胫骨髓腔内成熟期骨梗死（星号）和股骨内侧髁软骨下缺血性坏死灶（白箭）

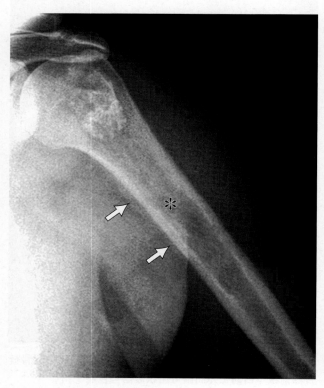

图 S38-6　骨梗死灶恶性变，可见病灶呈渗透性（星号）并伴有骨膜炎（白箭）

病例 39

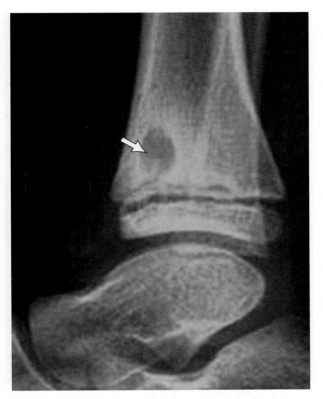

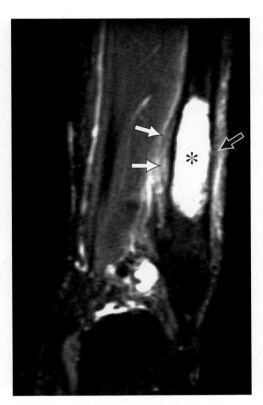

图S39-3　年轻患者踝关节侧位X线片示干骺端溶骨性病变（白箭）伴周围硬化边形成，为感染特征性表现。骺板尚未融合，未见异常

图S39-4　液体敏感MRI示髓腔内肿瘤（星号）、骨皮质浸润引起外侧的骨膜炎（黑箭）和内侧的软组织肿块（白箭）

病例 40

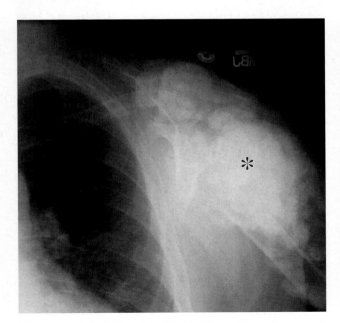

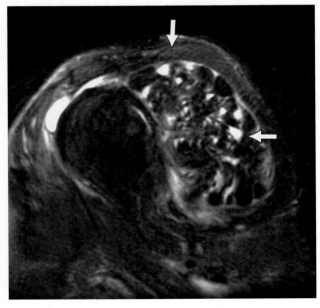

图S40-3　肩关节是一个常见发病部位，图示肩关节周围多个圆形、大小各异的钙沉积物（星号）

图S40-4　矢状位液体敏感序列示部分肿块囊变伴液-液平面（白箭），后者是由钙盐分层引起

病例41

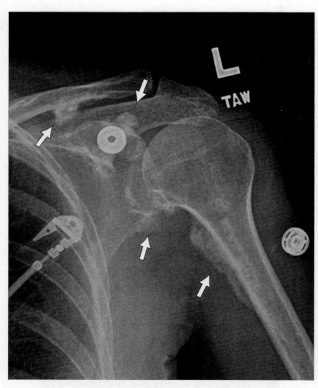

图S41-3 肩关节正位X线片示肱骨近端、锁骨和肩胛骨受累（白箭）

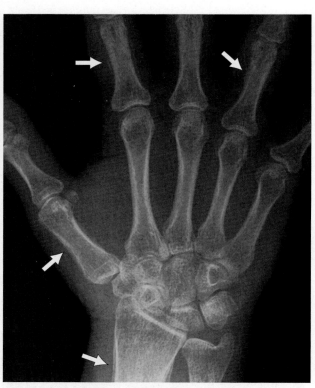

图S41-5 肥厚性骨关节病患者，可见桡骨远端、第1，5掌骨及第2，4指骨平滑的骨膜炎（白箭）

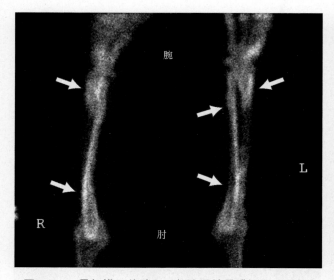

图S41-4 骨扫描示前臂和手部弥漫性骨膜摄取（白箭）

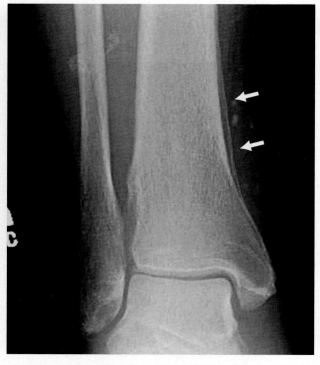

图S41-6 静脉淤滞患者，可见胫骨远端平滑的骨膜反应性变化（白箭）和多个静脉石

病例 42

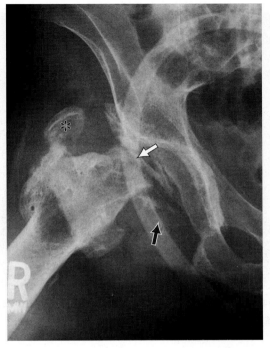

图 S42-3　髋关节混合型神经性关节病，股骨头、颈部骨质溶解（白箭），大转子碎裂（星号），髋臼窝可见骨质碎片（黑箭）

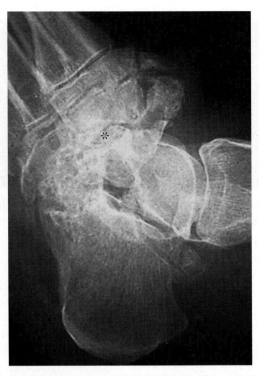

图 S42-4　糖尿病患者，肥厚型神经性关节病，伴关节错位、紊乱、密度增加和关节碎片（星号）等典型表现

病例 43

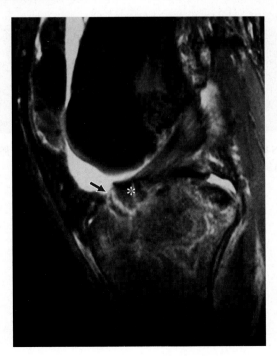

图 S43-3　磁共振 T₂WI 显示 Ⅱ 型胫骨髁间嵴骨折，可见胫骨髁间嵴骨皮质不连续（黑箭）伴有周围骨髓水肿，碎片（星号）向前上抬起，但后部依然相连（没有离断）

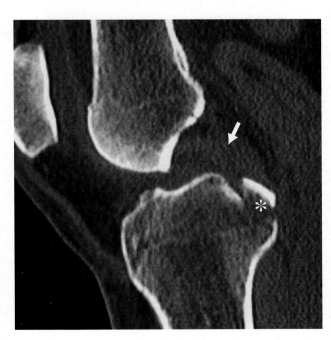

图 S43-4　矢状面 CT 重建图像示骨碎片（星号）与后交叉韧带（白箭）相连，并从胫骨隆突的后方脱落

病例 44

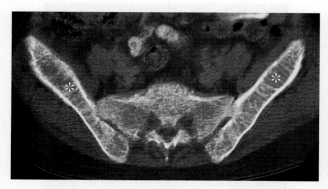

图 S44-3　轴位 CT 图像示髂骨骨髓腔扩大，髂骨（星号）和骶骨骨小梁明显增粗

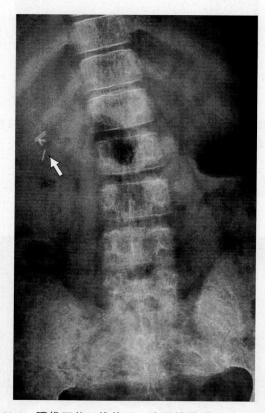

图 S44-4　腰椎正位 X 线片示，弥漫性骨质疏松，骨皮质明显变薄，骨小梁粗大。退变早期可见多个椎间隙变窄。患者曾行胆囊切除术（白箭）

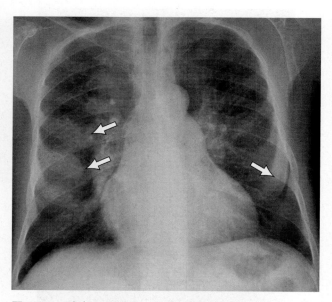

图 S44-5　胸部 X 线片示，多根肋骨膨胀性改变（白箭）与髓外造血有关

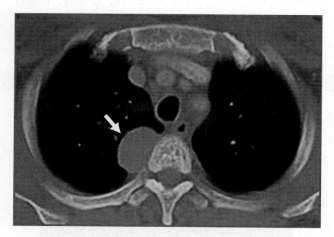

图 S44-6　胸部 CT 图像示髓外造血患者的后纵隔肿块（白箭）

病例 45

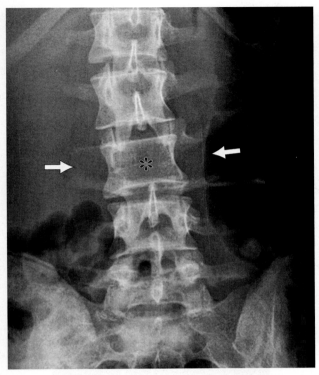

图 S45-3　腰椎正位 X 线片示 L₃ 双侧横突的水平骨折（白箭），将其分为上下两部分。L₂ 和 L₃ 棘突间距增宽形成 "空洞" 征（星号）

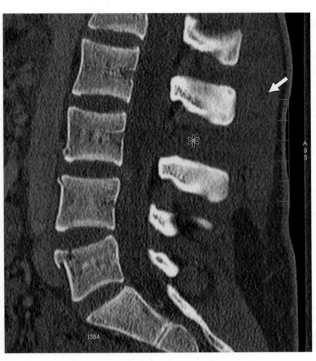

图 S45-5　韧带损伤型矢状位 CT 重建图像显示：L₂ 和 L₃ 棘突间距增宽（星号）和背部皮下血肿（白箭）

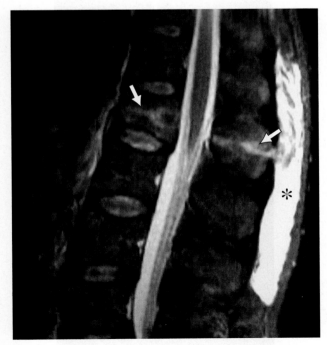

图 S45-4　骨损伤型矢状位 T₂WI 示骨折线分裂棘突和椎体（白箭），背部皮下血肿（星号）

病例 46

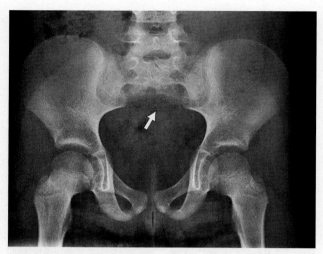

图 S46-3　患者骶骨远端未见显示（白箭），没有其他明显
异常

病例 47

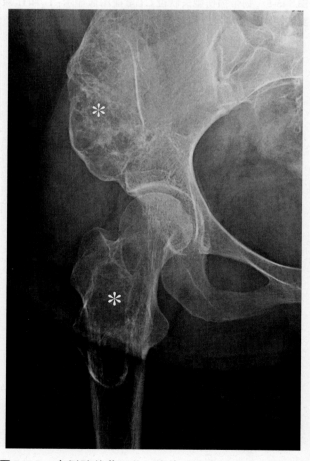

图 S47-3　右侧髋关节正位 X 线片示股骨近端和右侧髂骨
外侧内生软骨瘤（星号），呈典型的软骨样基质改变

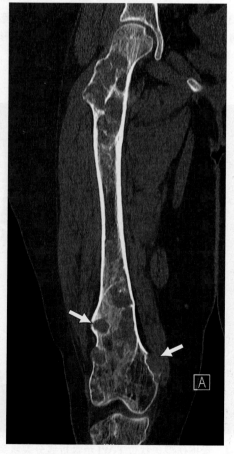

图 S47-4　CT 重建图像示股骨末端变形，内可见大量的内
生软骨瘤，部分位于髓腔，部分位于外周（白箭）

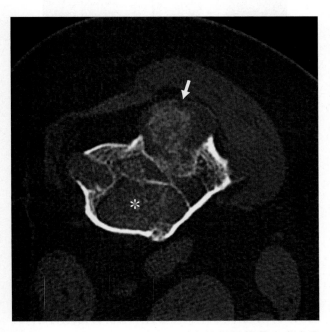

图 S47-5　轴位 CT 扫描图像示髓内软骨样基质形成（星号）和外生型软骨样基质形成（白箭）

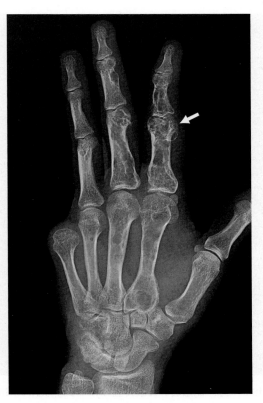

图 S47-6　患者（与图 S47-1 为同一患者）的后续 X 线片示：第五根手指截肢；第二近节指骨的远端呈膨胀性改变（与图 S47-1 比较），提示恶变（白箭）

病例 48

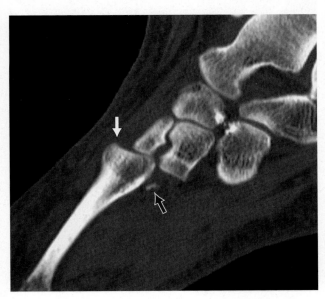

图 S48-3　矢状位 CT 重建图像示：第二跖骨基部背侧半脱位（白箭）和第三跖跗关节处骨碎片（黑箭）

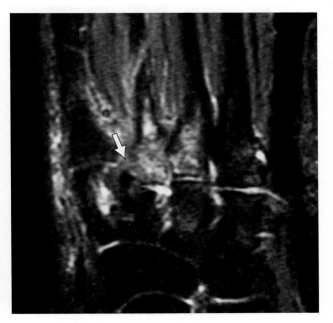

图 S48-4　轴位反转恢复磁共振图像示：第二和第三跖骨基部骨髓水肿明显，Lisfranc 韧带局灶性破坏（白箭）

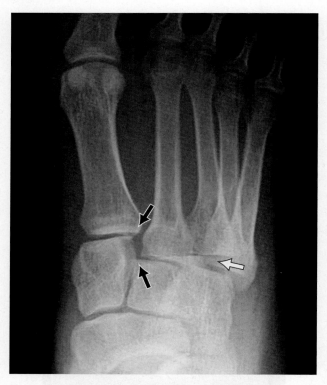

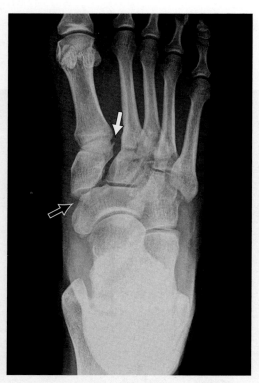

图 S48-5 另一位患者,X 线片显示所有跖跗关节外侧半脱位,属于完全同侧型半脱位。第一和第二跖跗关节发生分离(黑箭),第三跖跗关节间隙扩大(白箭)

图 S48-6 X 线片示跗骨间隙增宽,可见内侧楔状骨的内侧半脱位(黑箭)和撕脱骨折碎片(白箭),属于部分内侧脱位或分离型损伤模式

病例 49

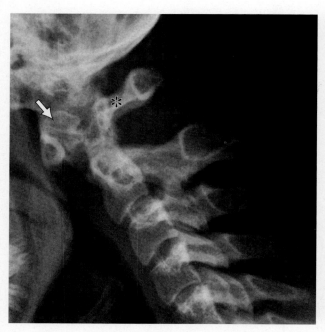

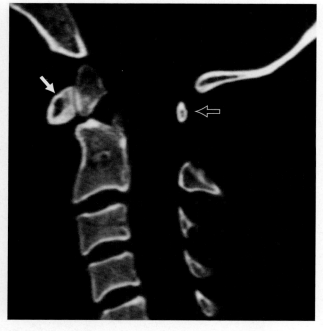

图 S49-3 颈椎过屈位示游离齿状突(白箭)伴随 C_1 的前弓移动,导致椎管狭窄(星号)

图 S49-4 矢状位 CT 重建图像示:异常游离小骨与 2 型齿状突骨折相似。注意 C_1 前弓肥大(白箭)、后弓发育不良(黑箭)

病例 50

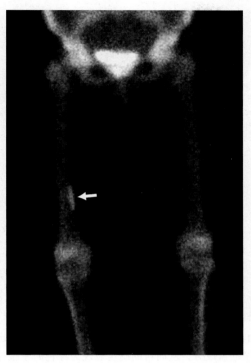

图 S50-3　正位骨扫描图像示：股骨远端内侧骨皮质呈梭形代谢活跃（白箭）

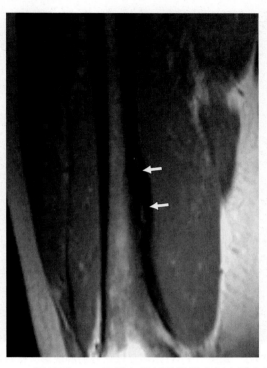

图 S50-4　冠状面 T_1WI 示纵向骨折呈股骨内侧皮质内等信号的线样区域（白箭）

病例 51

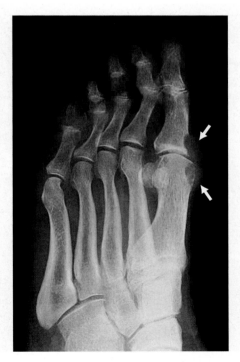

图 S51-3　左足斜位 X 线片显示软组织肿块并邻近第一跖骨头和近节趾骨骨质侵蚀（白箭），这是痛风的典型位置

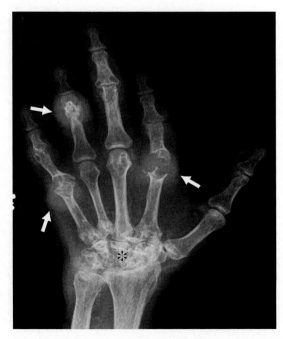

图 S51-4　一位手部多处受侵患者的 X 线片，在第二和第五掌指关节的骨质溶解和腕关节的残毁性关节炎（星号）。痛风石表现为高密度，是由于含有钙化（白箭）

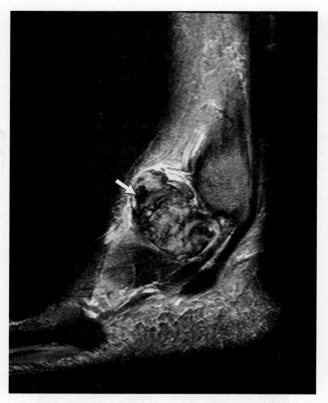

图S51-5　踝关节T₂WI示明显低信号的肿块影，符合痛风石表现（白箭）

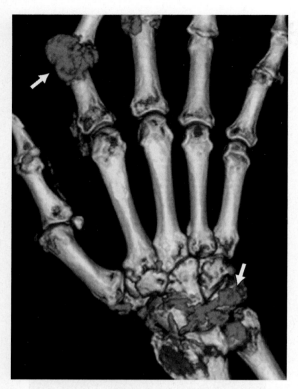

图S51-6　双能量CT能够应用特定的衰减特性辨别出钙化中的尿酸盐成分，从而帮助确定表现为绿色的尿酸盐沉积位置（白箭）

病例 52

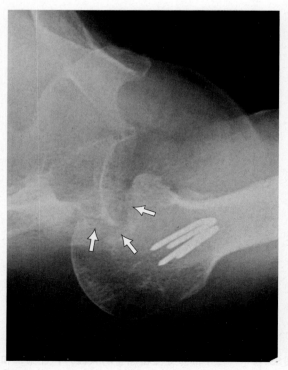

图S52-3　另一位患者腋位X线片示陈旧性肩关节后脱位合并大的槽样病变（白箭）

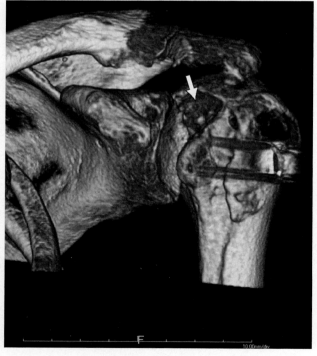

图S52-4　三维容积CT图像清晰地显示出假关节（白箭），患者已恢复了一些运动功能

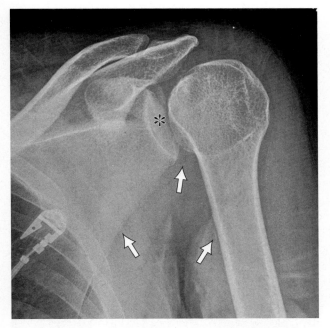

图 S52-5　肩关节前后位 X 线片示环征（关节间隙增宽大于 6mm）阳性（星号），肩胛骨-肱骨的弓形结构破坏（白箭），半月征（肱骨头与关节盂重叠影）消失

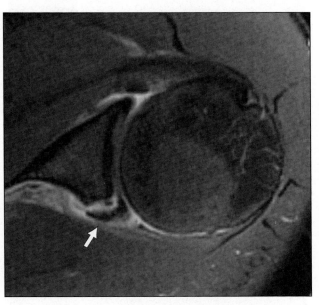

图 S52-6　磁共振液体敏感序列图像显示轻微向后半脱位的肱骨头，注意小骨片向后移位而形成反向的骨性 Bankart 病变（白箭）

病例 53

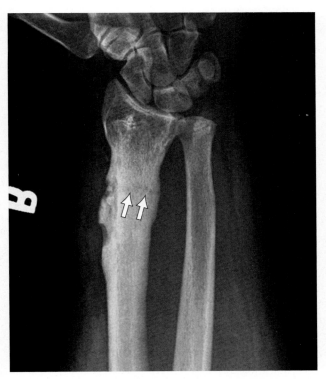

图 S53-3　因慢性感染导致骨质脆弱形成的病理性骨折（白箭）

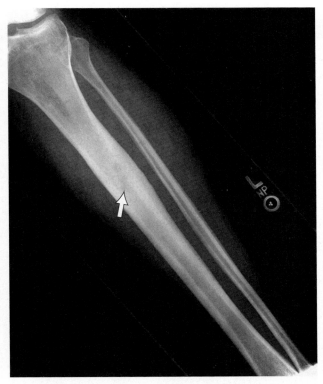

图 S53-4　前后位 X 线片示左小腿胫骨骨干近端有一长约 3cm 的地图样透亮病变区（白箭），周围可见骨质硬化及增厚的骨皮质

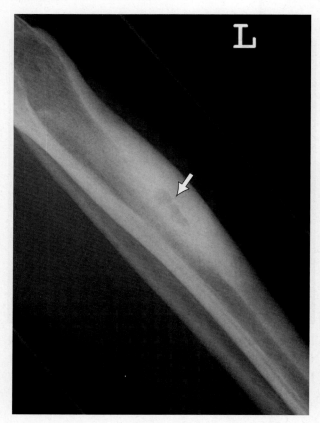

图S53-5　侧位X线片清晰显示髓腔内病变影（白箭），脓肿周围骨质呈梭形的骨皮质增厚并明显的骨内膜反应

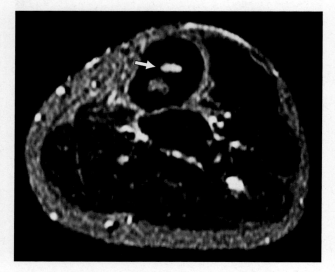

图S53-6　轴位T₂WI示胫骨内的脓肿（白箭），伴明显的骨内膜和骨膜反应

病例54

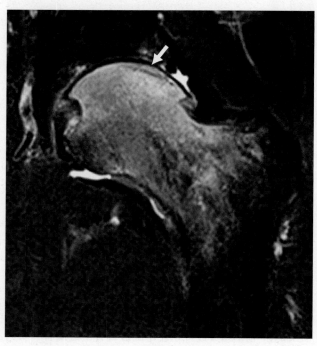

图S54-3　T₂WI示股骨头承重区关节面软骨下的线状低信号影（白箭），提示应力性骨折

病例 55

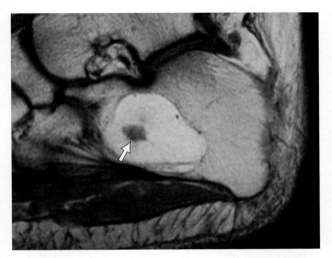

图 S55-2　矢状位 T_1WI 可见均匀的 T_1 高信号，除了内部的中央钙化（白箭），这些是 Milgram 2 期的特征性表现

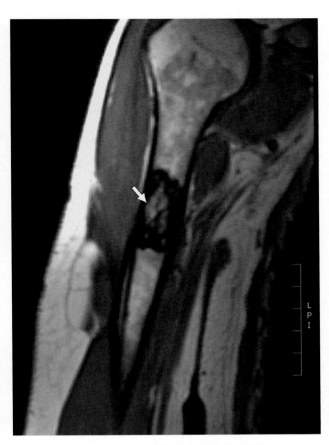

图 S55-4　T_1WI 显示已经骨化的混杂脂肪瘤组织肿块（白箭），病变经切除后病理证实为骨内脂肪瘤

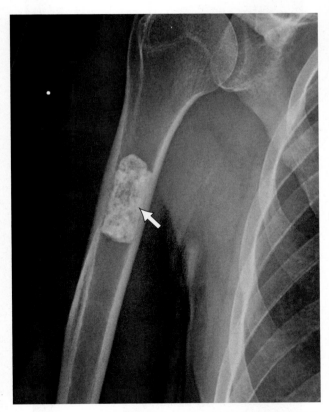

图 S55-3　这例患者的病变符合 3 期表现，可见边界清楚的骨髓内几乎完全骨化的病变

病例56

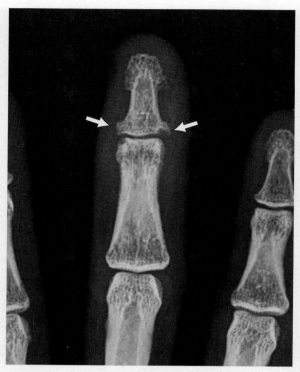

图S56-3 手指X线片示末端指间关节弥漫性肿胀，末端指间关节边缘侵蚀性改变及新生骨增殖改变，共同形成"米老鼠"征（白箭）

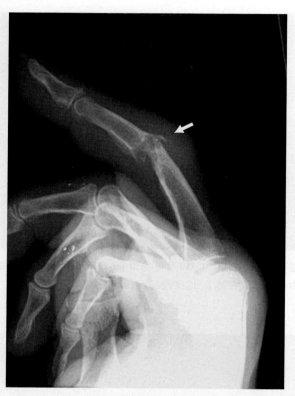

图S56-5 晚期的银屑病性关节炎可伴有"杯中笔"畸形和周围软组织肿胀（白箭）

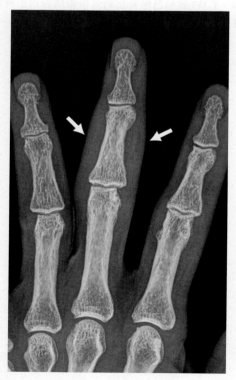

图S56-4 这例患者可见少关节炎典型的"香肠指"表现（白箭）

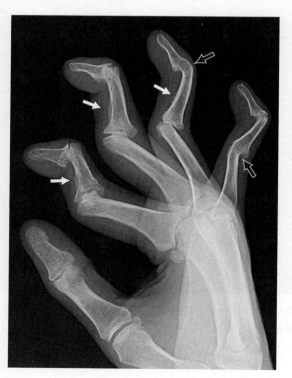

图S56-6 多关节炎累及指间关节，注意第四末端指间关节和第五近端指间关节的关节强直（黑箭），并可见第2～4中节指骨的骨膜炎（白箭）

病例 57

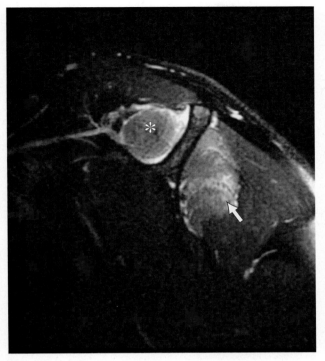

图S57-3　矢状位 T₂WI 示冈上肌（星号）和冈下肌（白箭）T₂信号均增高，可符合亚急性肩胛上神经受累

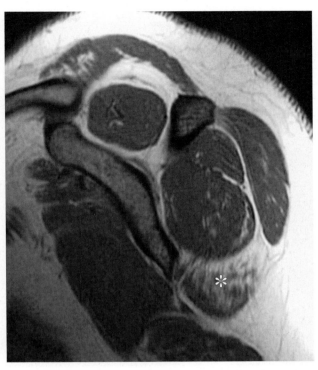

图S57-5　矢状位 T₁WI 示孤立的小圆肌萎缩（星号）

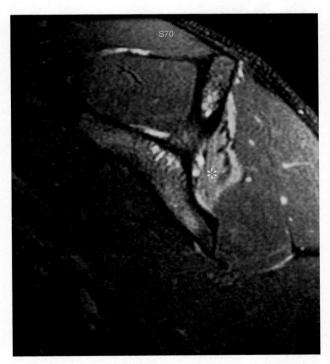

图S57-4　矢状位 T₂WI 示冈下肌（星号）T₂信号均增高，可符合冈盂切迹下肩胛上神经受累

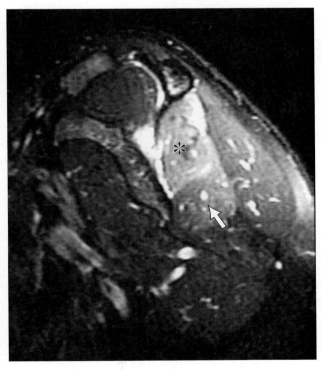

图S57-6　矢状位 T₂WI 示冈下肌（星号）和小圆肌（白箭）水肿，提示肩胛上神经和腋神经均有受累，诊断为 Parsonage-Turner 综合征

病例 58

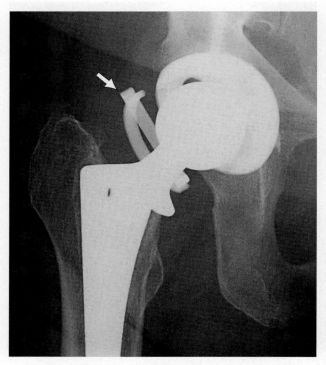

图 S58-3　这位患者的锁定环破裂（白箭）

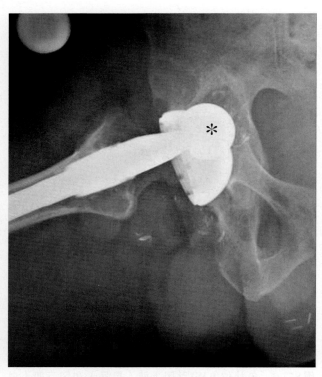

图 S58-5　脱位是髋关节翻修术最常见的原因之一，注意股骨头假体（星号）从髋臼杯向后脱出

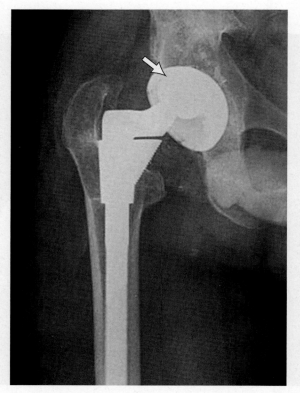

图 S58-4　这位患者术后 6 年，伴有疼痛及活动范围降低。关节置换术后承重部分严重磨损，导致股骨头假体位置上移（白箭）

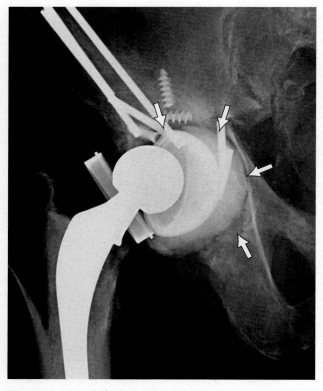

图 S58-6　这位患者的髋臼杯松动并旋转不良，注意髋臼杯周围的透亮区（白箭）

病例 59

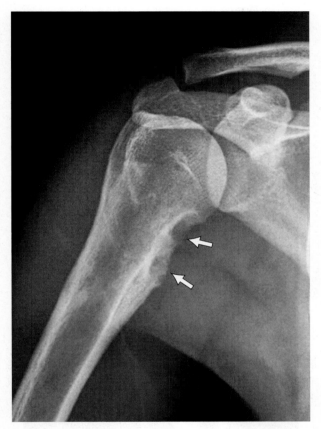

图 S59-3　肱骨近段平片示肱骨内侧表面边界清楚的病变，伴有硬化边和碟形凹陷改变（白箭）

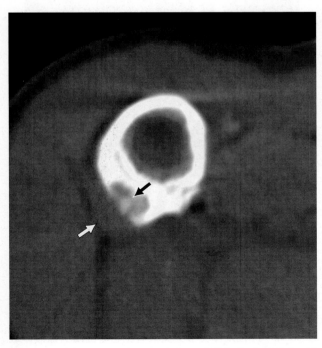

图 S59-4　轴位 CT 图像可见中央区域的钙化（黑箭），并软组织肿块形成（白箭）

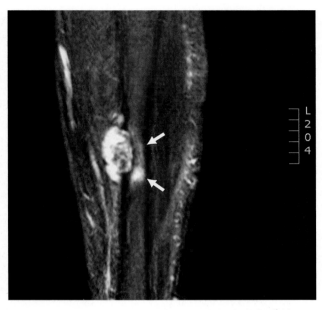

图 S59-5　胫骨冠状位 T_2WI 示骨膜旁病变，其基底部长度约 4 cm，并有瘤周水肿（白箭），活检证实为骨膜软骨肉瘤

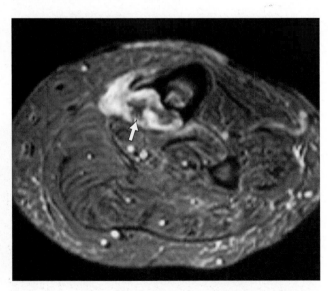

图 S59-6　轴位液体敏感序列图像示胫骨不规则肿块伴胫骨扇贝样改变，相应的钙化区呈低信号（白箭）

病例60

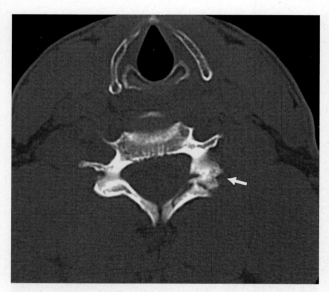

图 S60-3　轴位CT图像显示"反汉堡包"征（白箭），并邻近椎弓板骨折

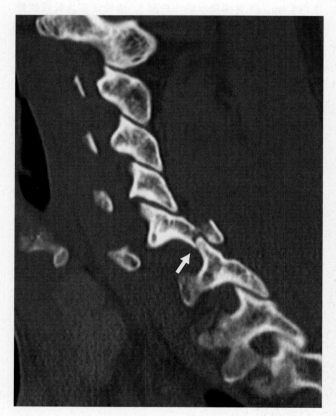

图 S60-4　矢状位重建图像示"绞索"的关节突（白箭）

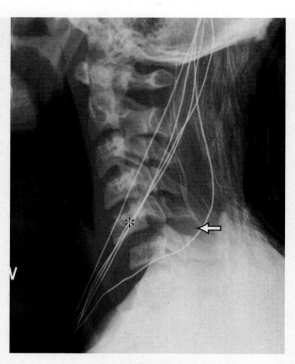

图 S60-5　该患者表现为双侧关节突关节脱位，注意棘突间距（白箭）增宽，双侧关节突关节绞索，椎间盘后间隙增宽和 C_5 椎体前脱位（星号）

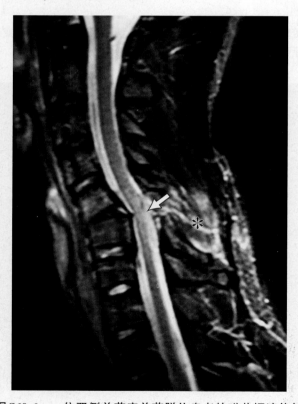

图 S60-6　一位双侧关节突关节脱位患者的磁共振液体敏感序列矢状位图像，显示后凸畸形水平的棘间与棘上韧带撕裂（星号）和脊髓的高信号改变（白箭）

病例 61

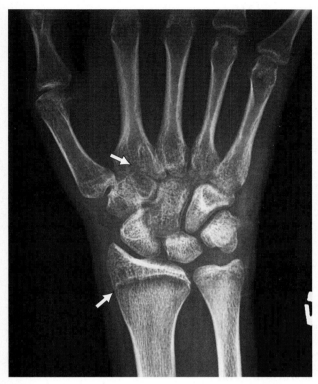

图 S61-3　另一位患者的腕关节平片显示腕骨和桡骨远端有明显的关节周围骨量减少（白箭）

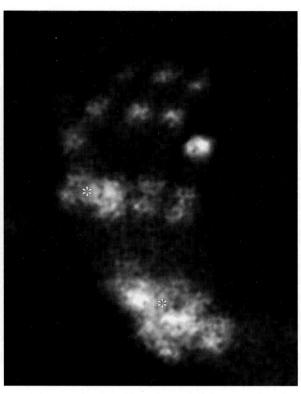

图 S61-5　骨扫描显示关节周围摄取增加（星号）

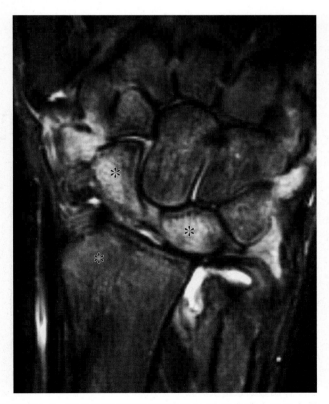

图 S61-4　磁共振液体敏感图像显示骨髓水肿（星号）是反射性交感性营养不良暖时相期的典型特征

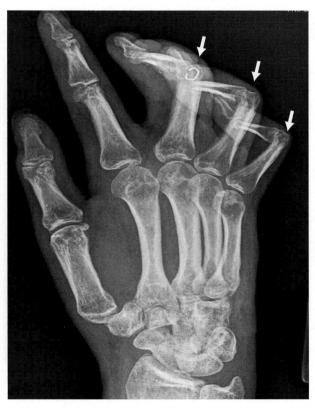

图 S61-6　冷时相期的患者显示第 3～5 手指的挛缩（白箭）

病例 62

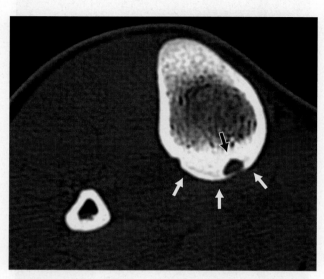

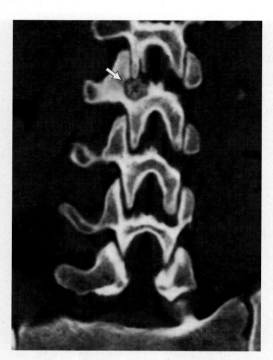

图 S62-3　轴位 CT 图像显示骨样骨瘤的典型表现，即骨皮质骨膜下病灶（黑箭）伴周围骨膜反应（白箭）

图 S62-4　冠状位 CT 图像显示骨样骨瘤的瘤巢，周围伴明显骨质硬化（白箭）

病例 63

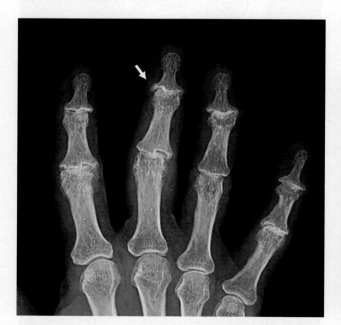

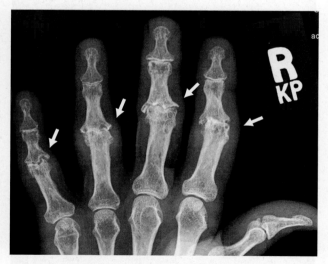

图 S63-2　右手正位放大图像显示第 2～3 近端指间关节（IP）周围软组织肿胀；第 3 远端指间关节中央部骨质侵蚀，伴典型的海鸥翼畸形（白箭）；第 2、第 3 和第 5 近端指间关节骨质侵蚀也很明显

图 S63-3　该患者近端指间关节的中心和边缘部侵蚀（白箭）伴明显的软组织肿胀

病例 64

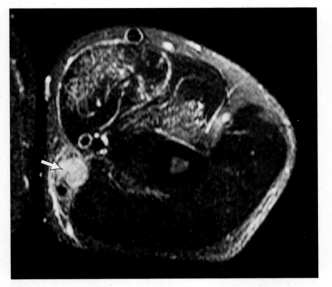

图 S64-3　化脓性肌炎的浸润阶段。在肘部内侧见肿大的淋巴结（白箭），无明显蜂窝织炎或化脓改变

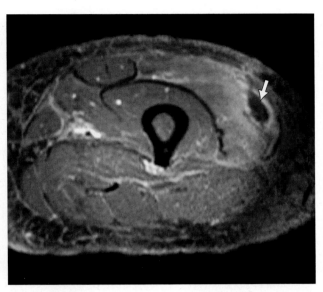

图 S64-5　脂肪抑制增强 T_1WI 显示脓肿边缘强化（白箭）

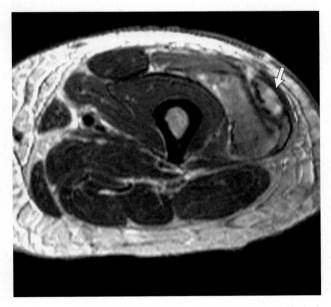

图 S64-4　化脓性肌炎的化脓期，T_2WI 示股外侧肌的脓肿（白箭）

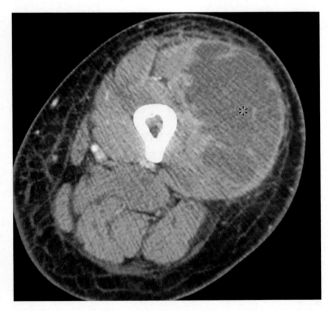

图 S64-6　CT 图像显示脓肿在几天内迅速增大（星号）

病例 65

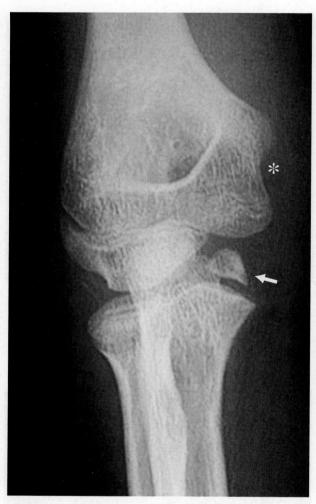

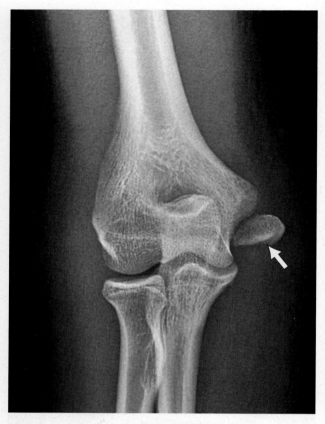

图S65-4　成年患者X线片显示已融合的内上髁突完全撕脱（白箭），这种情况可能发生在肘关节脱位

图S65-2　一位8岁患者正位X线片显示内上髁突完全撕脱，并且陷入内侧关节间隙（白箭）。注意肱骨内侧髁的空白区域即髁突撕脱处（星号）

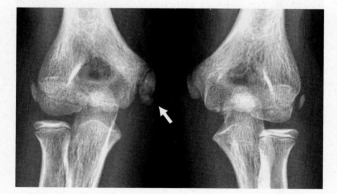

图S65-3　正常的左肘关节正位X线片作为对照，右肘部正位X线片显示右侧内上髁突不均匀密度和碎片（白箭）的分离

病例 66

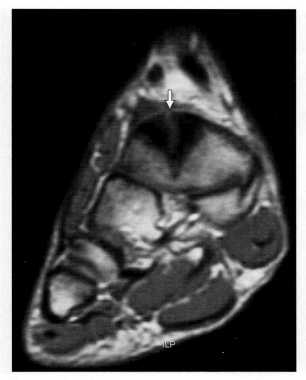

图S66-2　冠状位T₁WI显示舟骨背侧不完全的裂缝（白箭），跖侧的骨质完整

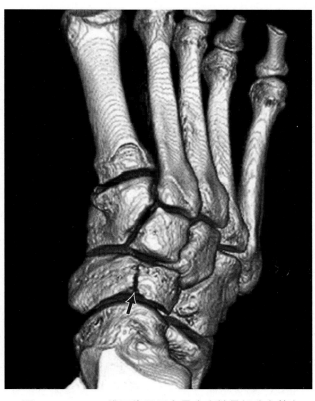

图S66-4　CT三维图像显示舟骨应力性骨折（白箭）

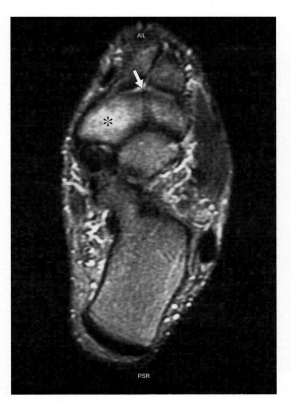

图S66-3　轴位T₂WI显示骨折（白箭）两侧的骨髓水肿，但内侧更明显（星号）

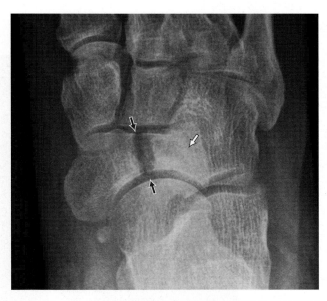

图S66-5　这位患者出现了缺血性坏死，注意舟骨的隐匿性骨折（黑箭）和骨折外侧部分密度增高（白箭）

病例67

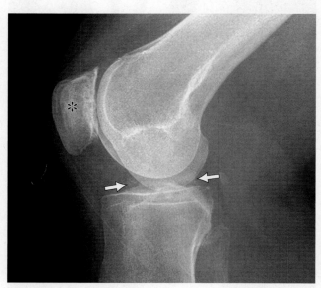

图S67-3　膝关节侧位X线片示髌股关节间隙明显变窄，髌骨关节面下广泛软骨下囊肿形成（星号），半月板软骨钙化也很明显（白箭）

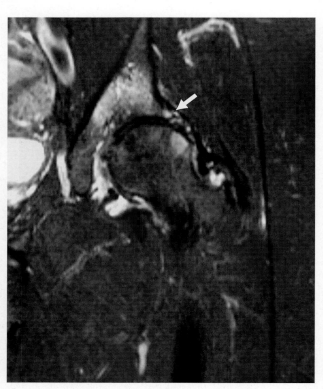

图S67-4　T₂WI示关节积液和股骨头、髋臼骨髓水肿，以及滑膜炎症表现，盂唇旁囊肿提示盂唇撕裂（白箭）

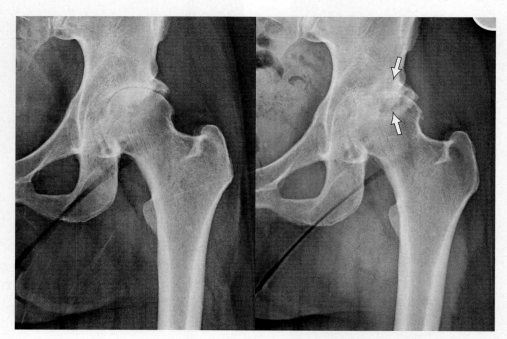

图S67-5　前后2年图像对比，第二张图像显示髋关节骨质结构破坏，大的软骨下囊肿（白箭）和骨赘形成。骨性关节炎一般不会进展这么快

病例 68

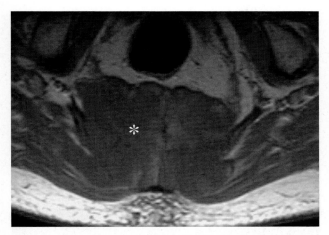

图S68-3　轴位T₁WI示脊索瘤不均匀的信号强度（星号）

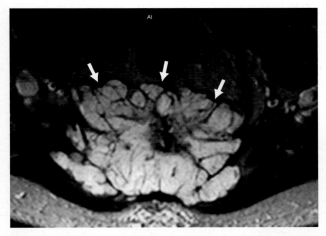

图S68-4　轴位T₂WI示这种病变呈多发分叶状高信号和低信号的假包膜（白箭）

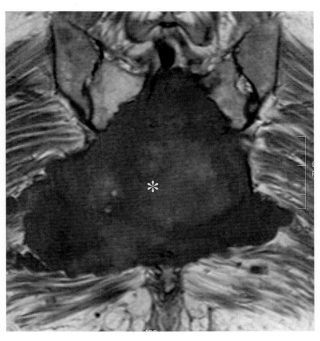

图S68-5　另一位患者冠状T₁WI示中线区巨大软组织肿块（星号）

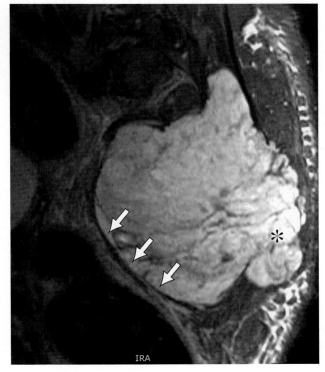

图S68-6　骶骨旁软组织肿块广泛浸润，包括臀肌（星号）和骶骨前脂肪（白箭），伴肠管前移

病例 69

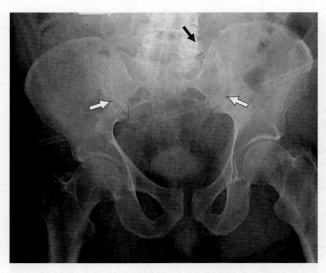

图 S69-2　X 线片示一个前后压缩 2 型损伤，伴骶髂关节前部（白箭）和耻骨联合的轻微分离。一个重要的征象是 L₅ 横突的骨折，提示后柱损伤（黑箭）

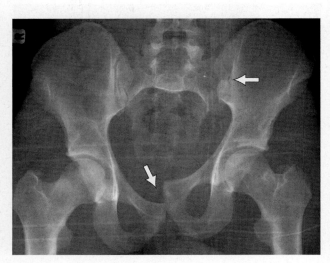

图 S69-4　X 线片示垂直剪切损伤，伴左髋相对于骶骨和骨盆右侧向上移位。注意左侧骶髂关节和耻骨联合脱位（白箭）

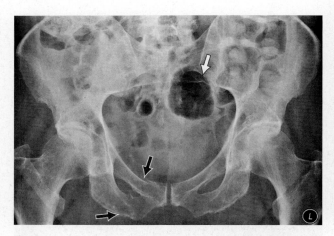

图 S69-3　横向压缩 1 型损伤患者，合并左侧骶骨的屈曲骨折（白箭）和右侧耻骨上、下支轻微移位骨折（黑箭）

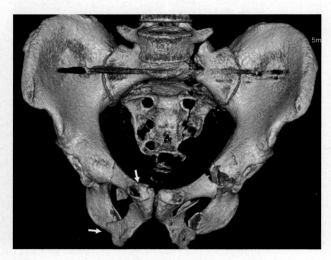

图 S69-5　CT 三维重建图像显示骨盆环联合骨折：右侧耻骨横向压缩损伤（白箭），左髋骨（星号）垂直剪切损伤

病例 70

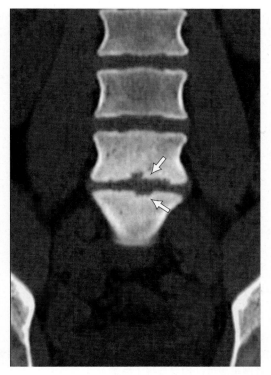

图 S70-2　CT 冠状重建图像显示终板侵蚀性改变（白箭），伴周边反应性硬化和椎间隙变窄

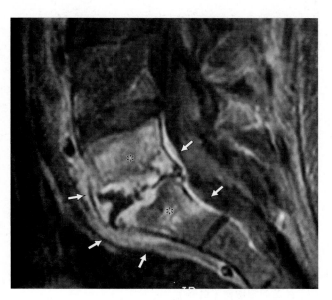

图 S70-3　另一位患者增强图像显示终板（星号）和被感染的软组织明显强化（白箭）

病例 71

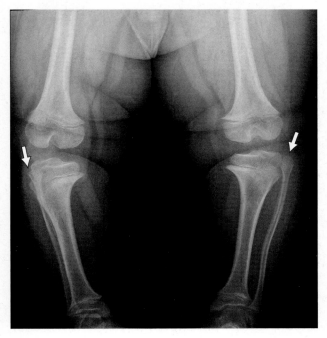

图 S71-2　一个软骨发育不全患儿 X 线片示腓骨增长不成比例（白箭），病因可能是膝内翻畸形

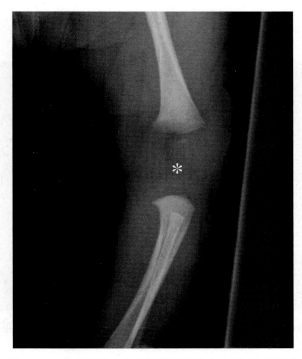

图 S71-3　生理性膝内翻（星号）发生在小于 2 岁的儿童

病例72

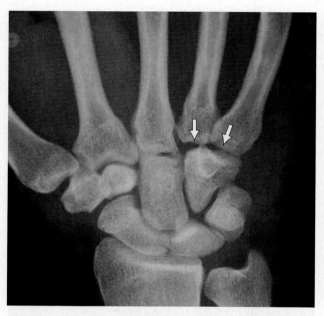

图S72-3　与第2～3腕掌关节比较，此患者可见第4～5腕掌关节间隙增宽（白箭）

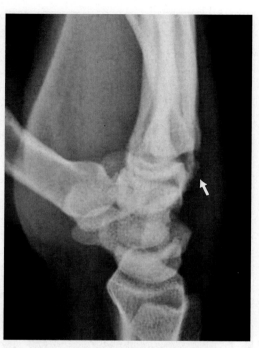

图S72-4　侧位X线片示背侧软组织肿胀、第4～5掌骨基底向背侧半脱位、钩骨骨折（白箭）

病例73

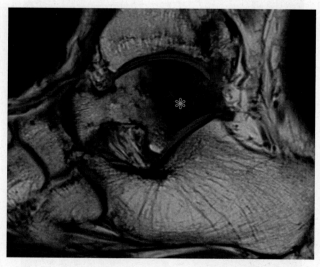

图S73-3　另一位患者的T_1WI示距骨后外侧信号强度减低（星号），该处是最易受到血管损伤影响的区域

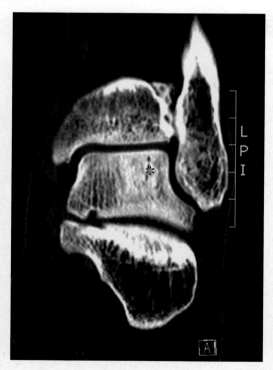

图S73-4　CT冠状位重建图像示星号标示区域骨质硬化，与缺血性骨坏死表现一致，MRI示该区域骨髓水肿。注意缺乏霍金斯征

病例 74

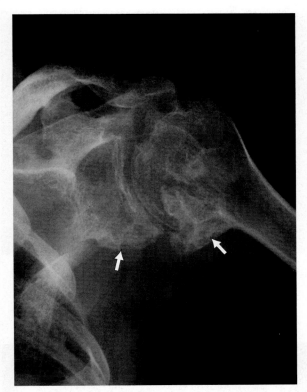

图 S74-3　颅脑损伤患者的肩关节 X 线片示从肩关节盂延伸到肱骨解剖颈的异位骨化（白箭）

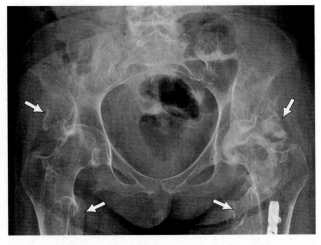

图 S74-5　截瘫患者的骨盆正位 X 线片示明显的骨量减少和双侧髋关节周围的骨化灶（白箭）

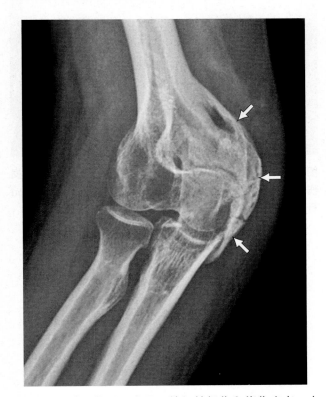

图 S74-4　肘关节受累常见于神经性损伤和烧伤患者。本例烧伤患者显示肘内侧有异位骨化（白箭）

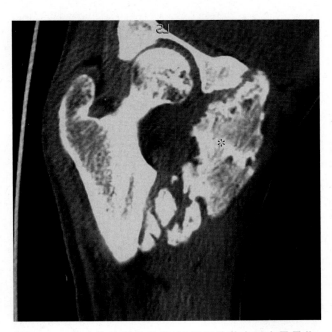

图 S74-6　另一位患者的术前 CT 显示关节内侧大量骨化，几乎关节强直（星号）

病例 75

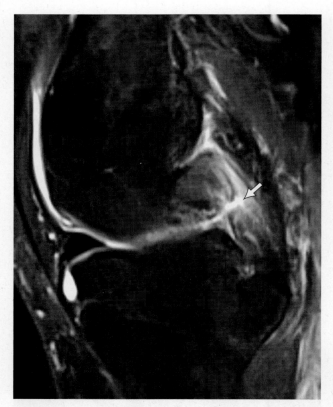

图 S75-3   矢状位 T_2WI 示后交叉韧带完全断裂（白箭）

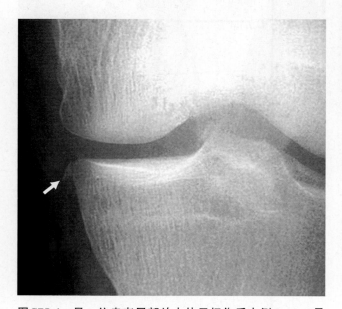

图 S75-4   另一位患者局部放大片示扭伤后内侧 Segond 骨折（白箭）

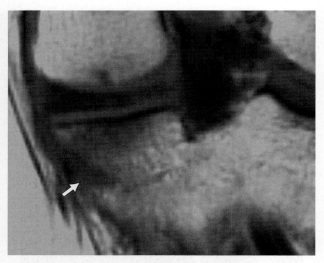

图 S75-5   冠状位 T_1WI 示胫骨缺损处骨髓水肿（白箭）

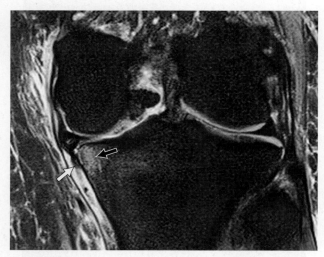

图 S75-6   冠状位 T_2WI 示半月板胫骨间韧带的牵拉损伤（黑箭）和撕脱（白箭），瞬间的外力引起内侧 Segond 骨折

病例 76

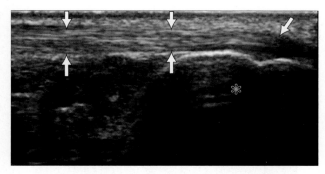

图 S76-3　纵切面声像图显示正常跟腱呈线性回声结构和光滑的表面轮廓（白箭）。注意跟骨后方的声影（星号）

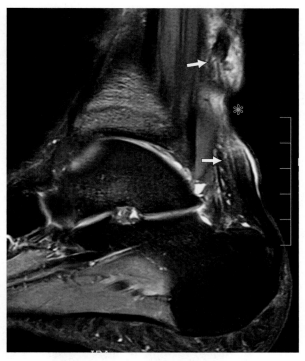

图 S76-5　矢状位 T₂WI 显示跟腱完全撕裂，分离的肌腱断端（白箭）之间的巨大间隙（星号）

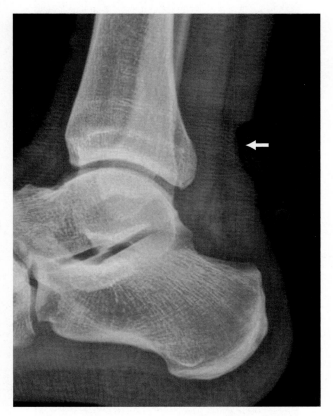

图 S76-4　侧位 X 线片示低密度的跟腱（白箭）

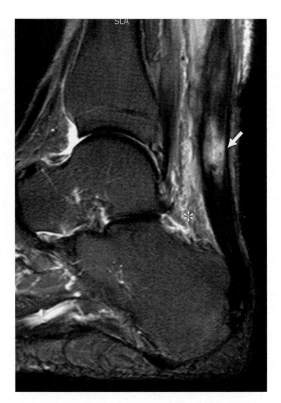

图 S76-6　矢状位 T₂WI 显示肌肉肌腱结合处（白箭）部分撕裂，增厚的肌腱内间质水肿。注意静脉周围软组织及 Kager 脂肪垫的水肿（星号）

病例77

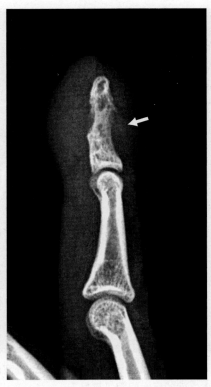

图S77-3　示指甲下充满软组织，末节指骨背侧扇形骨质
侵蚀（白箭）

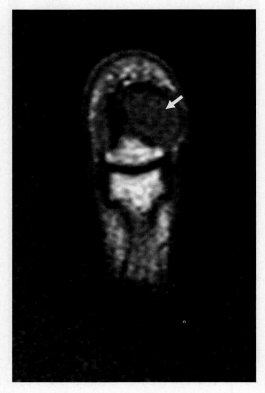

图S77-4　冠状位T_1WI示远节指骨背侧低信号肿块（白箭）

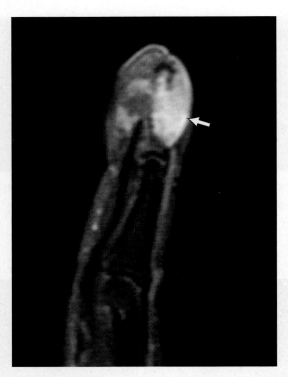

图S77-5　矢状位抑脂增强T_1WI示血管球瘤典型的显著强
化（白箭）和骨髓强化

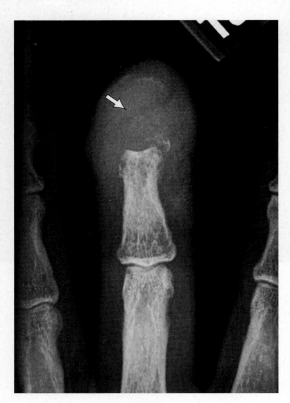

图S77-6　另一位患者整个末节指骨几乎完全溶解破坏。
本例是指甲下黑色素瘤骨破坏的蔓延，但也容易由肺癌骨
转移所致

病例 78

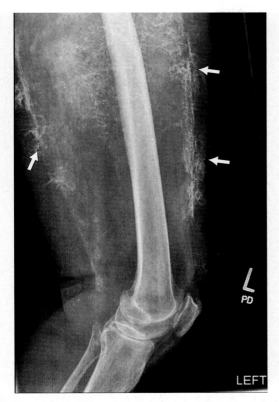

图 S78-3   另一位患者显示相似的大腿片状钙化（白箭）

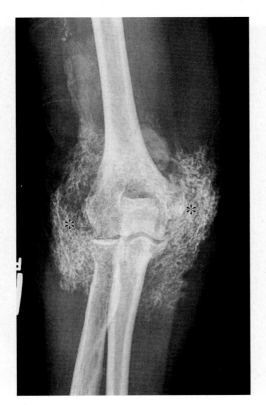

图 S78-4   偶尔，营养不良性钙化（星号）分布在关节周围

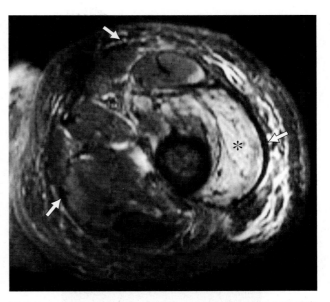

图 S78-5   大腿轴位 T_2WI 示股四头肌及肌肉周围水肿呈高信号（星号），钙化呈低信号（白箭）

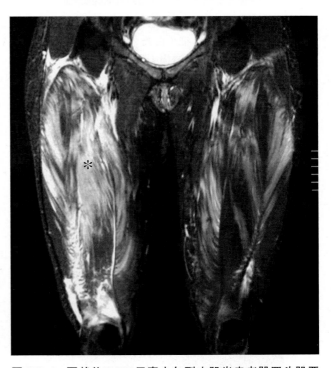

图 S78-6   冠状位 T_2WI 示青少年型皮肌炎患者股四头肌严重水肿（星号）和肌肉周围水肿

病例 79

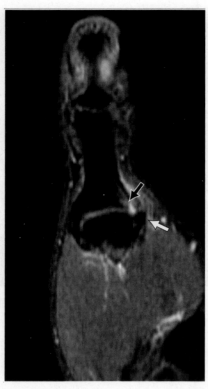

图 S79-3　冠状位反转恢复 MRI 示 Stener 病患者的尺侧副韧带回缩呈"溜溜球"征（白箭），这表明它位于拇收肌腱膜浅面，同时显示了骨缺损（黑箭）

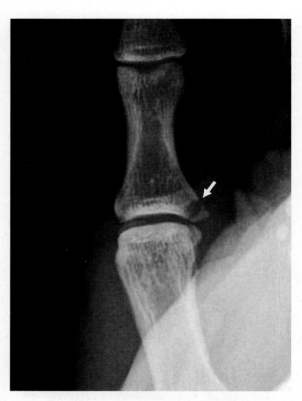

图 S79-5　本例患者 3 周后 X 线表现：撕脱的骨碎片与骨的剩余部分分离（白箭）

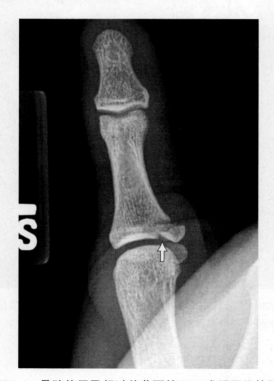

图 S79-4　骨碎片累及超过关节面的 30% 或明显旋转更倾向于采取手术治疗。注意关节局部错位（白箭）

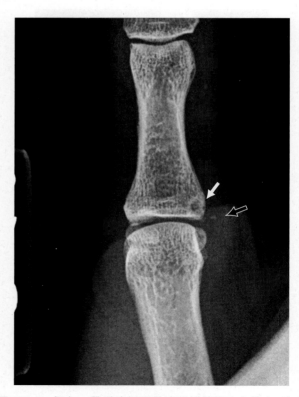

图 S79-6　偶尔，骨质溶解区是诊断的关键（白箭）。这个患者撕脱的骨碎片非常小（黑箭）

病例 80

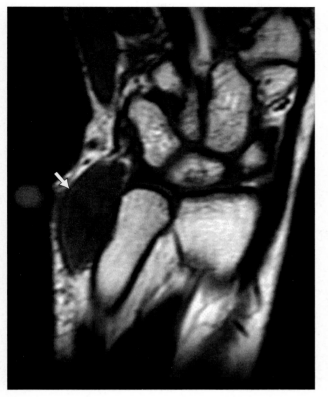

图 S80-2　冠状位 T₁WI 可见一个包含低 - 等信号实性肿块（白箭）

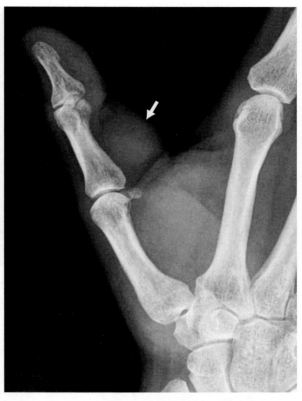

图 S80-4　拇指侧位 X 线片示拇指基底部掌侧的高密度软组织肿块（白箭）

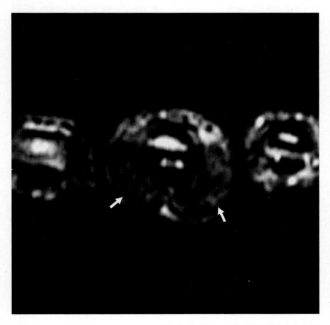

图 S80-3　轴位 T₂WI 示另一位患者第 3 手指掌面的多叶形低信号肿块（白箭）

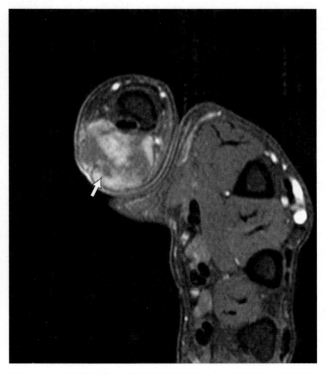

图 S80-5　所示肿块在轴位抑脂增强 T₁WI 呈不均匀明显强化（白箭）

病例81

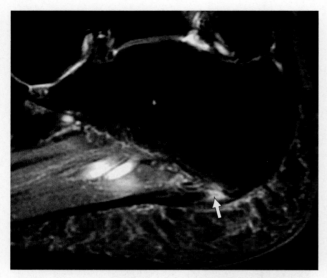

图 S81-2　矢状位抑脂 T_2WI 示足底筋膜明显增厚伴间质水肿（白箭），以及肌筋膜和皮下脂肪筋膜界面处的筋膜周围水肿

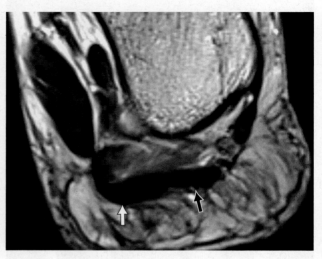

图 S81-4　冠状位 T_2WI 示增厚的筋膜累及中央带（白箭）和外侧带（黑箭）

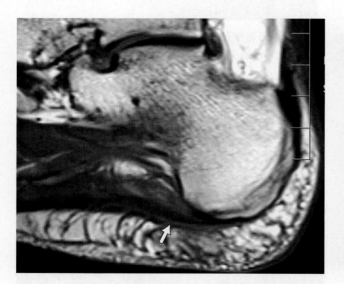

图 S81-3　另一位患者矢状位 T_1WI 示足底筋膜（白箭）明显增厚，以及筋膜周围炎症

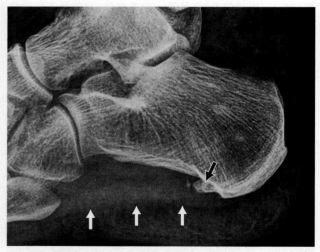

图 S81-5　患有慢性足底筋膜炎的患者，伴有足底内侧突附丽部骨赘（黑箭）及增厚的筋膜（白箭）

病例 82

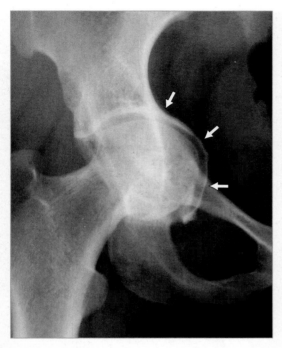

图 S82-3　该患者髋臼内陷（白箭），伴弥漫性关节间隙狭窄，致股骨头过度覆盖

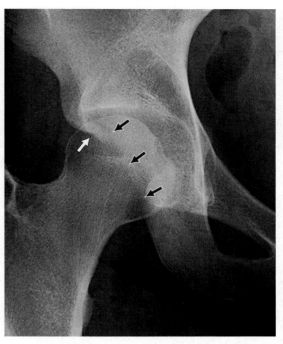

图 S82-4　患者近端髋臼后倾伴上髋臼前部（白箭）的骨性突起处"领结"征。后缘线（黑箭）不应凸入前缘线的内侧

病例 83

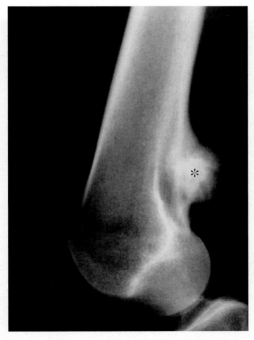

图 S83-3　另一位患者的膝关节侧位 X 线片示外生性成骨性肿块，起源于股骨干骺端后侧（星号），这是皮质旁骨肉瘤典型的最常见部位

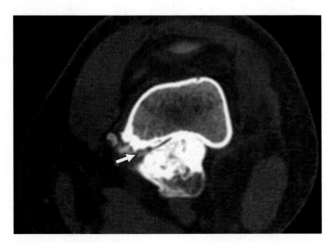

图 S83-4　轴位 CT 图像显示肿块和皮质之间的分离面（箭），但随着肿瘤的生长，这个分离面在骨肉瘤重新连接到皮质时消失

病例84

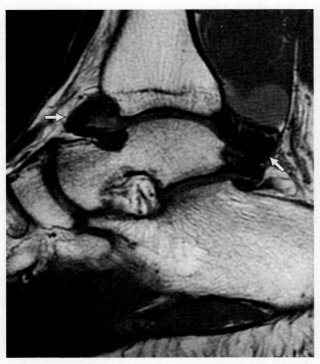

图S84-3　踝关节矢状位 T_1WI 示前后关节囊内低信号滑膜
（白箭）

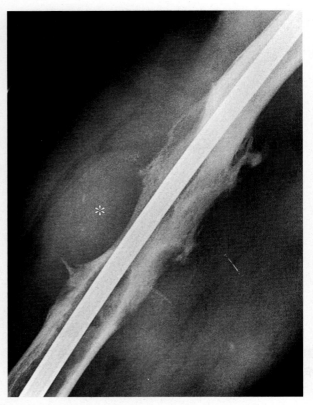

图S84-5　假瘤的X线片示致密软组织肿块（星号）压迫
形成的扇贝状骨改变

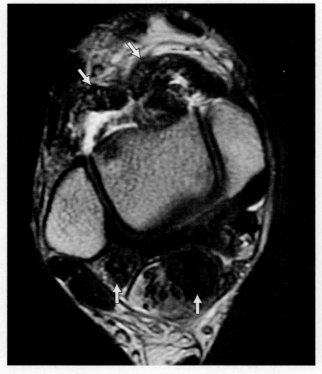

图S84-4　轴位 T_2WI 示含铁血黄素沉积的巨噬细胞引起的
低信号滑膜（白箭）的晕染效应

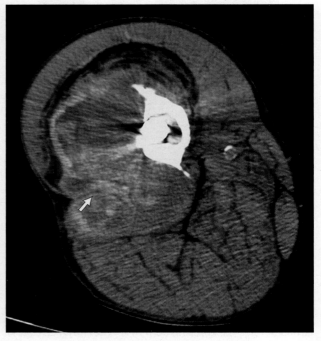

图S84-6　轴位CT图像显示股骨骨膜下巨大囊性包块，密
度增加的区域代表假瘤中的急性出血（白箭）

病例 85

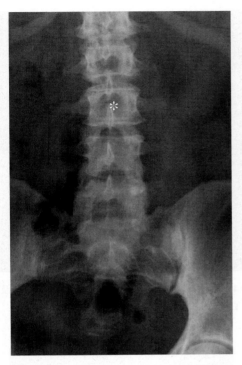

图 S85-3　该患者为辐射诱发的以 L_3（星号）为中心的轻微脊柱右侧弯畸形

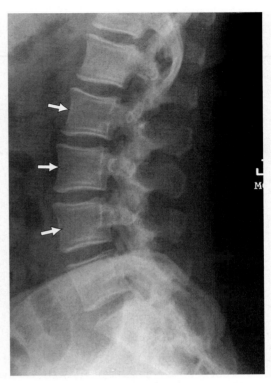

图 S85-4　X 线侧位片示骨中骨畸形（白箭）

病例 86

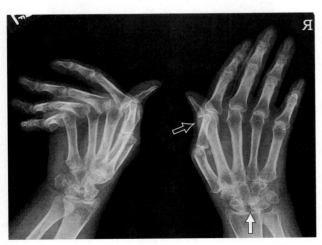

图 S86-3　X 线片示典型的多发性半脱位，尤其是左手。韧带牵拉损伤（白箭）导致舟月间隔扩大。注意右拇指指间关节半脱位导致形成"搭顺风车拇指"（黑箭）

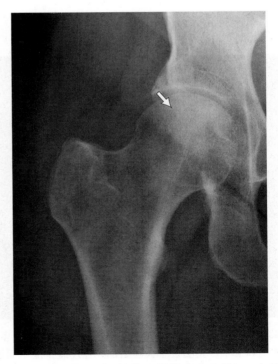

图 S86-4　髋关节正位 X 线片示股骨头密度增加，与股骨头缺血性坏死相符（白箭）

病例 87

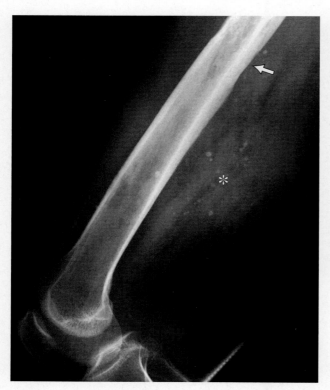

图S87-2　右大腿下段X线片示大腿后内侧巨大软组织肿块，伴相邻股骨皮质（白箭）的扇贝形压迹和反应性骨膜炎，同时还显示了静脉石的大量钙化（星号）

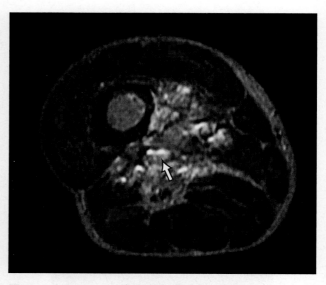

图S87-4　T_2WI示血管瘤中高信号管状区域，以及液-液平面（白箭）

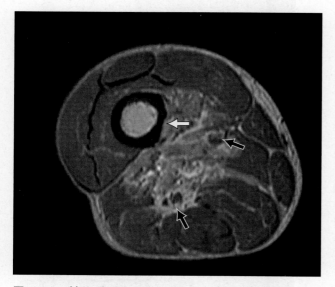

图S87-3　轴位质子密度加权像显示与脂肪等信号的多叶软组织肿块，主要位于大腿后部，但浸润了股中间肌。肿块紧靠股骨的后内侧表面，导致了X线片上看到的扇贝形压迹（白箭）。静脉石表现为低信号（黑箭）

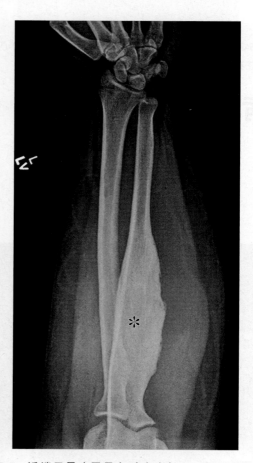

图S87-5　近端尺骨（星号）过度生长，以及近端前臂源于周围血管瘤的骨膜反应

病例88

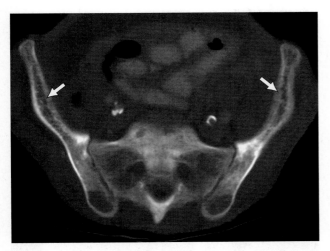

图S88-3　轴位CT图像显示髋骨和骶骨的小梁增粗和矿化的丢失（白箭）

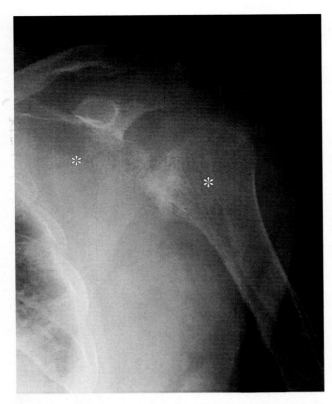

图S88-4　患者肩部X线片示典型的弥漫性骨质减少和骨小梁模糊不清（星号）

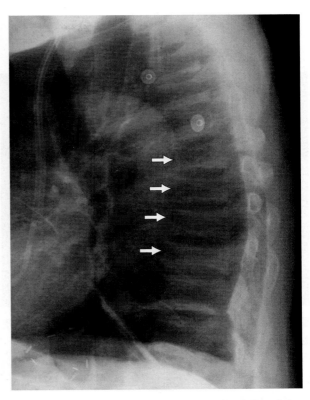

图S88-5　脊柱侧位X线片示大量骨软化性压缩性骨折（白箭）和"夹心椎"改变

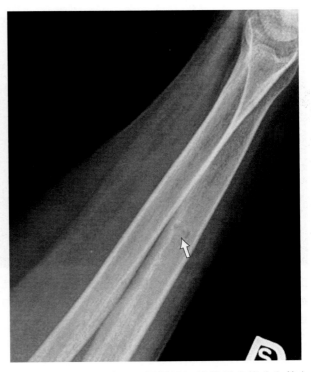

图S88-6　前臂X线片示尺骨骨干远端的透亮线（白箭），该病变周围没有透光性，表明没有愈合反应

病例 89

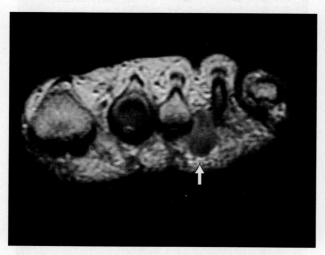

图 S89-3　静脉注射对比剂后冠状位 MRI 示神经瘤的弥漫性强化（白箭）

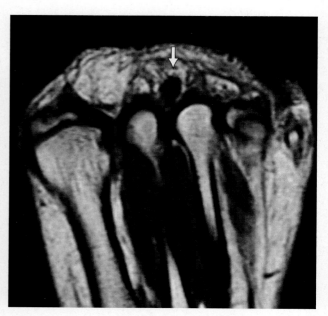

图 S89-4　另一位患者第二和第三跖骨头之间可见一 Morton 神经瘤（白箭）

病例 90

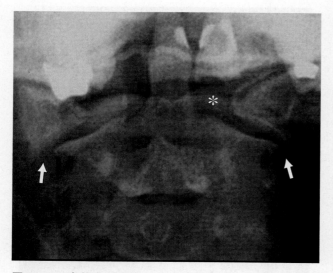

图 S90-3　齿状突 X 线片上 C₁ 侧块侧缘应与 C₂ 的外侧皮质缘对齐。如没有对齐（白箭），应注意到不对称性侧块与齿状突的间隙增宽（星号）

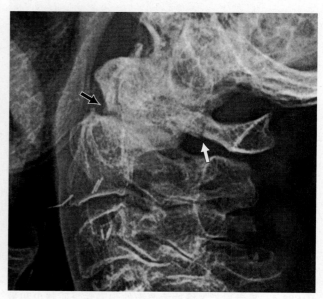

图 S90-4　约 33% 的 Jefferson 骨折患者（白箭）伴有 C₂ 骨折。该患者是齿状突基底部骨折伴有移位（黑箭）

病例 91

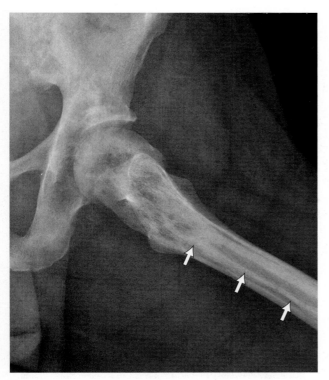

图 S91-2　髋部 X 线片示股骨内典型的骨中骨表现（白箭）

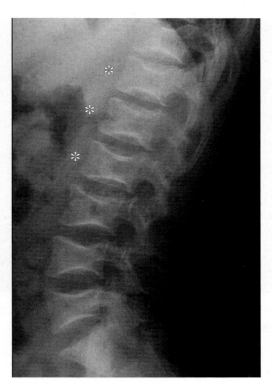

图 S91-3　腰椎侧位 X 线片示胸椎及上腰椎中央终板压缩改变（星号）以及下腰椎典型的双凹征

病例 92

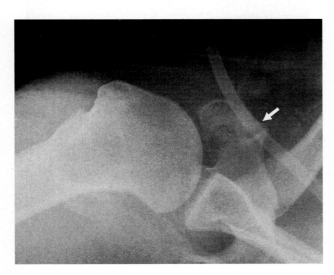

图 S92-3　骨不连患者肩部腋位 X 线片示一横行透亮线（白箭）伴边缘模糊的非桥接骨痂形成

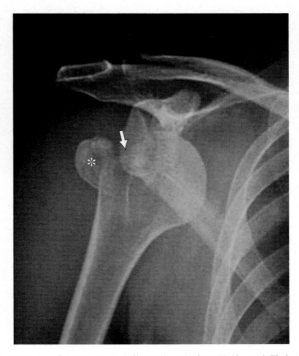

图 S92-4　喙突下盂肱关节前脱位患者 X 线片示肱骨大结节（星号）和喙突尖部骨折（白箭）

病例93

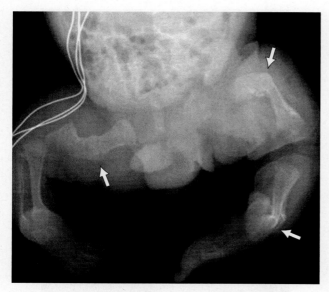

图 S93-3　另一位成骨不全患者，亚型Ⅲ，下肢多发骨折（白箭）

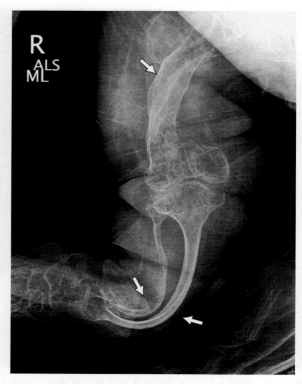

图 S93-5　右腿明显畸形，股骨、胫骨和腓骨弓形弯曲（白箭），且明显骨质疏松、皮质变薄

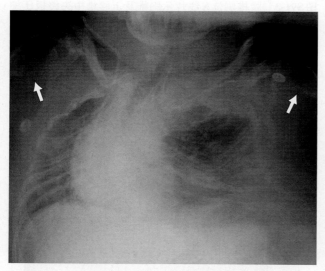

图 S93-4　成年患者，多发肋骨和肱骨近端骨折（白箭）

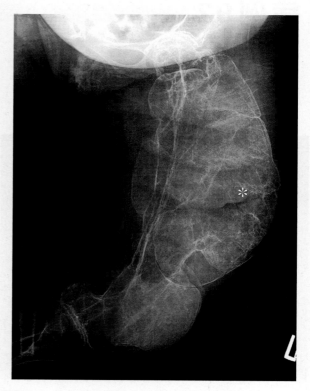

图 S93-6　左大腿大量骨痂形成，累及左股骨全长（星号）

病例 94

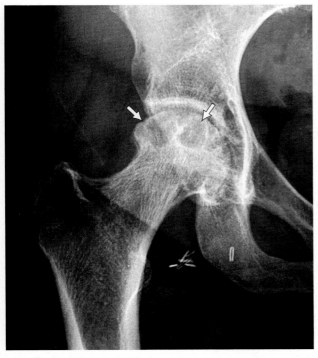

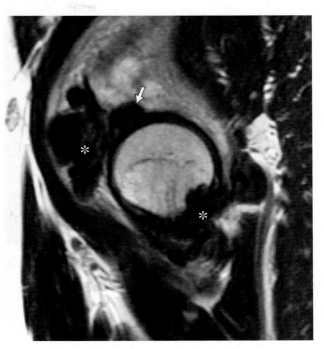

图 S94-3　髋部 X 线片示上关节间隙轻度狭窄，股骨旁骨赘形成，股骨头关节表面明显囊状侵蚀性改变（白箭），股骨颈压缩改变

图 S94-4　矢状位 T₂WI 示低信号滑膜结节引起的骨侵蚀性改变（星号），不仅累及股骨头、颈，也累及髋臼（白箭）

病例 95

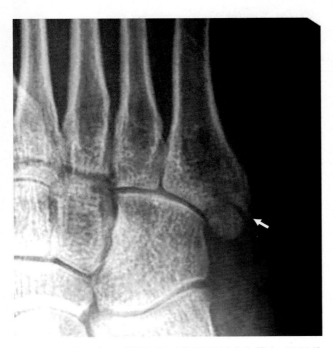

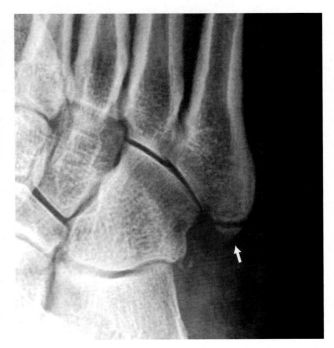

图 S95-3　该患者示腓骨短肌腱撕脱骨折（白箭），累及关节面，第 5 跖骨粗隆呈三角形碎片

图 S95-4　该患者小的撕脱骨折（白箭）发生在第 5 跖骨粗隆尖部，是典型侧方足底筋膜撕脱的表现

病例96

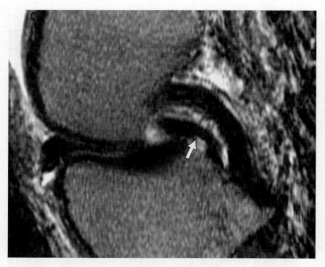

图S96-3　矢状位T₂WI示挤出的碎片（白箭）位于后交叉韧带前下方，呈现"双后交叉韧带征"

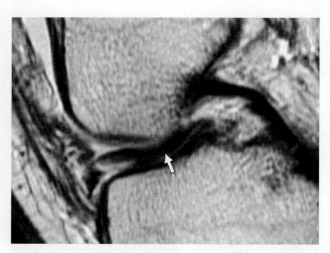

图S96-5　矢状位质子密度加权成像示撕裂碎片移位到髁间窝（白箭）

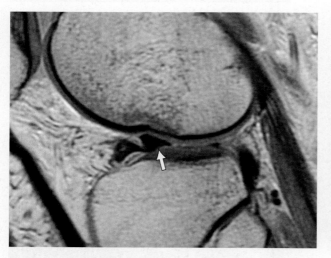

图S96-4　矢状位质子密度加权成像示半月板后角的碎片向前翻转移位（白箭），呈现双半月板前角

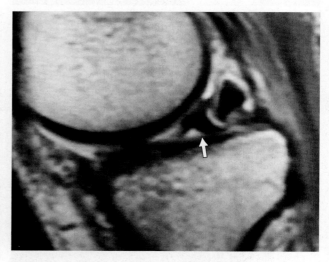

图S96-6　矢状位T₂WI示向后移位翻转的撕裂碎片（白箭）

病例 97

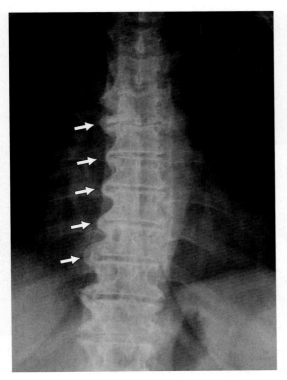

图 S97-3   胸腰椎前后位 X 线片示右侧脊柱旁骨化更明显（白箭），主动脉搏动限制了脊柱左侧骨生长

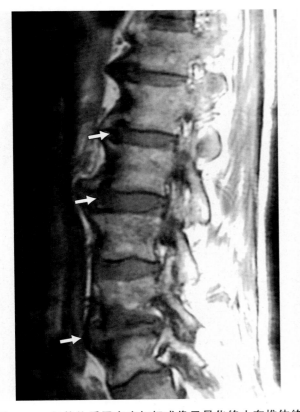

图 S97-4   矢状位质子密度加权成像示骨化终止在椎体终板上下缘，注意向前挤出的椎间盘（白箭）

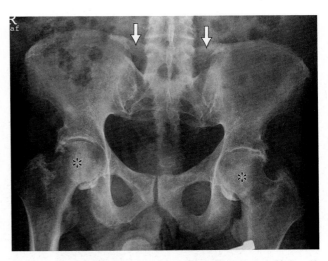

图 S97-5   骨盆前后位 X 线片示髂腰韧带骨化（白箭）；关节旁肌腱附着处骨化导致钳夹样过度覆盖股骨头（星号），形成髋关节撞击

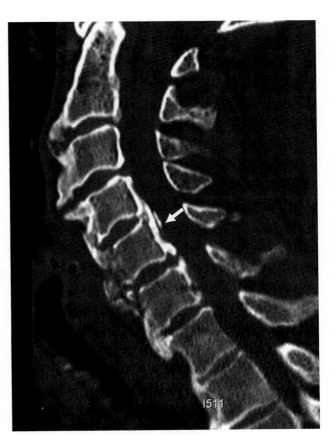

图 S97-6   矢状位 CT 重建图像示弥漫性特发性骨增生（DISH）伴后纵韧带骨化（OPLL）（白箭）

病例98

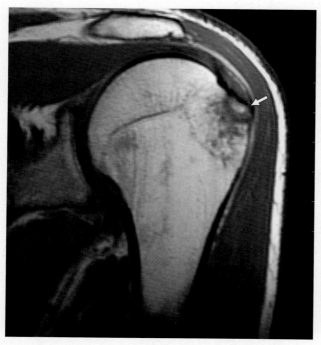

图S98-2　冠状位T₁WI示肱骨近端小片状撕脱骨折（白箭）伴周围骨髓水肿；这是隐匿性骨折（平片未显示）

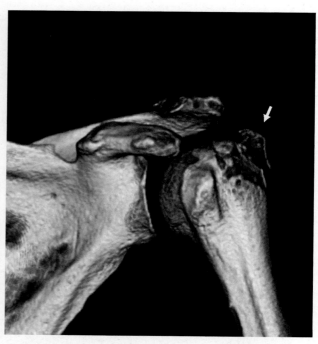

图S98-4　CT 3D VR图像显示完整的骨折碎片（白箭）及该碎片与肱骨头的相对位置

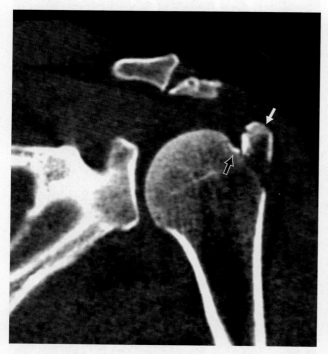

图S98-3　CT冠状位重建图像示大结节移位骨折（白箭）。注意初始撞击部位有一个皮质碎片（黑箭）

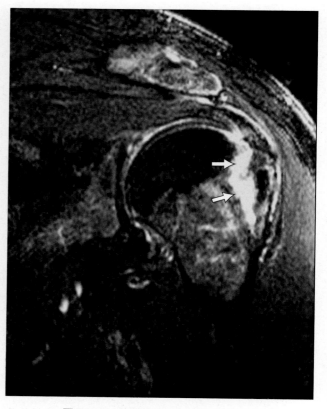

图S98-5　劈裂状大结节骨折（白箭）

病例 99

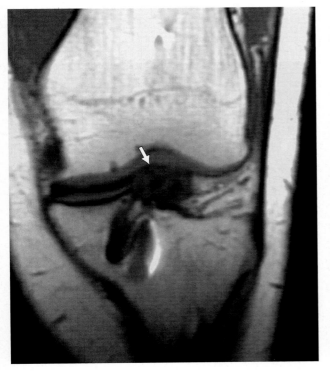

图 S99-3   冠状位 T₁WI 示关节腔内椭圆形不均匀中等信号的软组织结节（白箭）

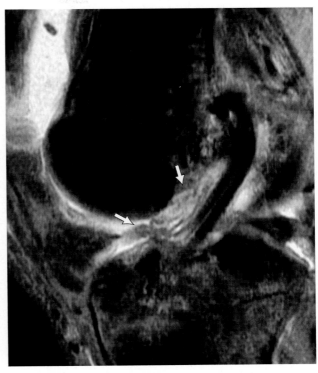

图 S99-5   另一位患者的矢状位水敏感成像显示累及前关节腔及髁间区的更广泛的关节纤维化（白箭）

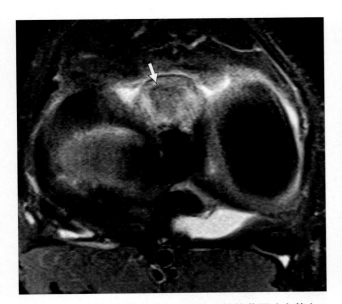

图 S99-4   轴位水敏感成像显示该病灶的范围（白箭）

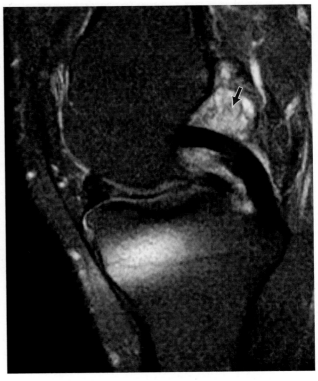

图 S99-6   这位患者可见环绕后交叉韧带近端的关节纤维化（白箭）

病例 100

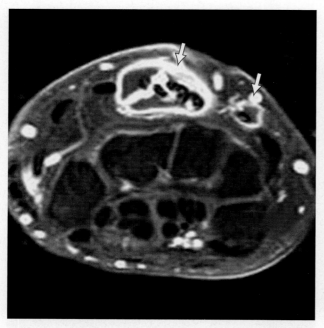

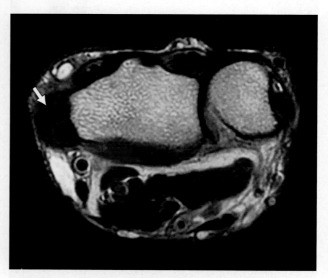

图 S100-3　脂肪抑制 T_1WI 示静脉注射钆对比剂后腱鞘弥漫性强化（白箭）

图 S100-4　de Quervain 狭窄性腱鞘炎患者 T_2WI 示低信号且增厚的腱鞘，与第一伸肌间室纤维化信号一致（白箭）

病例 101

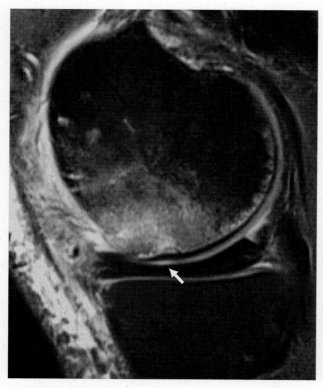

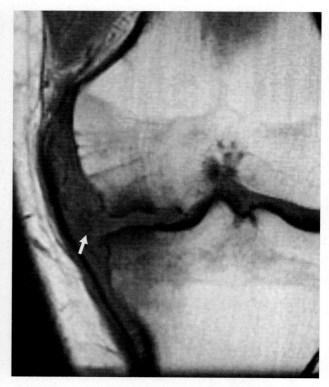

图 S101-3　矢状位 T_2WI 示应力性骨折表面的局部软骨水肿（白箭）

图 S101-4　T_1WI 示明显的软骨剥蚀，皮质不规整，软骨下骨髓水肿变化，以及内侧半月板复杂撕裂（白箭）

病例 102

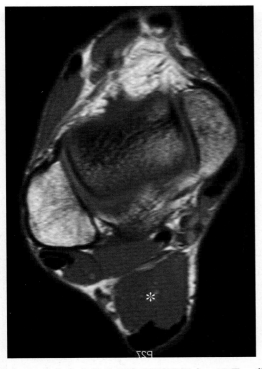 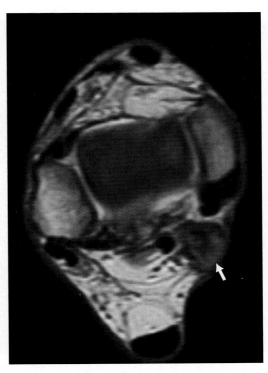

图 S102-3　一些患者的比目鱼肌副肌很小，而另一些人，异常的肌肉大而丰满（星号），这些患者通常表现为跛行

图 S102-4　跗管综合征患者的轴位图像显示跗管里的趾长屈肌副肌（白箭）

病例 103

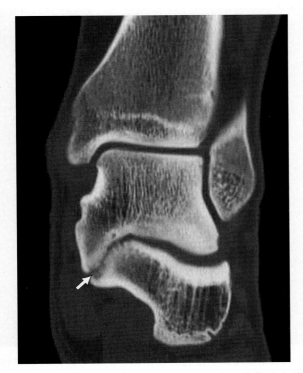 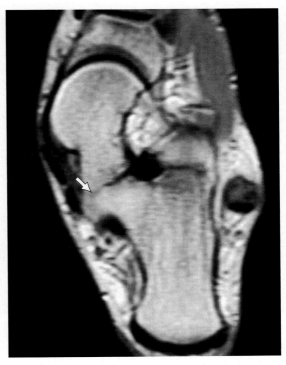

图 S103-3　CT冠状位重建图像显示中间距下关节（白箭）有纤维联合

图 S103-4　另一位患者的轴位 T_1WI 显示骨性的跟距骨联合，骨性连续性跨越关节（白箭）

病例 104

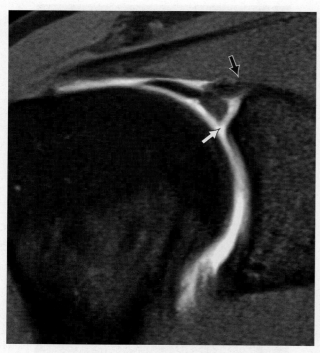

图 S104-3 该患者为Ⅲ型上盂唇前后向损伤，伴有上盂唇桶柄样撕裂（白箭）。注意完整的的肱二头肌腱（黑箭）

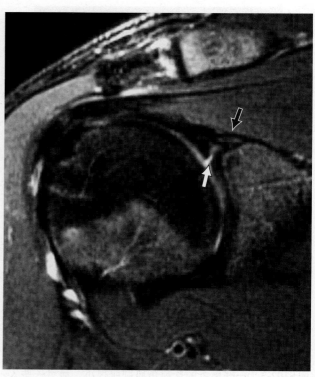

图 S104-5 该患者为Ⅳ型上盂唇前后向损伤，伴有上盂唇撕裂（白箭），累及肱二头肌附着点（黑箭）

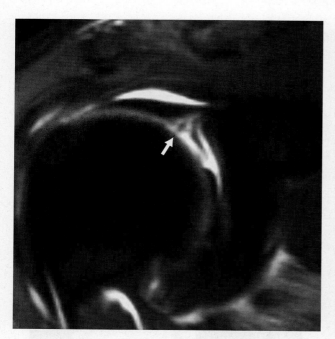

图 S104-4 另一位Ⅲ型上盂唇前后向损伤患者显示典型的"双层奥利奥饼干"征（白箭）

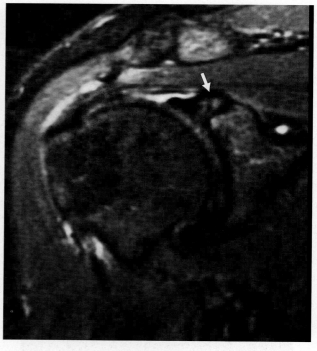

图 S104-6 Ⅳ型上盂唇前后向损伤的另一位患者显示膨大的肱二头肌附着部（回缩所致），伴有 T_2WI 信号增高（白箭）

病例 105

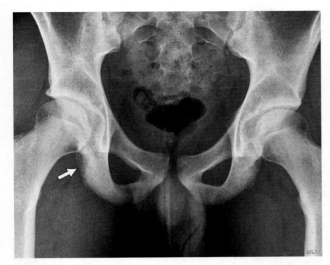

图 S105-3　正位骨盆 X 线片示右侧坐骨局部骨溶解（白箭），该处腘绳肌腱已撕脱

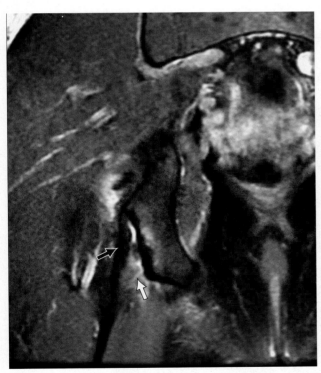

图 S105-4　该患者显示腘绳肌腱起始部部分撕裂，伴有联合腱回缩（白箭），半膜肌仍然附着（黑箭）

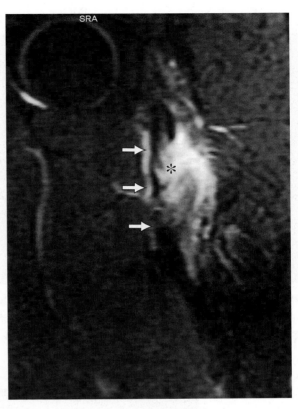

图 S105-5　矢状位液体敏感成像显示肌腱断裂（星号）和完整的半膜肌腱（白箭）

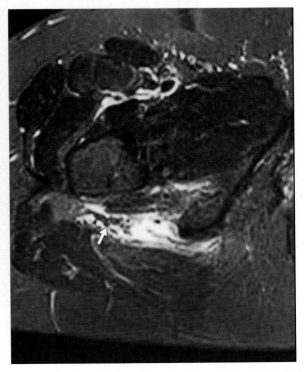

图 S105-6　一位肌腱起始部完全回缩的患者，轴位图像显示坐骨神经（白箭）周围水肿

病例 106

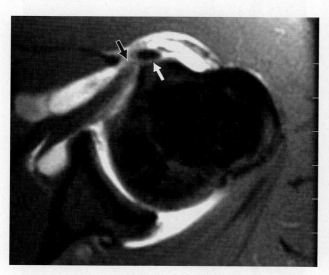

图 S106-3　另一位患者的轴位 T₂WI 示肱二头肌长头腱（白箭）半脱位并停靠在于肱骨小结节。喙肱韧带横向滑移仍然附着于侧唇。肩胛下肌腱附着处部分撕裂（黑箭）

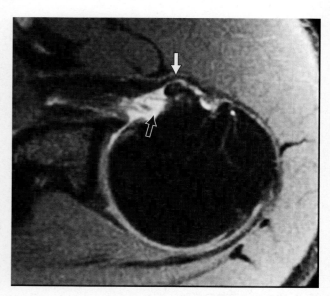

图 S106-4　另一位患者轴位梯度回波成像显示肩胛下肌腱从肱骨小结节上完全撕断（黑箭），肱二头肌腱停靠在肱骨小结节（白箭）

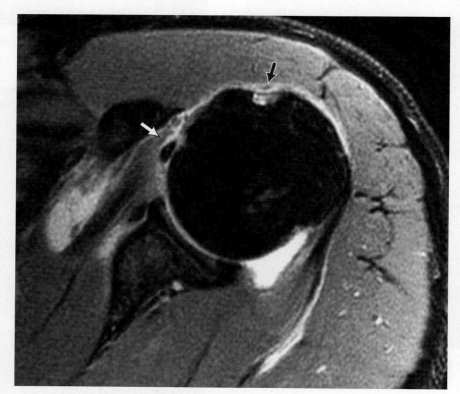

图 S106-5　轴位梯度回波成像显示肱二头肌腱完全性关节内脱位（白箭），注意"空槽"征（黑箭）

病例 107

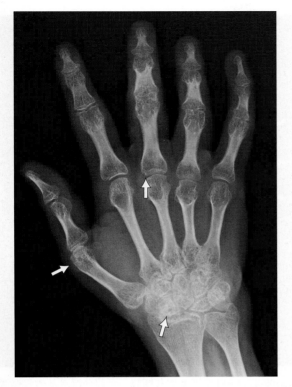

图 S107-2　手 X 线片显示关节周围骨质减少、软组织肿胀及侵蚀性变化（白箭）

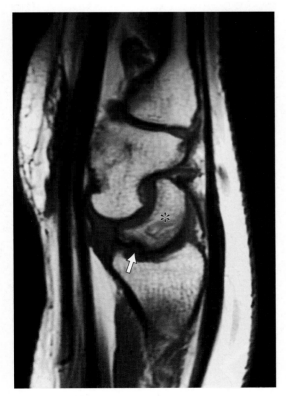

图 S107-3　矢状位 T_1WI 显示掌侧倾斜的月骨（星号），伴有前部骨质侵蚀（白箭）

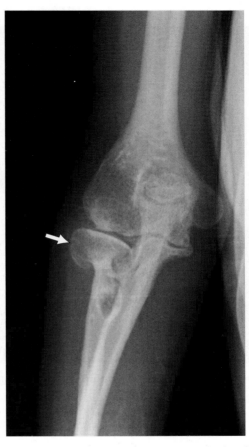

图 S107-4　肘关节正位 X 线片示桡骨头明显过度生长（白箭），以及关节间隙变窄

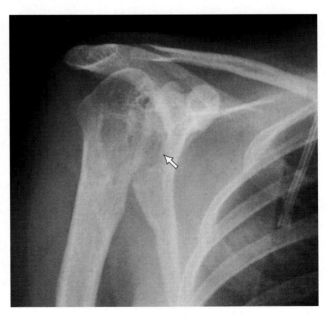

图 S107-5　肩部 X 线片显示由于严重的滑膜炎和骨质侵蚀导致的盂肱关节畸形（白箭）

病例 108

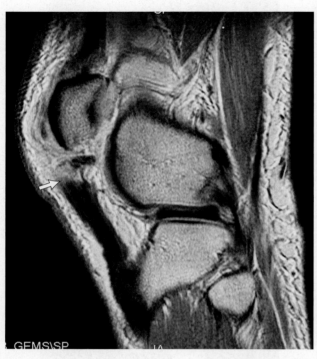

图 S108-2　矢状位质子密度加权（PDW）图像显示近端髌腱完全断裂（白箭）

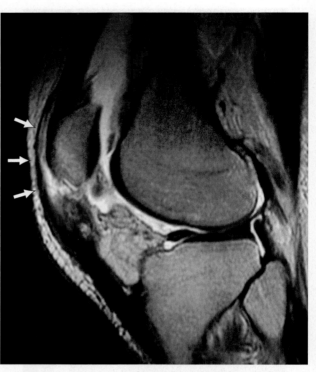

图 S108-4　T_2WI 示高度部分撕裂，大部分肌腱从髌骨撕脱，股直肌部分（白箭）虽保持完整但已完全从骨头上剥脱

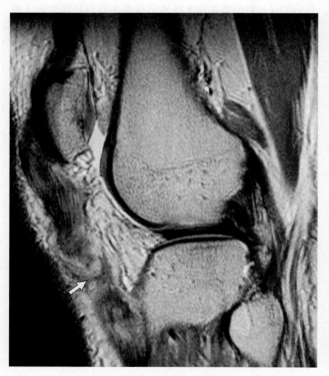

图 S108-3　这位患者的髌腱远端断裂（白箭）

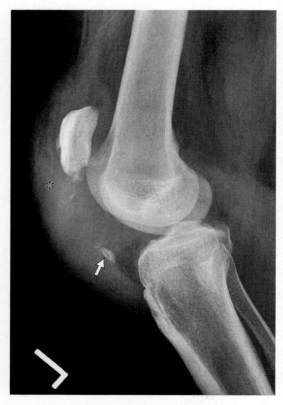

图 S108-5　另一位髌腱断裂的患者显示高位髌骨，骨性撕脱骨折（白箭），髌前囊扩张（星号）

病例 109

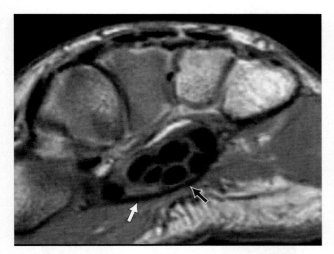

图 S109-3　豆状骨远端平面的轴位质子密度加权（PDW）像显示扁平的正中神经（白箭）和持续性的屈肌支持带弯曲（黑箭）

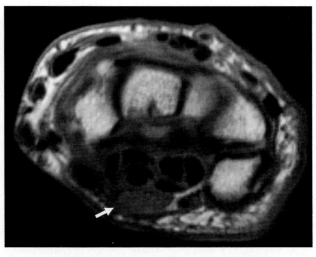

图 S109-5　另一位腕管综合征患者显示明显增粗的正中神经（白箭）、弯曲的支持带和背侧腕管脂肪缺失

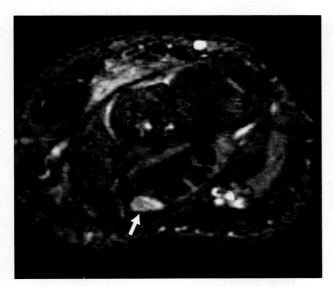

图 S109-4　腕管水平的 T_2WI 示正中神经信号增高（白箭）

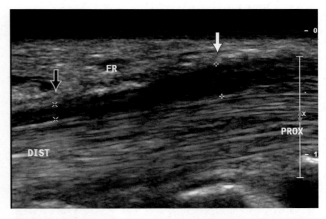

图 S109-6　腕管综合征患者超声检查显示正中神经的管径有显著变化，在腕管处增厚（白箭），而在更远端区域正常（黑箭）

病例 110

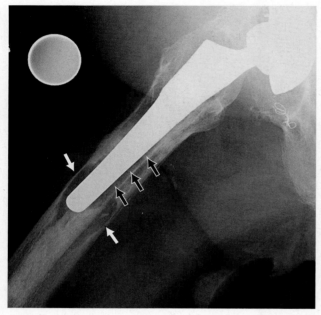

图 S110-2　另一位患者显示移位的股骨假体，假体周围明显的地图状骨质溶解（白箭），以及假体-骨水泥交界面的透光区（黑箭）

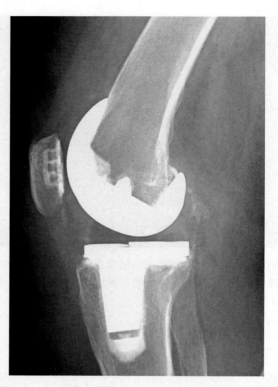

图 S110-4　侧位 X 线片示全膝关节置换术后正常表现

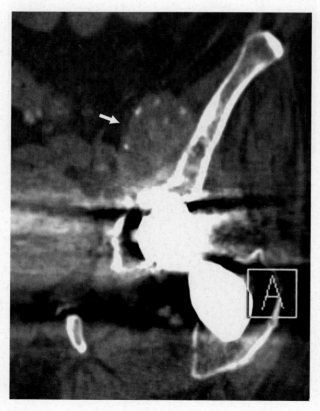

图 S110-3　CT 冠状位重建图像显示邻近髂骨的含碎片的肉芽肿（白箭）

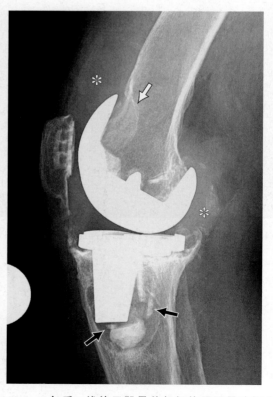

图 S110-5　3 年后 X 线片示股骨前部假体周围骨溶解（白箭）和广泛的胫骨假体周围透光区。注意假体-骨水泥交界面的断裂（黑箭），整个关节存在肉芽肿沉积（星号）

病例 111

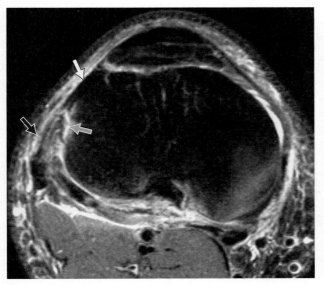

图 S111-3　轴位液体敏感成像显示碎骨片（灰箭）位于 Gerdy 结节（白箭）和外侧副韧带斜带（黑箭）之间

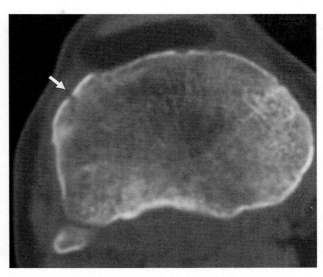

图 S111-5　另一位 Segond 骨折患者，CT 图像显示骨折累及 Gerdy 结节的后部（白箭）。X 线片显示正常

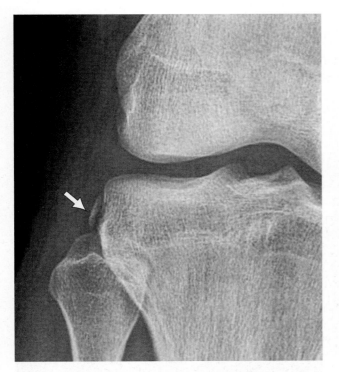

图 S111-4　膝关节前后位片示典型 Segond 骨折（白箭），关节面下约 4mm 处胫骨外侧皮质撕脱

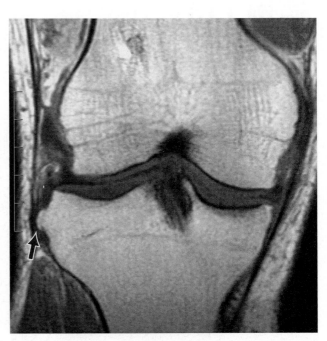

图 S111-6　数月后，冠状位 T_1WI 示在 Segond 骨折愈合处（黑箭）形成结节影

病例 112

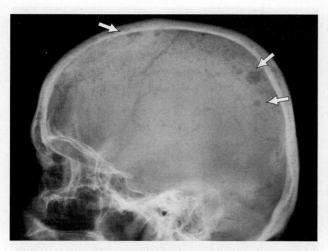

图S112-2　这位患者有乳腺癌病史，颅骨上有数个骨转移瘤所致的大小不等的溶骨性破坏区（白箭）

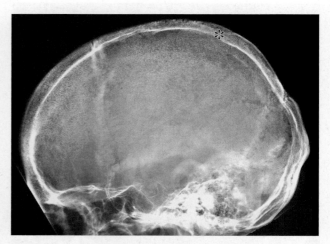

图S112-3　一位甲状旁腺功能亢进的患者，由于颅骨内外板骨小梁的再吸收（星号），颅骨表现为无数细小的透亮区，形成了盐与胡椒样征

病例 113

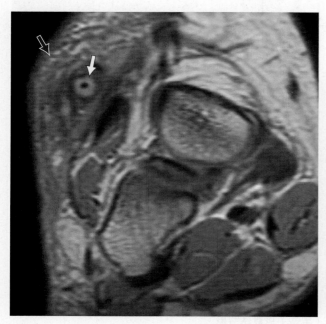

图S113-3　冠状位质子密度加权像（PDW）显示异常点状低信号为木材碎片（白箭），周围伴有蜂窝织炎（黑箭）

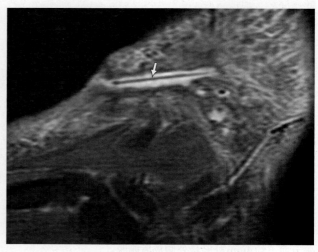

图S113-4　矢状位脂肪抑制增强 T_1WI 示木材碎片的全貌（白箭），周围是强化的蜂窝织炎改变

病例 114

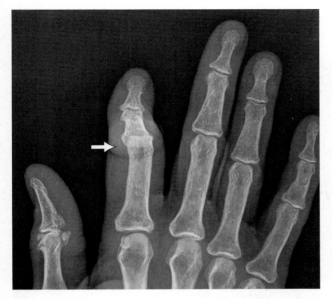

图 S114-3　　另一位示指纽孔畸形的患者，可见近端指间关节显著屈曲的典型表现（白箭），伴周围软组织肿胀

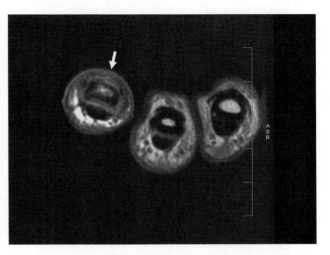

图 S114-4　　示指近节指骨颈部水平轴位 T_1WI 示伸肌腱中央腱束回缩而信号缺失（白箭）。在第三和第四手指可以看到正常的伸肌肌腱结构

病例 115

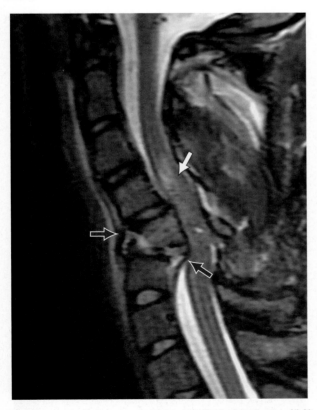

图 S115-3　　矢状位 T_2WI 示骨折对椎管的破坏作用，椎管明显的狭窄导致脊髓水肿与出血（白箭），前纵韧带和后纵韧带撕裂（黑箭），棘间韧带同时撕裂

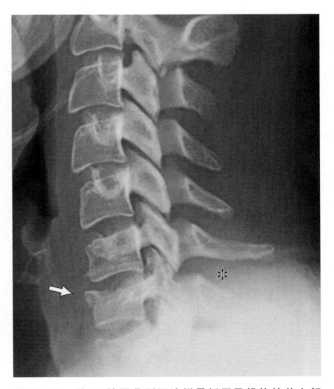

图 S115-4　　约 1/6 的屈曲型泪滴样骨折累及椎体的前上部（白箭），注意棘突间距轻度增宽（星号）

病例 116

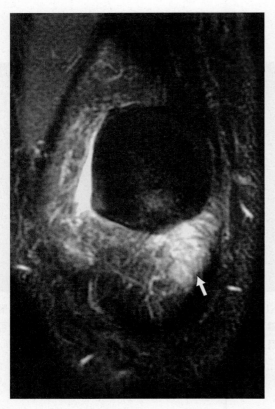

图 S116-3　患者膝关节前部受到撞击，髌骨下 Hoffa 脂肪垫外上方局部水肿（白箭）

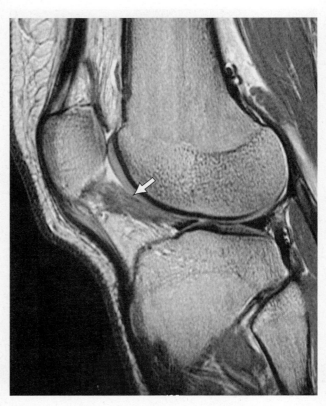

图 S116-5　矢状位质子密度加权（PDW）图像显示 Hoffa 脂肪垫后部结构扭曲变形（白箭）

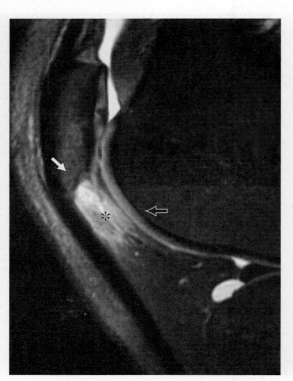

图 S116-4　矢状位 T₂WI 示位于髌骨下方（白箭）和股骨外侧髁前面（黑箭）之间特征性局部水肿（星号）

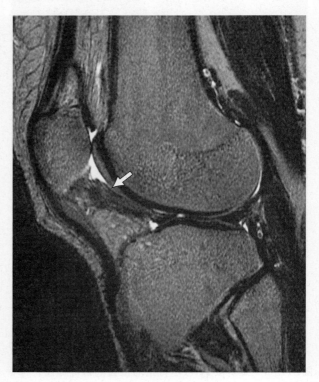

图 S116-6　T₂WI 示异常的低信号（白箭），与慢性 Hoffa 病表现一致

病例 117

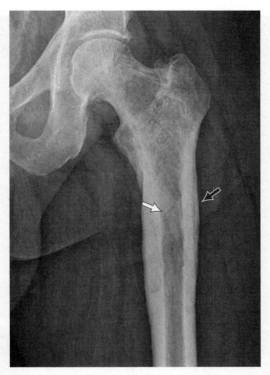

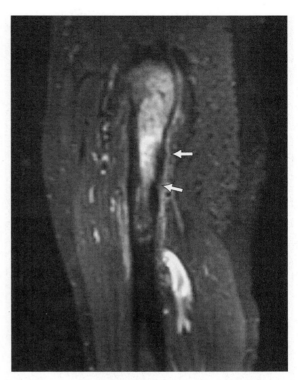

图 S117-3   左侧髋关节 X 线片示股骨近端斑片状混合性溶骨与硬化病灶（白箭）伴邻近骨膜反应（黑箭）

图 S117-4   矢状位脂肪抑制增强 T_1WI 示肿瘤通过小的皮质孔道延伸（白箭）

病例 118

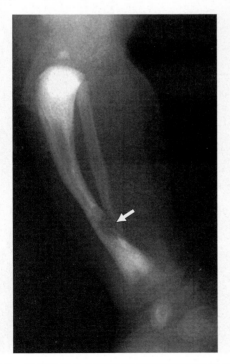

图 S118-3   患者 X 线片示胫骨弯曲畸形伴远段骨干囊性病变（白箭），但没有断裂

病例 119

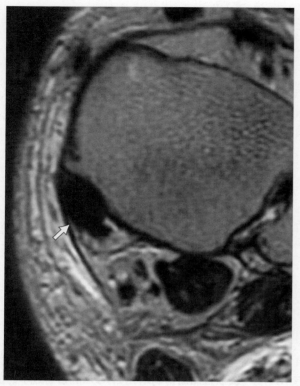

图 S119-3　1 型撕裂患者轴位 T_2WI 示胫骨后肌腱增粗（白箭）和胫骨后踝区侵蚀性改变

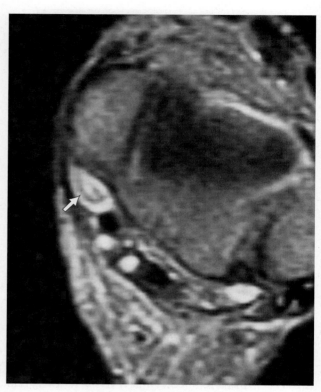

图 S119-5　3 型撕裂患者轴位 T_2WI 示空腱鞘内的高信号（白箭）

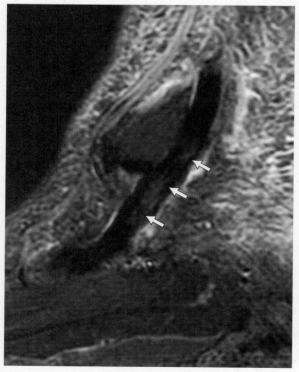

图 S119-4　矢状位 T_2WI 示增厚的胫骨后肌腱呈中等信号强度改变

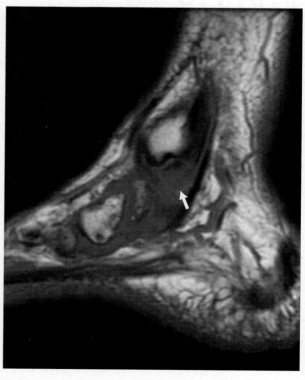

图 S119-6　矢状位 T_1WI 示胫骨后肌腱在内踝水平信号突然中断（白箭）

病例 120

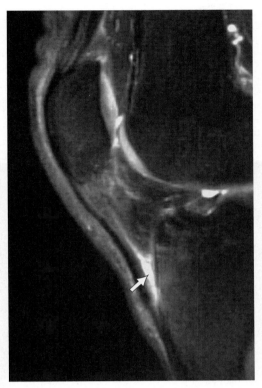

图 S120-3   深部髌下囊扩张（白箭）在急性OS病并不少见

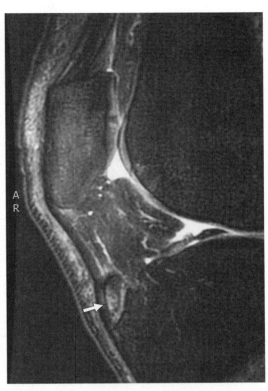

图 S120-5   该患者图像显示特征性髌韧带周围小骨水肿（白箭）

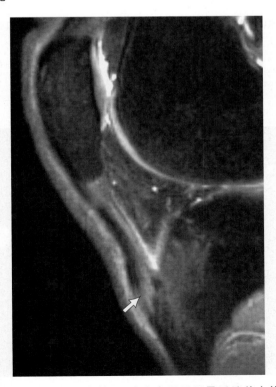

图 S120-4   另一位急性OS病患者显示胫骨近端前方软组织肿胀、间质性水肿、髌韧带远端肿胀（白箭），胫骨结节和胫骨近端前部轻度骨髓水肿

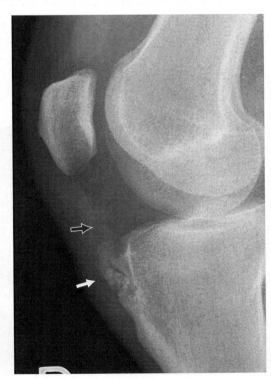

图 S120-6   另一位患者图像显示不规则的胫骨结节旁多发骨性结节（白箭），伴有髌韧带远端增粗（黑箭）和前方软组织肿胀

病例 121

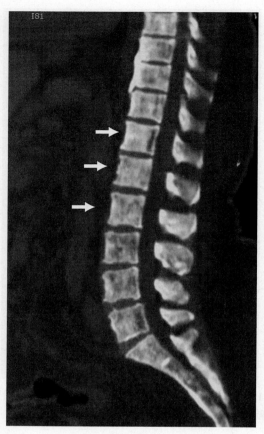

图 S121-3　矢状位 CT 图像显示斑片状硬化区替代了脊柱（白箭）和骶骨中的骨髓

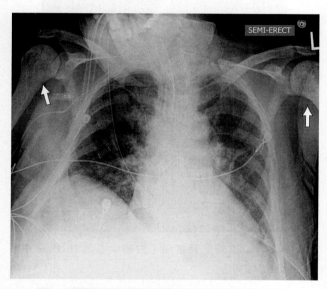

图 S121-4　胸部 X 线片显示弥漫性骨硬化（白箭）和心脏增大

病例 122

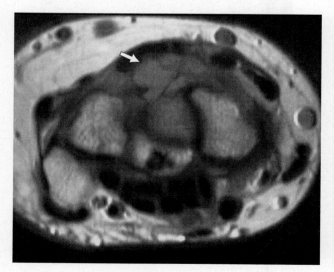

图 S122-3　轴位 PD 像显示腕部背侧分叶状团块（白箭）

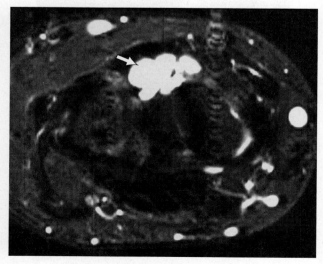

图 S122-4　T₂WI 示含有液体的团块（白箭）位于舟月间隔背侧。注意典型的腱鞘囊肿呈现的葡萄样聚集征；但是，在囊肿较小的时候常表现为单房病灶

病例 123

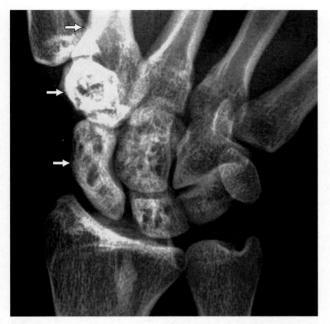

图 S123-3　另一位患者表现出脆弱性骨硬化和条纹状骨病的特点，包括桡骨、第二掌骨基底部、大多角骨和舟骨骨皮质变厚（白箭），以及在大多角骨、舟骨、头状骨和月骨小的成骨性病变

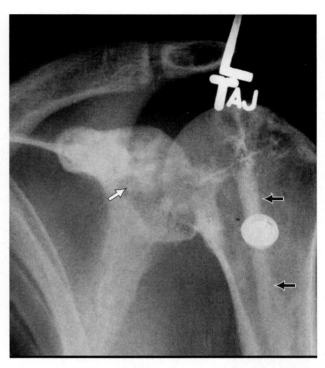

图 S123-4　肩部 X 线片显示肩关节盂（白箭）的点状骨岛和肱骨近端（黑箭）密度增高的条纹

病例 124

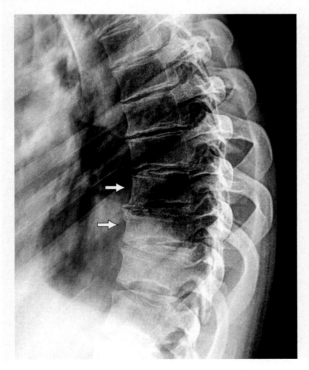

图 S124-2　骨质疏松症是舒尔曼病的另一个常见表现。注意，垂直骨小梁很明显（白箭）

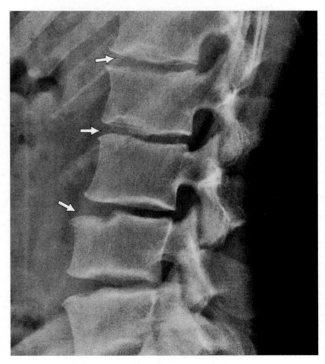

图 S124-3　髓核突出挤压终板构成局部凹陷，形成许莫结节（白箭）

病例 125

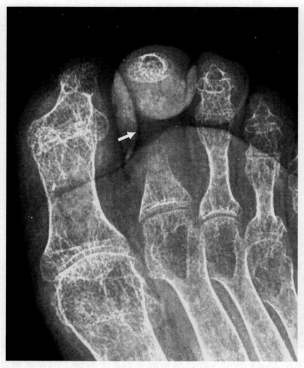

图 S125-3　骨质变化在急性期会表现出高度侵袭性，类似肿瘤。注意这位患者第二近端趾间关节的快速骨溶解（白箭）

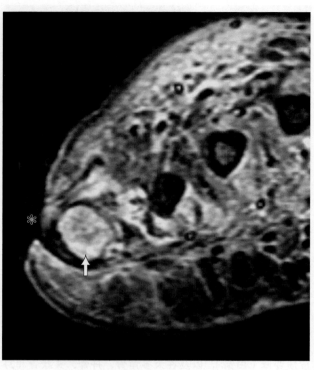

图 S125-5　冠状位 STIR 图像显示明显的背部皮下脂肪水肿，溃疡（星号），第五跖骨头（白箭）骨髓水肿

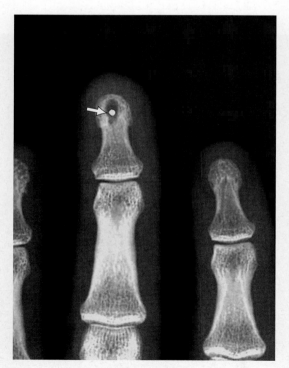

图 S125-4　手和脚容易受到穿透性伤害。这位患者在远端指骨有一个针头异物，周围形成骨髓炎，导致骨溶解（白箭）

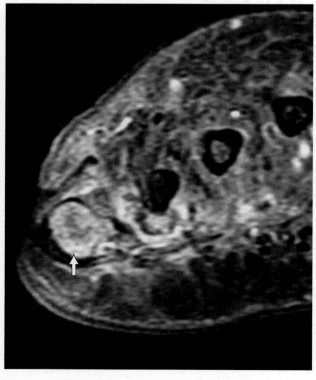

图 S125-6　抑脂增强 T_1WI 显示第五跖骨和周围软组织强化改变，符合骨髓炎和蜂窝织炎（白箭）表现

病例 126

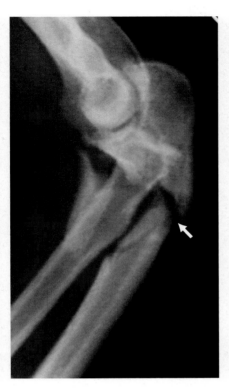

图 S126-3　另一位孟氏骨折患者显示尺骨骨折（箭）和桡骨小头后脱位，与 Bado Ⅱ型损伤一致

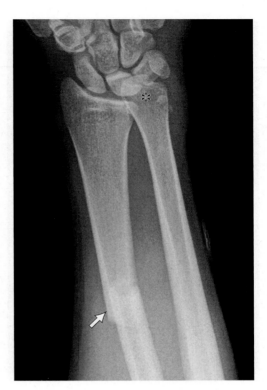

图 S126-5　X 线片示 Galeazzi 骨折脱位，桡骨（白箭）干中段骨折和尺骨头（星号）脱位

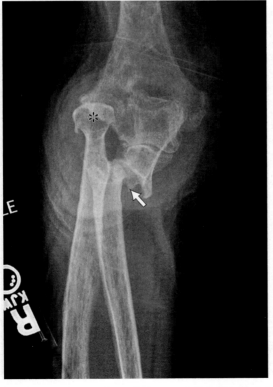

图 S126-4　这位患者显示冠状突远端（箭）骨折和桡骨小头（星号）侧向移位，与 Bado Ⅲ型损伤一致

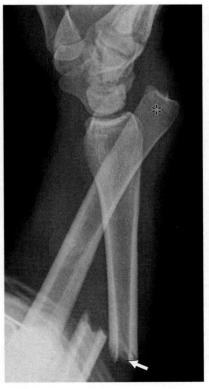

图 S126-6　侧面片示桡骨骨折并背侧成角畸形（白箭），尺骨头（星号）向背侧脱位

病例 127

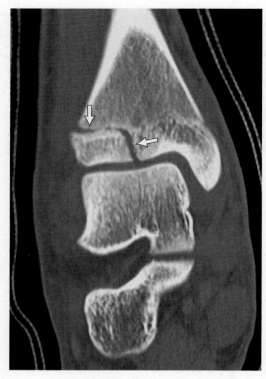

图 S127-3　另一位患者冠状位 CT 显示青少年 Tillaux 型骨折。注意，正位片表现与三面骨折相似

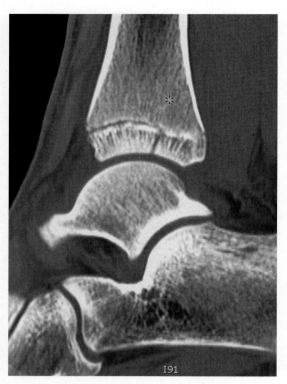

图 S127-4　矢状位显示青少年 Tillaux 骨折，缺少（三面骨折）胫骨干骺端后部骨折（星号）

病例 128

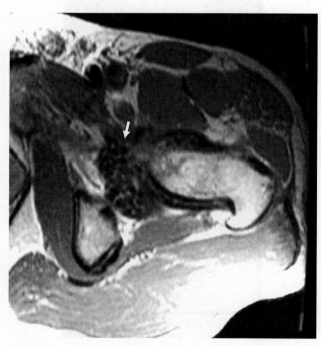

图 S128-3　另一位患者轴位 T_1WI 示左髋关节（白箭）内大量均匀一致的低信号的软骨性小体

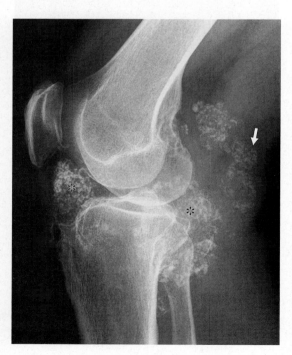

图 S128-4　另一位患者显示大量骨化关节内游离体（星号），部分位于关节后方扩张的 Baker 囊肿（白箭）内

病例 129

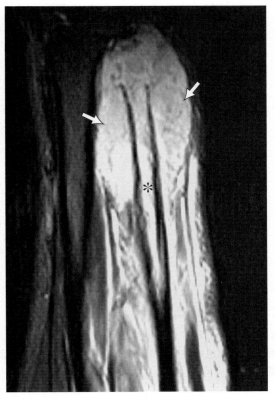

图 S129-2　冠状位 STIR 图像显示贯穿尺骨的信号变化（星号）及巨大软组织肿块（白箭）

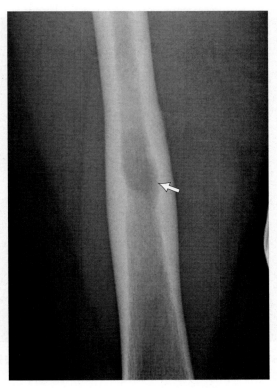

图 S129-4　正位 X 线片示右股骨地图样溶骨性病变，内侧皮质（白箭）有轻微的扇贝样改变

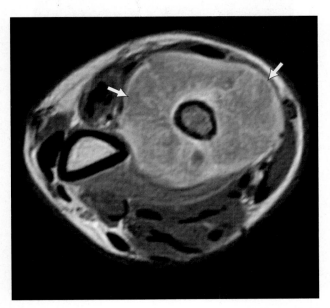

图 S129-3　轴位增强图像显示软组织肿块（白箭）和骨膜的不均匀强化

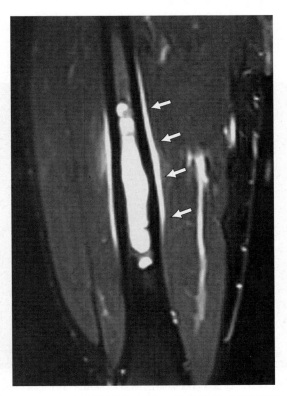

图 S129-5　STIR 图像显示尤因肉瘤相关的骨膜反应比 X 线片显示的范围要大得多（白箭）

病例 130

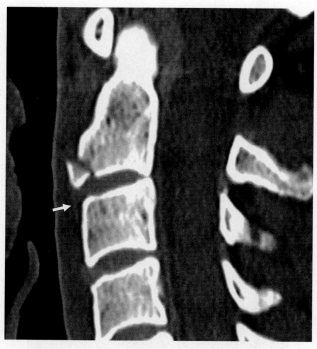

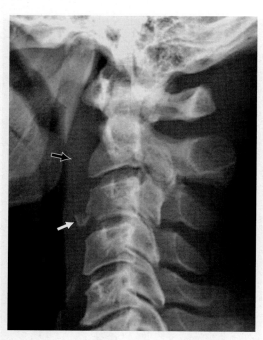

图S130-2　矢状位CT图像显示骨折片与前纵韧带（白箭）相连

图S130-3　这位年轻患者经受了更严重的过伸型损伤。注意观察椎前软组织肿胀（黑箭）和C₃椎体（白箭）泪滴样骨折

病例 131

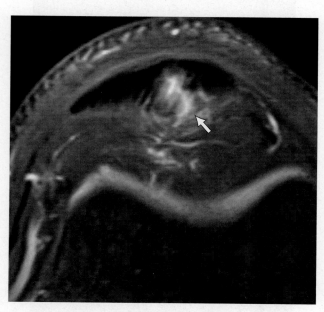

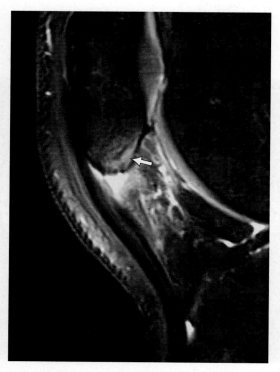

图S131-3　轴位T₂WI抑脂图像显示髌腱中1/3处增厚（白箭）。肌腱炎往往涉及肌腱的内侧或中1/3处，因为膝关节生理外翻角导致肌腱内侧有较大的应力

图S131-4　抑脂是一个很好的磁共振技术，可将肌腱、髌骨疑似部分撕裂的水肿信号显示得更加明显

病例 132

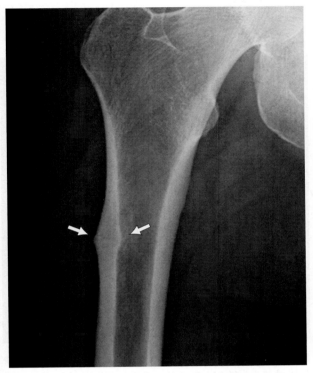

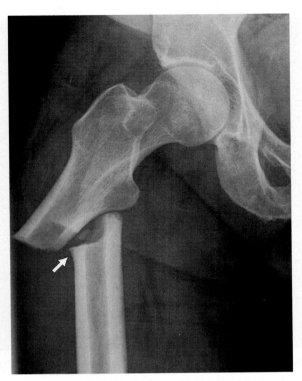

图 S132-3   该患者股骨近段存在双膦酸盐骨折,伴有典型的骨膜及骨内膜反应性改变(白箭),横行骨折通过外侧骨皮质

图 S132-4   如患者为完全骨折,则应在最初的 X 线片或复位后的 X 线片上寻找火山口样骨膜反应。如果发现该征象,那么另一侧下肢也应行 X 线检查

病例 133

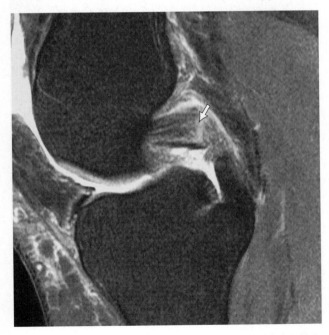

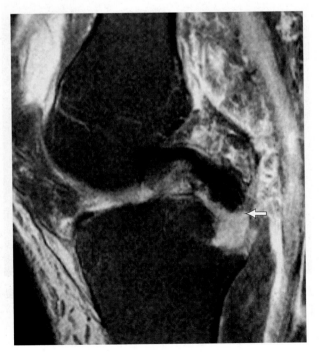

图 S133-3   矢状位 T_2WI 示后交叉韧带近段间质水肿(白箭)

图 S133-4   后交叉韧带远端撕脱(白箭)

病例 134

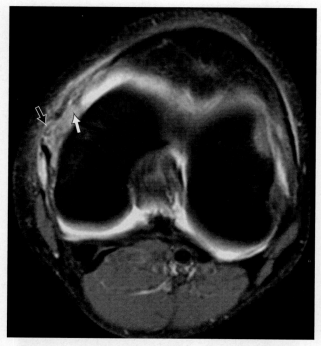

图 S134-3　另一位患者轴位 T_2WI 示股骨内侧髌股韧带从股骨附着点撕裂并回缩（白箭），紧邻内侧副韧带的股内侧肌筋膜出现缺损（黑箭）

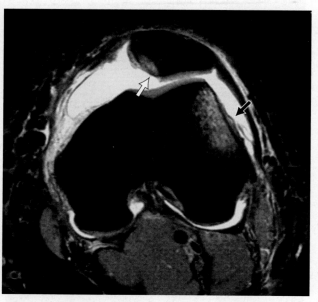

图 S134-5　轴位 T_2WI 示髌骨内侧关节面局部软骨缺损（白箭）。在这种情况下，确定软骨碎片的位置很重要（黑箭）

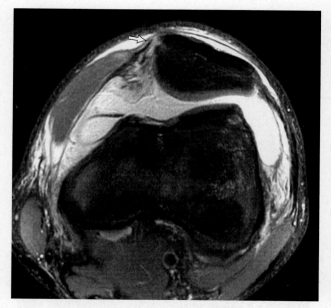

图 S134-4　轴位 T_2WI 示另一位患者的髌内侧支持带撕裂（白箭）和广泛膝前方软组织肿胀

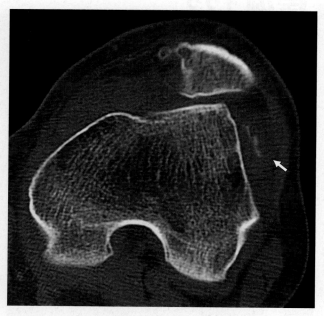

图 S134-6　轴位 CT 图像显示髌上囊的外侧有软骨碎片（白箭）

病例 135

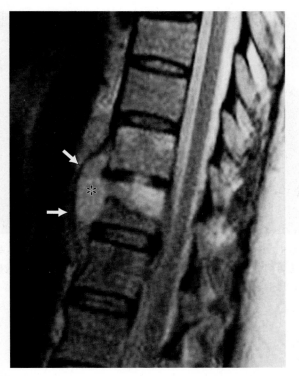

图 S135-3　MRI 是显示关节周围软组织受累的理想检查方法。注意脓肿（星号）抬高前纵韧带（白箭）

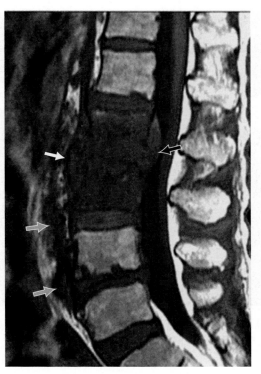

图 S135-4　这名患者经典的跳跃性病变涉及 $L_{2\sim3}$ 和 $L_{4\sim5}$ 椎间盘水平，病变包含前纵韧带（白箭）和后纵韧带（黑箭）及椎旁软组织（灰箭）

病例 136

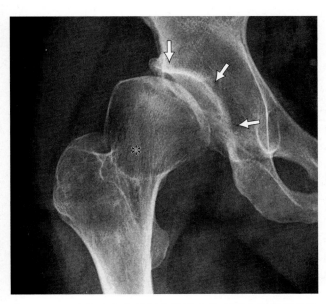

图 S136-3　这位患者有严重的髋关节发育不良伴股骨头增大（髋增大），股骨外翻、股骨颈增厚（星号），髋臼倾斜严重，髋臼窝很浅（白箭）

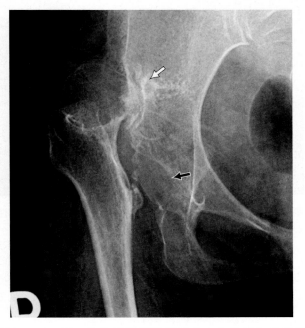

图 S136-4　另一位先天性髋关节脱位（未治疗）患者典型的后遗改变，股骨头向上与髂骨外侧假性髋臼形成假关节，原始髋臼发育很差（白箭）

病例 137

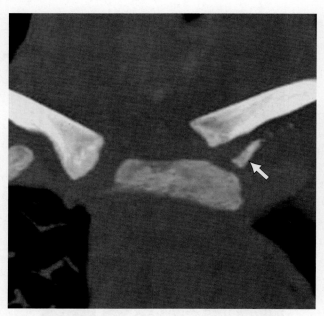

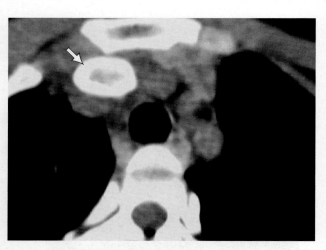

图 S137-5　这位患者右锁骨头后脱位（白箭）。锁骨头与其后相邻结构（包括血管、神经、气管、食管）的关系是非常重要的

图 S137-3　冠状位 CT 重建图像显示左锁骨头向上半脱位，伴关节内骨折，有移位的骨碎片（白箭）

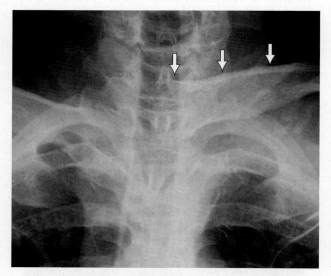

图 S137-4　前弓位可以帮助显示锁骨头位置的不对称。注意这位患者的左锁骨（白箭）内侧脱位

病例 138

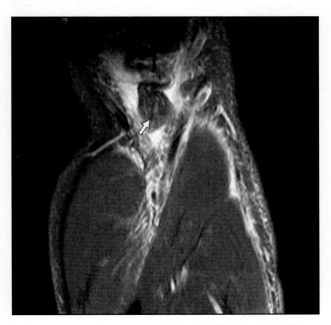

图 S138-3　冠状位 T$_2$WI 示回缩肌腱的带状变形（白箭）

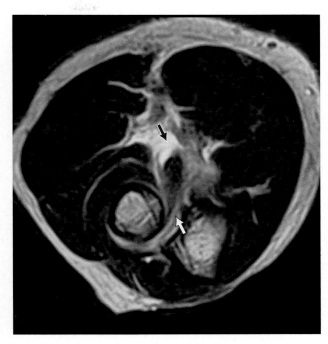

图 S138-4　轴位 T$_2$WI 示患者肱二头肌腱部分撕裂在桡骨粗隆处肌腱变细（白箭），肱二头肌滑囊扩张（黑箭）

病例 139

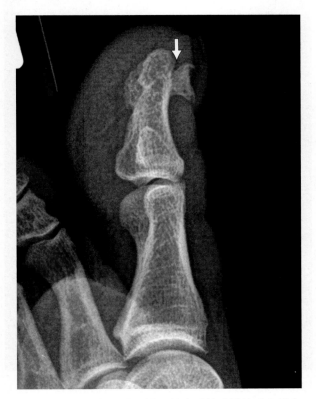

图 S139-3　足斜位片示缺乏骨皮质的连续性（白箭）

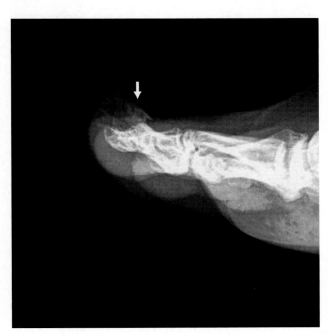

图 S139-4　宽基底的甲下外生骨疣（白箭）

病例 140

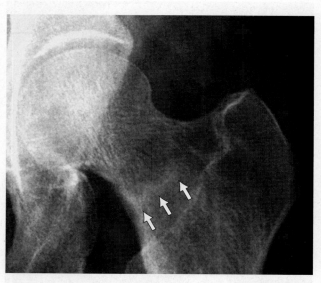

图 S140-3　压缩型应力性骨折（白箭），延伸至股骨颈大片区域，进一步的骨折风险增加

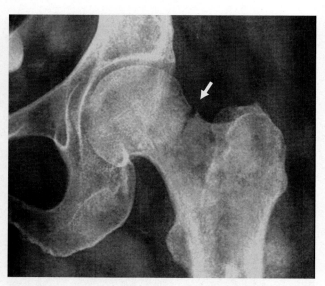

图 S140-4　牵张型应力性骨折难以发现，但可能导致完全性骨折（白箭）。以前的 X 线片显示渐进性骨质疏松直至骨折发生

病例 141

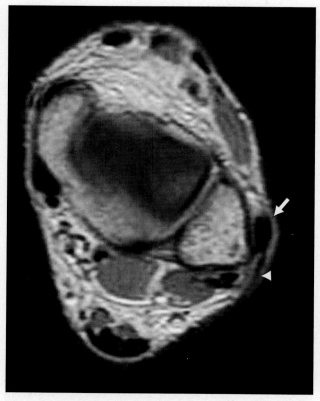

图 S141-3　轴位 T_1WI 示患者背屈时腓骨长肌腱持续前脱位（白箭）和腓侧上支持带部分撕裂（箭头）

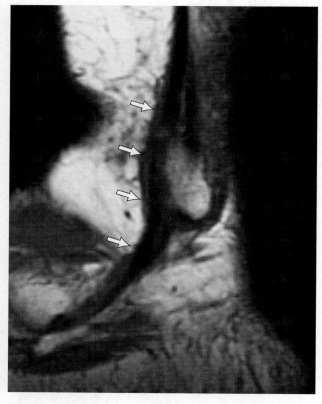

图 S141-4　矢状位 MRI 示肌腱位于腓骨的前表面（白箭），而不是在其正常的位置（腓骨后方）

病例 142

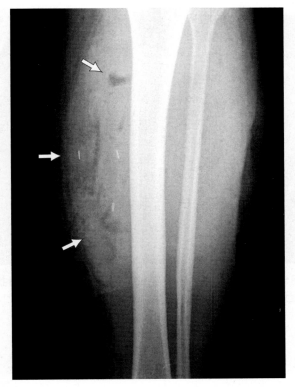

图 S142-2　另一位患者可见小腿软组织明显肿胀，其内大量的气体影（白箭）

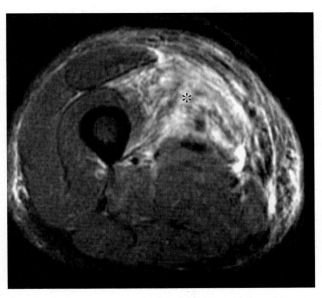

图 S142-4　另一位患者 T_2WI 示大腿股内侧肌、长收肌、股薄肌，缝匠肌广泛的水肿（星号）

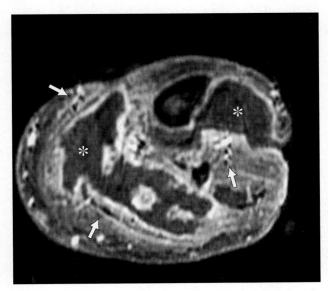

图 S142-3　T_1WI 增强抑脂像显示肌肉组织广泛液化（星号），边缘强化，大量气泡表现为卵圆形无信号区（白箭）

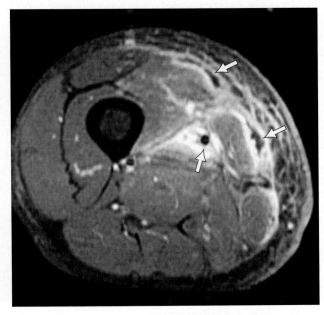

图 S142-5　注射造影剂后，深筋膜和邻近的肌肉组织强化。注意软组织内的气泡（白箭）

病例 143

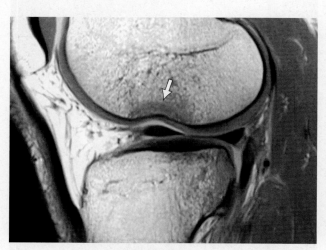

图 S143-3　质子密度加权像显示邻近加深的外侧切迹处骨小梁压缩（白箭）。注意前抽屉征

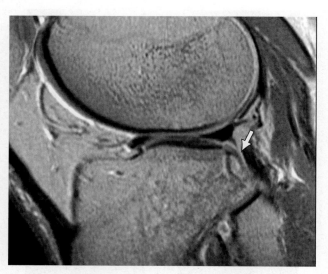

图 S143-4　矢状位质子密度加权像显示胫骨后外侧骨折（白箭）

病例 144

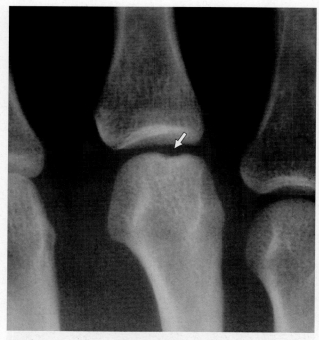

图 S144-3　该患者第三掌骨头远端关节面典型的楔状缺损（白箭），关节间隙和骨密度正常

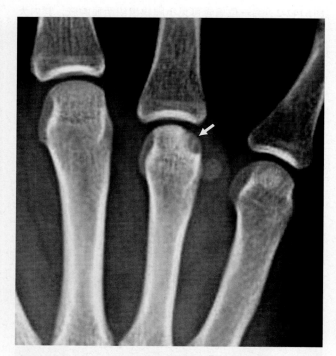

图 S144-4　另一位打斗咬伤患者撞击性骨折伴周围反应性硬化（白箭）

病例 145

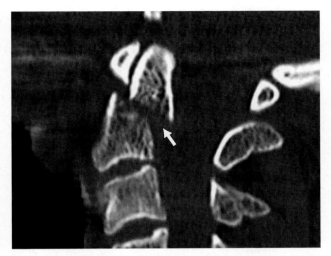

图S145-3　齿状突斜后方骨折，骨折断端向后移位（白箭）

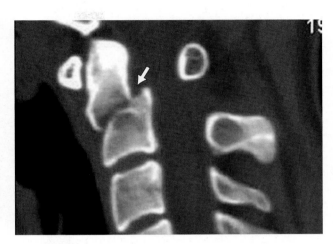

图S145-4　齿状突斜前方骨折（白箭），齿状突断端向前移位。而在水平骨折中，移位可向前或向后

病例 146

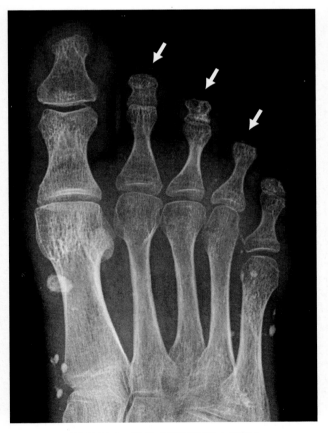

图S146-3　趾骨末端骨溶解（白箭）

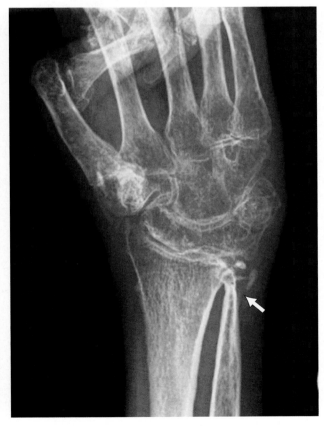

图S146-4　另一位患者第一掌腕关节侵蚀性关节病及周围软组织钙化，尺骨远端受侵蚀后锥形改变（白箭）

病例 147

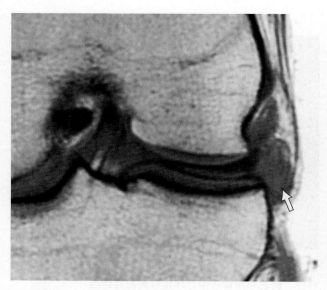

图 S147-3　另一位患者冠状位 T_1WI 显示盘状半月板水平撕裂并半月板囊肿（白箭）

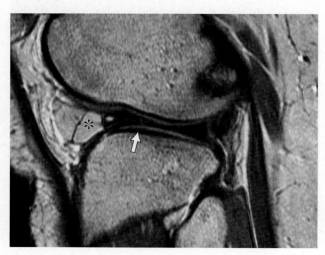

图 S147-5　这位患者外侧盘状半月板放射状撕裂（白箭）合并前角水平撕裂及半月板囊肿（星号）

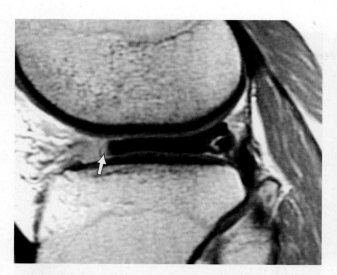

图 S147-4　另一位外侧盘状半月板患者矢状位 T_1WI 显示前角缺损（白箭）

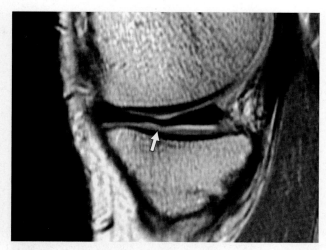

图 S147-6　半月板荷叶边（白箭），是正常的半月板折叠表现，在膝关节旋转时可形成

病例 148

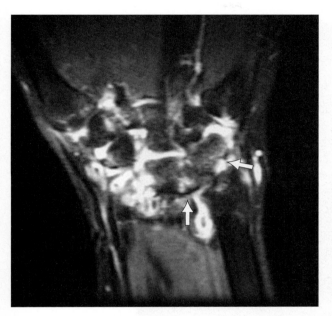

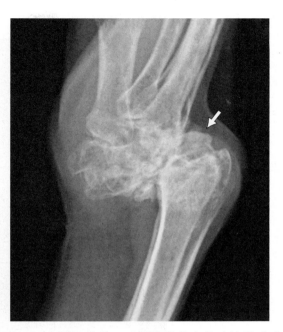

图 S148-3　T_2WI 示弥漫性滑膜炎导致的关节积液及边缘骨质侵蚀（白箭）和周围骨髓水肿

图 S148-4　侧位 X 线片示残毁性关节炎导致的严重畸形（白箭）

病例 149

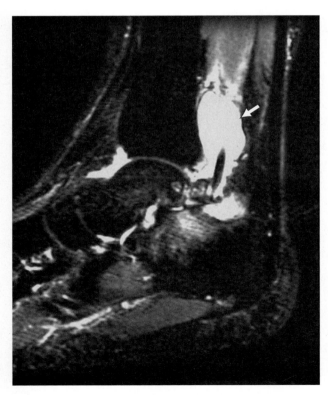

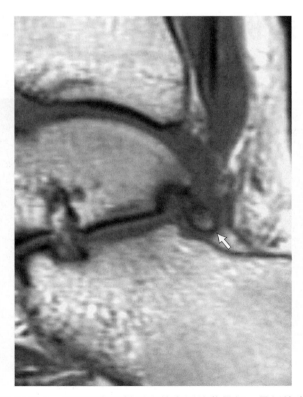

图 S149-3　该患者踇长屈肌腱鞘明显的扩张伴积液（白箭）。注意三角骨综合征骨的典型表现

图 S149-4　这位患者距骨后突的内侧结节骨折，骨折块类似三角骨（白箭）

病例 150

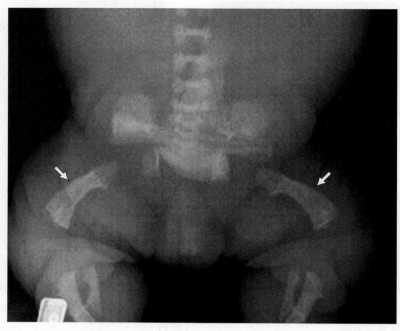

图S150-3　骨盆正位X线片示方形髂骨与扁平髋臼、股骨干呈"电话手柄样"弯曲以及喇叭状干骺端（白箭）

病例 151

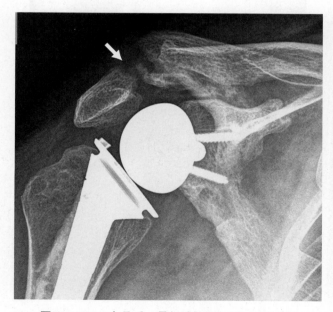

图S151-3　3个月后，骨折移位更加严重（白箭）

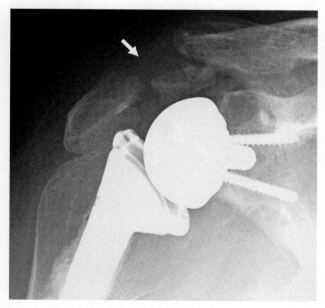

图S151-4　手术后近1年，肩峰骨折（白箭）已进一步向下方和外侧移位，严重影响了假体的活动度

病例 152

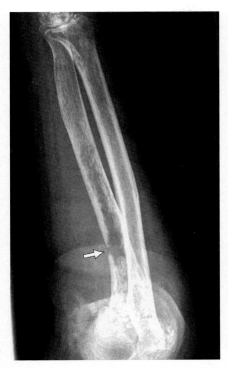

图 S152-3　左前臂 X 线片示尺骨渗透性骨破坏、骨膜反应，以及局部明显的骨溶解伴骨皮质中断（白箭）。该患者为黑色素瘤转移

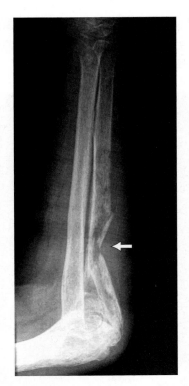

图 S152-4　尺骨显示微小的溶骨区、边界不清、皮质穿凿样改变，是渗透性骨溶解的典型表现。注意近端病理性骨折（白箭）

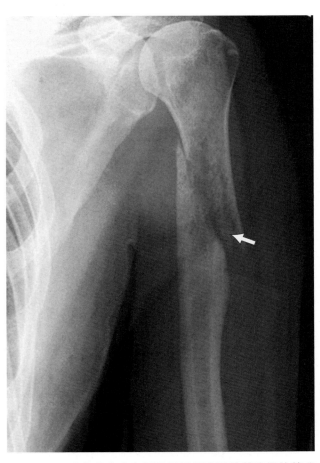

图 S152-5　这位患者在左侧肱骨近端渗透性骨溶解的基础上出现病理性骨折（白箭）。患者有乳腺癌病史

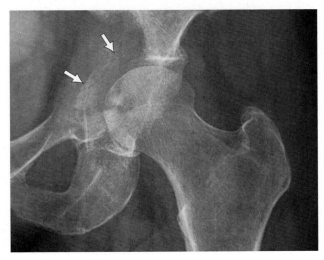

图 S152-6　髋臼处巨大的溶骨性病变（白箭）。该患者有结肠癌病史

病例 153

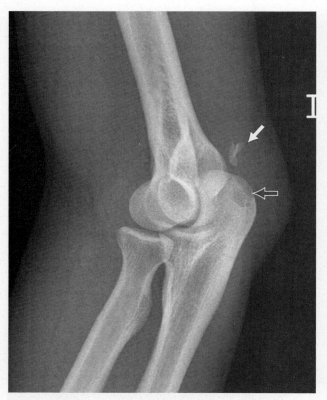

图 S153-3　另一位患者肘关节处较大的游离骨碎片（白箭）及相应的鹰嘴撕脱处（黑箭）

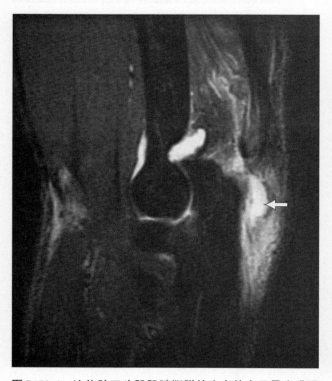

图 S153-4　这位肱三头肌肌腱撕脱的患者伴有尺骨鹰嘴滑囊扩张（白箭）

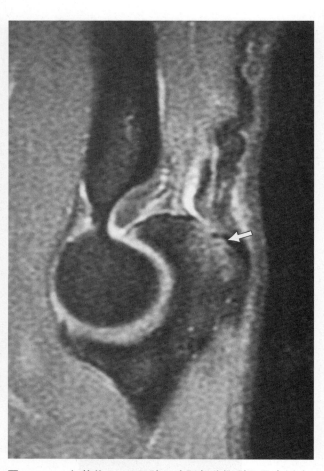

图 S153-5　矢状位 T₂WI 示肱三头肌部分撕裂累及内侧头，在尺骨鹰嘴处存在牵拉性损伤（白箭）

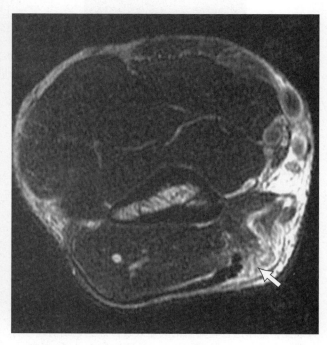

图 S153-6　相应的轴位 T₂WI 示腱腹交界处间质水肿

病例 154

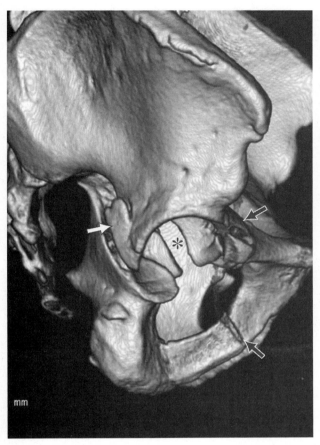

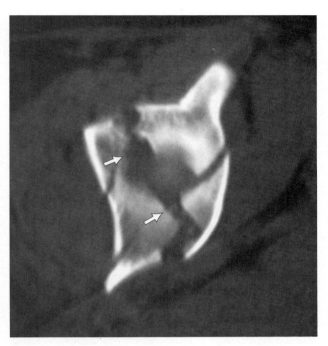

图 S154-5　轴位 CT 显示横行骨折线的方向是从前向后走行（白箭）

图 S154-3　三维 CT 显示骨折的横行部分（星号），后壁破坏（白箭），前柱破坏（黑箭）

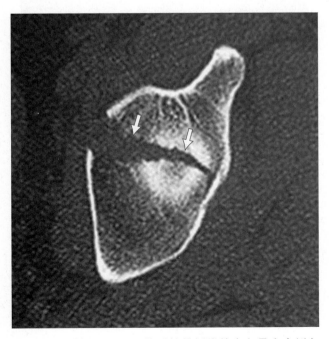

图 S154-4　轴位 CT 显示前后柱骨折线的方向是由内侧向外侧走行（白箭）

病例 155

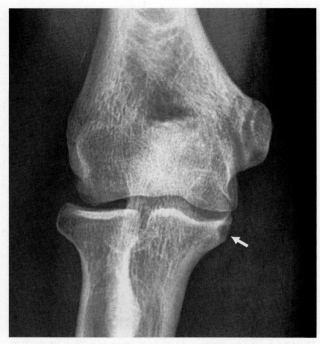

图 S155-2 另一位患者显示尺侧副韧带将尺骨鹰嘴内侧高耸结节撕脱，局部可见骨溶解（白箭）

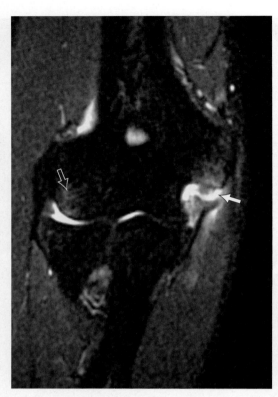

图 S155-4 冠状位 STIR 序列图像显示另一位运动员尺侧副韧带前束的近端附着点撕裂（白箭），内上髁和肱骨小头骨水肿（黑箭），并指浅屈肌肌肉水肿

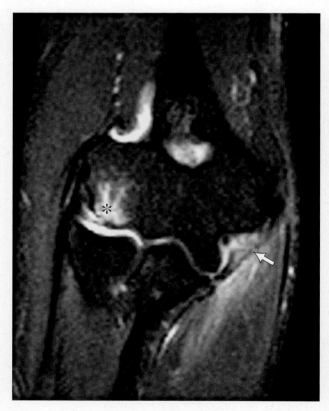

图 S155-3 冠状位 STIR 序列图像显示尺侧副韧带间质水肿（白箭）和肱骨小头骨挫伤（星号），其表现与肘部的外翻损伤一致

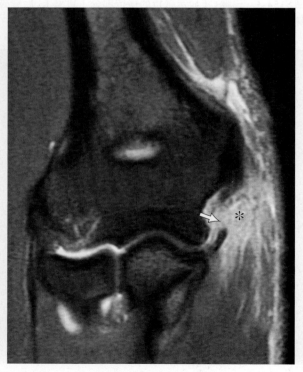

图 S155-5 该患者显示尺侧副韧带前束的中间部撕裂（白箭）和指浅屈肌明显水肿（星号）

病例 156

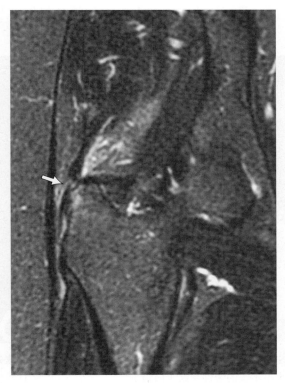

图 S156-3　部分臀中肌撕裂表现为肌腱变薄（白箭）。注意邻近大转子区骨髓水肿

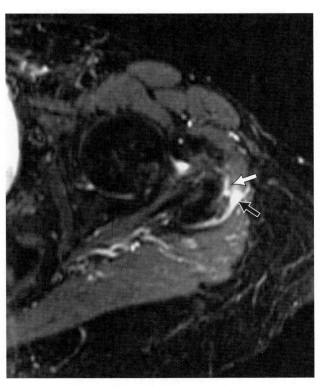

图 S156-5　这位患者臀小肌止点完全撕裂（白箭）和转子滑囊扩张（黑箭）

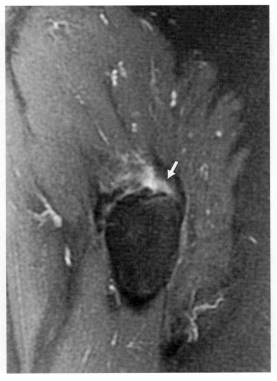

图 S156-4　矢状位图像显示的臀中肌肌腱前束部分撕脱（白箭）

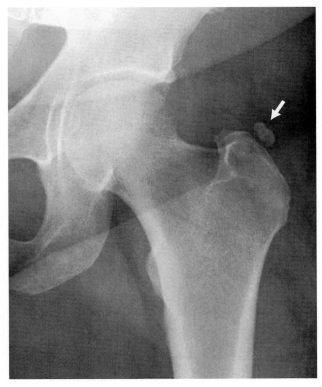

图 S156-6　X 线片可以明确诊断臀袖的钙化性肌腱炎（白箭）

病例 157

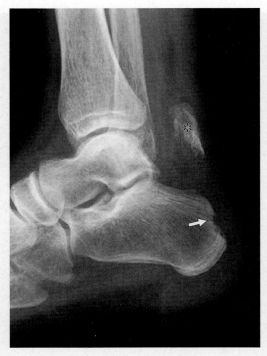

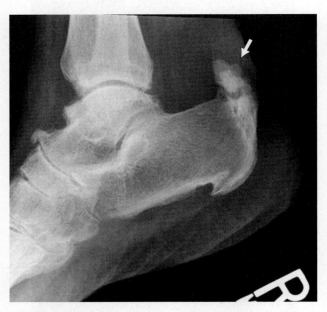

图 S157-2　另一位典型的神经病理性撕脱骨折。注意：骨折块（星号）通常影响跟骨结节的上部（白箭）

图 S157-3　如果骨折愈合，往往导致跟骨形态异常，表现为大小不等的骨性突起（白箭）

病例 158

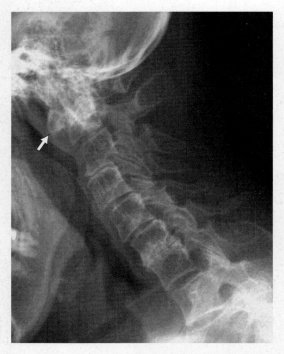

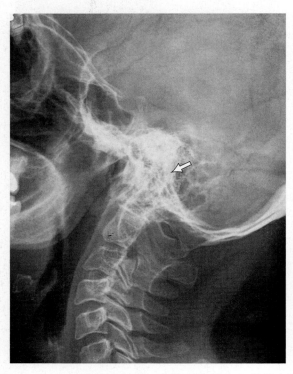

图 S158-3　这位类风湿关节炎患者显示寰枢关节垂直半脱位，或颅底下沉，血管翳破坏韧带和关节造成寰椎下降到齿状突以下水平（白箭）

图 S158-4　本例为颅底扁平，齿状突尖端疝入枕骨大孔（白箭），超过了 Chamberlain 线

病例 159

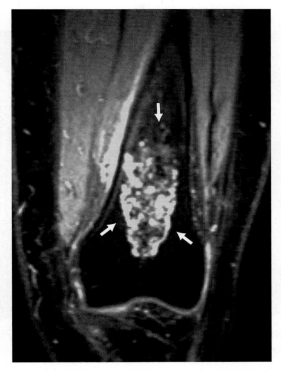

图S159-3　冠状位STIR序列显示了一个信号不均的分叶状病变，其范围比在X线片显示的更大（白箭）

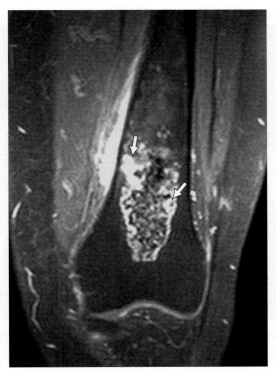

图S159-4　冠状位抑脂增强T₁WI示病变的外周和软骨结节之间的间质强化。注意软骨肉瘤典型的"水坑样"强化表现（白箭）

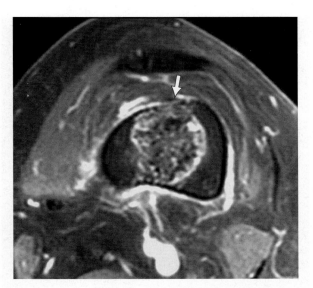

图S159-5　轴位图像显示皮质浸润伴骨内膜扇贝征（白箭）及骨膜反应

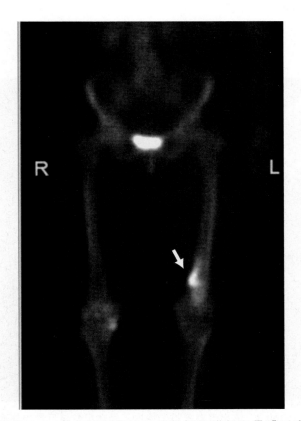

图S159-6　骨扫描图像显示病灶摄取增加和骨膜反应（白箭）

病例 160

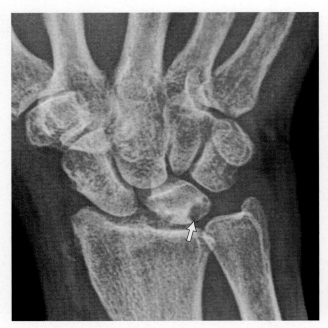

图 S160-3　尺骨基底部综合征的另一个典型特征是月骨内侧软骨下区囊变（白箭）

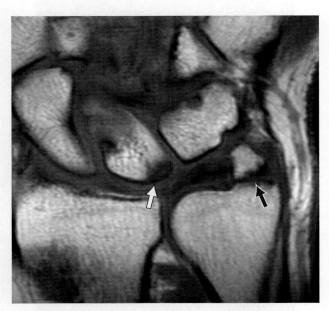

图 S160-5　该患者同时有尺骨撞击综合征（白箭）和尺骨茎突撞击综合征。注意尺骨茎突骨不连（黑箭）

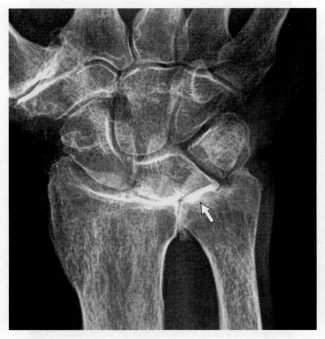

图 S160-4　该患者有严重的撞击，导致尺骨与月骨交界面变平和硬化（白箭）

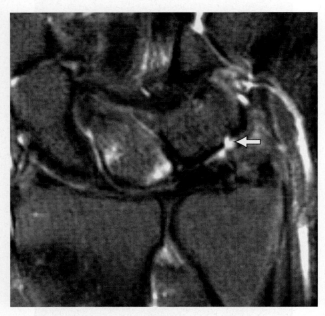

图 S160-6　对应于图 S160-5 的 T_2WI 显示三角骨关节面的小缺损，茎突尖撞到该位置（白箭）

病例 161

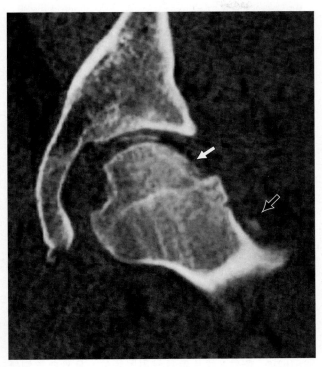

图 S161-3   冠状位 CT 重建图像显示出股骨头关节面缺损的完整范围（白箭），同时还有一个骨折片（黑箭）

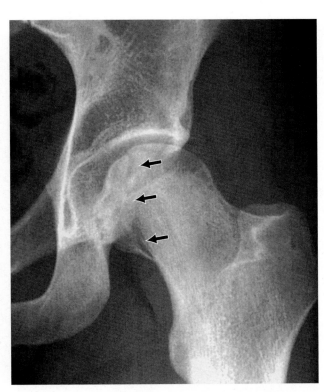

图 S161-5   左髋关节正位片示垂直透亮区穿过股骨头内侧部，提示骨折（白箭）

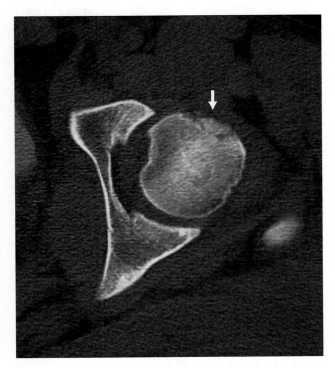

图 S161-4   CT轴位图像显示股骨头前部骨折（白箭）

病例 162

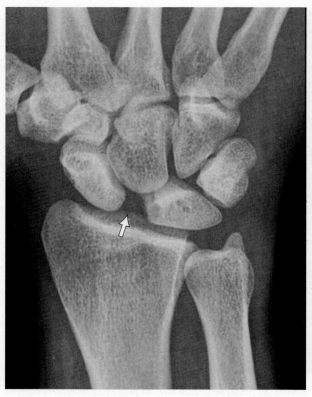

图 S162-3   患者月舟骨脱位，注意舟骨月骨间隙增宽（白箭），称为 David Letterman 征，提示月舟韧带撕裂

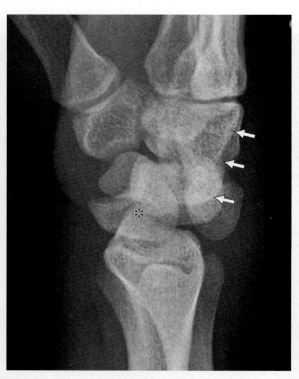

图 S162-5   侧位 X 线片示月骨周围脱位，月骨向掌侧倾斜但依然与桡骨构成关节（星形），头状骨向背侧脱位（白箭）

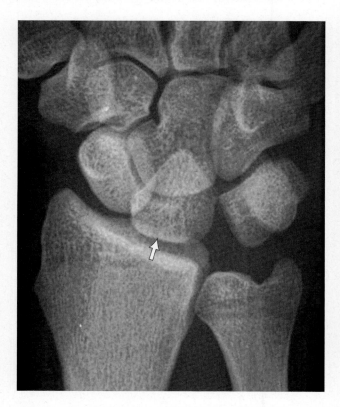

图 S162-4   X 线片显示另一位患者月骨向掌侧倾斜（白箭）

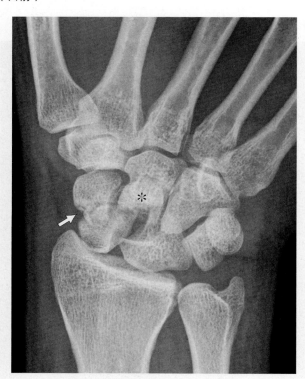

图 S162-6   舟头综合征，舟骨骨折（白箭）伴骨折近端轴向旋转的头状骨骨折（星号），表现为"igloo"征（雪屋征），这种损伤一般伴有月骨周围脱位

病例 163

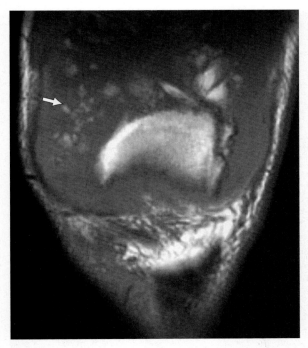

图 S163-3　冠状位 T_1WI 示脂肪瘤组织漂浮于髌上囊（白箭），髌上囊因积液呈现明显的扩张

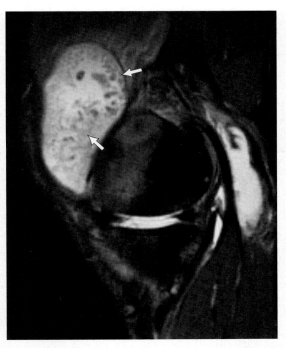

图 S163-4　矢状位液体敏感成像显示叶状的滑膜下脂肪组织

病例 164

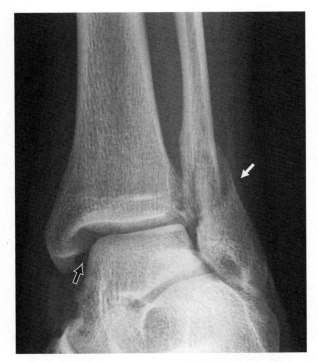

图 S164-3　该患者为 Weber B2 型损伤，在踝关节水平有一斜行腓骨骨折（白箭），伴有三角韧带损伤，该损伤导致内侧胫距关节间隙变宽（黑箭）

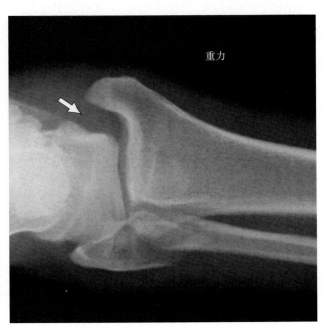

图 S164-4　重力应力位显示：距骨向外侧半脱位导致内侧间隙增宽（白箭），提示下胫腓骨联合韧带损伤

病例 165

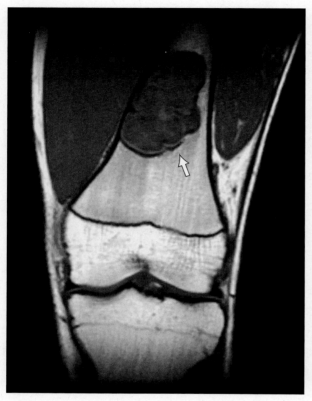

图S165-3 冠状位 T_1WI 示狭窄的移行带（白箭），与正常骨髓界线分明

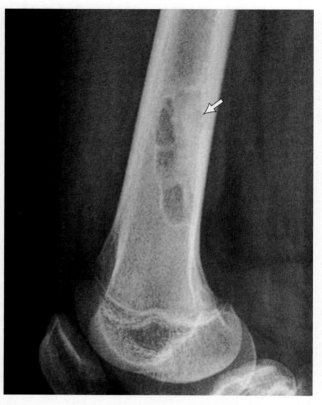

图S165-5 消退期的纤维黄色瘤，新骨形成的硬化区域正在填补病损部位（白箭）

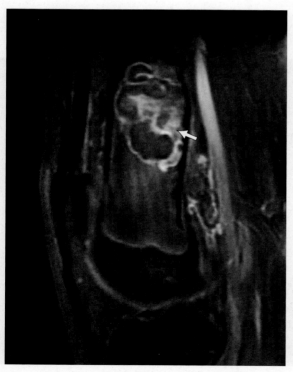

图S165-4 矢状位抑脂增强 T_1WI 显示轻微的边缘强化（白箭）

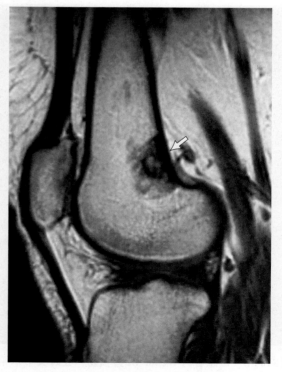

图S165-6 MRI 显示正在消退期的病变的信号逐渐减低（白箭）

病例 166

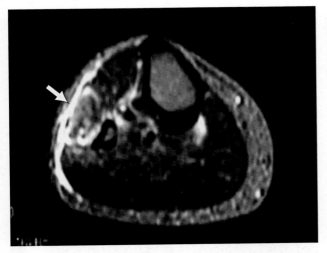

图 S166-2   另一位患者轴位 T$_2$WI 示急性筋膜间室综合征的外侧间室（白箭），表现为 T$_2$信号增高和筋膜水肿

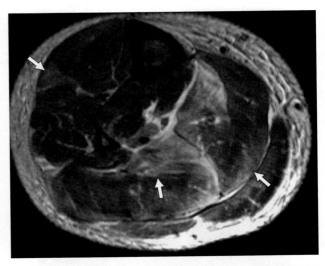

图 S166-4   该患者在跑完马拉松后出现延迟性肌肉酸痛，表现为不同肌肉（白箭）的 T$_2$信号增高

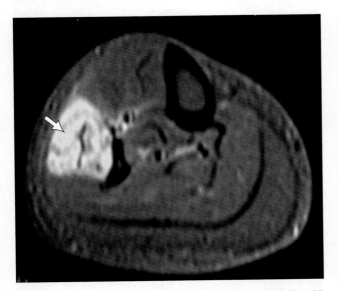

图 S166-3   钆增强图像显示腓骨肌（白箭）均匀强化，提示其没有坏死

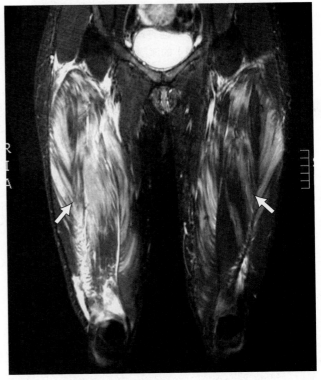

图 S166-5   患者在下蹲比赛后冠状位 T$_2$WI 示股四头肌横纹肌溶解表现，肌酸激酶水平是正常的 20 倍

病例 167

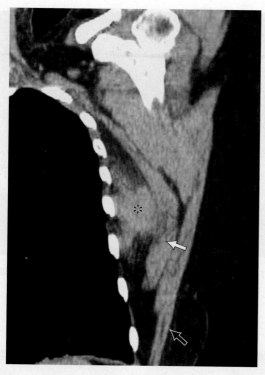

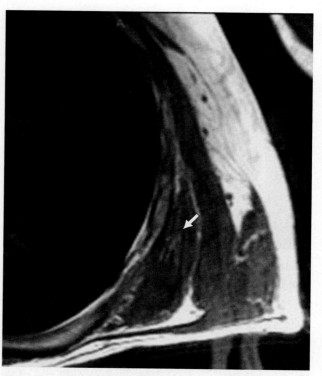

图S167-3　典型的背部弹性纤维瘤（星号）位于前锯肌（白箭）和背阔肌（黑箭）的深部

图S167-4　轴位质子密度加权（PDW）图像显示背部弹性纤维瘤（白箭）中脂肪的条纹状高信号

病例 168

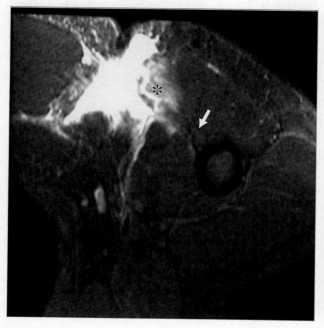

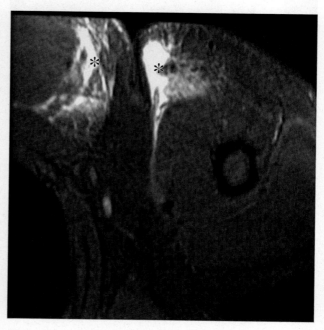

图S168-3　轴位T_2WI示肌肉肌腱连接处完全撕裂（星号），完整的腱蒂附着在肱骨（白箭）上

图S168-4　下方层面轴位图像显示从上向下延续的胸部和手臂出血性液体（星号），导致了这种损伤的特征性瘀斑

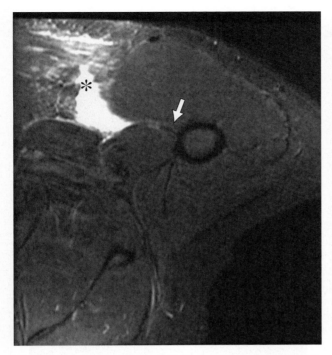

图S168-5　这位患者有很大的肌肉内撕裂，包括锁骨头（星号），但是肌腱（白箭）和肌肉肌腱连接处是完整的

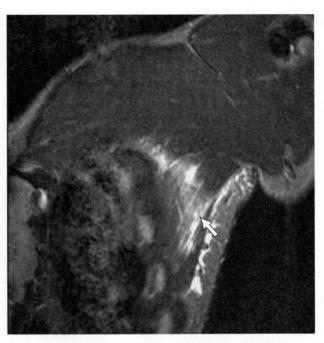

图S168-6　胸骨头下面间质水肿（白箭）伴2级肌肉拉伤

病例 169

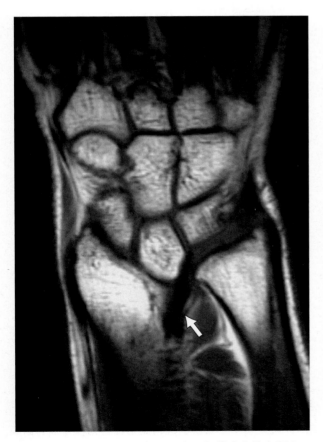

图S169-3　冠状位 T_1WI 示短桡月韧带（白箭）肥大

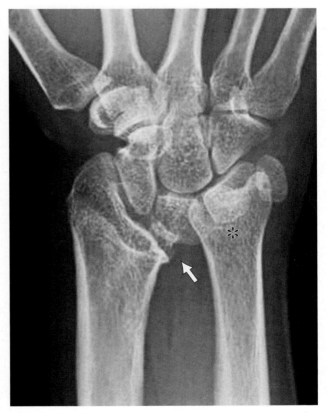

图S169-4　这位患者畸形明显，桡骨倾斜严重（白箭），有明显伸长的尺骨（星号）

病例 170

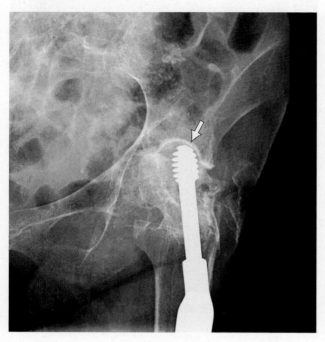

图 S170-2　另一位创伤后骨坏死患者的前后位 X 线片示动力髋螺钉（用于固定股骨颈骨折）的尖端穿透股骨头表面，导致相邻髋臼（白箭）的机械性侵蚀改变

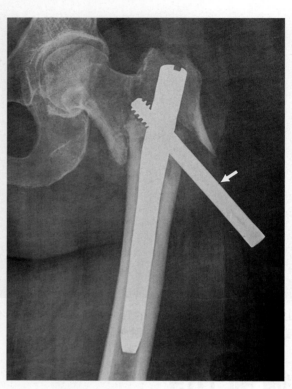

图 S170-4　转子周围骨折的嵌入改变导致股骨颈螺钉（白箭）几乎完全脱离了杆

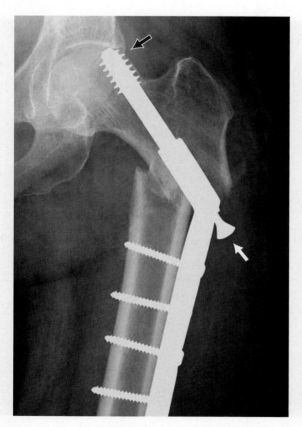

图 S170-3　转子下骨折发生移位和成角畸形造成螺钉退出（白箭），穿透股骨头（黑箭）

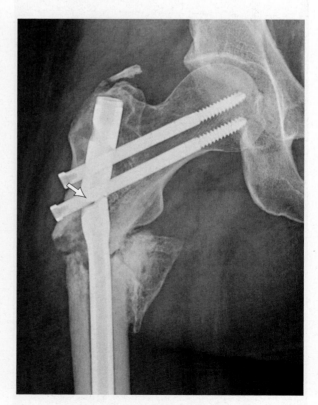

图 S170-5　转子下骨折的成角畸形使髓内棒弯曲和断裂（白箭）

病例 171

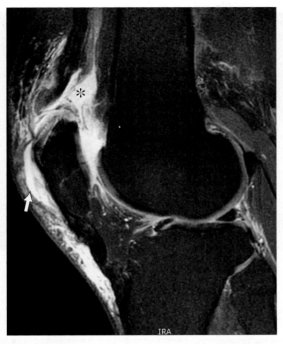

图 S171-2　矢状位 T₂WI 示关节腔内液体（星号）通过肌腱裂口与髌前滑囊相通（白箭），注意低位髌骨

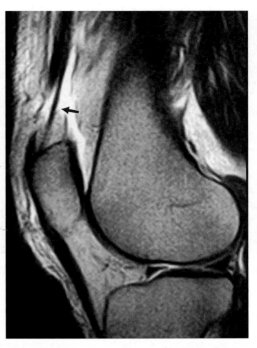

图 S171-3　矢状位 T₂WI 示股四头肌肌腱部分撕裂；注意只有股中间肌腱部分完整（白箭）

病例 172

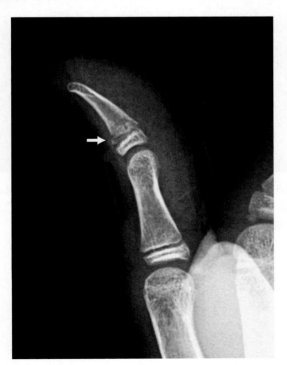

图 S172-3　该患者可见拇指撞击伤导致的远节指骨 Salter 2 型骨折（白箭），这些类型的骨折如果使用非无菌技术进行指甲下血肿引流可能存在感染的风险

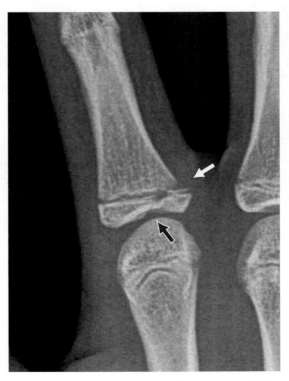

图 S172-4　患者可见累及第二近节指骨基底部骨骺（黑箭）和干骺端（白箭）骨折的 Salter 4 型损伤

病例 173

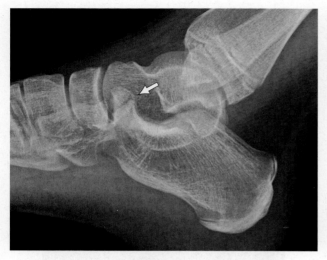

图 S173-3　另一位患者跟骨前突见透亮线影（白箭）

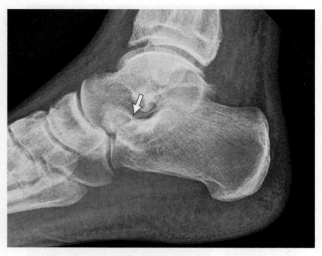

图 S173-5　该患者可见较大的骨折片（白箭）

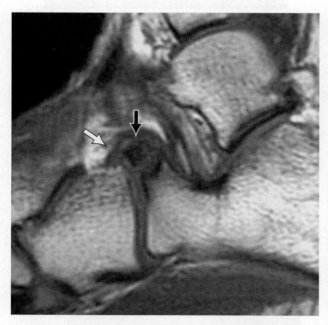

图 S173-4　矢状位 PD 像示跟骰边缘（白箭）的分歧韧带附着于骨折碎片（黑箭）

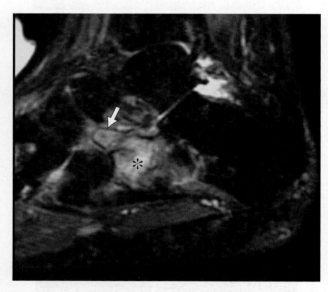

图 S173-6　矢状位 STIR 序列图像示跟骨高信号骨髓水肿（星号）和骨折片（白箭），该患者符合背屈"胡桃夹"损伤机制

病例 174

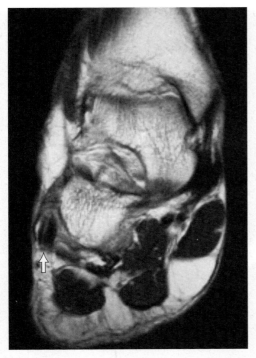

图 S174-3　冠状位 PD 图像示腓骨短肌肌腱的纵形撕裂（白箭）

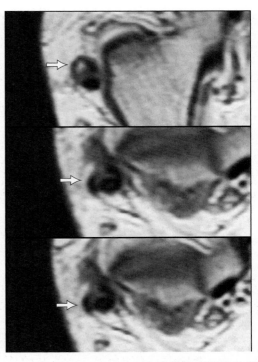

图 S174-4　连续轴位 T₁WI 示分离的腓骨肌肌腱在跟骨远端水平汇合成一股肌腱（白箭）

病例 175

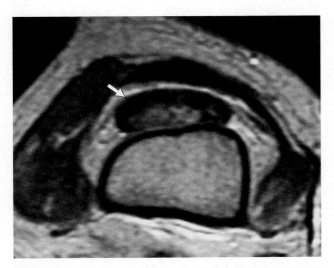

图 S175-3　另一位患者轴位 T₂WI 示髌上囊内的不均匀性卵圆形肿块（白箭），此为该病变第二好发的部位

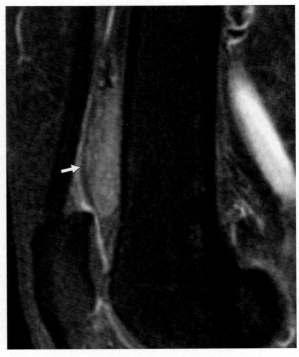

图 S175-4　矢状位 T₁WI 增强扫描示病灶轻度强化（白箭），但偶可见显著强化

病例 176

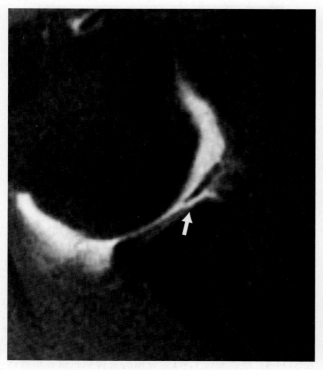

图 S176-3　关节盂唇囊内撕裂的长裂隙（白箭）

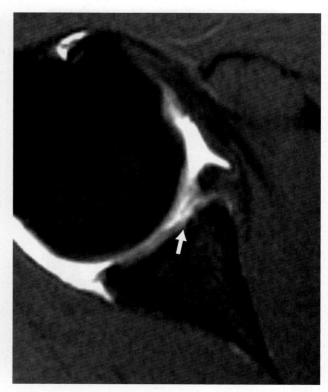

图 S176-5　关节盂唇囊内撕裂病变，表现为关节软骨表面不规则（白箭）

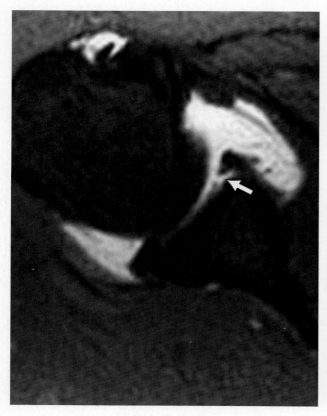

图 S176-4　关节盂唇囊内撕裂的短裂隙（白箭）

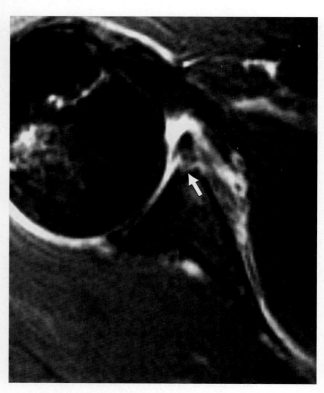

图 S176-6　关节盂唇囊内撕裂病变合并骨性缺损（白箭）

病例 177

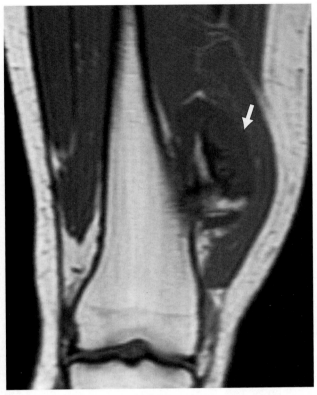

图 S177-3　冠状位 T₁WI 示骨软骨瘤增大（白箭）

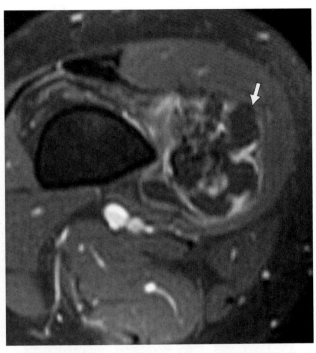

图 S177-5　轴位抑脂增强 T₁WI 示软骨肉瘤典型的不均匀强化（白箭）

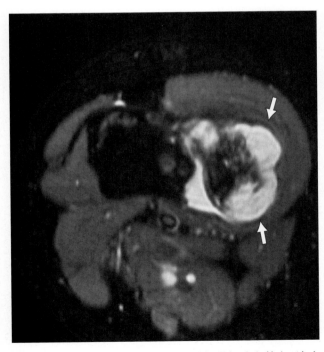

图 S177-4　轴位 T₂WI 示明显增厚的软骨帽（白箭），该病变已转变为软骨肉瘤并侵犯下方骨质，周围可见高信号假囊肿

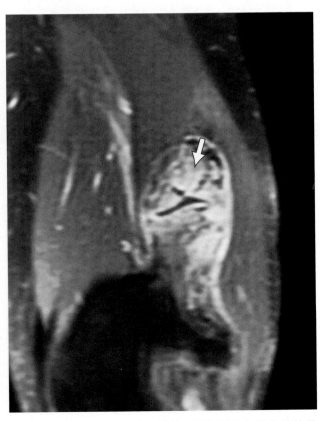

图 S177-6　另一幅图示靠近骨的层面呈不均匀强化的软骨帽（白箭）

病例 178

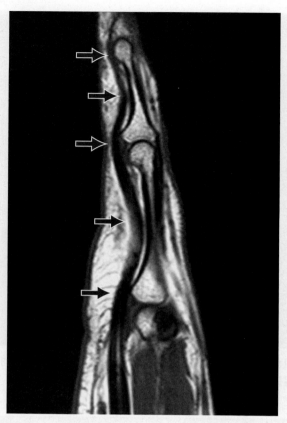

图S178-3　矢状位T₁WI示正常人的屈指肌肌腱和环形滑车的正常形态（箭分别显示从近端到远端的A1、A2、A3、A4、A5结构）

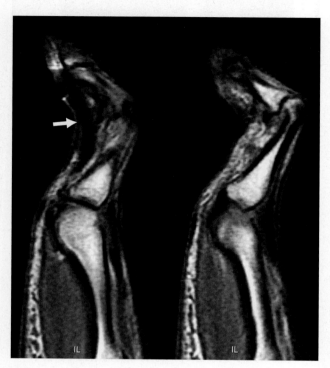

图S178-4　连续矢状位T₁WI示近端指间关节的屈曲畸形和前方弓形的屈指肌肌腱（白箭）

病例 179

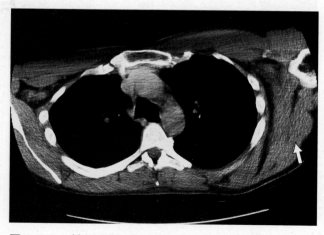

图S179-3　轴位胸部CT图像示肩袖肌所在位置未见肩胛骨显示（白箭）

病例 180

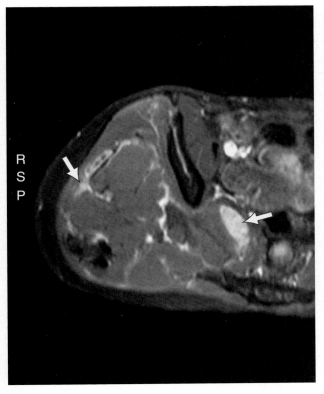

图 S180-3　抑脂增强 T_1WI 示结节样及边缘强化（白箭）

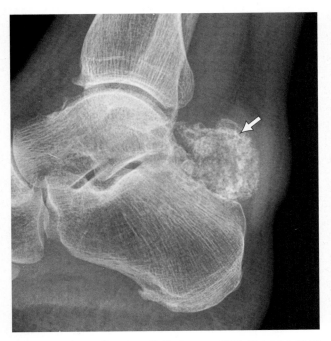

图 S180-4　踝关节侧位 X 线片示 Kager 脂肪垫内较大的钙质团块，活检证实为滑膜肉瘤

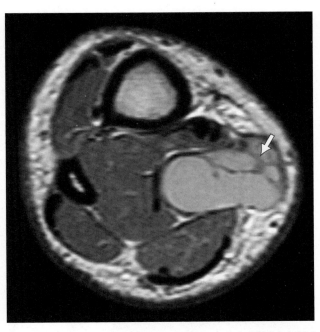

图 S180-5　另一位患者轴位 PD 图像示病变内分隔（白箭）和肿块周围低信号的假包膜

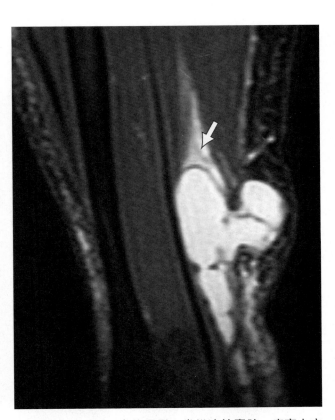

图 S180-6　T_2WI 示高信号影，类似液性囊腔，病变上方见瘤周水肿（白箭）

病例 181

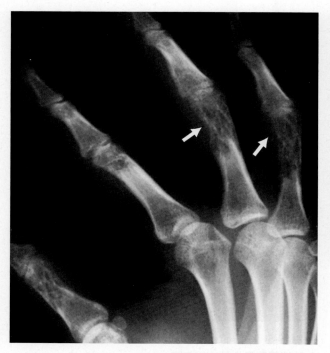

图S181-3　第三和第四近节指骨皮层的重建（白箭）

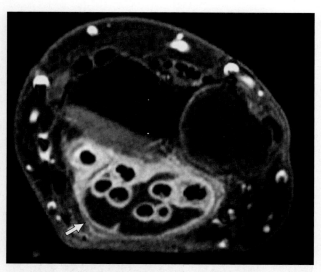

图S181-5　轴位抑脂增强T_1WI示受累肌腱滑膜增生并明显强化（白箭）

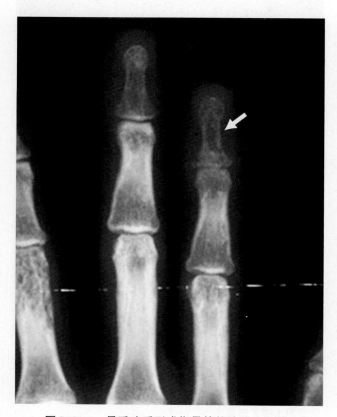

图S181-4　骨重建后形成指骨管状外观（白箭）

病例 182

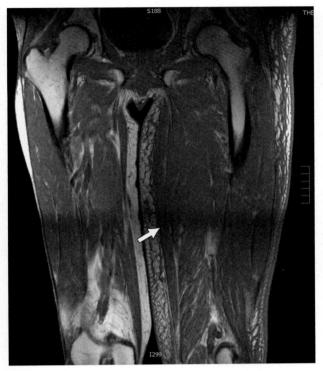

图 S182-3　冠状位 T$_1$WI 示左大腿肌肉组织结构变形（白箭）

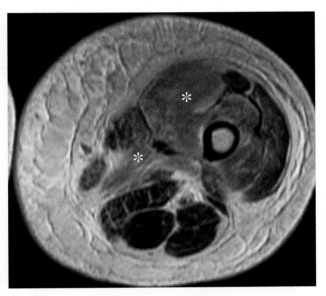

图 S182-5　另一位糖尿病患者的轴位 T$_2$WI 示股四头肌、内收肌因糖尿病性肌梗死导致的水肿（星号）

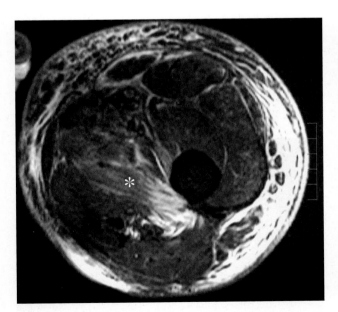

图 S182-4　轴位 T$_2$WI 示内收肌群水肿（星号）

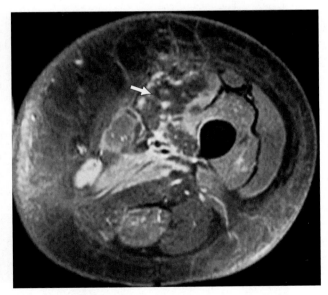

图 S182-6　抑脂增强 T$_1$WI 示失活肌肉缺乏强化（白箭）

病例 183

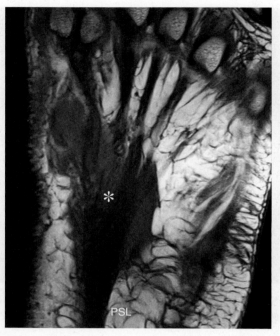

图 S183-3　足底纤维瘤病患者轴位 T_1WI 示足底筋膜中的等信号结节样肿块（星号）

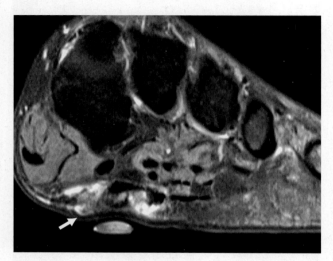

图 S183-4　冠状位抑脂增强 T_1WI 示肿块的不均匀强化（白箭）和浸润性病变

病例 184

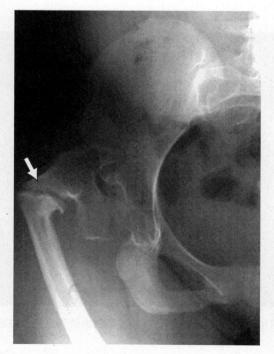

图 S184-3　另一位患者髋关节正位片示 Aitken B 型近端股骨局限性缺损，股骨头和干之间形成假关节（白箭），伴内翻成角和髋臼中度发育不良

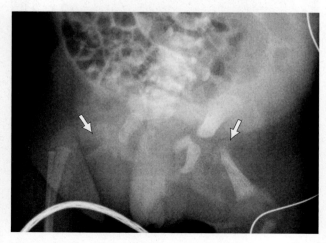

图 S184-4　新生儿双侧 PFFD，右股骨没有发育，左侧只是部分发育（白箭）（Aitken 类型 D）

病例 185

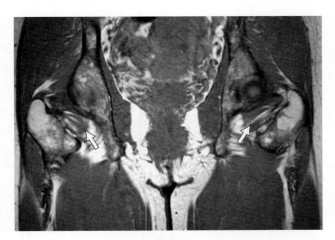

图 S185-3　很多患者的坐骨股骨撞击综合征是双侧的，注意髋关节两侧萎缩的股方肌（白箭）

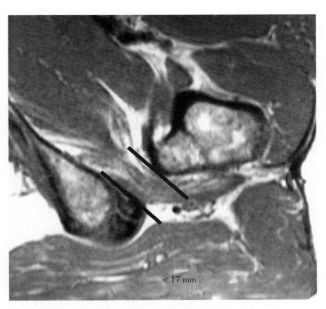

图 S185-5　小转子与坐骨之间的距离（红线）＜17 mm，提示坐股间距变窄

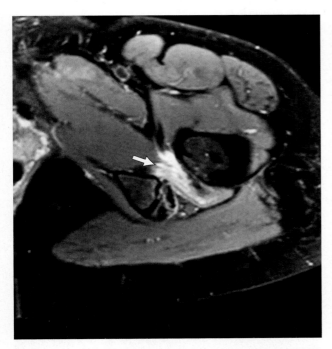

图 S185-4　股方肌的间质水肿是该疾病发展过程的早期特征性表现（白箭）

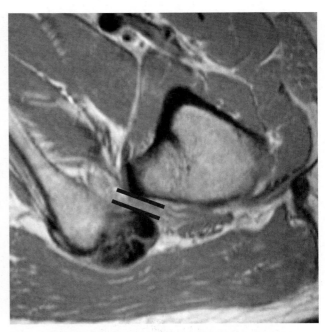

图 S185-6　小粗隆与腘绳肌腱之间的距离（红色线）＜8 mm，提示股方肌的间隙变窄

病例 186

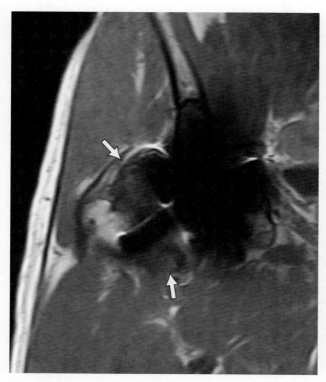

图S186-3　冠状位 T₁WI 显示在髋关节成形术关节周围区域出现肿块样病变（白箭），部分与纤维化有关

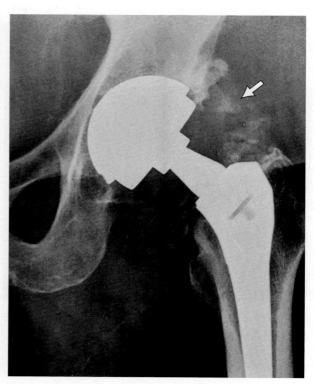

图S186-5　常规随访 X 线片显示金属对金属关节成形术，注意外侧的异位骨化（白箭）

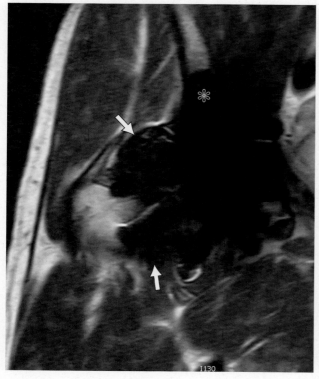

图S186-4　相应的 T₂WI 显示在金属沉积病区域低信号（白箭）。注意骨溶解与金属沉积病信号相一致（星号）

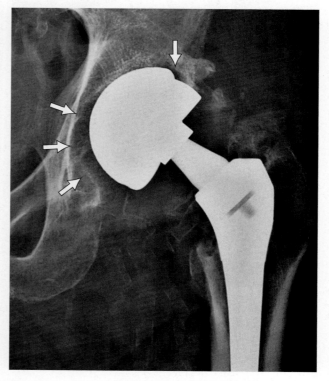

图S186-6　2 年后，髋臼杯周围有明显的骨溶解（白箭），髋臼杯已经出现移位和外倾

病例 187

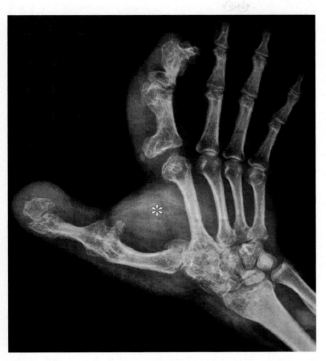

图 S187-3　手部 X 线片示手和腕的桡侧肥大（星号），累及骨骼、肌肉和结缔组织

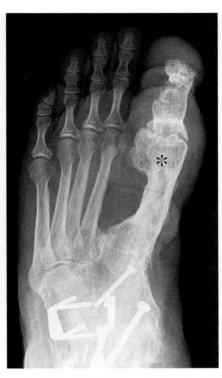

图 S187-4　脂瘤性营养异常性巨大发育患者左足正位 X 线片显示内侧纵弓骨（第一跖／趾骨）过度增生（星号），注意远节趾骨末端张开，周围的软组织肥大并呈分叶状

病例 188

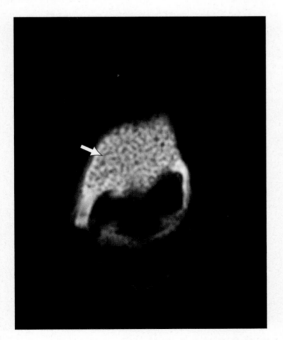

图 S188-3　冠状位 T_2WI 示血管瘤成分的管状外观（白箭），它没有典型的关节内游离体呈现的椭圆形形态

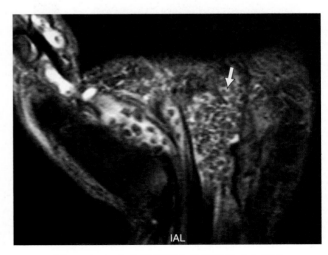

图 S188-4　患者屈肌腱内有米粒体（白箭）

病例 189

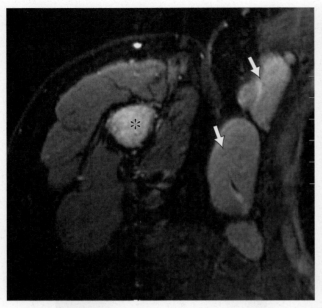

图 S189-3 轴位 T₂WI 示肱骨骨髓高信号（星号）和大量沿胸壁生长的软组织肿块，与髓外造血有关（白箭）

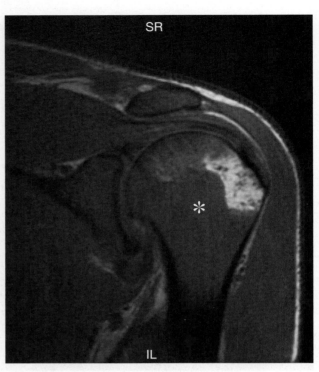

图 S189-5 另一位急性粒细胞白血病患者肱骨骨髓替换，呈低信号（星号）

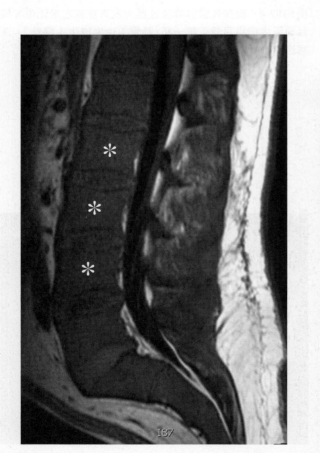

图 S189-4 脊柱的矢状位 T₁WI 示椎体骨髓弥漫性低信号（星号）

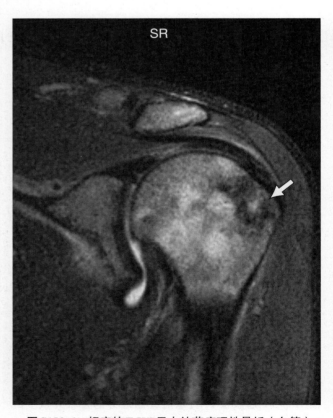

图 S189-6 相应的 T₂WI 示大结节病理性骨折（白箭）

病例 190

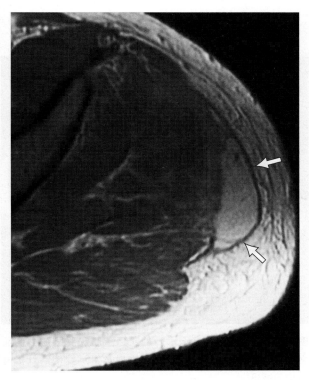

图 S190-3　另一位患者的轴位 PD 图像显示在臀肌和皮下脂肪界面处一个边界清楚的假包囊包裹的液性区（白箭）

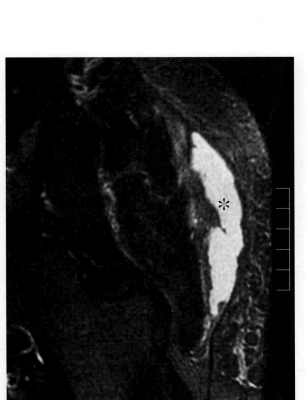

图 S190-4　冠状位 STIR 图像显示 Morel-Lavallée 病变的典型位置（大转子上方）及范围（星号）

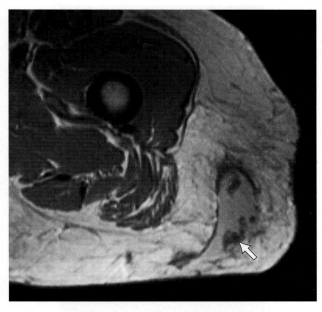

图 S190-5　第三位患者的轴位 PD 图像显示皮下脂肪的套状撕脱伤伴漂浮的坏死碎片（白箭）

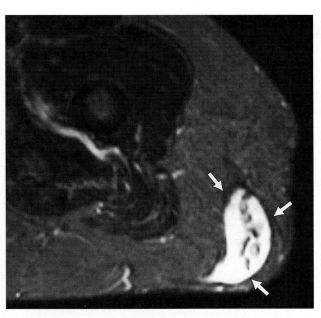

图 S190-6　相应 T_2WI 示低信号包囊，提示为相对慢性病变（白箭）

病例 191

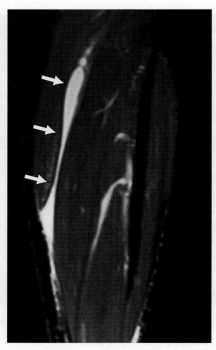

图 S191-3　另一位网球运动员，冠状位 STIR 图像示比目鱼肌与腓肠肌内侧头之间特征性的管状液体积聚（白箭）

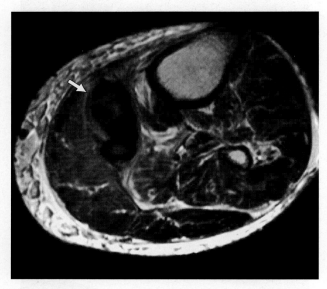

图 S191-4　轴位 T_2WI 示水肿的比目鱼肌和腓肠肌内侧头之间血性液体积聚（白箭），含铁血黄素沉积使病灶信号不均匀减低

病例 192

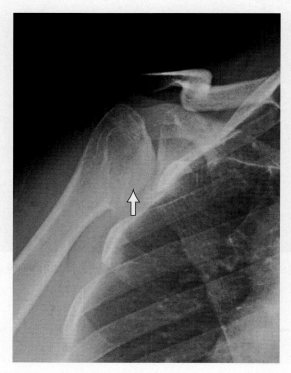

图 S192-3　另一肩关节影像示右侧肱骨头不太严重的畸形（白箭）

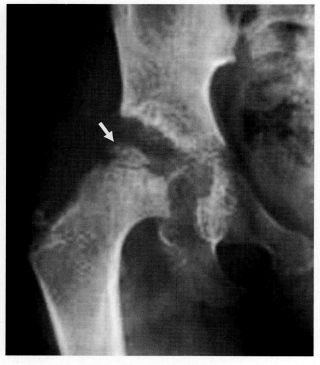

图 S192-4　该儿童髋关节影像示股骨骨骺小且不规则（白箭）

病例 193

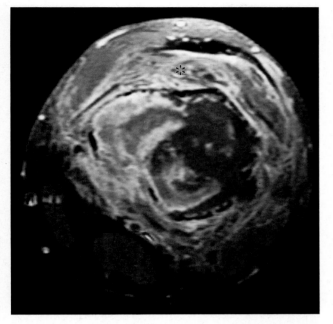

图 S193-3　轴位抑脂增强 T_1WI 示病灶外周不均匀强化及其前方较大的软组织肿块（星号）

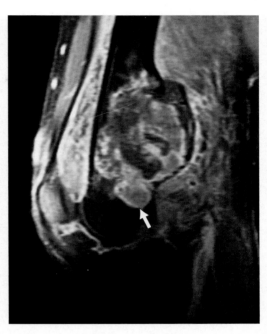

图 S193-4　矢状位增强 T_1WI 示在病灶下部（白箭）和外周强化的肿瘤结节

病例 194

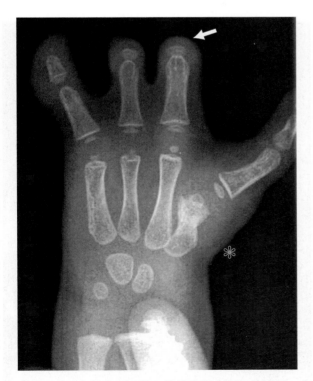

图 S194-3　一位婴儿手正位 X 线片表现为明显的畸形，左手拇指缺如（星号）和第 3～5 中节指骨以远残缺（白箭）

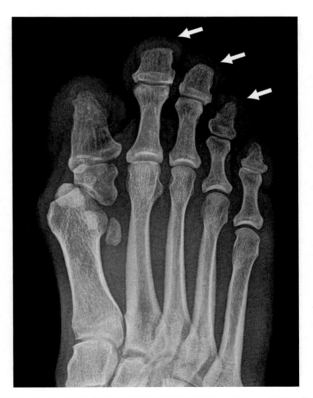

图 S194-4　该患者第 1 近节趾骨发育异常，第 1～5 第 2 节趾骨残缺，远节趾骨缺如与肢端溶骨症表现类似（白箭）

病例 195

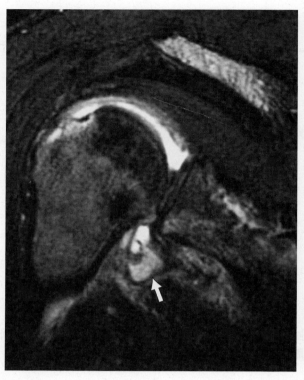

图S195-3　另一患者腋窝凹处滑膜肥厚但关节囊未增厚（白箭），提示处于粘连性关节囊炎早期

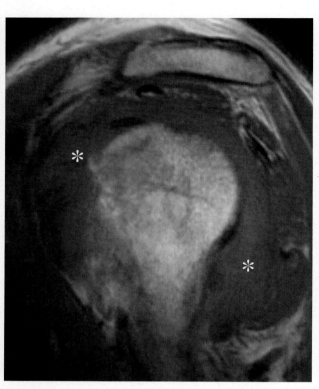

图S195-5　另一患者矢状位T_1WI示滑膜肥厚遍及整个盂肱关节（星号）

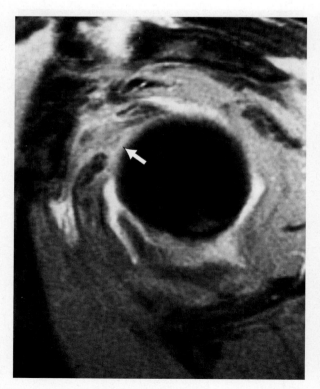

图S195-4　矢状位图像示肩袖间隙和肱二头肌肌腱周围滑膜炎（白箭）

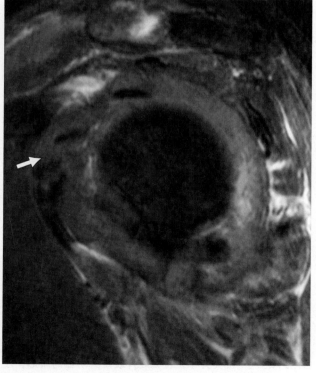

图S195-6　肩袖水平矢状位T_2WI示粘连性关节囊炎特征性改变（白箭）

病例 196

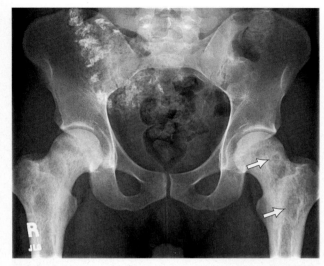

图 S196-3   骨盆前后位 X 线示双侧股骨对称性骨质硬化，注意骨髓腔内骨质溶解（白箭）

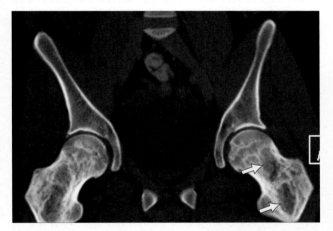

图 S196-4   CT 显示双侧股骨近端的影像改变（白箭）

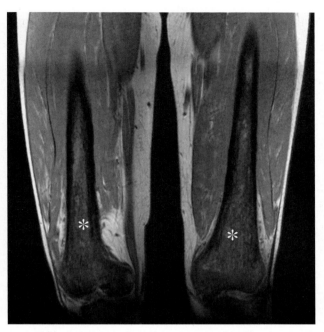

图 S196-5   双侧股骨冠状位 T_1WI 示骨干和干骺端骨髓腔被低信号组织取代（星号）

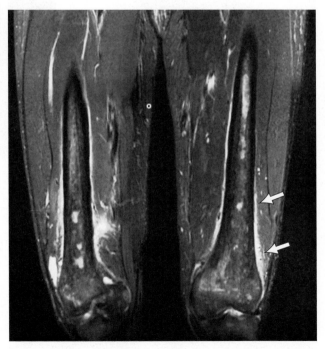

图 S196-6   相应的 STIR 图像示骨髓腔内多发点状高信号，邻近骨皮质边缘线样的高信号提示骨膜炎（白箭）

病例 197

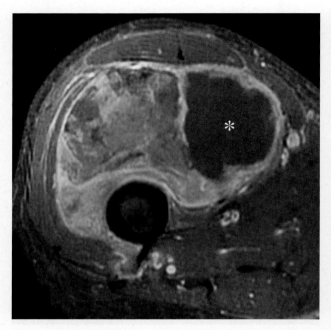

图 S197-3　抑脂增强 T_1WI 示肿块不均匀强化和坏死区域
（星号）

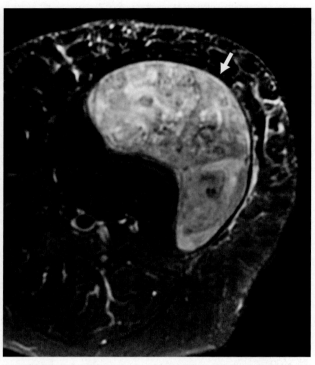

图 S197-5　轴位 T_2WI 示一个边界清晰的高及中等信号的
病灶（白箭）

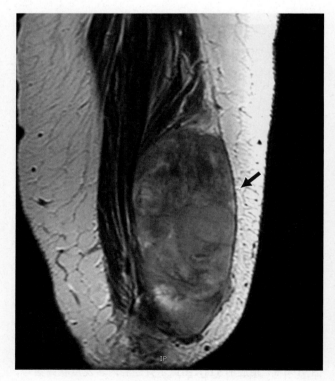

图 S197-4　另一位患者冠状位 T_1WI 示大腿不均匀等至低
信号肿块（黑箭），其信号不均质性不如第一位患者明显

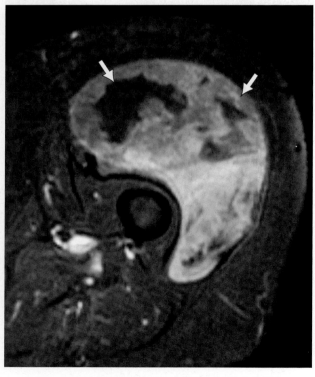

图 S197-6　抑脂增强 T_1WI 示坏死区域（白箭）

病例 198

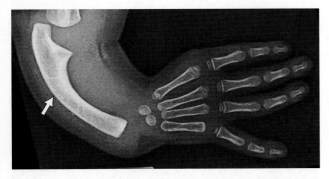

图 S198-2　一位大龄儿童患有血小板减少-桡骨缺如综合征，X线片示特征性尺骨弯曲畸形（白箭）及拇指缺如

病例 199

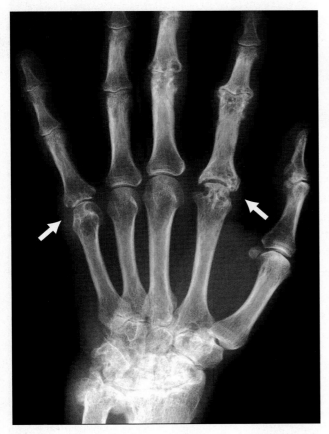

图 S199-3　手X线片示第2、3近端指间关节和第2、5掌指关节侵蚀性改变（白箭），与类风湿关节炎表现类似。注意关节炎造成腕关节毁损

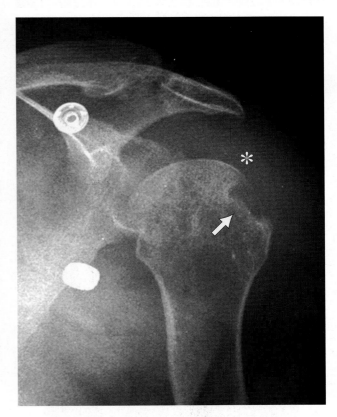

图 S199-4　肩关节X线片示肱骨边缘侵蚀性破坏（白箭）和关节间隙软组织影充填（星号）

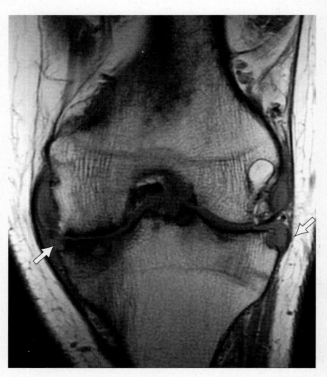

图S199-5　另一位患者冠状位T₁WI示在骨侵蚀性改变部位伴有等信号软组织肿块（白箭）

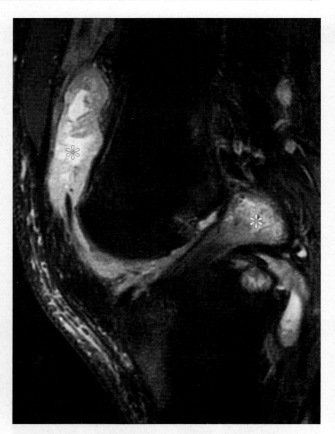

图S199-6　矢状位T₂WI示弥漫性滑膜炎（星号）

病例200

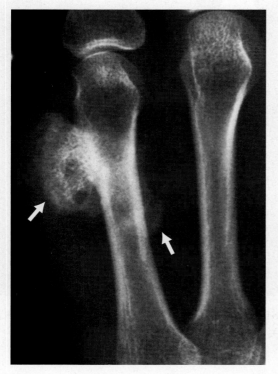

图S200-3　Nora病变范围可以很大且伴有局部侵袭性表现（白箭）

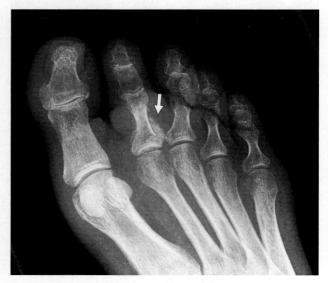

图S200-4　患者第2近节趾骨Florid反应性骨膜炎（白箭）。有些患者可以进展为奇异性骨旁骨软骨瘤样增生